Modern Nutrition

现代营养学

郭顺堂　主编

徐婧婷　彭星云　聂静文　王美青　副主编

中国轻工业出版社

图书在版编目（CIP）数据

现代营养学/郭顺堂主编. —北京：中国轻工业出版社，
2020.11

ISBN 978-7-5184-3051-2

Ⅰ.①现… Ⅱ.①郭… Ⅲ.①营养学 Ⅳ.①R151

中国版本图书馆 CIP 数据核字（2020）第 112923 号

责任编辑：伊双双　　　　责任终审：劳国强　　　封面设计：锋尚设计
版式设计：锋尚设计　　　责任校对：朱燕春　　　责任监印：张　可

出版发行：中国轻工业出版社（北京东长安街 6 号，邮编：100740）
印　　刷：三河市万龙印装有限公司
经　　销：各地新华书店
版　　次：2020 年 11 月第 1 版第 1 次印刷
开　　本：889×1194　1/16　印张：27.75
字　　数：900 千字
书　　号：ISBN 978-7-5184-3051-2　定价：168.00 元
邮购电话：010-65241695
发行电话：010-85119835　传真：85113293
网　　址：http://www.chlip.com.cn
Email：club@chlip.com.cn
如发现图书残缺请与我社邮购联系调换
191190J4X101ZBW

本书编委会

主　编：郭顺堂

副主编：徐婧婷　彭星云　聂静文　王美青

参　编：刘　贺　陈振家　许　粟　闫秋丽

　　　　张　彬　李　洋　陈镜帆

前 言

PREFACE

"民以食为天"，"食"是所有生命生存和延续的头等大事。对食的营养和健康的认识是人类社会进步和发达的标志，也是人类追求美好生活的具体体现。人们在长期的食物摄取过程中认识到了食物营养素和摄入方式对健康的作用规律和重要性，这就是营养学。它是研究人体营养规律以及改善饮食措施和健康的科学，它既从人体对营养素的需求也从食物对营养的供给两个方面研究营养的供需关系。认识和学习营养学的重要意义在于，一方面，指导人们如何摄取食物，保障营养，增进健康，建立一个健康幸福的社会；另一方面，营养学在食物生产和食品的加工活动中越来越发挥着重要的指导作用，学习营养学将有助于加强食品产业经济的发展。因此，营养学早已成为医学和食品科学等专业高等教育的基础课程。

进入 21 世纪后，百姓对营养健康的意识空前高涨，国家开始大力推广和宣传营养知识，人们的营养健康知识水平也大大提高。与此同时，对营养健康相关知识更专业、全面、系统、具体的指导需求在社会中也越来越高。基于此，我们以营养学的教育和推广为己任，对当前营养学的主要研究成果和相关知识进行了系统性汇总，内容涵盖了基础营养学、食品营养学、人群营养学、公共营养学、医学营养学、食品卫生与安全等相关知识，进一步通过整理，形成了这本体系较为完善和通俗易懂的营养学教材，更是一本适用于营养学专业知识培训、"营养师"专业人才培养的专业教材。

本书由数十位多年从事相关行业的专业人员共同努力完成。第 1、2 章由徐婧婷博士编写；第 3 章由李洋编写；第 4、15 章由彭星云副教授编写；第 5 章由陈振家副教授编写；第 6 章由许粟副教授编写；第 7、8 章由陈镜帆博士编写；第 9、10 章由刘贺博士后编写；第 11、12 章由闫秋丽博士编写；第 13、14 章由张彬老师编写。由郭顺堂教授、徐婧婷博士、谌茹博士负责全书统稿、校对。

我们在此鸣谢所有在营养学相关领域潜心研究并做出突出贡献的每一位学者、前辈，没有你们的重要研究结论，便无法汇集形成今天的这本著作，感谢你们对营养学研究多年的研究和奉献。但由于编著者的眼界和水平有限，书中疏漏和不妥之处在所难免，还请各位多多谅解并给予斧正。

感谢中国轻工业出版社为本书的编辑出版搭建了良好的平台，给了我们能系统地学习和整理营养学家研究成果的机会，也给了我们服务社会的机会，我们衷心地希望通过这本书让营养学的相关知识得到更多的推广和普及，造福于人民。

编者
2020 年 9 月

目 录

CONTENTS

第四章

CHAPTER

04

食品中的生物活性成分 / 77

第十二章 —— 各类食品的卫生及管理 / 333

CHAPTER

12

第十三章 ——　**食源性疾病及其预防** / 357

CHAPTER

13

第一章 绪论

CHAPTER

01

掌握内容：食品、营养、营养素、营养价值、健康的基本概念和定义；营养素的分类；营养学与新营养学定义。

熟悉内容：营养与健康的关系；营养学主要研究内容；营养学与新营养学的区别与联系。

了解内容：中国传统营养学和中国现代营养学的发展历史；西方现代营养学的发展历史。

第一节　营养学基本概念

饮食是人类赖以生存的基础，对人类生命和健康起着重要的作用。所谓"民以食为天"，也就是以"吃"为"大"，中国人博大精深的饮食文化、西方人精致的用餐礼仪，无不显示出人类对饮食的重视程度。而饮食之所以如此重要，是因为食物中含有的营养素可以维持生命活动。但食物的摄入方式、摄入量和食物本身的营养又是决定营养素摄入量的重要因素，因此如何通过"吃好"获得健康体魄，成为人类当前的主要关注点之一。

一、食物和食品

食物是指人体生长发育、更新细胞、修补组织、调节机能必不可少的营养物质，也是产生热量保持体温、进行体力活动的能量来源。食品是指可供人类食用或饮用的物质，包括加工食品、半成品和未加工食品，不包括烟草或只作药品用的物质。食物与食品，既有区别也有关系，联系在于二者均是对供人食用或饮用的物品的一种叫法。区别在于"食物"强调的是物品的所有权和效果，"食品"强调的是物品本身的商品属性。

2015 年，《中华人民共和国食品安全法》中对"食品"这一词进行重新定义，食品（food）是指各种供人食用或者饮用的成品和原料，以及按照传统既是食品又是中药材的物品，但是不包括以治疗为目的的物品。这一定义的公布，形成了广义上的食品概念，包括了可直接食用的制品以及食品原料、食品配料、食品添加剂等一切可食用的物质。自此，食品和食物的概念形成统一。

食品种类繁多，既包括未加工的天然食品，也包括加工过的食品。对于未加工的天然食品，根据其来源属性和性质，可以分为两大类，一类是动物性食品，如水产类、禽类、肉类、乳品类等；一类是植物性食品，如蔬菜、水果、豆类、粮食、坚果等。对于加工食品，根据原国家食品药品监督管理总局颁布的《食品生产许可分类目录》公告（2016 年第 23 号），加工食品一般被分为 32 类，主要可分为：粮食加工类、食用油及其制品、调味品类、肉制品类、乳制品类、饮料、方便食品、饼干、罐头、冷冻饮品、速冻食品、薯类和膨化食品、糖果制品、茶叶制品、酒类、蔬菜制品、水果制品、炒货及坚果制品、蛋制品、可可及焙烤咖啡类、食糖、水产制品、淀粉及制品、糕点、豆制品、蜂产品、保健食品、特殊医学用途配方食品、婴幼儿配方食品、特殊膳食食品、食品添加剂和其他食品。

二、营养与营养素

根据国家卫生行业标准（WS/T 476—2015《营养名词术语》）中对相关营养名词术语的解释，营养（nutrition）是指人体从外界环境摄取食品，经消化、吸收和代谢，利用其有益物质，供给能量，构成和更新身体组织，以及调节生理功能的全过程。这也就是说，营养是一个过程，是利用有益物质的过程，这个有益物质就是指食物中的营养素。

营养素（nutrient）是食物中具有特定生理作用，能维持机体生长、发育、活动、生殖以及正常代谢所需的物质。营养素是构成食品营养价值的物质基础，评价食品的营养性主要从营养素的组成上来进行判断。

营养素主要可分为六大类，即蛋白质、碳水化合物、脂类、维生素、矿物质和水。20 世纪 70 年代，膳食纤维被认为是第七大类营养素。

蛋白质、碳水化合物和脂类是人体内含量及需要量相对较多的营养素，而且它们可以在体内的代谢过程中产生能量，在膳食中所占的比重较大，因此被称为宏量营养素（macronutrient）和产能营养素（energy source nutrient）；其中，水也是宏量营养素，但不是产能营养素。维生素和矿物质是人体内含量及需要量相对较小的营养素，在膳食中所占比重较小，因此被称为微量营养素（micronutrient）。其中，按在人体内的含量不同，矿物质又可分为常量元素和微量元素，常量元素是指在人体内含量相对较多的矿物质元素，如钙、钠、镁、钾等；而微量元素是指在人体内含量相对较少的矿物质元素，如铁、锌、铜等。

需要强调的是，人体生存所需的营养素中有一部分是人体必需的，但在体内不能合成或合成的数量和速度不能满足人体需求，因此必须从食物中获得，这些营养素被称为必需营养素（essential nutrient），人体一共约有42种必需营养素。此外，还有一部分营养素可以在体内由其他成分转换生成，而且合成的数量和速度能够满足人体的需要，不是必须从食物中获取，这些营养素被称为非必需营养素（unessential nutrient）。

表1-1 人体必需的营养素（42种）

营养素类别	必需营养素名称
水	水
碳水化合物	碳水化合物
蛋白质/氨基酸	赖氨酸、色氨酸、缬氨酸、组氨酸、苏氨酸、亮氨酸、异亮氨酸、苯丙氨酸、甲硫氨酸
脂类/脂肪酸	亚油酸、α-亚麻酸
矿物质	常量元素：钙、镁、钾、钠、磷、硫、氯 微量元素：铁、锌、硒、碘、钼、钴、铬、铜
维生素	维生素A、维生素D、维生素C、维生素E、维生素K、维生素B_1、维生素B_2、维生素B_6、维生素B_{12}、烟酸、泛酸、叶酸、生物素、胆碱

资料来源：李润国，宁莉，《公共营养师（理论分册）》，2009。

三、营养价值

食物的营养价值（nutritional value）是指在特定食品中的营养素及其质和量的关系，即表征该食品营养素及能量可满足人体需要的程度。一般来说，评价某种食品的营养价值，主要根据以下几个方面：

（1）食品的能量和各营养素的质量。即该食品的营养素种类、数量和提供的能量多少。

（2）食品中各营养素或同一营养素之间的比例，如氨基酸之间的比值、脂肪酸之间的比值等。

（3）食品中各营养素的消化吸收率，尤其是蛋白质、脂类、碳水化合物的消化吸收率。

（4）食品中各营养素的生物利用率，尤其是氨基酸、矿物质、维生素等营养素被消化吸收后在体内被利用的程度。

凡是食品，必有营养价值，这也是食品的本质属性。但不同食品的营养素构成存在差异，因此营养价值也各有不同。例如，谷物类食品的营养价值主要表现在它可以提供较多的碳水化合物，但蛋白质、矿物质和维生素含量相对较低；肉类、蛋类的蛋白质含量相对较高，而且所含必需氨基酸的种类及相互的比例关系更适合人体需求；蔬菜、水果含有丰富的矿物质、维生素、膳食纤维，但蛋白质和脂类含量很少。因此，从食品分类来看，不同类别的食物营养素构成差异显著，所以若想获得全面的营养，必须尽可能摄入种类丰富、营养价值不同的食物，以保证营养全面。

四、营养与健康

食品、营养与健康，这三者息息相关，人类生存离不开食品，不同食品都有其各自的营养，而合理的营养素补给会赋予机体健康。如果摄入的食品是营养足够的，能为人体正常活动提供全面、均衡和充足的营养素，可满足机体正常生活和生理需要，那么对于身体机能来说，相对也应该是健康的。相反若食物摄入方式不恰当或者营养素的补充出现严重失衡，则会对机能产生负面影响，引起各种疾病。可见，食品对人体健康和生命质量起着重要的决定作用，是人类良好生存质量的关键。

但这里的健康只是狭义上的机体健康，事实上，健康不仅仅是指机体健康没有疾病，也包括心理健康，即指一个人在身体和精神两方面都处于良好的状态。机体健康主要取决于食物或营养素的摄入量与机体需求的配比度，健康的机体往往精力充沛、不易疲劳、睡眠良好、体重适中、毛发有光泽、皮肤有弹性、牙齿良好、眼睛明亮、能抵御一般疾病等；精神健康则与个人情绪和思想观念有关，受个人思想行为决定，健康的精神通常包括精力充沛、态度积极、处世乐观、应变能力强、反应灵敏等。食品营养与健康的关系可以总结如下。

（1）食品营养维持人体正常发育和机体组织构成　构成机体的物质基础是营养素，机体的生长发育、正常活动、组织修复等都与营养状况密切相关。从母体中的胎儿开始，到婴幼儿、青少年，直至成年，营养对组织器官的生长发育都起着重要的影响作用。孕妇的营养补充状况直接影响胎儿的发育，如叶酸不足可导致胎儿神经管畸形；婴幼儿期营养补充不足可直接影响生长发育，如缺铁可导致贫血、缺锌可导致生长发育缓慢等；成年期虽然机体停止生长发育，但机体细胞也是不断更替，需要正常的营养素供给为机体提供能量。

（2）食品营养维持机体正常生理功能　机体各器官功能发挥正常（如心血管功能、免疫功能、肝功能等）需要通过神经系统、酶、激素等来调节，而神经系统、酶、激素等要发挥良好作用则需要营养素的摄入。另一方面，要保证正常的营养素摄入和良好的代谢，又需要机体各个器官功能发挥良好的作用（特别是胃肠功能、肾功能等）。这说明食物的摄入、消化和代谢水平受机体功能的影响，也对机体功能产生重要影响，维持机体生理功能，二者相辅相成。而且近年研究发现，食物中含有许多生物活性物质，虽然不属于营养素的范畴，但它们具有调节多种生理功能的作用，维持机体良好的生命活动。例如，花青素具有抗氧化作用，皂苷具有抗癌、降压作用，磷脂具有促进脂肪代谢、预防心血管疾病的作用等。

（3）食品营养维持机体心理健康　身体健康是指机体各器官保持正常的功能活动，而心理健康则指心理的各个方面及活动过程处于一种良好或正常的状态，它受神经系统支配。另一方面，机体组织由营养素构建，机体中的神经系统也由营养素组成，而各神经系统的功能性更受营养素的影响，因此，营养和营养素的摄入对心理健康也起到一定的影响作用。通常对于儿童来说，表现为学习认识能力即智力的发育，对于成年人来说则表现为对外界环境的承受能力和应激适应能力。当今社会竞争激烈、强度大、节奏快、关系复杂，在这种环境下心理因素的变化极有可能诱发病变，如长期的高压工作可引起高血压、中风、冠心病等疾病，故心理健康与身体健康同样重要。

（4）食品营养增强机体免疫功能，预防疾病发生　免疫能力是机体自我保护的一种反应，是维护机体生理平衡和稳定的一种功能。机体的免疫能力各有不同，这也与营养的摄入水平密切相关。通常而言，营养不良者往往免疫功能较差，比较容易受到疾病的侵犯。事实上，营养素缺乏或过多都会对机体和机体免疫能力产生影响，因此要注意营养全面均衡，预防疾病发生。例如，维生素 A 摄入不足可导致夜适应能力差，严重可导致夜盲，但摄入过量则可能引起中毒，特别是婴儿更为敏感，可能出现皮肤病、秃发、厌食，甚至短暂脑积水现象。

健康是人类生存和发展最基本的目标，而现代人对健康的追求更为丰富，包括机体、心理、社会、道德、智力等多方面。要保证其他方面的健康，首先要保证机体的健康，确保机体从外界获取、摄入足够的营养和营养素。机体健康是生存的基石，在日常生活中，为保证各项生命活动的顺利完成，应摄入足够的营养，同时控制营养均衡，养成良好习惯，预防疾病发生，拥有一个健康体魄。

五、营养学

为了明确食品到底含有什么营养，这些营养对维持或增强机体健康又有何作用，关于营养的相关研究便由此诞生，并逐步延伸发展，最终形成了一门科学——营养学。

营养学（science of nutrition；nutrition；nutriology）是研究人体营养规律以及改善措施的科学。它既从食品的角度研究食品的营养价值，也从人体的角度研究人体对营养素的需求，从而根据不同人群营养需求进行合理的饮食指导，同时对食品的加工生产也发挥重要的指导作用。因此，营养学具有很重要的实践意义，对增强国民体质和素质、促进社会发展发挥着重要的作用。

营养学研究领域十分广泛，包括基础营养、食物营养、人群营养、公共营养、临床营养等。从学科范畴上来说，营养学属于自然科学，为预防医学的一部分，并且与食品科学、临床医学、农学、生理学、病理学等学科有着密切联系，特别是食品科学和临床医学。对于前者，营养学是对食品加工生产的指导作用关系；对于后者，营养学则是对人体饮食的指导作用关系。

第二节 营养学发展史

一、中国营养学发展历史

（一）中国传统营养学的发展历史

"民以食为天，健以食为先"，这句广为流传的谚语道出了生活的真谛。我国传统营养学便是利用合理的食物保障人体健康的学科，对人类生活饮食起着重要的指导作用。公元前 3000 年前我国就有吃海藻和海绵灰治疗大脖子病的记载公元前 2600 年已有吃糙米治疗脚气病的描述，这些记载可以称为世界上最早出现的营养学说和理论。按照时间顺序，我国传统营养学的发展大致经历了以下几个阶段。

1. 西周时期（ 公元前 700 多年 ）

我们的祖先开始懂得通过食物的摄入来调整身体健康水平的道理。据《周礼·天官·冢宰》记载："医师掌医之政令，聚毒药以供医事。"医师是众医之长，是最高管理官员。周代的医生分为食医（为王室管理饮食卫生，相当于营养医生）、疾医（相当于内科医生）、疡医（相当于外伤科医生）和兽医（专治牲畜疾病）。其中食医职位仅次于医师，位居众医之首，掌合王之六食、六饮、六膳、百羞、百酱、八珍之齐，由"中士"担任。此外，宫廷职官中还设有"膳夫"一职，膳夫掌王之食饮膳羞，以养王及后。膳夫为"上士"，职位高于食医，可见食医是在膳夫指导下，负责调配王室贵族饮食的寒温、滋味和营养。

2. 东周春秋战国后期（ 公元前 300 年 ）

《黄帝内经》问世。该书首次提出了"五谷为养，五果为助，五畜为益，五菜为充"的膳食模式，这也是目前世界上最早的膳食理论。

五谷：黍（黄米）、稷（高粱）、菽（豆类）、麦（小麦）、稻（水稻）。黍、稷、麦、稻富含碳水化合物，菽则富含蛋白质和脂类等。碳水化合物是热量的主要来源，而蛋白质和脂类是生长发育的主要能源物质，因此谷物和豆类同食，营养互补，可以满足人体需求，有利于补养。

五果：枣、李、栗、杏、桃。各种水果富含维生素、纤维素、有机酸等物质，可提供谷类缺乏的其他营养素，平衡营养，有助于健康，故五果是平衡饮食中不可缺少的辅助食品。

五畜：牛、羊、猪、马、鸡。动物性食物富含蛋白质和脂肪，含有人体必需氨基酸，是人体正常生理代谢及增强机体免疫力的重要营养物质，有益于健康。

五菜：葵（冬苋菜）、韭、薤（藠头）、藿（嫩豆叶）、葱。各种蔬菜均含有多种维生素、矿物质、膳食纤维等，有助消化，具有补营养、防便秘、降血脂、防肠癌等作用，可以补充人体的营养素需求。

该书中也明确到："五谷宜为养，失豆则不良；五畜适为宜，过则害非浅；五菜常为充，新鲜绿黄红；五果当为助，力求少而数；气味合则服，有当忌偏独；饮食贵有节，切切勿使过"。这一模式与现代营养学提出的谷类为主、粗细搭配、荤素搭配的平衡膳食理论基本类似，可以说是我国最早的"膳食金字塔"。

3. 东晋时期（公元 400 年左右）

葛洪所著《肘后备急方》堪称我国第一部临床急救手册，除了对临床病症的描述外，书中也包括了大量通过食物治疗病症的记载。例如，该书中描述"豆类及乳类治疗脚气病"，即用大豆（"大荳"）、小豆（"小荳"）、牛奶等组成的方剂防治脚气病。现代研究证明，这几种食物含有可防治脚气病的 B 族维生素。该书中还收载了大量的食疗配方，仅按食物品种分类，便可分为鱼、禽蛋、畜肉与内脏、虫介、豆、菜蔬、果类、乳制品及粥类等九大类共 65 种治病的食疗方。例如，对水肿的治疗是食用动物蛋白（鱼类、鸭类等）及大豆类，并且要求必须禁盐；对虚损的治疗是食用乌雌鸡等。这些食疗配方与现代营养学甚为吻合。

4. 梁朝和隋朝年间（公元 500 年左右）

著名的医药家陶弘景、巢元方开始对夜盲症的研究。在巢元方所著的《诸病源候论》医书中，对夜盲症进行了详细的描述："人有昼而清明，致瞑则不见物，世谓之雀目。言其如鸟雀，瞑便无所见也"。与此同时，书中记载主张用牛肝治疗夜盲症，这也是我国首次发现维生素 A 的作用。

5. 唐代时期（公元 581—682 年）

唐代名医孙思邈所著《备急千金要方》中的第 26 卷《食治》，堪称我国最早关于食品营养的完整记载。他主张"治未病"，提出"食疗"概念，是食疗学说的倡导者。他认为养生之道，贵在求得平衡，要注意随季节变化而时时调整；饮食养生是预防疾病的重要手段，而且食物的营养性与医疗的重要性相当，称之"用之充饥则谓之食，以其疗病则谓之药"。全卷共列出食养、食疗食物 154 种，分谷类、蔬菜、果实、鸟兽四类，并分别论述其味、功效，以供选择。该书卷的出现，由此奠定了我国在食品营养学上的研究基础。

6. 元朝时期（公元 1330 年）

太医忽思慧所著《饮膳正要》是我国首部古代营养学专著，忽思慧也由此成为我国古代著名的营养学家。该书共分三卷，第一卷讲食品宜忌，包括养生避忌、妊娠食忌、乳母食忌、饮酒避忌和聚珍异馔等；第二卷讲原料、饮料和食疗，包括四时所宜、五味偏走、食疗诸病、食物利害、食物相反、食物中毒等内容；第三卷讲粮食、蔬菜、各种肉类和水果等。该书记载的药膳方和食疗方非常丰富，特别注重阐述各种饮馔的性味与滋补作用，它从健康人的实际饮食需要出发，以正常人膳食标准立论，制定了一套饮食卫生法则。该书为我国现存第一部完整的饮食卫生和食疗专书，也是一部颇有价值的古代食谱，堪称我国甚至是世界上最早的饮食卫生与营养学专著，对传播和发展我国卫生保健知识，起到了重要作用。

7. 明朝时期（公元 1590—1600 年）

高濂所述《遵生八笺》也是我国古代养生学的主要文献之一。其中的"饮馔服食笺"中收录了 3000 多种饮食和药方及 15 种专论，重视脾胃的调养，主张务尚淡薄，以养脾味之气，而资生化之源。明代伟大的医药学家李时珍的《本草纲目》，是记述饮食、药用品最全面的大成之作，该书将饮食称为"人之命脉"，对中医食疗学的发展有着巨大的贡献。它提供了饮食疗法的丰富资源，仅谷、菜、果就 300 余种，虫、禽、兽等 400 余种，书中还保存了不少食疗佚文，收录了很多食疗方法，是一部易于家庭制食、治病的日用养生读本。

（二）中国现代营养学的发展历史

中国现代营养学于 20 世纪产生。它是以中医药学为基础的中国传统营养理论与西方现代营养学相结合的产物。结合中国的政治经济与社会变化，其发展历史又分以下几个时期。

1. 萌芽初建期（1913—1924 年）

1840 年以后，随着传教士医生来华传教行医，出现了一批教会医院和医学校。1915 年前后，有些教会医学校开始在有关课程中粗略地兼授一些生化知识，但尚无生化课程。从 1917 年到 1924 年，以北京协和医学院、上海同济大学、济南齐鲁大学为代表的我国各地一些学校开始设立生化课，讲授生化知识、临床实验，进行食品化学分析、膳食调查等研究，营养学开始在生物化学或农业化学内萌芽。燕京大学设立家政系，讲营养学、食物学课程，为以后培养营养师奠定了基础。与此同时，1922 年英文版《中华医学杂志》开始报道与食品营养相关的发现——已发现的四种维生素缺乏病症状及其治疗方案。

此期间，生物化学刚刚形成，尚未建立学科，营养学与食品化学在早期生物化学中开始萌芽。

2. 发展期（1924—1949 年）

1924 年，北京协和医学院首先成立生物化学系，之后国内许多医学院校相继成立了生物化学系，主要研究内容是食物化学与营养化学。同期国内多位学者开始对食品分析、膳食调查、临床营养、食物性质与健康关系等开展研究。1927 年英文版《中国生理学杂志》问世，开始刊载营养学论文，中英文版《中华医学杂志》《中国化学会会志》、北平农学院《营养专报》、中国科学社生物学研究所论文丛刊等也发表营养论文。此期间，生物化学已建成了学科，营养学也随之成长，成为生化教学和科研的主要内容。同时，临床医学相关科室开展了营养缺乏病的诊治，而家政系则建立了营养专业培养营养师。该阶段是我国营养学发展较快的时期，也称为成长时期。

但随着 1937 年日军入侵、太平洋战争的爆发，国内局势动荡，相关研究工作开展困难或中断，营养研究未取得重要成绩，因此这一时期也称为动荡时期。但即使在战争影响下，营养问题也引起了各方关注，1939 年，中华医学会提出我国历史上第一个营养素供给量建议；1941 年在重庆召开第一次全国营养会议；1945 年召开第二次全国营养会议，会上正式成立中国营养学会，出版《中国营养学杂志》，为营养学科的建设奠定了基础。

3. 迅速发展期（1949—1965 年）

新中国成立后，我国营养学研究迅速发展，全国进行高等院校调整，设立研究机构和研究中心，积极开展营养研究。1952 年，我国第一个"食物营养成分表"发布；1959 年，进行第一次全国营养调查；对克山病、大骨节病、地方性甲状腺肿的流行病学调查；1962 年，第一届全国营养学术会议召开；1963 年，对推荐膳食营养供给量（recommended dietary allowance，RDA）进行修订等。这一系列工作使我国的近代营养学迅速发展。

4. 挫折期（1966—1977 年）

受"文化大革命"的影响，我国的营养学相关研究几乎全面停止。

5. 恢复期与发展（1978 年至今）

"文化大革命"后，1978 年 3 月全国科学大会在北京召开，我国营养学相关研究机构与期刊全面恢复、组建，我国的营养学相关研究迅速发展。例如，分别在 1982 年、1992 年、2002 年进行了我国第二、三、四次营养调查；分别于 1981 年、1988 年、2000 年对膳食营养素供给量标准进行修订；1989 年制定我国第一版膳食指南——《我国的膳食指南》，1997 年修订并发布《中国居民膳食指南》，设计"平衡膳食宝塔"；1997 年、2001 年国务院办公厅分别发布了《中国营养改善行动计划》《中国食物与营养发展纲要（2001—2010 年）》。这一系列具有法律效力的文件的发布，为改善与促进国民健康提供了有力的保障。与此同时，随着相关研究组织和机构创建，食物发展纲要、营养改善行动计划、营养与疾病的研究、新资源开发等相关研究计划不断落实，与食品、营养、疾病相关的营养学基础研究不断深入，我国营养学取得了一系列科研成果和新进展，为推动和保证我国营养学研究的进一步发展奠定了坚实的基础。

二、西方营养学发展历史

国外关于营养学最早的研究记载出现在公元前 400 多年前，医学之父希波克拉底首先认识到膳食营养对健康的重要性，他提出"食物即药"的观点，这与我国的"药食同源"道理一致。直至 18 世纪中叶，1785 年法国发生"化学革命"，现代营养学开始出现。此后，伴随着生命科学各领域，特别是生物化学、微生物学、生理学、医学取得的突破性成果，营养学的研究内容进一步加深和扩展，为现代营养学提供了广阔的发展前景。从开始至现在，西方营养学可大致分为以下 3 个时期。

1. 萌芽与形成（1785—1945 年）

营养学的基本概念、理论在这一时期逐步形成食物成分的化学分析方法和动物实验方法开始逐步建立。其中 19 世纪和 20 世纪初是发现和研究各种营养素的鼎盛时期，也是营养学发展的黄金时期。1778—1783 年，营养学之父、法国化学家 Lavoisier 首先提出了呼吸是氧化燃烧的理论，这一研究为食物的能量（energy）代谢研究奠定了基础。此后，蛋白质（protein）、脂肪（fat）和碳水化合物（carbohydrate）陆续被发现，并被证实是人体必需的营养素。德国化学家 Liebig 创立了碳、氢、氮定量测定方法，由此明确了食物组成及物质代谢概念；其学生 Voit、Rubner 分别创建了氮平衡学说、热量代谢体表法则和 Rubner 生热系统；Liebig 的另一名学生 Lusk 在此基础上出版了经典著作《营养科学》（*The Science of Nutrition*）。与此同时，1810 年，第一种氨基酸（amino acid）——亮氨酸（1eucine）被发现，1942 年 8 种必需氨基酸（essential aminoacid）被陆续证实。1912 年，Funk 发现了第一种维生素——硫胺素。到第二次世界大战结束时，共发现 14 种脂溶性和水溶性维生素。1934 年，美国营养学会成立，营养学正式成为一门学科。

2. 全面发展（1945—1985 年）

随着营养学研究的不断深入，科学家们陆续发现新营养素，并对这些营养素的消化、吸收、代谢、生理功能缺乏引起的疾病及机制等展开了系统的研究；这期间的研究不仅关注营养缺乏问题，而且还开始关注营养过剩对人类健康的危害；各种分析技术开始渗入与应用于营养学研究中，分析技术的进步大大提高了营养学研究的速度和有效性；公共营养（public nutrition）的研究全面兴起。在 1997 年第 16 届国际营养学大会上，"公共营养"的定义最终明确，它标志着公共营养的发展已经成熟。

3. 创新突破期（1985 年至今）

此阶段对营养学的研究继续不断延伸扩展。对传统营养素的研究继续深入，不仅研究营养素的生理功能，还研究其对疾病的预防和治疗作用；除传统营养素外，植物化学物（phytochemicals）对人体健康的影响及其对慢性病的防治作用逐渐成为营养学研究热点，如皂苷、花青素、番茄红素、多酚等；1985 年分子营养学（molecular nutrition）概念被提出，营养学研究从更加微观的角度研究营养与基因之间的相互作用及其对人类健康的影响。而这些研究才刚起步，还在持续进行中，但其未来的发展前景、将要产生的重大突破及其对人类和社会发展的巨大贡献是可预见的。

第三节 营养学的研究内容

人体从环境中摄取食物以满足自身的生理需要、维持生存。人们摄取食物的过程，常常受环境或/和社会因素的制约，也受饮食文化及饮食习惯的影响，从而发生营养不良或营养过剩的现象。因此，营养学的目的是要告诉人们如何能理智选择并摄取可满足生理需要的营养素，使机体处于最健康状况。也就是说，营养学是研究人体营养规律以及改善措施的科学，即研究人体对食物的利用与代谢规律并解决人体营养需求问题的科学。营养学主要涉及的内容可分为基础营养、食品营养、公共营养、人群营养、临床营养、食品卫生与安全等几个方面。

一、基础营养

基础营养学重点研究热量和各种营养素的一些基本性质，包括营养素的定义与组成；营养素在人体中消化、吸收、利用与排泄的过程；营养素在体内发挥的生理功能；每种营养素的摄入达到什么水平才能满足机体的生理需要；营养素缺乏或过量的危害；热量和营养素的主要食物源；营养素之间的适宜比例与平衡；了解人体对营养素的需求量并制定出膳食营养素参考摄入量（dietary reference intakes，DRIs）或推荐膳食营养供给量（RDA）。

二、食品营养

传统的营养素包括蛋白质、脂肪、碳水化合物、维生素及矿物质，而现代的观点在植物性食品中还包括多种其他生物活性物质，即植物化学物。因此食品营养学重点研究各类食物的营养价值，明确每种食物在人类营养中起的作用，包括其中所含营养素或生物活性物质的种类、数量及其在体内的消化和利用情况。

除此以外，食品在加工、运输和贮藏过程中可能其营养价值发生变化，这也是食品营养学的研究范畴。如果某些食品天然营养成分不足或有缺陷或在加工过程中有损失，可对其进行强化（但必须符合国家关于食品强化剂的使用标准）；若普通食品无法满足某些特殊人群的功能需求，也可开发保健食品提升食品对人体健康的调节作用。随着全球多样化的发展，开发和利用食物新资源也是食品营养学研究的重要内容。

三、人群营养

人群营养学主要研究特殊生理和特定情况下人体对营养素的需求及膳食指南。

特殊生理情况指怀孕、哺乳、婴幼儿阶段、学龄前儿童、青少年及老年阶段，与一般成年人相比，这些人群因为各自的生理特点不同而具有相应的营养需求，因此对特殊生理情况下人体的营养需求及膳食指南展开研究，其目的是更好地指导孕期和哺乳期的膳食、婴幼儿合理喂养和辅食正确添加、儿童和青少年在身体快速增长时期的饮食和老年人的特殊营养需求，以达到提高健康水平和生命质量的目的。

特定情况人群是指特殊生活、生产环境下，如军人、运动员、高温作业、低温作业、接触有毒有害物质等人群，或处于亚健康状态人群。特定情况下人体营养代谢与普通环境有较大差异，如高温下可引起水分、钠、钾流失，低温下会引起代谢增强、影响机体对维生素的需求，因此针对这些特殊人群的营养需求提出膳食指南，可保证在特殊情况下的营养需求供给，维持健康水平。

四、公共营养

公共营养是将营养学研究成果应用于人民生活实践，以人群营养状况为基础，从宏观上研究解决营养问题的有关理论、技术和社会措施。包括各种人群或地区的营养问题、各类人群的营养素推荐摄入量（DRIs），人体营养状况调查与评价等医学科学问题。也包括研究人群膳食结构调整、食物经济、饮食文化、营养教育、营养法制与行政监督管理手段等对居民营养有制约作用的社会科学问题。

五、医学营养

医学营养主要研究营养与营养相关疾病和临床营养。营养与营养相关疾病主要研究人体在不同病理状态下的营养需要以及如何满足需要，调整营养素的供应，调整人体的生理功能，促进疾病的治疗和康复，如内分泌代谢性疾病、消化系统疾病、心脑血管疾病等；临床营养是根据营养原理，利用食物的物性，通过治疗膳食，调整病理状态下的机体代谢，治疗或缓解疾病，以达到缓解症状、促进康复以及提高愈后生活质量的研究。

六、食品卫生与安全

食品卫生与安全学是研究食物中可能存在的或混入食物中的、危害人体健康安全的有害因素及其预防措施，提高食品卫生质量，保护食用者安全的科学。主要研究内容包括各类食品的微生物、化学、放射性污染及预防措施；食品添加剂的使用要求、卫生管理与常用食品添加剂介绍；各类食品的卫生及管理；食物中毒等食源性疾病及其预防；食品卫生监督与管理等内容。

此外，在2005年4月召开的第18届国际营养学大会上，营养学的概念被重新定义：营养学［也称新营养学（new nutrition science）］是一门研究食品体系，食品、饮品及其营养成分与其他组分，和它们在生物体内及其他所有相关生物体、社会和环境系统之间的相互作用的一门学科。

　　新营养学特别强调营养学不仅是一门生物学，还是一门社会学和环境科学，属于综合性学科。其研究的目的是为了促进世界的可持续发展，保证全人类的健康，并帮助人类形成、维持和享受多元化程度逐渐提高的居住和自然环境。因此，它的研究内容不仅包括食物与人体健康，还包括社会政治、经济、文化以及环境与生态系统的变化对食物供给、人类生存、健康的影响。它不仅关注一个地区、一个国家的营养问题，而且更加关注全球的营养问题；不仅关注现代的营养问题，而且更加关注未来营养学持续发展的问题。因此，与传统营养学相比，新营养学的研究内容更加广泛和宏观。而这些研究内容和研究目标才刚确定，有许多亟待解决的问题，这些研究还在继续，营养学的研究和发展之路任重而道远。

❓ 思考题

1. 请简述营养与健康的关系。
2. 请简述新营养学的定义与主要研究内容。

参考文献
REFERENCE

[1] 张孔海. 食品加工技术 [M]. 北京：中国轻工业出版社，2014.

[2] 蔡威. 我国营养学发展现状 [J]. 上海交通大学学报（医学版），2010，30（01）：1-3，8.

[3] 陈炳卿，孙长颢. 营养与健康 [M]. 北京：化学工业出版社，2004.

[4] 陈辉. 现代营养学 [M]. 北京：化学工业出版社，2005.

[5] 付丹丹，武庆杰. 浅析食品营养与健康 [J]. 现代食品，2018（17）：64-65，68.

[6] 顾景范. 我国现代营养学早期发展史 [J]. 营养学报，2006，28（2）：100-103.

[7] 顾景范. 我国现代营养学的诞生及早期学术活动（续）[J]. 营养学报，2015，37（3）：213-220.

[8] 李润国，宁莉. 公共营养师（理论分册）[M]. 北京：化学工业出版社，2009.

[9] 李力，白峰伟. 浅谈食品营养与健康的重要性 [J]. 现代食品，2018（8）：65-66，76.

[10] 梅全喜，吴惠妃. 试论《肘后备急方》在医药学上的贡献 [J]. 现代中药研究与实践，2005，23（7）：1194-1198.

[11] 齐雪英. 探究传统营养学的起源和发展 [J]. 现代食品，2016，18：44-45.

[12] 孙长颢. 现代营养学的发展历程、现状及展望 [J]. 中华预防医学杂志，2008，42（s1）：26-28.

[13] 中华人民共和国国家卫生和计划生育委员会. 营养名词术语 WS/T 476-2015 [S]. 北京：2015.

[14] 周俭. 中国传统营养学的起源和发展 [J]. 营养学报，2008，30（4）：341-344.

第二章

CHAPTER

02

医学基础

掌握内容：食物的消化吸收过程。
熟悉内容：人体消化系统的组成与功能。

第一节　消化系统的组成与功能

人体维持正常生命活动，需要从食物中摄取碳水化合物、蛋白质、脂类、维生素、矿物质和水6类营养素，其中前三类为大分子物质，需经消化分解后方能被吸收，后三类为小分子物质，可直接被吸收，而这一切需要消化系统的作用才能完成。

人体的消化系统（digestive system）由消化道和消化腺两部分组成。消化系统的基本功能是对摄入的食物进行消化，吸收经过消化后的各种营养物质，以供机体的需要，并将消化吸收后的食物残渣排出体外。与此同时，消化系统还具有外分泌、内分泌功能和防御作用，咽与口腔还参与呼吸和语言活动，是人体维持机体生存的重要器官之一。

一、消化道的组成与功能

消化道（alimentary canal）贯穿胸腔和腹腔，是食物在体内的通道。它由口腔、咽、食管、胃、小肠（十二指肠、空肠、回肠）、大肠（盲肠、阑尾、结肠、直肠）和肛门7个部分组成（图2-1）。通常将口腔至十二指肠称为上消化道，空肠以下称为下消化道。

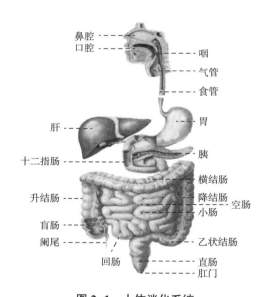

图2-1　人体消化系统

资料来源：陈辉，《现代营养学》，2005。

（一）口腔

口腔位于消化道的最前端，是消化系统的起始部，前壁为唇，侧壁为颊，上壁为腭，下壁为口腔底，口腔底主要为软组织和舌。

口腔可分为口腔前庭和固有口腔。前者是位于上、下唇和颊与上、下牙弓和牙龈之间的间隙，后者位于上、下牙弓和牙龈所围成的空间，其顶为腭，底部（口底）由黏膜、肌和皮肤组成。腭的前2/3为硬腭，后1/3为软腭。软腭后缘、两侧腭舌弓及舌根共同围成咽峡，为口腔和咽的分界线。口腔向前经口唇围成的口裂通向外界，向后经咽峡与咽相通。口腔内参与消化的器官主要是牙和舌。

牙齿嵌于上、下颌骨的牙槽内，分别排成上、下牙弓。人的一生中有两组牙发生。在出生 4~6 个月开始萌出第一组牙——乳牙，3 岁左右出全，共 20 个。乳牙分切牙、尖牙和磨牙。6 岁左右乳牙开始脱落，更换成恒牙。恒牙分为切牙、尖牙、前磨牙和磨牙。第三磨牙萌出较晚，有些人到成年后才萌出，称迟牙（又称"智齿"），甚至终生不萌出。牙齿是人体最坚硬的器官，通过牙齿的切割与咀嚼，食物由大块变成小块，即实现食物的机械消化。

舌位于口腔底，具有感受味觉、协助咀嚼和吞咽食物以及辅助发音等功能。舌背的黏膜呈淡红色，有许多小突起，称舌乳头，舌乳头含有味蕾，是味觉感受器，具有感觉味觉的功能。根据形态与功能的不同舌乳头可分为四种：丝状乳头数量最多，呈白色，具有一般感觉功能；菌状乳头呈钝圆形，鲜红色；轮廓乳头体形最大，排列在界沟的前方；叶状乳头在人类为退化的结构。其中，后三种乳头中含有味觉感受器。在进食过程中，舌将食物向咽喉推进，实现食物的吞咽。

（二）咽

咽是指口腔、鼻腔之后，食管以上的空腔处。咽由肌肉和黏膜构成，是一个垂直的肌性管道。咽是饮食和呼吸的共同通道，是食物从嘴进入食管的通道，空气也从鼻腔经咽部入喉、气管。当吞咽食物时，咽后壁前移，封闭气管开口，防止食物进入气管而发生呛咳。

（三）食管

食管是消化道的重要组成部分，它是一前后扁窄的肌性长管，是消化道最狭窄的部分。依食管的行程可将其分为颈部、胸部和腹部三段。食管最上部连于咽，沿脊柱椎体下行，穿过膈肌进入腹腔，与胃的贲门连接入胃，全长约 25cm。食管后贴脊柱，前与气管、支气管、心脏等器官相邻。食管全长有三处狭窄，分别位于切牙 15cm、25cm 和 40cm 处。

食管主要由环节肌层（内层）和纵行肌层（外层）组成。食物进入食管后，在食物的机械刺激下，由于这两种肌肉的收缩蠕动，位于食团上端的平滑肌收缩，推动食物向下移动，而位于食物下方的平滑肌舒张，迫使食物进入胃，故食管的主要作用是向胃内推进食物。

（四）胃

胃是消化道最膨大的部分，呈中空性囊状。正常成年人的胃体积约 1500mL 大小。胃位于膈下，右上腹，上接食管，下通小肠。胃可分为四部分：贲门部、胃体、胃底和幽门部。胃的上缘为凹缘，较短，朝右上方，又称胃小弯；下缘为凸缘，称胃大弯。胃与食管连接处的入口为贲门部，胃与十二指肠连接处的出口为幽门部，幽门部又分为幽门管和幽门窦，幽门处的环形肌特别发达，形成幽门括约肌。幽门的形状是头宽尾窄的锥形管道，容易通过液体，大块的固体不易通过，会被阻在幽门上口，甚至通过蠕动挤回胃体重新粉碎。而且这种锥形管道一方面可以节制胃内容物过快地流入小肠，还可以防止小肠内容物返流入胃。

胃的肌肉由纵状肌肉和环状肌肉组成，内衬黏膜层。肌肉的收缩形成了胃的运动，黏膜层则具有分泌胃液的作用。从胃的特殊结构也可以明确，胃的作用是承接食道送下来的食物并向十二指肠输送。在这个过程中，胃通过前松后紧（贲门松、幽门紧）的结构使食物滞留，在推进蠕动的作用下与胃液搅拌成糊状，然后向十二指肠输送。因此，胃是一个有搅拌功能的"口袋"，通过蠕动推进，将食物泡烂揉碎，实现食物的消化。

（五）小肠

小肠是消化道最长的一段，正常成年人的小肠全长 5~7m。小肠盘曲于腹腔内，上端起自胃的幽门，下端与盲肠相连。小肠分为十二指肠、空肠和回肠三部分。小肠管径由十二指肠（3~5cm）向下逐渐变细，末端回肠管腔仅 1.0~1.2cm，异物易在此处嵌顿。

十二指肠位于上腹部，紧贴腹后壁，长约 25cm，上接胃部，下接空肠。它是小肠中长度最短、管径最大、位置最深且最为固定的部分。十二指肠整体上呈"C"形，包绕胰头，有胆总管的开口，胰液与胆汁经此开口进入小肠。因此它既接受胰液，又接受胆汁，所以十二指肠的消化功能十分重要。

空肠和回肠盘旋于腹腔中下部，借肠系膜连于腹后壁，活动度较大。空肠稍粗、管壁较厚，由于有很多血管分布而微带红色，但空肠和回肠二者无明显界线。空肠始于十二指肠空肠曲，占小肠全长的2/5，位于腹腔的左上部；回肠占小肠全长的3/5，位于腹腔右下部，部分位于盆腔内，在右髂窝续盲肠。空肠与回肠的黏膜形成许多环状襞，壁上有大量小肠绒毛，因而极大地增加了小肠的吸收面积。

小肠是食物消化与吸收的主要场所，食物在小肠内经胰液、胆汁和小肠液的化学性消化及小肠运动的机械性消化后，基本上完成了消化过程，同时营养物质被小肠黏膜吸收，未被消化吸收的食物残渣由小肠进入大肠。

（六）大肠

大肠是消化道的末端，长约1.5m，包括盲肠、阑尾、结肠和直肠，其中结肠又可分为升结肠、横结肠、降结肠和乙状结肠四部分。

大肠居于腹中，其上口在阑门处接小肠，其下端连接肛门。全程形似方框，围绕在空肠、回肠的周围。大肠在外形上与小肠有明显的不同，一般大肠口径较粗，肠壁较薄。盲肠是大肠的起始部，上通结肠，左接回肠，回肠末端接入盲肠处环形肌增厚，形成上下两个半月形皱襞，称"回盲瓣"，具有括约肌的作用。在回盲瓣下方约2cm处，有阑尾的开口，阑尾位于盲肠后内侧壁，为一细长的蚓状突起，长6~8cm。直肠位于盆肠内，长15~16cm，穿过盆膈终于肛门。

大肠内没有重要的活动，主要是对食物残渣中的水和盐类进行吸收，同时为消化后的食物残渣提供临时贮存场所，食物残渣在此形成粪便并有度排出。

二、消化腺的组成与功能

消化腺（alimentary gland）是分泌消化液的器官，向消化道分泌消化液（digestivejuice），对食物进行化学消化。消化腺属外分泌腺（分泌腺有内分泌腺和外分泌腺两大类，内分泌腺无排泄管，其分泌物称激素；而外分泌腺有排泄管，称腺导管，其分泌物通过腺导管输送到相应的组织或器官发挥其调节作用），所有消化腺均由消化管黏膜上皮向黏膜内凹陷形成。

消化腺细胞分泌消化液的过程是主动活动过程，该过程主要可包括以下步骤：①腺细胞从其周围的血液中摄取原料；②在腺细胞内合成消化物并贮存起来；③当腺细胞受到适宜刺激时，将分泌物排出，形成消化液。

人体每天由各种消化腺分泌的消化液总量可达6~8L。消化液主要由水、消化酶和电解质组成。其主要功能是：①改变消化腔内的pH，使其达到消化酶活性的需求；②在消化酶作用下分解食物大分子，使之成为可被人体吸收的小分子物质；③稀释食物，使之与血浆渗透压相等，有利于吸收；④通过分泌黏液、抗体和大量液体的缓冲，保护消化道黏膜，防止出现物理性或化学性损伤。

按体积大小和位置不同，消化腺可分为大消化腺和小消化腺两种。大消化腺又称管外腺，因为其位于消化管外，主要包括唾液腺、胰腺和肝，它们分泌的消化液通过腺导管均进入消化管；而小消化腺又称管壁内腺，位于消化管黏膜层或黏膜下层，如胃腺和肠腺等。

（一）唾液腺

唾液腺又称口腔腺，是口腔中各种腺体的总称。口腔腺分大、小两类，小唾液腺包括唇腺、颊腺等。大唾液腺包括腮腺、下颌下腺和舌下腺三对，均有导管将所分泌的唾液输入口腔。口腔腺能分泌唾液，正常成年人每天可分泌1~1.5L唾液。唾液中含有的唾液淀粉酶，能将淀粉分解成麦芽糖和短链多糖；唾液中还含有少量脂肪酶，但分泌量有限，消化能力很弱；唾液中还含有溶菌酶，有杀菌作用。因此唾液腺有湿润口腔黏膜、清洁口腔或杀菌、混合食物形成食团和促进食物消化的作用。

（二）胃腺

胃腺是胃壁黏膜内陷形成的腺体，可以分泌胃液，对食物进行初步消化。胃液为无色透明酸性液体，pH为0.9~1.8，成年人每日分泌胃液1.5~2.5L。胃液主要成分为黏液、胃酸（盐酸）、胃蛋白酶原、内因子、胃脂肪酶、水、HCO_3^-、钠、钾等。

黏液由胃壁黏膜表面的杯状细胞所分泌，主要成分是糖蛋白，覆盖在胃黏膜表面，起润滑和保护作用。

胃酸由胃壁细胞分泌，其主要作用为：①激活胃蛋白酶原转变为有活性的胃蛋白酶，并为酶发挥作用提供最适环境；②使蛋白质变性易于分解、消化；③促进促胰液素释放，从而促进胰液、肠液和胆汁的分泌；④与钙、铁等矿物质元素结合，形成可溶性盐，促进铁、钙的吸收。⑤在酸性条件下抑制或杀死随食物进入胃内的细菌。

胃蛋白酶原由胃底腺的主细胞合成，以无活性的酶原形式分泌，然后被胃酸激活成有活性的胃蛋白酶。其主要功能是分解蛋白质，将蛋白质及多肽分子中含苯丙氨酸、酪氨酸的肽键分解，主要产物为朊、胨。

内因子是由胃壁细胞分泌的一种糖蛋白，它可以和维生素 B_{12} 结合形成复合物，有促进回肠上皮细胞吸收维生素 B_{12} 的作用。

此外，近年的研究还发现，胃液中存在胃脂肪酶，它能在 pH 2~7 保质稳定的活性，对脂肪起到一定的消化作用（占胃肠脂肪消化率的 10%~25%），还能在十二指肠中与胰脂肪酶起协调作用，促进脂肪的消化。

（三）胰腺

胰腺位于胃的后方，是一条狭长而扁平的腺体，靠近胃与十二指肠，横于腹后壁，分为胰头、胰体、胰尾三部分。胰头被十二指肠包绕，胰尾与脾相邻，在胰头后方有门静脉，其主要功能是将肠吸收的营养物质首先输送到肝，在肝内进行合成、解毒和贮存，并供给肝脏制造胆汁的原料。

胰腺兼有外分泌和内分泌功能。①外分泌功能：胰内有很多分泌胰液的腺泡，腺泡的导管汇入一条横贯腺体的胰管，胰管与胆总管汇合后共同开口于十二指肠，胰液由此进入小肠。胰液是无色、无臭的碱性液体，pH 7.8~8.4，正常成年人每日分泌 1~2L。胰液中含有多种消化酶，如胰淀粉酶、胰脂肪酶、胰蛋白酶和糜蛋白酶原等，可分别消化蛋白质、淀粉和脂肪，是所有消化液中最重要的一种。②内分泌功能：胰又是一个分泌器官，在腺泡之间有散布的细胞团，称胰岛，分泌胰岛素和胰高血糖素，调节糖的代谢。

（四）肝

肝是人体最大的消化腺，成年人肝脏重约 1500g。肝位于膈肌之下，腹腔的上方偏右，大部分为肋弓所覆蔽。肝小叶是肝的基本结构和功能单位，成年人的肝脏有 50 万~100 万个肝小叶。

肝细胞分泌胆汁，胆汁经过肝总管汇入胆囊中暂存，胆囊可吸收水分使胆汁浓缩，容量 40~60mL。当有食物进入十二指肠时，引起胆囊收缩，将贮存于胆囊中的胆汁挤压出来，经胆总管注入十二指肠。该处也有括约肌的控制，平时紧缩，在进食时才会舒张而打开，使胆汁和胰液经此流入小肠。

胆汁是一种金黄色或橘棕色的黏稠液体，成年人每日分泌胆汁 0.8~1L。胆汁呈弱碱性，主要成分是钠、钾、钙、碳酸氢盐、胆盐、胆色素、脂肪素、卵磷脂、胆固醇等。胆汁不含消化酶，其消化功能主要是通过胆盐的作用实现对脂肪和脂溶性维生素的消化吸收。另外，肝脏还能在蛋白质、糖类、脂肪代谢中起到重要作用，并能解毒等。

（五）肠腺

肠腺是肠黏膜中的微小腺体，分泌肠液，成年人每日分泌肠液 1~3L。按所在位置不同肠腺分小肠腺和大肠腺两种。

小肠腺中分泌的肠液是一种弱碱性液体，pH 约为 7.6。小肠液中的消化酶以小肠淀粉酶和肠激酶为主，其主要作用是进一步分解糖、脂肪和蛋白质，使它们成为可吸收的物质，同时弱碱性的黏液还可保护小肠黏膜不受到机械性的损伤和胃酸的侵蚀。

大肠腺开口于大肠黏膜表面，分泌碱性黏液，起保护肠黏膜、润滑粪便的作用。

第二节 食物的消化吸收

一、食物的消化

消化（digestive）即食物在消化管内被分解成结构简单、可以吸收的小分子物质的过程。食物的消化主要是碳水化合物（多糖）、蛋白质和脂肪这三类大分子的分解，其中多糖分解为单糖，蛋白质分解成氨基酸，脂肪分解成脂肪酸、甘油等。

消化作用有机械性消化、化学性消化和微生物消化三种方式，其中机械性消化和化学性消化是最主要的消化方式。

（1）机械性消化　又称物理消化，是指通过牙齿的咀嚼或胃肠的蠕动，将食物由大块变成小块，使食物与消化液充分混合，并将食物不断推向消化道的远端。即磨碎、混合和转运食物的过程。

（2）化学性消化　是在一系列消化酶的作用下完成的消化。酶是由体内某些细胞产生的有机催化剂，能在其最适的条件下加速生理化学反应。但许多消化酶都以酶原的形式存在，酶原没有活性，只有在一些激活剂（pH、金属离子等）的作用下，酶原才能变为具有活性的酶，才能履行其特有的消化功能。人体内主要的消化酶有胃蛋白酶、胰蛋白酶、糜蛋白酶、唾液淀粉酶、胰淀粉酶、胰脂肪酶等，其主要的功能就是将碳水化合物、蛋白质和脂肪这三种大分子物质分解成为可吸收的小分子物质。

（3）微生物消化　是消化道内共生的微生物菌群对食物中的营养物质进行分解的过程。微生物消化主要发生在人体大肠部位。

通常而言，食物的机械性消化和化学性消化是同时进行的，微生物消化往往最后发生。

食物的消化过程从口腔开始，经食道、胃、肠消化后，未被消化和吸收的食物残渣进入大肠，在大肠经微生物消化后最后排出体外。因此食物的消化过程依次为口腔消化、胃消化、小肠消化和大肠消化四个过程。

（一）口腔内的消化

食物在口腔中停留时间较短，一般是 10~20s，食物在口腔内主要进行的是机械性消化和少量的化学消化。

食物在口腔中的机械性消化主要是咀嚼，通过切割、研磨等形式使食物从大块变成小块，同时使食物与唾液充分接触。同时咀嚼动作还能反射性地引起胃、胰、肝和胆囊的活动加强，为食物的进一步消化做好准备。

口腔的化学性消化主要是唾液淀粉酶的作用。它能初步分解淀粉，将淀粉分解成为麦芽糖和短链多糖。

（二）胃内的消化

食物进入胃后，暂时被储存下来，因此食物在胃中的停留时间较长。不同食物或不同营养素在胃内的停留时间略有区别，糖类时间最短，蛋白质次之，脂肪停留时间最长。若食用三种营养素都含有的混合食品，则停留时间为 4~6h。在此期间，食物与胃液搅拌混合，通过胃的机械运动（机械性消化）和胃液的消化（化学性消化）形成食糜。

胃的运动分为容受性舒张、紧张性收缩和胃蠕动。①容受性舒张是指胃在正常状态下，可适应大量食物的暂时储存（可以充盈到 1000~1500mL），同时保持胃内压基本不变，防止食糜过早排入小肠，有利于实现食物在胃内的充分消化。②紧张性收缩是胃充满食物后，开始持续较长时间的紧张性收缩，胃内产生压力，这种压力有助于胃液渗入食物中，并能协助食物向十二指肠移动。③胃蠕动由胃体部产生，再向胃底部发展。胃蠕动可以使食物与胃液充分混合，以利于胃液的消化作用，并将食物以最适合小肠消化吸收的速度向小肠排放。

胃液的化学性消化主要是胃酸和消化酶的作用。胃酸使食物变性形成糜状；胃蛋白酶将蛋白质水解为多肽和氨基酸，胃脂肪酶分解消化少量脂肪。食糜由幽门部通往小肠。

（三）小肠内的消化

小肠是消化道中最长的一段，小肠消化也是消化过程中最重要的阶段。十二指肠偏下部的肠管稍粗，称壶腹部，该处有胆总管开口，胰液和胆汁经此口进入小肠。食物经胰液、胆汁、小肠液的化学性消化和小肠运动的机械性消化，基本完成消化过程。未被消化的食物残渣则由此进入大肠。

小肠的运动分紧张性收缩、节律分节运动和肠蠕动三种。①紧张性运动增强时，食糜在小肠内的混合与运转加快。紧张性运动降低时，肠管扩张，肠内容物混合与运转减慢。②节律分节运动使肠内容物不断地混合、分开，再混合、再分开。节律分节运动向前推进的作用很小，其主要作用是使食糜与消化液充分混合；使食糜与肠黏膜紧密接触；挤压肠壁，有助于血液和淋巴的回流。③小肠的蠕动很弱，所以小肠内容物的推进速度很慢。

受到小肠中胰液、胆汁和小肠液的作用，食品经过小肠后将蛋白质、脂肪和碳水化合物消化为简单的糖类、氨基酸、脂肪酸、甘油等小分子物质，消化过程基本完成。

1. 胰液的分泌和消化

胰液由胰腺分泌，通过胆总管进入小肠，胰液中含有可消化蛋白质、淀粉和脂肪的多种酶，包括胰淀粉酶、胰脂肪酶、胰蛋白酶原、糜蛋白酶原等。胰淀粉酶将淀粉水解为麦芽糖和葡萄糖。胰脂肪酶可将甘油三酯分解为甘油、脂肪酸和甘油单脂。胰蛋白酶原和糜蛋白酶原不具有活性，当进入小肠后，胰蛋白酶原被小肠液中的肠激酶激活，形成具有活性的胰蛋白酶，糜蛋白酶原则由胰蛋白酶激活形成糜蛋白酶。胰蛋白酶和糜蛋白酶共同分解蛋白质，使蛋白质分解成多肽和氨基酸。

2. 胆汁的分泌和消化

胆汁由肝脏生成，胆汁对脂肪的消化吸收具有重要的意义。

胆汁中发挥主要作用的是胆盐，胆盐是胆汁酸与甘氨酸或牛磺酸结合形成的钠盐或钾盐。它可以激活胰脂肪酶，增加胰脂肪酶作用；它可以与胆固醇、卵磷脂等共同作用，降低脂肪的表面张力，使脂肪乳化成细小微滴，促进脂肪消化；胆盐还可以与脂肪、甘油单酯等结合，形成水溶性复合物，促进脂肪消化产物的产生和间接地促进脂溶性维生素的吸收。

3. 小肠液的分泌和消化

小肠液是由小肠黏膜中的小肠腺分泌而成。小肠液由黏液、免疫球蛋白、肠激酶、肠淀粉酶等组成。肠激酶激活胰蛋白酶原，使胰蛋白酶原具有活性，从而实现蛋白质的消化。肠淀粉酶分解淀粉为单糖，实现淀粉的消化。

与此同时，小肠黏膜上皮细胞中还含有可分解多肽为氨基酸的肽酶和分解双糖为单糖的糖酶，当营养物质进入上皮细胞后，这些消化酶对营养物质进一步消化。而随着上皮细胞脱落，这些消化酶则进入小肠液中，继续履行消化职责。

（四）大肠内的消化

除了吸收水分，为消化后的食物残渣提供临时储存场所外，大肠内发生的消化作用一般是微生物的消化。

大肠内的消化分解多是微生物的作用结果，而这些微生物99%是细菌。细菌可利用大肠内较为简单的物质合成 B 族维生素和维生素 K，但更多是细菌对未被消化的碳水化合物、蛋白质与脂肪的分解，而且所产生的代谢产物也多为有害物质，可能会引起结肠癌，不利于人体健康。

二、食物的吸收

食物的吸收是指食物经消化后，大分子物质变成小分子，多糖分解为单糖，蛋白质分解为氨基酸，脂肪分解为脂肪酸、单酰甘油酯等，矿物质和维生素从食物细胞中释放出来，这些成分通过消化道壁管吸收进入血液循环的过程。

（一）吸收部位

从消化场所来看，口腔仅含有少量的唾液淀粉酶，吸收功能较差；胃也主要为消化功能，吸收功能弱，仅吸收少量的水和酒精；大肠也只能是吸收少量水分和无机盐。所以，营养物质的吸收部位主要是小肠，其中主要部分是小肠上段的十二指肠和空肠，回肠主要是吸收功能的储备，用于代偿时的需要。各种营养素在小肠中的主要吸收位置如图 2-2 所示。

小肠内壁表面有很多环形皱褶，皱褶表面又有许多细小指状的突起，称为"绒毛"。每个绒毛上皮细胞表面还含有1000~3000根微绒毛，经过它们的放大作用，小肠的吸收面积大大增加，可达200m²。而且小肠的这种结构使其内径变细，增大了食物流动的摩擦力，延长了食物在小肠的停留时间，为食物在小肠内的吸收创造了有利条件。与此同时，小肠含有丰富的毛细血管，只有一层很薄的上皮细胞，极有利于吸收营养物质。所以，小肠是吸收营养物质的主要场所。

（二）吸收形式

受营养素化学性质的影响，小肠的吸收方式主要分为被动转运和主动转运两种。

（1）被动转运　包括被动扩散、易化扩散、滤过作用和渗透作用四种。

被动扩散：又称简单扩散，是指营养物从浓度高的一侧向浓度低的一侧透过的扩散转运。这种扩散方式不借助载体，也不消耗能量。由于细胞膜的基质是类脂双分子层，因此脂溶性物质可以轻松地进入细胞。脂溶性物质进入细胞的扩散速度则取决于它在脂质中的溶解度和分子大小：溶解度越大，透过越快；若溶解度相当，则分子越小越容易透过。

易化扩散：非脂溶性物质或亲水物质等不能透过细胞膜的双层脂类，需在细胞膜蛋白质的帮助下，由膜的高浓度一侧向低浓度一侧扩散或转运。

滤过作用：如果将消化道上皮细胞看作是滤过器的话，那么当肠腔内的压力超过毛细血管，水分和其他物质就可以滤过进入血液，因此这种由压力产生的转运称为滤过作用。

渗透作用：可看作是特殊情况下的扩散，当膜两侧产生的渗透压不同时，为平衡这种渗透压差，渗透压较高的一侧将从另一侧吸收一部分水过来，以达到渗透压平衡。因此渗透主要是指水分的吸收。

（2）主动转运　营养成分逆着浓度梯度（化学的或者电荷的）的方向穿过细胞膜，称为主动转运。主动转运也是高等动物吸收营养物质的主要方式。这种转运必须要有细胞上载体的帮助，而且也需要能量。

转运载体是一种运输营养物质的脂蛋白。营养物质先在细胞膜上同载体结合成复合物质，通过细胞膜转运入上皮细胞，营养物质与载体分离而释放入细胞中，载体再回到细胞膜的外表面。载体系统具有选择性和特异性，即细胞膜上存在着几种不同的载体系统，每一系统只运载某些特定的营养物质。载体在转运营养物质时需要酶的催化和能量的供应，能量来自三磷酸腺苷（ATP）的分解。主动转运系统还具有饱和性，有最大的转运量。

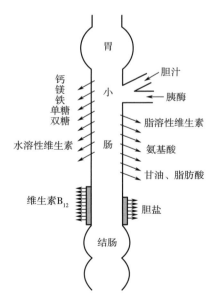

图2-2　各种营养素在小肠中的主要吸收位置

资料来源：陈辉，《现代营养学》，2005。

？思考题

1. 胃在消化过程中有哪些作用?
2. 小肠的消化液有哪几类，各有什么作用?

参考文献
REFERENCE

[1] 陈辉. 现代营养学 [M]. 北京：化学工业出版社，2005.

[2] 姜叙诚，袁耀成. 消化系统 [M]. 上海：上海交通大学出版社，2010.

[3] 侯万儒. 胆盐的生理作用 [J]. 生物学通报，1990（11）：17，21.

[4] 罗冰. 营养学基础与应用 [M]. 北京：经济管理出版社，2016.

[5] 细田四郎，穆文广. 脂肪的消化和吸收 [J]. 日本医学介绍，1989，10（9）：388-389.

[6] 殷宁. 人胃脂肪酶和舌脂肪酶 [J]. 生物学通报，2015，50（2）：15-16.

第三章
CHAPTER
03

基础营养

掌握内容：碳水化合物的分类、生理功能、膳食参考摄入量、食物来源；脂类的组成、生理功能、膳食参考摄入量、食物来源；脂肪酸；蛋白质的组成与分类、生理功能、互补作用、膳食参考摄入量、食物来源；氨基酸；食物蛋白质的营养评价；能量的单位、来源、消耗；矿物质的生理功能、缺乏的危害、食物来源；影响矿物质吸收的因素；维生素的理化性质、生理功能、缺乏的危害、食物来源；水的生理功能与缺乏；水的平衡、生理功能；膳食纤维的分类、主要特性及生理功能。

熟悉内容：碳水化合物的消化吸收、缺乏和过量；脂类的消化吸收、缺乏和过量；蛋白质的消化吸收和代谢；能量代谢失衡、需要量与食物来源；矿物质的吸收与代谢、过量的危害、膳食参考摄入量；维生素的吸收与代谢、过量的危害、膳食参考摄入量；水的缺乏与过量、需要量。

了解内容：人体蛋白质营养状况评价；能量消耗的测定；能量的食物来源；矿物质的营养状况评价；维生素的营养状况评价。

第一节　碳水化合物

碳水化合物是自然界存在最多、分布最广的一类重要的有机化合物，也称糖类化合物，主要由碳、氢、氧三种元素组成，从化学结构来说是含有多羟基的醛类或酮类的化合物或经水解转化为多羟基醛类或酮类化合物。

一、碳水化合物的分类

碳水化合物根据聚合度（degree of polymerization，DP）可以分为糖、寡糖和多糖三类，如表3-1所示。

表3-1　碳水化合物的分类

分类（糖分子聚合度）	亚组	组成
糖（1~2）	单糖	葡萄糖、果糖、半乳糖
	双糖	蔗糖、麦芽糖、乳糖
	糖醇	山梨醇、甘露糖醇、木糖醇
寡糖（3~9）	异麦芽低聚寡糖	麦芽糊精
	其他寡糖	低聚果糖、棉子糖、水苏糖
多糖（≥10）	淀粉	直链淀粉、支链淀粉、变性淀粉
	非淀粉多糖	纤维素、半纤维素、果胶

资料来源：中国营养学会，《中国居民膳食营养素参考摄入量》，2014。

（一）糖

1. 单糖

单糖是碳水化合物的基本单位，通常不能再水解。按碳原子数目可分为丙糖、丁糖、戊糖、己糖等，食物中多为己糖。根据构造可分为醛糖和酮糖。常见的单糖主要有葡萄糖、果糖、半乳糖、阿拉伯糖、核糖、脱氧核糖等。

葡萄糖是含有6个碳的多羟基醛，不仅是自然界分布最广泛的单糖，也是构成食物中多种寡糖和多糖的最主要的单糖。人体血糖的主要成分是葡萄糖。

果糖是一种己酮糖，是葡萄糖的同分异构体，但二者的代谢途径有所不同。果糖以游离状态大量存在于水果的浆汁和蜂蜜中，是天然碳水化合物中甜度最高的糖。若蔗糖的甜度为100，则果糖的相对甜度可以达到 110。

半乳糖含有 6 个碳，是乳糖的组成成分，很少以单糖的形式存在。

2. 双糖

双糖由两个相同或不相同的单糖分子经缩合反应脱去一个水分子而生成。常见的双糖包括蔗糖、乳糖、麦芽糖、海藻糖等。

蔗糖由一分子葡萄糖与一分子果糖缩合而成，在植物中普遍存在，可从糖料作物如甜菜或甘蔗中提取。蔗糖作为最主要的食糖，一般根据纯度可分为冰糖、白砂糖、绵白糖和红糖等。

乳糖由一分子葡萄糖与一分子半乳糖缩合而成，在自然界中仅存在于哺乳动物的乳汁中，是婴幼儿不可缺少的营养物质。

麦芽糖由两个葡萄糖分子通过 α-1,4-糖苷键连接而成，是淀粉、糖原、糊精等大分子多糖在 β-淀粉酶催化下的主要水解产物。

3. 糖醇

糖醇是单糖的重要衍生物，常见的有山梨醇、甘露醇、木糖醇、麦芽糖醇等。山梨醇由葡萄糖氢化而成；甘露醇临床可作为脱水剂；木糖醇甜度与蔗糖相当，其代谢不受胰岛素调节，常作为甜味剂用于糖尿病患者的专用食品中，与麦芽糖醇均有防龋齿作用。

（二）寡糖

寡糖又称低聚糖，由 3~9 个单糖分子构成。食物中常见的寡糖有棉子糖、水苏糖、低聚果糖、异麦芽低聚糖、大豆低聚糖等。寡糖一般不能被人体消化吸收，可以被肠道益生菌［如双歧杆菌（*Bifidobacterium*）］利用，促进益生菌的生长。

（三）多糖

多糖是由 10 个以上单糖分子经脱水缩合而生成的高分子聚合物。多糖一般不溶于水，无甜味，不形成结晶，无还原性，可经过水解得到单糖。多糖可分为淀粉和非淀粉多糖。

1. 淀粉

淀粉由葡萄糖聚合形成，主要存在于植物中，尤其是根、茎或种子中，是人体最重要的碳水化合物来源。淀粉根据结构可分为直链淀粉和支链淀粉。

直链淀粉是由几十个至几百个葡萄糖分子残基以 α-1,4-糖苷键相连而成的一条直链，在热水中可以溶解，遇碘变蓝，在天然食物中含量较少。直链淀粉易老化，形成难消化的抗性淀粉。

支链淀粉一般由几千个葡萄糖残基组成，葡萄糖之间以 α-1,4-糖苷键相连构成主链，支链则通过 α-1,6-糖苷键与主链相连，形成许多分支再分支的树冠样的复杂结构。支链淀粉难溶于水，不显还原性，遇碘产生棕色反应，易糊化。食物淀粉中，支链淀粉比直链淀粉多，且支链淀粉含量越多，糯性越大。

抗性淀粉又称抗酶解淀粉或抗消化淀粉，在小肠中较其他淀粉难消化，在大肠中下部可被发酵。

糖原是一种由几千个至几万个葡萄糖残基组成并含有支链的多糖，又称动物淀粉。糖原主要在肝脏和肌肉中合成和贮存，在相应酶的作用下可以快速分解为葡萄糖。肝糖原可维持人体正常的血糖水平，肌糖原可以为肌肉提供能量，尤其在持久剧烈运动时，因此糖原对维持人体血糖相对稳定意义重大。

2. 非淀粉多糖

非淀粉多糖是由若干单糖通过糖苷键连接而成的多聚体，大部分由植物细胞壁成分组成，如纤维素、半纤维素、果胶等，是膳食纤维的主要组成成分。其他非细胞壁物质包括植物胶质、海藻胶类等。

纤维素由葡萄糖残基以 β-1,4-糖苷键连接而成，是植物细胞壁的主要成分，不能被人体消化吸收，不溶于水，但有吸水性，可以膨胀食物体积并促进胃肠道蠕动。半纤维素的组成除了葡萄糖分子，还有其他糖类，主链可由一种或几种糖基组成。半纤维素也是植物细胞壁的主要成分，一般与纤维素共同存在。

果胶是一类以 D-半乳糖醛酸为主要成分的复合多糖。广泛存在于植物的果实、根、茎、叶中，如水果、蔬菜，是细胞壁的一种组成成分，在食品加工中被用作增稠剂、稳定剂。树胶和黏胶由不同单糖及其衍生物组成，存在于海藻、植物渗出液和种子中，常见的有阿拉伯胶、瓜尔胶等。因其具有凝胶性、稳定性和乳化性等性能，常被用作食品稳定剂、增稠剂。

二、碳水化合物的消化吸收

（一）碳水化合物的消化

口腔通过咀嚼将食物进行粉碎，在这一过程中将唾液与食物进行搅拌。唾液中含有的唾液淀粉酶可将淀粉或糖原分解为葡萄糖、麦芽糖和短链多糖等物质的混合物。同时，口腔咀嚼也能反射性引起胃肠等器官的活动，为食物的消化吸收做准备。碳水化合物的消化虽然是从口腔开始，但因为食物停留时间较短，因此消化作用不大。

食物进入胃后，胃通过蠕动进一步揉碎、搅拌食物。但由于胃酸的 pH 较低，唾液淀粉酶失去活性。胃酸对碳水化合物的水解作用很小，同时胃液也不含能够水解碳水化合物的酶，因此碳水化合物在胃中基本没有消化。

小肠是碳水化合物消化的主要场所。肠腔含有胰液分泌的胰淀粉酶，可将淀粉水解为糊精、麦芽寡糖、麦芽糖以及少量葡萄糖等。这些产物可以在小肠黏膜上皮细胞表面经糊精酶、麦芽糖酶、蔗糖酶、乳糖酶等进一步消化，形成大量的葡萄糖和少量的果糖、半乳糖等单糖分子。

部分在小肠内不能消化的碳水化合物可进入结肠进行发酵，即被结肠菌群分解，产生气体和短链脂肪酸等。发酵过程也可促进双歧杆菌、乳酸杆菌等特定菌种的生长繁殖。

（二）碳水化合物的吸收

单糖是碳水化合物的主要吸收形式，主要在小肠上段吸收。单糖主要是葡萄糖（占80%）、半乳糖和果糖。单糖在小肠中直接吸收，双糖经水解后再直接吸收，寡糖和多糖则被水解成葡萄糖后吸收。由于小肠黏膜上皮细胞上不同的载体蛋白对不同单糖的结合能力不同，所以吸收方式和速度因单糖种类而异。葡萄糖、半乳糖以主动转运方式吸收，果糖则以被动扩散方式吸收（图3-1）。单糖的主动转运与 Na^+ 的转运密切相关，当 Na^+ 的主动转运被阻断后，单糖的转运也因此停止，因此单糖的主动吸收需要 Na^+ 和载体蛋白同时结合才能进行。

小肠黏膜上皮细胞吸收的单糖进入血液后可被运送到全身各个器官。单糖通过静脉入肝，一部分合成肝糖原贮存，也可氧化分解供给肝脏自身所需的能量；一部分经过肝静脉进入体循环，由血液运送至各组织细胞，或氧化分解供全身组织利用，或合成糖原储存，或转变成脂肪等。

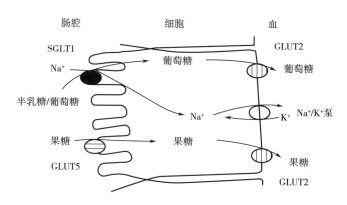

图3-1　葡萄糖、半乳糖和果糖的吸收

SGLT1—钠-葡萄糖协同转运蛋白1　GLUT2—葡萄糖转运蛋白2　GLUT5—葡萄糖转运蛋白5

（三）血糖生成指数

食物的血糖生成指数也称血糖指数（glycemic index，GI），指的是进食含50g碳水化合物的食物后，

2~3h内血糖曲线下面积相比空腹时的增幅除以进食50g葡萄糖后的相应增幅，是反映某种食物或膳食组成对人体血糖浓度影响的指标。通常定义GI<55为低GI食物，GI55~70为中GI食物，GI>70为高GI食物。

几种常见食物的GI为：馒头（精制小麦粉）85、大米粥69、白面包75、马铃薯62、豆腐干24、绿豆27、全脂牛奶27、西红柿15、西瓜72、苹果36。

一般情况下，高GI的食物进入胃肠后消化快、吸收率高，葡萄糖释放快，进入血液后浓度变化大；低GI的食物在胃肠中停留时间长，吸收率低，葡萄糖释放缓慢，进入血液后浓度变化小。了解食物的GI值，合理安排膳食，有助于控制和调节人体血糖。糖尿病患者和高血糖者应该尽可能选择低GI的食物。

三、碳水化合物的生理功能

（一）提供和贮存能量

葡萄糖在体内可通过无氧氧化和有氧氧化进行分解代谢，为机体提供能量，其中有氧氧化是机体获得能量的主要方式。一般混合膳食中碳水化合物的吸收率为98%，1g碳水化合物在体内氧化可以产生16.7kJ（4kcal）能量，成年人碳水化合物供给的能量占总能量的50%~65%。糖原是碳水化合物在体内的储存形式，主要在肝脏和肌肉中含量最多，其中肝糖原占体内糖原的1/3左右，当机体需要能量时可以快速分解为葡萄糖。碳水化合物提供能量迅速、经济，能为肌肉活动提供能量，红细胞、心脏、脑神经组织细胞等基本以葡萄糖作为能量来源。

（二）构成机体组织，参与重要生命活动

碳水化合物是构成机体细胞和组织的重要物质，并参与多种重要的生命活动。碳水化合物以糖脂、糖蛋白等形式参与细胞膜和细胞组织的构成，也以糖蛋白的形式参与酶、抗体、激素等的组成，从而参与酶活性、机体免疫及代谢等活动。核糖和脱氧核糖是核酸的重要组成部分，参与遗传信息的携带、传递和调控等活动。

（三）节约蛋白质

生物体将多种非碳水化合物转变成葡萄糖或糖原的过程称为糖异生。机体摄入充足的碳水化合物时，可以避免体内或膳食中的蛋白质过多的功能消耗，起到节约蛋白质的作用。

（四）抗生酮

脂肪在体内彻底氧化和分解供能的过程需要碳水化合物提供草酰乙酸，当碳水化合物供应不足时，可导致脂肪酸不能被彻底氧化，产生过多酮体，酮体在体内蓄积会引起酮血症。充足的碳水化合物供应可以防止该现象的发生。

（五）解毒

碳水化合物代谢可以产生葡萄糖醛酸，该物质在肝脏中可以与多种毒素结合成水溶性物质，随尿排出，减轻或消除这些物质对人体的影响，从而达到解毒的效果。

（六）调节肠道功能

某些碳水化合物，如功能性低聚糖、纤维素、果胶、抗性淀粉等，具有促进肠道蠕动和吸水膨胀等特性，还可促进结肠内的发酵，有助于人体正常消化、增加排便量以及刺激肠道菌群增殖，尤其是益生菌群。同时，这些碳水化合物还可以增加饱腹感，有利于控制体重；延缓小肠对小分子糖的吸收，降低血糖水平；吸附肠道中的胆固醇，降低血液胆固醇水平。

四、缺乏和过量

碳水化合物摄入不足，会使蛋白质用于能量代谢，同时对脂肪代谢不利。脂肪氧化不完全，会产生一定数量的酮体，酮体聚集引起血液酸度偏高，导致"酮症"，表现为疲乏、恶心、呕吐等，严重者可致昏迷。长期碳水化合物摄入不足，会造成生长发育迟缓，体重轻，容易疲劳、头晕等。

碳水化合物摄入过多，高糖便会刺激人体内胰岛素水平升高，促使血管紧张度增加，引发高血压。食入

蔗糖过多者，糖尿病的发病率增加。糖还会影响体内脂肪的消耗，造成脂肪堆积，导致肥胖，促进动脉粥样硬化的发展和发生。另外糖类还可引起龋齿和牙周病的发生。

五、膳食参考摄入量与食物来源

（一）膳食参考摄入量

人体对碳水化合物的需要量常以可提供能量的百分比来表示。中国营养学会在《中国居民膳食营养素参考摄入量（2013 版）》中推荐我国居民碳水化合物的宏量营养素可接受范围（AMDR）为 50% ~ 65%。摄入的碳水化合物应涵盖不同来源的食物，包括淀粉、寡糖、单双糖等。同时，应限制纯能量食物的摄入量，如精制糖。世界卫生组织建议将成年人和儿童游离糖（包括由生产商、厨师或消费者在食品中添加的单糖和双糖以及天然存在于蜂蜜、糖浆、果汁和浓缩果汁中的糖分）摄入量降至摄入总能量的 10% 以下。提倡摄入营养素/能量密度高的食物，从而保证人体对营养素和能量的需求并预防相关疾病的发生。

（二）食物来源

膳食中淀粉的主要来源是粮谷类和薯类食物。谷类中淀粉占 70% ~ 80%，杂豆中淀粉含 50% ~ 60%，薯类中碳水化合物含量为 25% 左右。单糖和双糖主要来源于蔗糖、甜味水果、蜂蜜、甜食、含糖饮料等。

第二节 脂 类

脂类（lipids）是脂肪和类脂的总称，是人体重要营养素之一。脂类易溶于有机溶剂，而且可以溶解其他脂溶性物质，如脂溶性维生素，不易溶于水。

一、脂类的组成

（一）脂肪

脂肪通常由一分子甘油和三分子脂肪酸组成，故称甘油三酯，也可称为中性脂肪、动脂。日常食用的猪油、牛油、花生油、大豆油等动植物来源的油脂均属于脂肪。食物中的脂类约有 95% 是脂肪，而人体含有的脂类中脂肪含量可达 99%，主要分布于皮下组织、腹腔大网膜、肠系膜等处。

（二）类脂

类脂是组织细胞的基本成分，性质与脂肪类似，种类很多，主要包括磷脂、固醇类、糖脂和脂蛋白等，也称为定脂。

1. 磷脂

磷脂是含有磷酸的脂类，主要分为磷酸甘油酯和神经鞘脂。前者主要包括卵磷脂、脑磷脂等，后者在机体内主要为神经鞘磷脂。磷脂含有极性、非极性双重特性，分子一端亲水、一端亲油，常与蛋白质、糖脂、胆固醇等物质构成磷脂双分子层，参与细胞膜构成。同时，磷脂对于脂肪的吸收和转运以及帮助脂类或脂溶性物质通过细胞膜从而促进细胞内外物质交流具有重要作用。人体需要的磷脂可以通过自身合成，也可以通过食物获取。

2. 固醇类

固醇类是环戊烷多氢菲的衍生物，分为动物固醇与植物甾醇。前者主要为胆固醇，后者有谷固醇、豆固醇、麦角固醇等。

人体中主要的固醇类化合物是胆固醇，其大部分存在于细胞内，是细胞膜的重要组成部分，同时也是胆汁酸和许多类固醇激素、维生素 D 等重要生理活性物质的前体。人体中的胆固醇大部分通过自身合成，也可通过食物获取。食物中的胆固醇有时会以胆固醇酯的形式存在。血胆固醇过高与高血压、动脉粥样硬化以及冠心病等多种慢性疾病密切相关。

植物甾醇与胆固醇结构类似，其竞争性抑制作用可以干扰胆固醇的吸收，这对心血管疾病患者选择食物可能具有一定意义。

（三）脂肪酸

脂肪酸是构成脂肪的基本单位，自然界中绝大多数的脂肪酸都是偶数碳原子的直链脂肪酸。

1. 脂肪酸的分类

按脂肪酸碳链长短，即碳原子数目，可分为三类：①短链脂肪酸，含 4~6 碳；②中链脂肪酸，含 8~12 碳；③长链脂肪酸，含 14 碳以上。其中长链脂肪酸是脂类中主要的脂肪酸。

按脂肪酸饱和度，即双键数，也可分为三类：①饱和脂肪酸，分子中不含双键，多存在于动物脂肪中；②单不饱和脂肪酸，分子中含有一个双键，如油酸；③多不饱和脂肪酸，分子中含有两个或多个不饱和双键，一般植物和鱼类中含量较多。脂肪中脂肪酸饱和程度越高、碳链越长，则熔点越高，常温下通常为固态。动物脂肪含饱和脂肪酸多，通常为固态；植物脂肪通常含有较多不饱和脂肪酸，熔点低，常温下为液态。但也有例外，如棕榈油等虽然含有较多饱和脂肪酸，但碳链较短，其熔点低于大多数动物脂肪，椰子油中饱和脂肪酸含量高于不饱和脂肪酸。植物性脂肪中含有的不饱和脂肪酸多数是多不饱和脂肪酸，但橄榄油和茶油中单不饱和脂肪酸较多。

不饱和脂肪酸因含有不饱和的双键，按空间结构可分为顺式脂肪酸（氢原子在双键同侧）和反式脂肪酸（氢原子在双键异侧）。自然界中存在的不饱和脂肪酸大都是顺式结构，反式脂肪酸主要是由脂肪氢化所产生。有研究表明，反式脂肪酸可以使血液中低密度脂蛋白胆固醇（LDL-C）升高，高密度脂蛋白胆固醇（HDL-C）降低，因此有诱发冠心病等心血管疾病的风险。

2. 脂肪酸的命名

国际上常用 Δ 编号系统和 n 或 ω 编号系统对脂肪酸命名。Δ 编号系统是从羧基端碳原子算起，用阿拉伯数字对脂肪酸分子上的碳原子定位，而 n 或 ω 编号系统是从离羧基端最远的碳原子算起。目前多以 n 系列表示。如亚油酸按照 Δ 编号系统可表示为 $\Delta^{9,12}C_{18}$，即由 18 个碳原子组成，在第 9 和第 12 个碳原子上有双键。若按照 n 或 ω 编号系统则可以表示为 $C_{18:2}n\text{-}6$ 或 $C_{18:2}\omega\text{-}6$。

$$CH_3\text{—}CH_2\text{—}CH_2\text{—}CH_2\text{—}CH_2\text{—}CH_2\text{—}CH_2\text{—}CH_2\text{—}CH_2\text{—}COOH$$

Δ 编号系统	10	9	8	7	6	5	4	3	2	1
n 或 ω 编号系统	1	2	3	4	5	6	7	8	9	10

不饱和脂肪酸按照 n 或 ω 编号系统可分为四类，分别是 $n\text{-}3$、$n\text{-}6$、$n\text{-}7$、$n\text{-}9$ 系列或 $\omega\text{-}3$、$\omega\text{-}6$、$\omega\text{-}7$、$\omega\text{-}9$ 系列。每一类都由一系列脂肪酸组成，每一类的一系列脂肪酸都可以在生物体内由母体脂肪酸合成。如 $n\text{-}3$ 系列的亚麻酸 $C_{18:3}n\text{-}3$ 在体内可以转变成二十碳五烯酸（EPA，$C_{20:5}n\text{-}3$）和二十二碳六烯酸（DHA，$C_{22:6}n\text{-}3$）。但是生物体不能将某一系列的脂肪酸转变成另一系列。不饱和脂肪酸系列类别及母体脂肪酸分类如表 3-2 所示。

表 3-2　不饱和脂肪酸系列类别及母体脂肪酸分类

不饱和脂肪酸系列类别	$n\text{-}3$（$\omega\text{-}3$）	$n\text{-}6$（$\omega\text{-}6$）	$n\text{-}7$（$\omega\text{-}7$）	$n\text{-}9$（$\omega\text{-}9$）
母体脂肪酸	亚麻酸	亚油酸	棕榈油酸	油酸

3. 必需脂肪酸

必需脂肪酸是指人体不可缺少却不能自行合成，必须由食物供给，并且能够预防和治疗脂肪酸缺乏症的脂肪酸，主要包括亚油酸（$C_{18:2}n\text{-}6$）和 α-亚麻酸（$C_{18:3}n\text{-}3$）。

亚油酸是 $n\text{-}6$ 系列的十八碳二烯酸，在人体内可合成其他的 $n\text{-}6$ 系列脂肪酸，如 γ-亚麻酸、花生四烯酸（AA，$C_{20:4}n-6$）等。亚油酸对维持人体健康具有重要作用，如果缺乏会出现生长迟缓、皮肤病变、肝脏退化等症状。

α-亚麻酸是 $n-3$ 系列的十八碳三烯酸，在体内合成 EPA 和 DHA 等 $n-3$ 系列脂肪酸。亚麻酸对增强视力有良好作用，如果长期缺乏 α-亚麻酸会对调节注意力和认知过程产生不良影响。EPA 和 DHA 是视网膜光受体中最丰富的脂肪酸，对维持视紫红质的正常功能有重要作用。同时，这两种脂肪酸对于心脑血管疾病有一定的防治功效，DHA 也有助于增强记忆。如果体内缺乏这两种脂肪酸，尤其在妊娠期内，则有可能影响子代视力，损伤学习能力。

AA 和 DHA 是大脑中最丰富的两种多不饱和脂肪酸，早产儿脑组织中二者含量低，自身合成能力也低，因此应及时补充 AA 和 DHA。人体合成 AA、EPA、DHA 等不饱和脂肪酸时存在竞争机制，合成速度较慢，因此获得这些不饱和脂肪酸的最好途径是从食物中摄取。

必需脂肪酸对人体具有重要生理功能。①与生物膜的结构、功能有关。必需脂肪酸是组织细胞的重要组成部分，参与线粒体和细胞膜磷脂的合成。缺乏时会导致细胞膜结构、功能改变，通透性、脆性增加，皮肤水代谢紊乱，会产生皮炎、湿疹等症状。②可以合能体内重要活性物质。花生四烯酸是合成前列腺素的前体，缺乏将导致前列腺素合成能力减退。动物精子的形成与必需脂肪酸有关，长期缺乏可导致不孕症。同时，必需脂肪酸对视力、记忆能力、认知能力以及注意力的调节也有影响。③参与胆固醇代谢。体内大部分胆固醇会与脂肪酸酯化成酯，当必需脂肪酸缺乏时，胆固醇转运发生障碍，会在体内沉积于血管壁，导致动脉粥样硬化的发生。

二、脂类的消化吸收

（一）脂肪的消化吸收

人体口腔唾液中分泌的脂肪酶可以部分水解脂肪，但对成年人来说，唾液腺可分泌的脂肪酶数量及活性相当有限，这种消化能力极弱，而婴儿可以有效分解乳中的短链和中链脂肪酸。胃液中虽然有极少量的脂肪酶，但却没有适宜的 pH，因此脂肪在胃中消化作用不大，其主要消化场所为小肠。通过胃肠蠕动，食物被胆固醇以及胆汁中的胆酸盐乳化，形成脂肪微滴，增加了与酶的接触面积。胰腺分泌的胰液和小肠液都含有脂肪酶，可将脂肪进行水解。脂肪消化后形成甘油、游离脂肪酸、甘油单酯、少量甘油二酯以及未消化的甘油三酯。

脂肪被分解后，由于水解产物均不溶于水，需要依靠胆盐的作用才能实现吸收。胆盐在低浓度时以单体形式存在，当增高到临界水平或"微胶粒浓度"时（2mmol/L），则可形成以脂肪消化产物为非极性内核、亲水基团为外核的混合微胶粒，混合微胶粒通过肠黏膜与肠腔间的不流动水层到达肠上皮，此时脂肪消化产物离开微胶粒，溶于小肠细胞膜的脂质双分子层中，脂肪被小肠细胞吸收，胆盐则继续留在小肠中与另外的脂肪消化产物结合。在脂肪结束吸收后，胆盐随食物进入回肠内，入血液经过肝脏合成胆汁，进入小肠再次循环。

甘油、短链脂肪酸和中链脂肪酸容易被小肠细胞吸收而经门静脉入肝，甘油单酯和长链脂肪酸则需要在小肠细胞内重新合成甘油三酯，并与蛋白质、磷脂、胆固醇等形成乳糜微粒和极低密度脂蛋白后，通过淋巴系统进入血液循环（图3-2）。

食物中大部分脂肪都可以被完全消化吸收，未被消化吸收的会随粪便排出。

（二）类脂的消化吸收

磷脂在肠腔内由磷脂酶水解为溶血卵磷脂和脂肪酸。磷脂及其水解产物的消化吸收部位与脂肪类似，水解产物吸收后重新合成磷脂，参与形成乳糜微粒从而进入血液循环。

游离胆固醇可以在小肠上皮细胞直接被吸收入血液，而胆固醇酯则先被胰腺分泌的胆固醇酯酶水解为游离胆固醇，再被吸收入血液。吸收后的胆固醇会再合成胆固醇酯，与蛋白质等结合，形成低密度脂蛋白。食物中游离胆固醇的吸收率高于胆固醇酯。

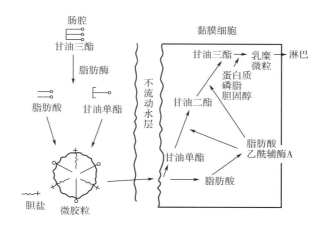

图 3-2　甘油三酯在小肠内的吸收

三、脂类的生理功能

（一）储存和供给能量，节约蛋白质

脂肪在体内氧化分解可以产生能量，1g 脂肪供能可高达 37.56kJ（9.0kcal），比碳水化合物和蛋白质大约高一倍，是人体重要的能量来源。体内脂肪通常处于供能和储能的动态平衡中，当人体需要能量时，可通过代谢产生能量，而当人体摄入过多能量时，则在体内进行储存。脂肪细胞不断储存脂肪，就会产生肥胖现象。由于人体不能利用脂肪分解产物合成葡萄糖，因此在饥饿或供能不足时，脑、神经细胞、血细胞等需要的能量要通过消耗肝脏中的糖原和肌肉组织中的蛋白质来提供，这是节食减肥的危害之一。

充足的脂肪可以保护体内或食物中的蛋白质，使其不被用来分解供能，从而有效地发挥其他重要生理功能，也就是节约蛋白质。

（二）构成身体成分，维持体温，保护机体

脂类以多种形式存在于各种组织中，是人体的重要组成部分，绝大部分是以甘油三酯的形式存在。正常人体脂类含量占体重的 14%～19%，肥胖者可超过 30%。类脂约占脂类的 5%，是多种组织、细胞以及生物活性物质的组成成分，如磷脂和胆固醇是所有生物膜的重要组成部分，脑髓和神经组织含有磷脂和糖脂，胆固醇是合成胆汁酸和固醇类激素的前体物质。

脂肪一般分布于皮下组织、腹腔、肌纤维间和脏器周围等处。皮下脂肪不仅可以提供能量，还可以起到隔热、保温的作用，使体温能够达到正常和恒定。同时，机体深处的脂肪组织在体内还对器官有支撑和垫衬作用，保护体内器官免受外力损伤。

（三）提供必需脂肪酸

参与脂肪构成的多不饱和脂肪酸中含有必需脂肪酸，具有重要的生理功能（详见"必需脂肪酸"部分）。

（四）促进脂溶性维生素的吸收，参与内分泌

脂肪可促进脂溶性维生素的吸收，有些脂肪还含有脂溶性维生素，如鱼油、鱼肝油等。此外，一些脂肪组织来源的因子可以参与机体的代谢、免疫、生长发育等生理过程。

（五）食物脂肪增加饱腹感，改善食物感官性状

脂肪在胃中的排空速度较慢，停留时间较长，因而可以使人产生饱腹感。同时，脂肪的物理性质以及加工过程中体现出的化学性质，可以改善食物的感官性状，如油炸、烧烤等方式可以给食物增加特殊的美味。

四、缺乏和过量

人体脂肪若长期供给不足会导致必需脂肪酸缺乏，从而导致生长发育停滞、中枢神经系统功能异常、生

殖功能丧失、眼及视网膜突变、肾功能衰竭和血小板功能异常。而脂肪摄入过多会引起超重、肥胖。膳食中脂肪总量与血清胆固醇水平、冠心病死亡率均呈正相关。近年来研究发现，脂肪摄入过多还会引发肿瘤。

五、膳食参考摄入量与食物来源

（一）膳食参考摄入量

脂肪的需要量受地区、季节、气候、民族、饮食习惯等条件影响，变动范围较大。人体对脂肪的需要量目前常以可提供能量的百分比来表示。中国营养学会在《中国居民膳食营养素参考摄入量（2013 版）》中推荐我国居民脂肪的营养素可接受范围（AMDR），成年人为 20%～30%。尽管 2000 年版《中国居民膳食营养素参考摄入量》中对膳食胆固醇摄入量的推荐值是＜300mg/d，但近些年的研究表明，目前仍缺乏胆固醇增加慢性病危险的阈值摄入量，无法确定膳食胆固醇的摄入量上限，因此暂不设定膳食胆固醇 AMDR。中国居民膳食脂肪和脂肪酸可接受范围见表 3-3。

表 3-3　中国居民膳食脂肪和脂肪酸可接受范围　　　　　单位：%E

人群	总脂肪	饱和脂肪酸	n-6 多不饱和脂肪酸	n-3 多不饱和脂肪酸
0 岁～	48（AI）	—	—	—
0.5 岁～	40（AI）	—	—	—
1 岁～	35（AI）	—	—	—
4 岁～	20～30	<8	—	—
18 岁～	20～30	<10	2.5～9.0	0.5～2.0

注：（1）AI：适宜摄入量（adequate intake）。
　　（2）%E 为占能量的百分比。
　　（3）未制定参考值者用"—"表示。
资料来源：中国营养学会，《中国居民膳食营养素参考摄入量（2013 版）》，2014。

（二）食物来源

人类膳食脂肪的主要来源是植物油、油料作物种子、动物性食物和坚果类食物。

大豆、花生、芝麻等油料作物含油量丰富，烹调用油是摄取脂肪的重要途径。植物油含不饱和脂肪酸较多，尤其是多不饱和脂肪酸，是人体必需脂肪酸的良好来源。一般植物油中 n-3 系列多不饱和脂肪酸（α-亚麻酸）含量较低，只有少数植物油中含量较高，如亚麻籽油、紫苏油。核桃、松子、榛子、葵花子等坚果类食物的脂肪含量也较高，且亚油酸含量较高，是多不饱和脂肪酸的重要来源，但在日常食物中所占比例较小。

动物性食物以畜肉类脂肪含量最丰富，且多为饱和脂肪酸。禽类、鱼类一般脂肪含量较低，多数在 10%以下，但含有的多不饱和脂肪酸较多，鱼类，尤其是海鱼更是 EPA 和 DHA 的良好来源。动物内脏除大肠外，一般脂肪含量皆较低，主要为蛋白质。蛋类中蛋黄、蛋黄粉含有的脂肪量较高，组成中单不饱和脂肪酸较多。乳本身脂肪含量不高，但乳制品含较多脂肪，如全脂乳粉脂肪含量可达到 30%，黄油可达到 80%以上。

胆固醇主要存在于动物性食物中，其中脑中含量最高，其次为内脏。瘦肉、鱼类和乳类中含量较低。

常见食物中脂肪含量及常见食用油脂中主要脂肪酸构成见表 3-4 和表 3-5。

表 3-4　常见食物中脂肪含量　　　　　单位：g/100g 可食部

食物名称	含量	食物名称	含量	食物名称	含量
黄油	98.0	香肠	40.7	鸭蛋黄	33.8
奶油	97.0	羊肉干	46.7	奶皮子	42.9
猪肉（肥）	88.6	牛肉干	40.0	核桃干（胡桃）	58.8

续表

食物名称	含量	食物名称	含量	食物名称	含量
猪肉（肥瘦）	37.0	北京烤鸭	38.4	花生酱	53.0
肉鸡（肥）	35.4	咸肉	36.0	芝麻酱	52.7
腊肉（生）	48.8	鸡蛋黄粉	55.1	巧克力	40.1
腊肠	48.3	鸡蛋（全蛋粉）	36.2	麻花	31.5

资料来源：杨月欣，《中国食物成分表（第一册，第2版）》，2009。

表3-5 常用食用油脂中主要脂肪酸构成 单位：%

食用油脂	饱和脂肪酸	不饱和脂肪酸		
		油酸	亚油酸	α-亚麻酸
椰子油	92	0	6	—
牛油	61.8	28.8	1.9	1.0
羊油	57.3	33.0	2.9	2.4
棕榈油	43.4	44.4	12.1	—
猪油（炼）	43.2	44.2	8.9	—
辣椒油	38.4	34.7	26.6	—
鸭油（炼）	29.3	51.6	14.2	0.8
棉籽油	24.3	25.2	44.3	0.4
混合油（菜籽油+棕榈油）	20.2	54.0	18.0	6.4
花生油	18.5	40.4	37.9	0.4
豆油	15.9	22.4	51.7	6.7
玉米油	14.5	27.4	56.4	0.6
色拉油	14.4	39.2	34.3	6.9
芝麻油（香油）	14.1	39.2	45.6	0.8
葵花籽油	14.0	19.1	63.2	4.5
菜籽油（青油）	13.2	20.2	16.3	8.4
亚麻籽油	13	22	14	49
茶油	10.0	78.8	10.0	1.1
胡麻油	9.5	17.8	37.1	35.9
紫苏油	6	17	16	61

注：%表示占总脂肪酸的质量分数。
资料来源：中国营养学会，《中国居民膳食营养素参考摄入量（2013版）》，2014。

第三节 蛋 白 质

　　蛋白质是一切生命的物质基础，人体内的含量约占体重的16%，但分布不均。蛋白质不仅是构成细胞、组织的重要成分，也参与机体内各种生命活动。

一、蛋白质的组成

蛋白质是自然界中一大类化学结构复杂的有机高分子化合物。动植物中含有的蛋白质一般由碳（50%～55%）、氢（6.7%～7.3%）、氧（19%～24%）、氮（13%～19%）、硫（0%～4%）等化学元素组成。有些蛋白质还含有磷、铁、锰、锌、铜、碘等元素。蛋白质也是人体氮的重要来源。

多数蛋白质的含氮量是非常接近的，平均约为16%，即在生物样本中，每克氮相当于6.25克蛋白质，也就是二者之间折算系数为6.25。因此可以通过测定样品中的含氮量推算出其蛋白质的大概含量：

$$样品中蛋白质的百分含量（\%）= 每克样品中含氮量（g）\times 6.25 \times 100\% \qquad (3-1)$$

因为不同蛋白质中实际含氮量不同，所以实际折算系数也不同，如表3-6所示。

表3-6　不同食物中氮折算蛋白质的折算系数

食物	折算系数	食物	折算系数
全小麦、燕麦	5.83	大豆	5.71
小麦胚芽	6.31	芝麻、葵花子	5.30
大麦、黑麦	5.83	花生	5.46
大米	5.95	杏仁	5.18
小米	6.31	鸡蛋、肉类、鱼类	6.25
玉米	6.25	乳、乳制品	6.38

资料来源：葛可佑，《中国营养师培训教材》，2005。

二、氨基酸

蛋白质的基本单位氨基酸是分子中具有氨基（—NH₂）和羧基（—COOH）的一类含有复合官能团的化合物。由于氨基和羧基都在 α 碳原子上，也称作 α-氨基酸。

一个氨基酸的羧基和另一个氨基酸的氨基组成的共价键为肽键。氨基酸分子间按照一定顺序排列并由肽键相连形成的长链称为肽，其中氨基酸的数目为2～10个的称为寡肽（又称小肽），10个以上的称为多肽。

（一）氨基酸的分类

自然界中的氨基酸有300多种，但构成人体蛋白质的只有20余种，按照化学结构式可分为脂肪族氨基酸、芳香族氨基酸和杂环氨基酸。

在这20余种氨基酸中，有9种氨基酸人体不能合成或合成速度不能满足机体需求，必须由食物供给，称为必需氨基酸。它们包括异亮氨酸、亮氨酸、赖氨酸、甲硫氨酸、苯丙氨酸、苏氨酸、色氨酸、缬氨酸和组氨酸（组氨酸为婴儿的必需氨基酸）。能在体内自行合成或可由其他氨基酸转变而来的称为非必需氨基酸，如甘氨酸、丙氨酸、丝氨酸、精氨酸、脯氨酸、天冬氨酸、天冬酰胺、谷氨酸、谷氨酰胺等，它们也为人体所需，只是不一定必须通过食物提供。

机体可分别利用甲硫氨酸和苯丙氨酸转化合成半胱氨酸和酪氨酸，当食物中半胱氨酸和酪氨酸含量丰富时，人体对甲硫氨酸和苯丙氨酸的需要量可以分别减少30%和50%。所以，半胱氨酸和酪氨酸被称为半必需氨基酸或条件必需氨基酸。这类氨基酸在体内特定器官中可利用其他氨基酸作为碳的前体，受生长发育、生理、病理等因素影响可能最高合成速度有限。

（二）氨基酸模式及限制氨基酸

1. 氨基酸模式

某种蛋白质中各种必需氨基酸的构成比例称为氨基酸模式。一般根据蛋白质中必需氨基酸的含量，以含量最少的色氨酸为 1 计算出其他必需氨基酸的相应比值。几种常见食物和人体蛋白质的氨基酸模式如表 3-7 所示。

表 3-7 几种常见食物和人体蛋白质的氨基酸模式

氨基酸	人体	全鸡蛋	牛奶	牛肉	大豆	面粉	大米
异亮氨酸	4.0	3.2	3.4	4.4	4.3	3.8	4.0
亮氨酸	7.0	5.1	6.8	6.8	5.7	6.4	6.3
赖氨酸	5.5	4.1	5.6	7.2	4.9	1.8	2.3
甲硫氨酸+半胱氨酸	2.3	3.4	2.4	3.2	1.2	2.8	2.8
苯丙氨酸+酪氨酸	3.8	5.5	7.3	6.2	3.2	7.2	7.2
苏氨酸	2.9	2.8	3.1	3.6	2.8	2.5	2.5
缬氨酸	4.8	3.9	4.6	4.6	3.2	3.8	3.8
色氨酸	1.0	1.0	1.0	1.0	1.0	1.0	1.0

资料来源：葛可佑，《中国营养师培训教材》，2005。

2. 限制氨基酸

人体中某一种氨基酸含量过多或过少都有可能对其他氨基酸的吸收利用产生影响。食物蛋白质中的氨基酸模式越接近人体蛋白质的氨基酸模式，越容易被人体消化吸收，即其中的必需氨基酸在体内的利用率越高。

食物蛋白质中，按照人体氨基酸模式来说相对不足，导致其他必需氨基酸在体内不能被充分利用而使蛋白质营养价值降低的氨基酸称为限制氨基酸。其中含量最低的称为第一限制氨基酸，以此类推，有的食物蛋白质还有第二限制氨基酸、第三限制氨基酸。赖氨酸通常是谷类蛋白质的第一限制氨基酸，甲硫氨酸则是多数非谷类植物蛋白的第一限制氨基酸，在肉类、牛奶等蛋白质中也相对不足。

蛋、乳、肉、鱼等动物蛋白和大豆蛋白的氨基酸组成与人体氨基酸模式比较接近，含有的必需氨基酸在人体内可以更好地利用，这类蛋白质称为优质蛋白质。鸡蛋蛋白质的氨基酸模式与人体最接近，所以常作为参考蛋白质用于比较食物蛋白质的营养价值。

三、蛋白质的分类

蛋白质可以根据不同的性质进行分类。按化学组成分类，可分为单纯蛋白质和结合蛋白质，前者只含有氨基酸，后者除氨基酸外，还有非蛋白质，即辅基。按形状分类，可分为纤维状蛋白和球状蛋白，前者多为结构蛋白，后者多具有生理活性。营养学上，蛋白质通常按照营养价值进行分类，这取决于氨基酸的种类、数量和比例，一般可分为完全蛋白、半完全蛋白和不完全蛋白。

完全蛋白所含必需氨基酸种类齐全、数量充足、比例适当，不但能维持人体的生命健康，还能促进儿童的生长发育，如肉类中的肌蛋白、白蛋白，蛋类中的卵黄蛋白、卵白蛋白，乳类中的酪蛋白、乳白蛋白，大豆中的大豆蛋白，小麦中的麦谷蛋白，玉米中的谷蛋白等。

半完全蛋白所含必需氨基酸种类齐全，但是有的数量不足，比例不适当，可以维持生命，但不能促进生长发育，如小麦中的麦胶蛋白。

不完全蛋白所含必需氨基酸种类不全，既不能维持生命，也不能促进生长发育，如胶原蛋白、玉米胶蛋白、豆球蛋白等。

四、蛋白质的消化吸收和代谢

（一）蛋白质的消化

一般情况下，膳食中的蛋白质需要经过水解形成氨基酸和小肽被人体吸收和利用（图 3-3），否则容易产生过敏现象，甚至是哮喘或皮疹。口腔中不含分解蛋白质的酶，蛋白质的消化从胃开始。胃黏膜壁细胞分泌胃酸，主细胞分泌胃蛋白酶原。胃蛋白酶原经胃酸或胃蛋白酶激活，生成胃蛋白酶，进而水解各种水溶性蛋白质。食物进入胃后，胃酸先破坏蛋白质的空间结构，使蛋白质变性，从而使氨基酸侧链暴露，以利用胃蛋白酶发挥作用。胃蛋白酶最适宜作用的 pH 为 1.5~2.5，主要作用于苯丙氨酸或酪氨酸组成的肽键，对亮氨酸组成的肽键也有一定作用。胃蛋白酶对乳中的酪蛋白具有凝乳作用，有利于婴儿充分地消化。

由于食物在胃中停留时间较短，蛋白质的主要消化场所是小肠。胃内的消化产物及未被消化的蛋白质在小肠内利用胰液和小肠黏膜细胞分泌的各种酶进一步水解。

胰液中的蛋白酶分为内肽酶和外肽酶。内肽酶包括胰蛋白酶、糜蛋白酶和弹性蛋白酶。小肠液中的胰蛋白酶原可被肠致活酶激活，酸、胰蛋白酶本身和组织液也可以将其活化为胰蛋白酶。活化后的胰蛋白酶可以将糜蛋白酶原转化成糜蛋白酶。内肽酶可以水解蛋白质肽链内部的肽键，但具有各自的专一性。外肽酶分为氨基肽酶和羧基肽酶，它们可以从肽链的氨基末端或羧基末端将肽键逐个水解，形成游离氨基酸。

胰液含有的蛋白酶水解蛋白质的产物中只有 1/3 为游离氨基酸，其他为寡肽。在小肠黏膜细胞的刷状缘和细胞液内含有多种寡肽酶，可将寡肽进一步水解。经过小肠内的消化，蛋白质一般被水解为可被吸收的氨基酸和 2~3 个氨基酸形成的小肽。

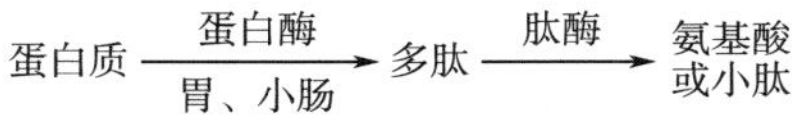

$$蛋白质 \xrightarrow[胃、小肠]{蛋白酶} 多肽 \xrightarrow{肽酶} 氨基酸或小肽$$

图 3-3　蛋白质的消化

（二）蛋白质的吸收

一般认为，氨基酸通过耗能的主动转运方式进行吸收，且吸收速度很快。肠黏膜细胞的细胞膜上具有转运氨基酸的载体蛋白，可与氨基酸、Na^+ 形成三联体转入细胞内，Na^+ 再借助钠泵排出细胞外，从而可以保持细胞内 Na^+ 浓度稳定，有利于氨基酸的吸收。进入肠黏膜细胞的氨基酸通过肝门静脉运送到人体组织器官进而被利用。

进入肠黏膜细胞的寡肽可在细胞液中进一步水解成氨基酸，但是少量寡肽可以直接进入血液（图 3-4）。低等动物和高等动物的胚胎期可吞噬大分子蛋白质，但这种吸收是微量的。

未被吸收的蛋白质可在肠道细菌作用下进行无氧分解（腐败作用），产物大多数为对人体有害的含氮化合物，也有少量有益的维生素和脂肪酸等。

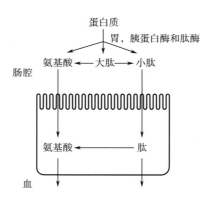

图 3-4　蛋白质在小肠内的吸收

（三）蛋白质的代谢

人体中的游离氨基酸除了来自食物，大部分是由体内蛋白质的分解产物重新合成，因此人体内的蛋白质在不断进行着更新，包括蛋白质的分解与蛋白质的合成。

由于不同氨基酸在结构上有相同也有不同，因此分解代谢途径也有多种，如脱氨基作用、脱羧基作用、一碳单位的代谢以及含硫氨基酸、芳香族氨基酸和支链氨基酸的代谢等，其中最主要的是脱氨基作用。脱氨基的方式主要有氧化脱氨基、转氨基、联合脱氨基和非氧化脱氨基等，其中最主要的是联合脱氨基。氨基酸经过脱氨基作用后生成 α-酮酸和氨。α-酮酸可经过氨基化生成非必需氨基酸、转化为碳水化合物或脂类以及氧化供给能量等方式进一步代谢。氨主要在肝脏通过合成尿素进行解毒，也有少部分在肾脏以铵盐的形式由尿排出体外。

蛋白质的合成主要是以氨基酸为原料，根据遗传物质携带的遗传信息，在细胞内通过转录、翻译等一系列复杂的过程而完成。未被利用的氨基酸则被转化成尿素、氨、尿酸、肌酐等物质排出体外，或转化为糖原和脂肪。

（四）氮平衡

氮平衡是指氮的摄入量和排出量之间的关系，实际上是反映体内蛋白质代谢情况的一种表示方法，常用测定氮平衡的方法间接了解蛋白质的平衡情况，可用于蛋白质代谢、机体蛋白质营养状况评价和蛋白质需要量等方面的研究。

当膳食中蛋白质供应适当，氮的摄入量等于排出量时，为零氮平衡。生长发育期的儿童、孕妇、疾病恢复期的患者以及运动、劳动等需要增加肌肉的情况下，摄入的蛋白质需要参与合成新的组织，氮的摄入量大于排出量，称为氮的正平衡。饥饿者、消耗性疾病患者、老年人以及膳食缺乏蛋白质的人，氮的摄入量小于排出量，称为氮的负平衡。机体在无氮（蛋白质）膳食条件下，经粪便、尿、皮肤及其他途径排出的氮称为必要氮损失。

氮平衡状态可用以下公式表达：

$$I = U + F + S \qquad\qquad (3-2)$$

式中　I——摄入氮；

　　　U——尿氮；

　　　F——粪氮；

　　　S——由皮肤及其他途径排出的氮。

五、蛋白质的生理功能

（一）构成和修复细胞和组织

蛋白质是构成人体细胞、组织和器官的主要物质，是生命的物质基础。在人体细胞中，除了水分外，蛋白质约占细胞内物质的80%。人体的骨骼、牙齿、毛发、指或趾甲、肌肉组织以及心脏、肝脏、肾脏等器官都由大量的蛋白质组成。有数据表明，成年人体内全部蛋白质每日有1%~3%需要更新，不仅人体内正常的组织细胞更新需要蛋白质，儿童与青少年的生长发育、孕妇与乳母的生理需求、消耗性疾病的恢复以及机体各种损伤的修复都需要大量的蛋白质参与。

（二）维持重要生命活动

蛋白质不仅是机体细胞、组织的基本成分，更参与构成了体内各种具有重要生理功能的物质，对维持生命活动具有重要的作用。

蛋白质是酶的主要组成部分，蛋白酶、淀粉酶等酶可以催化体内的新陈代谢，参与多种生理生化过程；蛋白质或其水解产物构成激素，如甲状腺激素、肾上腺激素、胰岛素等，可以调节各种代谢活动和生化反应；血红蛋白可以携带、运输氧；肌纤维蛋白、肌钙蛋白、肌动蛋白参与和维持肌肉收缩；胶原蛋白协助维持各器官形态，并将机体各部分连成统一整体；免疫球蛋白作为抗体可以阻断外来微生物或某些有害因素对人体的入侵；核蛋白及其对应的核酸是基因的物质基础，蛋白质是遗传信息传递和表达的重要调控者。此外，蛋白质对维护神经系统功能和智力发育以及维持体内酸碱平衡、水分的正常分布和多种重要物质的转运都具有重要作用。

（三）提供能量

蛋白质经分解代谢产生的 α-酮酸可以参与氧化分解，释放能量，是人体能量来源之一。1g 蛋白质在体内代谢约产生 16.7kJ（4kcal）的能量。但是，供给能量只是蛋白质的次要功能，只有在体内碳水化合物和脂肪不足以提供能量时，人体才会分解蛋白质供能。

人体内的蛋白质具有以上生理功能，食物中的蛋白质也可赋予食物一些特殊的功能特性，如增加食物的持水性、起泡性、乳化性、黏性、延伸性等。

六、缺乏和过量

蛋白质摄入缺乏分为以消瘦为特征的混合型蛋白质-能量缺乏和以浮肿为特征的蛋白质缺乏两种。前者是指蛋白质和能量摄入均严重不足的营养缺乏病，临床表现为体重下降、消瘦、免疫力下降等；后者是指能量摄入基本满足，但蛋白质摄入严重不足的营养缺乏病，临床表现为全身水肿、虚弱、表情淡漠等。

蛋白质摄入过量则会产生许多对人体有毒副作用的代谢物，进而引起营养缺乏、酸碱度失衡、尿酸沉积，导致多种疾病。另外，过多动物蛋白会加重肾脏的负担，造成含硫氨基酸摄入过多，可加速骨骼中钙的流失，易产生骨质疏松。此外，蛋白质摄入过多还会导致心脏病、动脉硬化，增加癌症的患病风险。

七、食物蛋白质的营养评价

评价某种食物蛋白质的营养价值，既要从"量"的角度考虑含量的多少，也要从"质"的角度考虑必需氨基酸的含量和比例是否合理，同时也要考虑人体对这种蛋白质的利用程度。具体来说，一般通过以下几种方法进行评价。

（一）食物蛋白质的含量

某种食物中蛋白质的含量不能决定其营养价值的高低，但却是评价其营养价值的基础。即使某种蛋白质的氨基酸组成很合理，体内利用率很高，含量太少也是不能发挥营养作用的。

由于蛋白质的含氮量较为恒定，食物中蛋白质的含量一般通过含氮量进行推算。通过凯氏定氮法可以测定食物的含氮量，乘以系数 6.25 即可得到粗蛋白质含量。

（二）蛋白质的消化率

蛋白质的消化率反映了食物蛋白质被分解、吸收的程度，是评价食物蛋白质营养价值的生物学方法之一，可以用吸收的氮量与摄入的总氮量的比值来表示。蛋白质的消化率越高，则被机体利用的可能性就越大。根据是否考虑内源粪代谢氮因素，可以分为蛋白质表观消化率和蛋白质真消化率。

$$蛋白质表观消化率 = \frac{摄入氮 - 粪氮}{摄入氮} \times 100\% \tag{3-3}$$

$$蛋白质真消化率 = \frac{摄入氮 - （粪氮 - 粪代谢氮）}{摄入氮} \times 100\% \tag{3-4}$$

粪中含有的氮，除了来自未被消化吸收的食物蛋白质，还包括脱落的肠黏膜细胞、消化酶和肠道微生物等所含有的氮，该部分称为粪代谢氮。粪代谢氮可在受试者无氮膳食期测得，成年人一般为 0.9 ~ 1.2g/d。食物中仅含有少量膳食纤维时可不必测定粪代谢氮，膳食纤维含量较多时，成年男子可采用 12mg/（kg·d）计算。

影响蛋白质消化率的因素很多，如蛋白质性质、膳食纤维、多酚化合物、酶促反应等。一般动物蛋白比植物蛋白消化率高，因为植物蛋白容易被纤维素包裹，从而影响消化酶的作用。

（三）蛋白质的利用率

蛋白质的利用率反映了食物蛋白质经消化吸收后在体内被利用的程度，是评价食物蛋白质营养价值常用的生物学方法。测定食物蛋白质利用率的指标和方法有很多，如蛋白质功效比值、生物价、蛋白质净利用率、相对蛋白质价值等。

1. 蛋白质功效比值

蛋白质功效比值（protein efficiency ratio，PER）可反映蛋白质用于生长的速率，用处于生长阶段的幼年动物（初断乳的雄性大鼠）在实验期内体重的增加量与摄食的受试蛋白质质量的比值来表示，即计算动物平均每摄入 1g 受试蛋白质时所增加的体重克数。

$$蛋白质功效比值 = \frac{实验期内动物增加体重（g）}{实验期内摄入的食物蛋白质（g）} \qquad (3-5)$$

由于不同实验室测得的同一种食物蛋白质的 PER 值重复性不佳，因此常以酪蛋白作为对照组，以其 PER 值 2.5 作为参考标准来校正被测蛋白质的 PER。

$$被测蛋白质 PER = \frac{实验组蛋白质功效比值}{对照组蛋白质功效比值} \times 2.5 \qquad (3-6)$$

2. 生物价

生物价（biological value，BV）可反映食物蛋白质在消化吸收后在体内真正被利用的程度，是评价食物蛋白质营养价值较常用的方法，可用食物蛋白质被吸收后机体的氮储留量与氮吸收量之比表示。食物蛋白质的生物价越高，则被机体利用率越高，最高值为 100。

$$生物价 = \frac{储留氮}{吸收氮} = \frac{摄入氮 -（粪氮 - 粪代谢氮）-（尿氮 - 尿内源氮）}{摄入氮 -（粪氮 - 粪代谢氮）} \times 100\% \qquad (3-7)$$

尿内源氮是机体在无氮膳食条件下尿液中含有的氮，主要来自体内组织蛋白质的分解。几种常见食物蛋白质生物价：鸡蛋 94，脱脂牛奶 85，鱼 83，大米 77，牛肉 76，猪肉 74，小麦 67，马铃薯 67，熟大豆 64，玉米 60。

（四）氨基酸分

氨基酸分（amino acid score，AAS）也称化学分（chemical score，CS），反映了被测食物蛋白质中氨基酸的构成和利用率，既适用于单一食物蛋白质的评价，也可用于混合食物，是一种应用较广的食物蛋白质营养价值评价方法。通常是用被测食物蛋白质的必需氨基酸含量与推荐的参考蛋白质中该必需氨基酸含量的比值表示。

$$氨基酸分 = \frac{被测食物蛋白质每克氮第一限制氨基酸量（mg/g）}{参考蛋白质每克氮相应氨基酸量（mg/g）} \times 100 \qquad (3-8)$$

实际计算时，采用 1973 年 FAO/WHO 专家委员会对人体氨基酸需要量进行评价而制定的"暂定氨基酸分模式"作为参考蛋白质中氨基酸含量。将被测蛋白质与参考蛋白质中的必需氨基酸比较，比值较低者为限制氨基酸。被测蛋白质的氨基酸分是指被测蛋白质中第一限制氨基酸的得分。

由于 AAS 没有考虑食物蛋白质的消化率，因此 FAO/WHO 专家提出用 AAS 乘以蛋白质真消化率得到蛋白质消化率校正的氨基酸分（PDCAAS）来对食物蛋白质进行评价，并被认为是简单、科学、合理的常规评价方法，可对除了孕妇及 1 岁以下婴儿以外的所有人群进行评价。

$$蛋白质消化率校正的氨基酸分 = 氨基酸分 \times 蛋白质真消化率 \qquad (3-9)$$

八、蛋白质的互补作用

由于不同食物蛋白质中氨基酸的含量和比例不同，因此营养价值有高有低。将不同食物蛋白质混合食用，使其含有的必需氨基酸互相补充，从而接近人体所需的氨基酸模式，提高食物蛋白质的营养价值，这种作用称为蛋白质的互补作用。如玉米、大豆单独食用时，二者生物价分别为 60、64，当二者以 6 : 1 的比例混合食用时，混合食物的生物价为 66；面筋和豆腐单独食用时，生物价分别为 67 和 65，当二者以 42 : 58 的比例进食时，生物价可达到 77。这是因为玉米、面筋中缺乏赖氨酸，甲硫氨酸含量相对较高，而大豆中正好相反，二者混合食用，两种氨基酸相互补充，从而提高了混合食物中蛋白质的营养价值。

蛋白质的互补作用在以下几种情况下发挥得更充分：①不同食物蛋白质在同时食用时效果最好，因为蛋白质的合成需要必需氨基酸同时存在并达成一定的比例才可以进行；②食物种类相差越大越好，如植物蛋白与动物蛋白混合食用比单独食用某类蛋白质要好；③食物种类越多越好，这样更容易达到氨基酸之间的相互补充，从而接近人体所需的氨基酸模式。

九、膳食参考摄入量与食物来源

（一）膳食参考摄入量

测定人体蛋白质需要量的方法主要包括氮平衡法、要因加算法、稳定性同位素技术法等。根据国内外研究数据以及中国居民营养健康调查数据，中国营养学会在《中国居民膳食营养素参考摄入量（2013 版）》中推荐我国成年人蛋白质的推荐摄入量（recommended nutrient intake，RNI）为 1g/（kg·d），18~50 岁成年男性和女性每日蛋白质的 RNI 为男性 65g，女性 55g。

要满足蛋白质的需要，不仅要保证摄入足够的蛋白质，还应摄入足够的其他营养素，只有这样才能使蛋白质在人体内发挥其最大作用。同时，不同来源的蛋白质，其需要量也有所不同，如肉、蛋、乳等动物蛋白营养价值较高，需要量相对低一些，而植物蛋白的需要量相对较高。

（二）食物来源

食物中的蛋白质可分为植物蛋白和动物蛋白。

动物蛋白主要包括蛋类、乳类、肉类及其制品。蛋类和乳类的蛋白质含量分别为 11%~14% 和 1.5%~3.8%，虽然含量不算高，但其各种必需氨基酸的含量符合人体需求，营养价值较高，因此是优质蛋白质。肉类包括畜类、禽类和鱼类的肌肉，新鲜鸡肉的蛋白质含量为 15%~22%，是膳食蛋白质的良好来源。一般情况下，动物蛋白比植物蛋白营养价值高。

虽然植物蛋白的营养价值一般没有动物蛋白好，但也是人体蛋白质的重要来源。谷类蛋白质含量为 6%~10%，虽然含量不高，但由于谷类作为主食摄入量高，因此是膳食蛋白质的主要来源。某些干豆类，尤其是大豆，蛋白质含量可达到 36%~40%，而且氨基酸组成符合人体需求，营养价值很高，因此也是膳食蛋白质的优质来源。某些坚果、菌类的蛋白质含量也较高。

为保证膳食蛋白质的营养价值，膳食中应注重优质蛋白质的摄入，一般动物蛋白和大豆蛋白应占膳食蛋白质总量的 30%~50%。常见食物蛋白质含量如表 3-8 所示。

表 3-8　常见食物蛋白质含量　　　　　　　　　　　　　　　　　单位：g/100g

食物	蛋白质含量	食物	蛋白质含量
小麦粉（富强粉，特一粉）	10.3	酸乳（平均）	2.5
粳米（标一）	7.7	奶酪（干酪）	25.7
籼米（标一）	7.7	猪肉（肥瘦）	13.2
小米	9.0	牛肉（肥瘦）	19.9
玉米（鲜）	4.0	羊肉（肥瘦）	19.0
黄豆	35.0	鸡（平均）	19.3
绿豆	21.6	鸡蛋（平均）	13.3
豆腐（平均）	8.1	草鱼	16.6
核桃（鲜）	12.8	河虾	16.4
牛奶（平均）	3.0	海参	16.5

资料来源：中国营养学会，《中国居民膳食营养素参考摄入量（2013 版）》，2014。

十、人体蛋白质营养状况评价

（一）膳食蛋白质摄入量

评价人体蛋白质营养状况的基础是膳食蛋白质摄入量，可为评价提供基本背景资料。一般可通过氮平衡法评价体内蛋白质的营养状况。

（二）体格测量

通过人体生长发育情况、机体体格构成等指标可以反映人体蛋白质营养状况的好坏。测量的体格指标主要包括身高、体重、上臂围、上臂肌围、胸围、体质指数（BMI）等。

（三）生化检验

生化检验主要通过血液指标和尿液指标。

血液蛋白质生化指标常被用于人体蛋白质营养状况评价，各指标的正常参考值为：血清白蛋白 $35 \sim 55g/L$，运铁蛋白 $2 \sim 4g/L$，血浆前白蛋白 $250 \sim 500mg/L$，血浆视黄醇结合蛋白 $40 \sim 70\mu g/L$，血浆纤维结合蛋白 $200 \sim 280mg/L$。

尿液指标包括尿肌酐、三甲基组氨酸、羟脯氨酸等。尿肌酐可间接反映肌肉中蛋白质含量，尿三甲基组氨酸反映肌肉中肌纤蛋白数量及代谢情况，尿羟脯氨酸可反映儿童体内胶原蛋白的合成及代谢情况。

第四节 能 量

能量是人类生存的基础，人体的一切生命活动，如心脏跳动、肌肉收缩、大脑活动、维持体温、腺体分泌、物质合成分解等，都离不开化学能、机械能、热能、电能、渗透能等不同形式的能量。这些能量的最终来源是太阳能，能量就是植物吸收太阳能转变为化学能储存下来的物质。

一、能量单位

能量的形式多样，能量单位也有多种。目前国际上通用的能量单位是焦耳（J）。1J 相当于用 1N 的力将 1kg 的物体在力的方向上移动 1m 所需的能量。1000J 等于 1 千焦耳（kJ），1000kJ 等于 1 兆焦耳（MJ）。营养学上习惯使用的单位是卡（cal）和千卡（kcal）。1kcal 相当于在 1 个标准大气压下，将 1kg 水由 15℃升高到 16℃所需的热量。1000cal 等于 1kcal。两种能量单位的换算关系为：1cal = 4.184J，1kcal = 4.184kJ，1J = 0.239cal，1kJ = 0.239kcal。

二、能量来源

（一）产能营养素

人体通过食物获得营养素，其中碳水化合物、脂类和蛋白质这三种宏量营养素可以通过体内的物质代谢过程释放人体所需的能量，称为产能营养素。

碳水化合物是人体所需能量的重要来源。葡萄糖可通过有氧氧化与无氧氧化为机体提供能量，主要是有氧氧化。人体内的葡萄糖一部分以肝糖原和肌糖原的形式储存在人体中，二者可维持骨骼肌的正常活动与血糖的稳定。脂类，主要是脂肪，是人体内能量的主要储存方式。当能量供应不足，如短期饥饿的情况下，人体就会动用脂肪来提供能量。蛋白质分解代谢形成的 α-酮酸在体内可以氧化供能，但提供能量不是蛋白质的主要功能，只有在人体长期能量供应不足，如长期饥饿或消耗过大，导致糖原和脂肪已大量消耗时，才会动用蛋白质提供能量。

（二）能量系数

每1g碳水化合物、脂肪、蛋白质在体内氧化产生的能量称为食物的卡价，也可称为能量系数。通过"弹式热量计"的测定，每1g碳水化合物、脂肪、蛋白质在体外燃烧产生的热量分别为17.15kJ（4.1kcal）、39.54kJ（9.45kcal）、23.64kJ（5.65kcal）。碳水化合物和脂肪在体外燃烧和体内氧化的最终产物都是二氧化碳和水，产生的能量也基本相同。蛋白质在体外燃烧产生二氧化碳、水和氮的氧化物等，而在体内的氧化并不完全，除了产生二氧化碳和水之外，还有尿素、尿酸、肌酐及其他含氮有机物。这些有机物若继续体外燃烧还可产生5.44kJ（1.3kcal）热量。同时，考虑到不同营养物质的消化吸收率不同，且并不是按100%吸收，三大产能营养素在体内氧化产生的实际能量为：

$$1g\ 碳水化合物：17.15kJ×98\% = 16.81kJ（4.0kcal）$$
$$1g\ 脂肪：39.54kJ×95\% = 37.56kJ（9.0kcal）$$
$$1g\ 蛋白质：（23.64kJ \sim 5.44kJ）×92\% = 16.74kJ（4.0kcal）$$

另外，人体对酒精的吸收较完全，1g酒精在体内产生的能量约为29kJ（7.0kcal）；一些膳食纤维虽然不能被消化吸收，但在大肠内通过微生物发酵可以产生短链脂肪酸提供能量，1g膳食纤维在体内产生的能量约为8kJ（2.0kcal）。

由于三种产能营养素在饮食中的占比不同，且各自的能量系数也不同，因此在总能量供给中的比重也不同。根据中国居民饮食习惯和特点，碳水化合物在成年人膳食中提供的能量应占总能量的50%~65%，脂肪占20%~30%，蛋白质占10%~15%。年龄越小，蛋白质和脂肪供能占比越应增加，但是成年人的脂肪摄入量最好不要超过总能量的30%。

三、能量消耗

人体从食物中摄入的能量会通过不同的渠道消耗掉。成年人的能量消耗主要用于维持基础代谢、身体活动和食物热效应。但对于特殊人群也有其他消耗途径，例如，婴幼儿、儿童和青少年生长发育的需求，孕妇乳房、子宫、胎盘、体脂储备以及胎儿发育的需求，乳母合成乳汁的需求。

（一）基础代谢

1. 基础代谢和基础代谢率

基础代谢（basal metabolism，BM）又称基础能量消耗（basal energy expenditure，BEE），是维持人体基本生命活动所必需的最低的能量需要，即人体在清醒仰卧、10~12h空腹、全身肌肉和思维放松、室温适宜（22~26℃）时机体用于维持呼吸、心跳、体温、腺体分泌、体循环、各种细胞和组织器官功能所消耗的能量。基础代谢是人体能量消耗的主要部分，占人体总能量消耗的60%~70%。在这种状态下测得的能量消耗比一般正常休息时要低，比熟睡时要高。

基础代谢率（basal metabolism rate，BMR）是人体在基础代谢状态下单位时间内消耗的能量，可用每小时内每千克体重或每平方米体表面积所消耗的能量来表示，反映的是人体基础代谢的水平。BMR常用单位为$kJ/(kg \cdot h)$ 或 $kJ/(m^2 \cdot h)$。

2. 影响基础代谢的因素

（1）年龄　年龄不同，机体组成也会不一样，各种生命活动所需的能量也有所不同。婴幼儿阶段生长发育速度最快，代谢最活跃，基础代谢率也相对较高。青少年阶段也有较高的基础代谢率。成年后，随着年龄的增长基础代谢率逐年下降，到了30岁以后每年降低约2%，老年人则更低。

（2）性别　男性和女性在青春期之前基础代谢差别较小。成年后，由于女性体脂比例高于男性，其基础代谢率在相同年龄和体表面积的情况下要低于男性。但是女性在月经期、孕期及哺乳期时基础代谢率会增加。

（3）体型与机体构成　人体的肌肉、心脏、脑、肝、肾等瘦组织是代谢的活性组织，它们正常生理活动所需要的能量占基础代谢的70%~80%，而脂肪组织的能量消耗相对较小。同时，体表面积大的人散发的热量较多，即基础代谢也相对较大。

（4）营养与机体状态 人体在严重饥饿和长期营养不良的情况下，基础代谢可大幅度下降。甲亢、发烧、创伤等疾病时期基础代谢会增加。一些激素对细胞代谢具有调节作用，因此内分泌腺分泌异常会影响到基础代谢。如甲状腺素、肾上腺素分泌增加可引起代谢速度加快，从而导致基础代谢增加，而去甲肾上腺素可使基础代谢降低。

（5）气候 一般认为，人体在冬季的基础代谢高于夏季，但可通过增减衣物、调节居住条件而进行改善。长期处于寒冷地区的人基础代谢稍高于炎热地区的人。

（二）身体活动

当年龄、性别、身高、体重、身体状况等生理情况类似时，人体的基础代谢也是相近的，而身体活动有可能相差很多。因此，除了基础代谢之外，身体活动是影响人体能量需要的最重要因素，一切活动都需要能量代谢的支持，同时，身体活动也是人体能量消耗中变动最大的部分，占总能量消耗的15%～30%。身体活动一般包括职业活动、社会活动、家务活动和休闲活动等，其中职业活动消耗的能量差别最大。

影响身体活动能量消耗的原因有多种。一般情况下，劳动强度越大、持续时间越长、工作越不熟练时能量消耗越多，其中劳动强度和持续时间是主要影响因素。同时，肌肉越发达、体重越重者，身体活动消耗的能量也越多。

（三）食物热效应

人体在摄取食物的过程中，由于要对营养素进行消化、吸收、代谢和转化等，因此需要额外消耗能量。这种由于摄取食物而引起的能量消耗额外增加的现象，称为食物热效应（thermic effect of food，TEF），也称食物的特殊动力作用（specific dynamic action，SDA）。

不同营养素的食物热效应不同，一般碳水化合物、蛋白质和脂肪可使能量消耗分别增加5%～10%、20%～30%和0～5%。成年人每日摄取混合膳食时，因为食物热效应而额外增加的能量消耗约为基础代谢的10%。

四、总能量消耗的测定

人体总能量消耗（total energy expenditure，TEE）的测定是确定人体能量需要量的基础。人体总能量消耗以及各种不同活动的能量消耗可以通过多种方法进行测量。

（一）直接测热法

直接测热法是测量人体总能量消耗最准确的方法，是直接收集并测量人体在一定时间内向外散失的全部热量的方法。该方法是将受试者关闭在密闭测热室内，测热室与外界隔热，并在室顶装置有铜管，管内流动的冷水可以吸收受试者散出的热量，呼出的二氧化碳和水则由氢氧化钾和浓硫酸吸收。通过计算水蒸发时所需的热量以及随管内水流出室外的热量之和，就可以得出受试者的能量消耗量。这种方法可以对受试者在室内进行不同强度、不同类型的活动所消耗的能量进行测定。但是，虽然这种测热法原理简单，但装置的设计、制造较复杂。由于使用受限，目前已基本不用，应用领域主要为肥胖和内分泌系统功能障碍的研究。

（二）间接测热法

1. 气体代谢法

机体依靠呼吸从外界摄取氧，以供各种营养物质的氧化，同时也将代谢产物二氧化碳呼出体外。在这一过程中，各种物质的耗氧量和二氧化碳排出量只取决于各种物质的化学组成。因此，气体代谢法主要是通过测定呼吸过程中氧气消耗量和二氧化碳排出量来推算出能量消耗量。运用这一原理的经典方法是多氏袋（Douglas bag）法，其结果准确、可靠，可用于验证其他气体代谢法测定装置的有效性和可靠性，但装置体积较大，只适用于实验室测量。

2. 双标水法

双标水法的原理是让受试者摄入一定量含有氢（^2H）和氧（^{18}O）稳定同位素的双标记水（$^2H_2^{18}O$），

当同位素在体内达到平衡时 ^2H 参加 H_2O 的代谢，^{18}O 参加 H_2O 和 CO_2 的代谢，通过收集受试者尿液和唾液样本并用同位素质谱仪测定两种同位素浓度的变化，得到 ^2H 和 ^{18}O 随时间的衰减率，从而计算出能量消耗量。这一方法的精密度、准确度均很高，过程简单方便，对受试者健康无影响，是测量自由活动状态下总能量消耗量最有效、最可靠的方法，但对材料、技术设备要求较高，费用昂贵，具有一定的局限性。

3. 心率监测法

心率容易检测，且与机体活动状态和能量代谢密切相关，因此心率监测法是科学而简便的测量总能量消耗和评价身体活动的方法。其基本原理是通过心率与氧消耗量之间建立线性关系，进而推算总能量消耗量。该方法经济适用，且能得到能量消耗模式方面的信息，但心率的测量也有可能受到心理活动的影响。

此外，还可以通过生活观察法、运动感应器测量法、调查记录法等方法来对总能量消耗进行测定。

五、能量代谢失衡

能量代谢失衡有两种情况，一种是长期能量摄入不足，另一种是长期能量摄入过多。长期能量摄入不足，会动用机体储存的糖原及脂肪，发生蛋白质-能量营养不良，临床主要表现为消瘦、贫血、神经衰弱、抵抗力低，儿童出现生长停顿等。长期能量摄入过多，则转化为脂肪储存在体内，造成超重和肥胖，并可使血中甘油三酯和低密度脂蛋白胆固醇水平升高，增加心脑血管疾病、癌症和 2 型糖尿病等疾病的患病风险。

六、能量需要量与食物来源

（一）能量需要量

人体所需的能量主要来自食物，能量的摄入应达到供需平衡。若能量摄入不足，机体就会动用自身的能量储备甚至消耗自身的组织来满足生命活动的需求，长期摄入不足就会造成生长发育迟缓、消瘦甚至死亡。若能量长期摄入过量，多余的能量通常会以脂肪的形式储存，造成超重或肥胖，甚至导致一些慢性病的发生。

我国测量成年人能量需要量主要采用要因加算法计算，即能量需要量为基础能量消耗（BEE）乘身体活动水平（physical activity level，PAL）。

$$能量需要量 = BEE \times PAL \tag{3-10}$$

根据中国营养学会发布的《中国居民膳食营养素参考摄入量（2013 版）》，中国 18~49 岁成年人 BEE 男性取整为 1500kcal/d（平均千克体重 BEE 为 22.3kcal/kg，参考体重 66kg），女性取整为 1200kcal/d（平均千克体重 BEE 为 21.2kcal/kg，参考体重 56kg）。中国人群成年人的 PAL 划分为轻体力活动水平（PAL 1.50）、中体力活动水平（PAL 1.75）及重体力活动水平（PAL 2.00）三个等级。根据双标水法得出的各种生活方式或不同职业的 PAL 数值可参考表 3-9。

表 3-9　根据双标水法测定结果估测的生活方式或职业的 PAL

生活方式	从事的职业或人群	PAL
1. 休息，主要是坐位或卧位	不能自理的老年人或残疾人	1.2
2. 静态生活方式/坐位工作，很少或没有重体力的休闲活动	办公室职员或精密仪器机械师	1.4~1.5
3. 静态生活方式/坐位工作，有时需走动或站立，但很少有重体力的休闲活动	实验室助理，司机，学生，装配线工人	1.6~1.7
4. 主要是站着或走着工作	家庭主妇，销售人员，侍应生，机械师，交易员	1.8~1.9
5. 重体力职业工作或重体力休闲活动方式	建筑工人，农民，林业工人，矿工，运动员	2.0~2.4
6. 有明显的体育运动量或重体力休闲活动（每周 4~5 次，每次 30~60min）		+0.3（增加量）

资料来源：中国营养学会，《中国居民膳食营养素参考摄入量（2013 版）》，2014。

由于人体基础代谢率会随着年龄的增长而下降，因此，将 50 岁以上成年人各 PALs 组的平均千克体重 BEE 在 18~49 岁基础上下调 5%。65 岁以上老年人一般没有重体力活动水平的能量需求，而 80 岁以上老年人的 PAL 则在 18~49 岁基础上下调 5%。中国居民膳食能量需要量如表 3-10 所示。

表 3-10 中国居民膳食能量需要量（EER） 单位：kcal/d

人群	能量					
	男			女		
	身体活动水平（轻）	身体活动水平（中）	身体活动水平（重）	身体活动水平（轻）	身体活动水平（中）	身体活动水平（重）
0 岁~		90kcal/（kg·d）			90kcal/（kg·d）	
0.5 岁~		80kcal/（kg·d）			80kcal/（kg·d）	
1 岁~		900			800	
2 岁~		1100			1000	
3 岁~		1250			1200	
4 岁~		1300			1250	
5 岁~		1400			1300	
6 岁~	1400	1600	1800	1250	1450	1650
7 岁~	1500	1700	1900	1350	1550	1750
8 岁~	1650	1850	2100	1450	1700	1900
9 岁~	1750	2000	2250	1550	1800	2000
10 岁~	1800	2050	2300	1650	1900	2150
11 岁~	2050	2350	2600	1800	2050	2300
14 岁~	2500	2850	3200	2000	2300	2550
18 岁~	2250	2600	3000	1800	2100	2400
50 岁~	2100	2450	2800	1750	2050	2350
65 岁~	2050	2350	—	1700	1950	—
80 岁~	1900	2200	—	1500	1750	—

注：（1）EER：居民膳食能量需要量（estimated energy requirement）。
　　（2）未制定参考值者用"—"表示。
资料来源：中国营养学会，《中国居民膳食营养素参考摄入量（2013 版）》，2014。

（二）食物来源

能量通过食物中的碳水化合物、脂肪和蛋白质提供，这三大产能营养素普遍存在于各种食物中。动物性食物一般比植物性食物含有更多的脂肪和蛋白质，但大豆和坚果类食物例外，它们除了含有大量脂肪，蛋白质含量也较丰富。谷薯类食物一般碳水化合物含量最高，是膳食能量最经济的来源，同时也能提供少量蛋白质。油料作物主要含有丰富的脂肪，属于能量密度最高的食物。蔬菜水果一般可提供的能量较少。几种常见食物的能量含量如表 3-11 所示。

表 3-11 几种常见食物的能量含量 单位：kcal/100g 可食部

食物	能量含量	食物	能量含量
花生油、葵花子油	899	豆腐（平均）	82
猪油（炼）	897	小麦	339
猪肉（肥瘦）	395	稻米（平均）	347

续表

食物	能量含量	食物	能量含量
羊肉（肥瘦）	203	馒头（平均）	229
牛肉（肥瘦）	125	曲奇饼干	546
鸭（平均）	240	马铃薯片（油炸）	615
鸡（平均）	167	绵白糖	396
鸡蛋（平均）	144	奶糖	407
带鱼	127	巧克力	589
草鱼	113	土豆	77
牛奶（平均）	54	油菜	25
酸乳（平均）	72	香蕉	93
黄豆	390	苹果	54

资料来源：中国营养学会，《中国居民膳食营养素参考摄入量（2013版）》，2014。

第五节　矿　物　质

人体由许多化学元素构成，其中，除了碳、氢、氧、氮以有机物质的形式存在，其他元素都是以无机物质的形式存在，称为矿物质。矿物质在体内不能合成，除排泄外也不能在体内代谢过程中消失，体内分布极不均匀，但比例变化不大，而且具有重要的生理功能。

根据机体的需求和体内的含量，矿物质可分为常量元素和微量元素。常量元素在体内含量相对较多，在体重的0.01%以上，人体需要量在100mg/d以上，主要包括钙、磷、钾、钠、硫、氯和镁。在体内含量低于以上数值，甚至以痕量存在的其他元素称为微量元素。微量元素含量虽少，但在机体内具有重要的生理功能。一些必须通过食物摄入，当摄入量减少到一定程度将导致某些生理功能损伤的微量元素称为必需微量元素。FAO/WHO将其分为三类：①人体必需的微量元素，包括碘（I）、铁（Fe）、锌（Zn）、硒（Se）、铜（Cu）、钼（Mo）、铬（Cr）、钴（Co）；②人体可能必需的微量元素，包括锰（Mn）、硅（Si）、镍（Ni）、硼（B）、矾（V）；③具有潜在毒性，但低剂量时对人体可能具有必需功能的微量元素，包括氟（F）、铅（Pb）、镉（Cd）、汞（Hg）、砷（As）、铝（Al）、锂（Li）、锡（Sn）。

一、常量元素

（一）钙

钙是人体内含量最丰富的矿物质，排在氧、碳、氢、氮之后，位居体内元素含量第五位。足月新生儿体内钙含量为24~30g，正常成年人体内含量1000~1200g，占体重的1.5%~2.0%。人体中的钙约有99.3%集中于骨骼和牙齿。骨骼中的钙占矿物质总质量的40%，主要以羟磷灰石 $[Ca_{10}(PO_4)_6(OH)_2]$ 形式存在，少量是无定形钙。人体内剩下的不到1%的钙通常以游离态或结合态存在于软组织（0.6%）、细胞外液（0.06%）和血浆（0.03%）中，统称为混溶钙池。

1. 吸收与代谢

食物中的钙需要经胃酸和酶的作用从食物中溶解出来，才能被更好地吸收利用。钙的吸收主要在小肠，当钙的摄入量较高时，主要以被动的离子扩散方式吸收，肠道黏膜通透性决定其吸收率；当摄入量不足时，主要通过耗能的主动吸收方式，受摄入量和身体需要量调节。

人体钙的吸收率为20%～60%，年龄越小，钙的吸收率越高，婴幼儿可达到60%，成年人逐步降低至20%～40%，并且随着年龄增长进一步下降。影响钙吸收的因素也较多。从机体因素来说，胃酸不足、血磷升高、维生素D缺乏以及绝经后女性雌激素水平的急剧降低都可使钙的吸收率降低；妊娠和哺乳期女性对钙的吸收相对增加；此外，适当的体力活动等可提高钙吸收率并有助于增加骨骼强度。从膳食因素来说，乳糖、适量蛋白质和氨基酸可以与钙结合成可溶性物质，有助于吸收；谷类中的植酸、蔬菜中的草酸、食物中的脂肪酸以及膳食纤维中的糖醛酸残基可与钙形成不溶性物质，影响其吸收。需注意的是，钙的单次摄入量增加时会影响其吸收，因此钙的摄入最好以少量多次的方式。

钙的排泄主要通过粪便，其次是尿液，少量通过皮肤。其中粪便中的钙不仅包括食物中未消化吸收的部分，也包括脱落的肠黏膜上皮细胞及其分泌的消化液。

2. 生理功能

（1）骨骼和牙齿的重要组成部分。

（2）维持神经、肌肉活动。

（3）维持生物膜的完整性和通透性。

（4）参与多种酶和激素的调节。

（5）参与凝血过程。

3. 缺乏与过量

人体若钙缺乏，儿童可出现生长迟缓、骨结构异常，严重者会造成佝偻病，成年人可导致骨质疏松。

钙摄入过量，有可能引起高血钙症、高尿钙症、血管及软组织钙化、肾结石、便秘、干扰其他矿物质吸收等。

4. 营养状况评价

钙的营养状况评价可通过膳食调查、钙平衡测定、血钙和尿钙及其代谢产物测定以及骨矿物质测量等方法。钙平衡测定是目前制订人体钙需要量的主要依据；血钙浓度受机体调节变化较小，而尿钙易受影响，变化较大，因此这两种方法不适宜用来评价钙的营养状况。

5. 膳食参考摄入量与食物来源

中国营养学会在《中国居民膳食营养素参考摄入量（2013版）》中提出，我国18～49岁成年人钙平均需要量（estimated arerage requirement，EAR）为650mg/d，RNI为800mg/d；50岁以上成年人EAR为800mg/d，RNI为1000mg/d；孕中、晚期及乳母RNI在同龄人群参考值的基础上额外增加200mg/d；4岁以上人群的可耐受最高摄入量（tolerable upper intake levels，UL）为2000mg/d。

乳和乳制品是钙最为理想的、重要的膳食来源，不仅含量丰富，而且吸收率高，发酵后更有利于钙的吸收。贝类、鱼虾类、豆类及其制品、一些绿色蔬菜的钙含量也较高，但菠菜、苋菜等含有的较多草酸会影响钙的吸收。谷类、水果类、肉类的钙含量较低，且谷类含有的较多植酸也可影响钙的吸收。鸡蛋的钙主要存在于蛋黄中，受卵黄磷蛋白影响而吸收率不高。有些食物的钙含量虽然较高，如芝麻、虾皮，但因为膳食摄入量不高，因此不能作为钙的良好来源。同时，硬水中也含有一定量的钙。

（二）磷

磷在动植物体内广泛存在，在人体内的含量仅次于钙。成年人体内磷含量为600～900g，约占体重的1%，其中约85%以无机磷酸盐（羟磷灰石）的形式存在于骨骼和牙齿中，其他15%的磷主要存在于软组织、生物膜和体液中。

1. 吸收与代谢

食物中的磷在体内经磷酸酶水解后，以无机盐的形式进行吸收，吸收部位主要为小肠，其中空肠最快。磷的吸收与代谢过程与钙类似，但人体对磷的吸收率更高，成年人磷的吸收率可达到55%～70%。混合膳食中的植酸、钙、镁、铝等物质可阻碍磷的吸收，而维生素D和适宜的钙磷比（2∶1）可促进磷的吸收。

人体内的磷主要通过肾脏排泄，其排出量约占总排出量的70%，其余部分通过粪便，少量可通过汗液排出。甲状旁腺激素可调节肾小管对磷的吸收与排泄。正常成年人磷的摄入量与排出量基本相等。

2. 生理功能

（1）构成骨骼和牙齿的重要组成元素。

（2）参与构成多种重要生命物质，如DNA、RNA、磷脂以及多种酶。

（3）在机体能量代谢中具有重要作用，如形成高能磷酸键。

（4）以多种磷酸盐的形式参与构成机体的缓冲系统，调节体内酸碱平衡。

3. 缺乏与过量

正常人一般很少出现膳食磷缺乏或过量的症状，只有在特殊情况下才可能出现，如长期大量使用抗酸药和禁食者、仅母乳喂养的早产儿等，会出现磷缺乏；而肾功能降低、大量口服、灌肠或静脉注射含磷酸盐的制剂时，可造成高磷血症。

4. 营养状况评价

磷在食物中较普遍，营养性磷缺乏较少见。血清无机磷水平测定是评价磷营养状况较合适的方法。正常成年人血清磷浓度为0.87~1.45mmol/L。此外，也可通过磷平衡测定进行评价，但在低磷摄入时机体的调节能力较强，评价结果不准确。

5. 膳食参考摄入量与食物来源

中国营养学会在《中国居民膳食营养素参考摄入量（2013版）》中提出，我国18~49岁成年人磷RNI为720mg/d，UL为3500mg/d；孕妇、乳母没有必要额外增加磷的摄入；0~6个月龄婴儿磷的适宜摄入量（adequate intake，AI）为100mg/d，7~12个月龄婴儿的AI为180mg/d。

磷在各种动植物食物中普遍存在，常与蛋白质并存，因此瘦肉、鱼、禽、蛋、奶以及动物肝肾中含量丰富，是重要食物来源。海产品、干豆类、坚果类、粗粮中含量也较多，但粮谷类中的植酸可影响磷的吸收利用。蔬菜水果中磷的含量相对较少。

（三）镁

镁是人体必需的常量元素，主要存在于细胞内。成年人体内镁含量为20~38g，其中60%~65%分布于骨骼和牙齿中，约27%分布于肌肉、心、胰和肝等软组织中。人体内的镁约有1/3与白蛋白特异性结合，2/3是可扩散镁。

1. 吸收与代谢

食物中的镁可以在整个肠道中吸收，主要吸收部位在空肠末端和回肠，吸收率在30%~50%，与摄入量有关，摄入量少时吸收率升高，可通过主动吸收和被动扩散进行吸收。镁与钙的吸收途径相似，钙摄入量过高可与镁的吸收存在相互竞争。蛋白质、氨基酸、乳糖、维生素D、生长激素以及饮水量的增加对镁的吸收有促进作用。膳食中高磷、高草酸、高植酸、高膳食纤维等均会干扰镁的吸收，高能量、低镁或高钙膳食可导致镁缺乏。

镁主要通过肾脏排出体外，同时肾脏也可以通过滤过和重吸收等过程调节镁在体内的平衡。少量内源性镁可随粪便排出，部分镁也可以通过汗液或脱落的皮肤排出。

2. 生理功能

（1）多种酶的激活剂，参与人体内众多酶促反应。

（2）维持体内钠、钾、钙的正常分布，稳定离子通道。

（3）骨细胞结构和功能所必需的元素，可维持和促进骨骼、牙齿生长。

（4）镁对神经肌肉的兴奋和抑制作用与钙类似，含量过低可导致兴奋性增高。

（5）可调节胃肠道功能，具有利胆、导泻和中和胃酸等作用。

（6）具有调节激素的作用，血浆镁含量增加时，可抑制甲状旁腺激素分泌。

3. 缺乏与过量

一般人体不会出现镁缺乏，但在摄入不足、吸收障碍、丢失过多或肾脏疾病等情况下可发生。镁缺乏可能引起低血钙症、促进神经肌肉兴奋性等。

正常情况下，体内镁含量可受机体调节，不至于过量。但在特殊情况下，如糖尿病酮症酸中毒早期、肾功能不全者、接受镁剂治疗、肾上腺皮质功能不全、黏液性水肿、骨髓瘤、草酸中毒、肺部疾患、关节炎、大量注射或口服镁盐，可引起体内镁过量，可能出现恶心以及腹泻、呕吐等胃肠道反应，严重时可产生嗜睡、肌无力、肌麻痹甚至心搏停止等症状。

4. 营养状况评价

人体血清镁含量较恒定，为 $0.75 \sim 0.95mmol/L$，但由于测试方便，常用于镁营养状况的评价。此外，还可通过测定细胞内的游离 Mg^{2+} 和尿镁浓度进行评价。

5. 膳食参考摄入量与食物来源

中国营养学会在《中国居民膳食营养素参考摄入量（2013 版）》中提出，我国 18～64 岁成年人镁的 EAR 为 280mg/d，RNI 为 330mg/d。

镁在食物中普遍存在，但不同食物的含量差异较大。绿叶蔬菜、粗粮、坚果、干豆等镁含量丰富，但是由于镁主要存在于谷物颗粒的表层，加工过程会造成损失，因此精致谷物镁含量一般较低。此外，硬水中也含有较多镁盐。

（四）钾

钾占人体矿物质总量的5%，正常成年人体内钾总量约为50mmol/（kg·bw），成年男性略高于女性。人体内的钾主要存在于细胞内，约占总量的98%，是细胞内含量最高的阳离子，其他则存在于细胞外液。70%的体钾储存在肌肉，10%在皮肤，6%～7%在红细胞内，6%在骨骼中，脑内和肝内分别占4.5%和4.0%。

1. 吸收与代谢

膳食中的钾大部分在小肠通过扩散作用而被动吸收，吸收率约为90%；小部分钾通过毛细血管壁逆浓度梯度主动耗能吸收。人体内的钾主要通过肾脏排出，占摄入量的80%～90%；其次是通过粪便，约占12%，当肾功能衰竭时粪便排出量会适当增加；正常人约有3%的钾通过汗液排出，当出汗量增加时，汗液排出的钾也增多。

2. 生理功能

（1）参与碳水化合物和蛋白质的代谢，在葡萄糖变为糖原、氨基酸合成蛋白质、三磷酸腺苷合成过程中，钾都可以起到催化作用。

（2）维持膜电位以及神经肌肉的应激性。血钾的降低和过高，可引起神经肌肉持续性瘫痪或肌肉麻痹。

（3）维持心脏正常功能。通过 Na^+-K^+-ATP 酶，能够维持心肌的自律性和传导性，含量过低或过高都可能引起心律失常。

（4）对于维持细胞内外渗透压和酸碱平衡有重要作用。作为细胞内的主要阳离子，钾维持着细胞内液渗透压，调节水和体液平衡。同时，钾通过细胞膜与细胞外的 H^+-Na^+ 交换，从而调节酸碱平衡。

3. 缺乏与过量

当摄入不足或损失过多时可引起机体钾缺乏。正常人一般不会摄入不足，而疾病或其他原因导致禁食、厌食、偏食等情况发生时，可导致摄入不足。损失过多的原因较多，如一些肾脏疾病可导致肾脏损失增加，呕吐、腹泻等可引起消化道损失增加，高温下长时间活动可使汗液损失增加。人体钾缺乏可引起肌肉无力或瘫痪、心律失常、肾功能障碍等肌肉、心血管、泌尿和神经系统等方面的症状。

当人体摄入过多或排出困难时可能出现钾过量。血钾浓度高于 5.5mmol/L 时可出现毒性反应，称作高钾血症。钾过量的主要表现为四肢沉重、无力、神志模糊、呼吸肌麻痹等神经肌肉方面的症状以及心率缓慢、心音减低、心律失常等心血管方面的症状。

4. 营养状况评价

测定血清钾和尿钾可反映出机体中的钾是否缺乏或过量。尽管血清钾不能准确反映体钾水平，但目前仍是评价钾营养状况的重要方法。

5. 膳食参考摄入量与食物来源

目前，确定钾 EAR 的研究还不多，因此无法制定 RNI。根据各国的相关研究，中国营养学会在《中国居民膳食营养素参考摄入量（2013 版）》中提出膳食钾的 AI 和预防非传染性慢性病的建议摄入量（proposed intakes for preventing non-communicable chronic diseases，PI-NCD，简称 PI）：18 岁以上成年人（包括老年人）膳食钾的 AI 为 2000mg/d，PI 为 3600mg/d，不设定 UL。

钾广泛存在于食物中，其中蔬菜、水果是膳食钾的最好来源。每 100g 中钾含量高于 800mg/d 的常见食物包括黄豆、蚕豆、赤小豆、豌豆、冬菇、竹笋、紫菜、杏干等。

（五）钠

钠是机体内除了钾以外另一个重要的电解质，从细胞分裂开始就参与细胞的生理过程。钠是食盐（氯化钠）的主要成分，而氯化钠是人体最基本的电解质。食盐和钠的换算关系为：

$$食盐（g）= 钠（g）×2.54 \qquad (3-11)$$
$$钠（g）= 食盐（g）×0.393 \qquad (3-12)$$

成年人体内钠含量约为 60mmol/kg，约占体重的 0.15%，其中 50% 存在于细胞外液，40% 与骨骼结合，为不可交换钠，10% 存在于细胞内液。

1. 吸收与代谢

人体钠的来源主要是食物，吸收部位主要为小肠上段，且几乎全部被吸收，每日吸收总量约为 4400mg，而粪便中的排出量很少。钠在空肠的吸收多是被动的，主要是与糖和氨基酸通过主动耗能的过程被吸收，也可以与氢离子交换进入空肠黏膜或在空肠黏膜紧密结合处与水及氯离子一起进入细胞间液。正常情况下，人体每日摄入的钠只有少部分被人体利用，大部分会被排出，而 98% 以上通过肾脏由尿液排出，粪便每日排出量不足 10mg。汗液中排出的钠因个体不同而浓度差异较大，平均 NaCl 含量为 2.5g/L。人体对钠摄入量的适应范围较宽，摄入钠过量时几乎能够完全从肾脏排出，而摄入无钠饮食时，在尿液中也几乎无钠。

2. 生理功能

（1）调节体液平衡，维持体内水分和细胞外液渗透压，维持正常血压。钠、钾含量的平衡是维持细胞内外水分恒定的根本条件。

（2）可通过在肾脏重吸收时与氢离子交换以及参与体内碳酸氢钠缓冲系统的形成来维持体液的酸碱平衡。

（3）体液中钠、钾、钙、镁等离子保持一定浓度和比例，可维持神经肌肉的应激性，适宜的钠含量可提高神经肌肉的兴奋性。

（4）钠还参与糖代谢、能量代谢以及 ATP 的生成和利用等重要的生理活动。

3. 缺乏与过量

正常情况下，机体不会出现钠缺乏的情况，但在特殊情况下，如禁食、过量出汗、呕吐、腹泻、患有肾脏疾病或使用利尿剂等，可引起钠缺乏。轻度缺乏可出现疲倦、眩晕、无神等症状，严重缺乏可致休克及因急性肾功能衰竭而死亡。

一般钠过量并不常见，但在摄入过多、严重失水或某些疾病情况下可发生，如心源性水肿、肾病综合征等，引起高钠血症。长期钠摄入量过高，可导致高血压、脑卒中等心血管疾病的发生。

4. 营养状况评价

钠的营养状况可通过膳食调查、尿钠排出量测定和血清钠水平进行评价。正常情况下，人体摄入的钠约有 98% 可通过尿液排出，体内钠含量基本保持在基础水平，尿钠排出为 3000~6000mg/d。人体血清钠水平相对比较恒定，儿童、成年人平均值为 136~146mmol/L。

5. 膳食参考摄入量与食物来源

目前没有足够的研究数据可确定钠的 EAR，因此无法制定 RNI。根据各国的相关研究及我国的调查结果，中国营养学会在《中国居民膳食营养素参考摄入量（2013 版）》中提出膳食钠的 AI 和 PI：18~49 岁成年人钠的 AI 建议为 1500mg/d，PI 建议采用 2000mg/d。

钠在食物中普遍存在，但在天然食物中含量不高，一般动物性食物的含量高于植物性食物。人体钠的主要来源是食盐、含钠调味料（如酱油、鸡精）、盐渍或腌制肉制品或烟熏肉、酱菜咸菜、发酵豆制品以及部分加工食品。

（六）氯

氯是人体必需的常量元素之一，人体内的含量平均为 1.17g/kg，总量为 82~100g，占体重的 0.15%。氯在体内分布广泛，主要是在细胞内液和细胞外液中与钾、钠结合，也有一小部分存在于骨骼和结缔组织中。

1. 吸收与代谢

食物中的氯大多是以氯化钠的形式被人体摄入，在胃肠道内的吸收可受多种机制的调节。氯的吸收部位主要在小肠，吸收速度很快，主要通过扩散途径经细胞旁路被吸收，且与钠离子的吸收密切相关。同时，氯在胃黏膜处的吸收可受 HCO_3^- 和 pH 的影响。氯的排出主要通过肾脏，肾小球滤过的氯经过重吸收后，只有约 10% 经尿液排出体外。同时，当人体在高温、剧烈运动等大量出汗的情况下，也有部分氯通过汗液排出。腹泻时，也可能有部分氯随粪便排出。

2. 生理功能

（1）氯是人体重要的阴离子，尤其是细胞外液中含量最多的阴离子，可与钠共同维持细胞外液的容量与渗透压。

（2）HCO_3^- 是缓冲系统的重要组成，氯通过影响细胞外液中 HCO_3^- 的浓度，维持体液酸碱平衡。

（3）氯转移是机体二氧化碳运输的重要环节，因此氯可参与血液二氧化碳运输。

（4）胃酸的主要成分是盐酸，氯可参与胃酸的形成，对食物的消化吸收具有重要作用。

（5）氯还有稳定神经细胞膜电位、刺激肝功能等作用。

3. 缺乏与过量

由于食盐可为人体提供氯，因此正常情况下人体很少出现氯缺乏，但在大量出汗、呕吐、腹泻、肾功能改变、使用利尿剂等情况下可引起氯缺乏，出现脱发、肌肉收缩不良、消化功能受损等症状。

人体氯过量的情况也不多见，但在失水严重、持续大量摄入氯化钠或氯化铵时可出现。血清氯离子含量过高，可能导致代谢性酸中毒。

4. 营养状况评价

由于氯在膳食中普遍存在，缺乏的状况较少出现，因此关于氯营养状况评价的研究不多，一般认为血清氯浓度在 98~106mmol/L 为正常。

5. 膳食参考摄入量与食物来源

由于没有足够研究资料确定氯的 EAR，而且人体摄入的氯主要来自食物中的氯化钠，根据钠的 AI 及氯化钠的分子组成，中国营养学会在《中国居民膳食营养素参考摄入量（2013 版）》中提出，我国 18~49 岁成年人氯的 AI 为 2300mg/d。

氯在食物中主要以氯化钠的形式存在，少部分以氯化钾的形式，因此氯的食物来源与钠类似，主要是食盐、酱油等调味料、酱菜咸菜以及盐渍、腌制、烟熏或含盐加工食品。天然食物中氯的含量差异较大，虽然天然水中也含有氯，但含量较低，不是膳食氯的主要来源。

（七）硫

非金属元素硫也是人体必需的常量元素，在体内主要以含硫化合物的形式存在，其中除了维生素 B_1 和生物素可从食物获得，其他含硫化合物基本均由甲硫氨酸在体内转化形成。

1. 吸收与代谢

食物中的硫化物和维生素 B_1 可以直接吸收，蛋白质中的含硫氨基酸需要被水解出来才能被吸收。人体主要在小肠按照含硫氨基酸的吸收机制对有机硫进行转运吸收，而无机硫酸盐可在胃、小肠和结肠通过主动转运进行吸收。硫主要通过尿液排出体外，而未被上消化道吸收的硫酸盐可经粪便排泄，或重吸收，或通过厌氧菌的作用产生硫化氢等代谢物。

2. 生理功能

（1）人体内最主要的硫化物是甲硫氨酸、半胱氨酸等含硫氨基酸，可参与构成多种蛋白类物质，对人体具有重要的生理功能。

（2）硫还参与构成维生素 B_1 和生物素以及牛磺酸、同型半胱氨酸、S-腺苷甲硫氨酸、α-硫辛酸、肝素、金属硫蛋白等重要含硫化合物，参与人体各类代谢活动。

（3）某些含硫化合物还可以起到保护关节和保护皮肤、指甲、头发健康等作用。

3. 缺乏与过量

人体一般不会出现硫缺乏症，而体内硫过量可能引起腹泻、溃疡性结肠炎等症状。

目前可用于评价硫营养状况的指标还不明确。

4. 膳食参考摄入量与食物来源

由于膳食中蛋白质的摄入量若能满足含硫氨基酸的需求，就可以满足硫的需求，因此我国未制定硫的膳食参考摄入量。

膳食中的硫主要来自含硫氨基酸，谷胱甘肽和甲磺酰甲烷也是重要来源。含硫氨基酸主要存在于动物、谷类和豆类蛋白中，而一般情况下动物蛋白比植物蛋白的利用率高，因此同等量的动物蛋白可提供更多含硫氨基酸。

二、微量元素

（一）铁

铁是人体必需微量元素之一，成年人体内铁总量为 4～5g，是含量最多的微量元素。在人体内，铁全部与蛋白质结合，没有游离的铁离子。人体内的铁通常以两种形式存在，约 2/3 为功能性铁，1/3 为储存性铁。功能性铁是铁的主要存在形式，其中血红蛋白含铁量占总铁量的 60%～75%，此外还包括肌红蛋白、含铁酶类、辅助因子和运输铁等。储存性铁以铁蛋白和含铁血黄素的形式存在于肝脏、脾和骨髓中。受机体营养状况和性别的影响，个体间储存性铁含量差异较大，成年男性体内为 0.5～1.5g，生育年龄的女性由于月经或分娩，储存性铁较少，为 0.3～1g。

1. 吸收与代谢

食物中的铁分为血红素铁和非血红素铁，其中大部分为非血红素铁。铁的吸收主要在小肠，小肠黏膜上皮细胞可将血红素铁直接吸收，吸收率远高于非血红素铁。血红素铁主要来自肉或禽的血红蛋白和肌红蛋白，吸收率受膳食因素影响较小，但当膳食含有过多的钙或体内铁储量较高时会降低血红素铁的吸收。非血红素铁主要来自植物性食物和乳制品，在吸收前必须与结合的有机物分离并被还原为二价铁，其吸收率受多种因素的影响。食物中的植酸、草酸、膳食纤维、酚类化合物、钙、卵黄高磷蛋白等物质以及机体胃酸缺乏或服用抗酸药时，可抑制非血红素铁的吸收。食物中的维生素 A、维生素 B_2、维生素 C、有机酸、氨基酸、适量的脂类以及机体铁储存量减少时都可促进铁的吸收。

从食物中吸收的铁以及血红蛋白分解出来的铁可通过血浆中的运铁蛋白转运到各个组织中。人体内的铁主要通过粪便排出体外，尿液、汗液和皮肤脱落细胞也可以排出少量铁。

2. 生理功能

（1）在体内构成许多具有生物活性的功能蛋白，参与多种重要的生理活动。

（2）与红细胞的形成和成熟有关，可维持人体正常造血功能。

（3）铁是血红蛋白、肌红蛋白、细胞色素及呼吸酶的组成部分，参与体内氧的运送和组织呼吸过程。

（4）与维持正常免疫功能有关，可增强机体的抗感染能力。

（5）与脂质抗过氧化有关，还可参与维生素 A 的转化、嘌呤与胶原的合成、脂类转运和药物在肝脏的解毒等过程。

3. 缺乏与过量

当人体铁供给量不足或利用率降低以及出现生长突增、月经丢失、疾病等情况而铁需要量增大时，可发生铁缺乏，多见于婴幼儿、学龄儿童、孕妇、育龄女性及老年人。人体内铁消耗主要分三个阶段：储存铁减少期、红细胞生成缺铁期和缺铁性贫血期。铁缺乏可导致人体活动和劳动耐力降低、免疫功能和抗感染能力降低、消化道功能受影响、毛发脱落、指甲脆薄、反甲、神经精神系统异常、抗寒能力降低、月经紊乱等症状。对于儿童青少年还可导致生长发育受阻、易烦躁、注意力与记忆力调节过程障碍、学习能力降低等，尤其可损害儿童的认知能力，且在补充铁后也难以恢复。早产、出生低体重及胎儿死亡也与孕早期贫血有关。

超常规剂量的口服铁剂和反复输血可导致铁摄入过多，急性铁中毒可出现恶心、呕吐、血性腹泻、严重低血压、休克、昏迷等症状，还可造成凝血不良和代谢性酸中毒。而慢性铁中毒主要对肝脏造成损害，还可使心脏、胰、关节、脑垂体腺等受影响，还可导致某些肿瘤患病风险增加。

4. 营养状况评价

人体铁营养状况可通过检测血清铁蛋白、运铁蛋白饱和度、运铁蛋白受体、原卟啉、血红蛋白等指标进行评价。

5. 膳食参考摄入量与食物来源

中国营养学会在《中国居民膳食营养素参考摄入量（2013 版）》中提出，我国 18~49 岁成年人铁的 RNI 为：男性 12mg/d，女性 20mg/d；UL 男性和女性均为 42mg/d。

铁在食物中普遍存在，但含量通常不高，吸收率差异也较大。一般植物性食物中大豆、黑木耳、芝麻等含量丰富，但植物性食物中的铁较难被吸收。膳食铁的良好来源主要为动物肝脏、动物全血、畜禽肉类、鱼类等。乳类、蔬菜、水果含铁量较少。

（二）锌

锌在成年人体内的含量为男性 2.5g，女性 1.5g，约为铁的一半，是人体内含量第二的微量元素。95%以上的锌存在于细胞中。锌非均匀性分布于人体所有组织器官中，肝脏、骨骼肌、皮肤、毛发、指甲、视网膜、前列腺等中含量较高，血液中含量较少。人体约 60%的锌存在于肌肉中，30%存在于骨骼，不易被动用。

1. 吸收与代谢

锌的吸收主要在十二指肠和回肠，可先与小分子肽形成复合物，经主动转运机制被吸收。也有小部分在胃和大肠吸收。简单锌盐的吸收率平均为 65%，但膳食中锌的吸收利用率受多种因素影响，吸收率较低。植物性食物中含有的植酸、鞣酸和膳食纤维可干扰锌的吸收，钙的大量摄入也可减少锌的吸收。但食物中的蛋白质、维生素 D 以及氨基酸、有机酸等低分子质量配体和螯合物可促进锌的吸收。

人体内的锌主要通过粪便排出，正常情况下，约 90%摄入的锌由粪便排出，其余少量的锌可由尿液、汗液、头发中排出。

2. 生理功能

（1）具有催化功能　体内近百种酶的活性需要锌进行催化，如乙醇脱氢酶、碱性磷酸酶、羧肽酶等。

（2）具有结构功能　不仅可维持酶的结构功能，还能够结合在细胞膜含硫配基上，维持细胞膜稳定。

（3）具有调节功能　可参与金属转运因子和金属反应元素的调节系统；可对蛋白质的合成和代谢进行调节，控制免疫调节因子的分泌和产生；锌还能够对胰岛素、前列腺素、睾酮和肾上腺皮质类固醇等激素产生调节作用。

3. 缺乏与过量

膳食摄入不平衡、孕妇乳母等特殊生理需要量的增加以及腹泻、急性感染、肾病、创伤、服用某些药物都可导致锌缺乏。先天性锌吸收不良可导致肠病性肢皮炎，但较少见。通常情况下，锌缺乏首先会影响生长发育和免疫功能，常见症状有：生长发育障碍，出现早产、低体重、胎儿畸形、侏儒症、生长迟缓、矮小、瘦弱；味觉及嗅觉障碍，出现偏食、厌食或异食癖；性发育障碍与性功能低下，出现无第二性征、男性不育、妊娠异常；神经精神障碍，出现精神萎靡、嗜睡、幻觉、认知能力差；皮肤可出现干燥、皮疹、伤口愈合不良、反复性口腔溃疡；还会出现免疫功能减退、肝脾肿大、暗适应能力下降等症状。

一般情况下人体不易发生锌中毒，急性中毒可见于职业中毒、医疗中口服或静脉注射大剂量的锌或误服，可出现急性腹痛、腹泻、恶心、呕吐等症状。长期摄入过量的锌可造成贫血、免疫功能降低、铜缺乏等症状。

目前仍然缺乏敏感的、特异的锌营养状况评价指标。

4. 膳食参考摄入量与食物来源

中国营养学会在《中国居民膳食营养素参考摄入量（2013 版）》中提出，我国成年人锌的 RNI：男性为 12.5mg/d，女性为 7.5mg/d；UL 为 40mg/d。

锌在食物中普遍存在，但含量、吸收率差别较大。一般来说，锌的极好来源包括贝壳类海产品、红色肉类和动物内脏等动物蛋白含量高的食物；干酪、虾、燕麦、花生及花生酱等为良好来源。干果类、谷类胚芽和麦麸也富含锌，但是一般植物性食物锌含量较低，且易与植酸结合，谷类加工过程中也会大量丢失。蔬菜、水果锌含量很少。

（三）碘

正常成年人体内碘含量为 20~50mg，进入体液的碘主要在甲状腺富集，其余可分布在卵巢、唾液腺、生殖腺、胃壁、脑组织等处。甲状腺碘浓度可比血浆高 25 倍，含碘量随年龄、摄入量以及腺体的活动而有差异，健康成年人为 8~15mg，可满足机体 2~3 个月的需要。碘在甲状腺中以甲状腺激素和其他碘化物形式存在，甲状腺激素包括三碘甲腺原氨酸（T_3）和四碘甲腺原氨酸（T_4）。血浆中的碘主要与蛋白质结合存在。

1. 吸收与代谢

食物中的碘分为有机碘和无机碘。无机碘可在胃肠道 100% 被吸收，而除了极少量小分子有机碘可直接吸收入血外，绝大部分有机碘需要在消化道脱碘，以无机碘的形式被吸收。与脂肪酸结合的碘可不经过肝脏，直接由乳糜管吸收进入体液。人体蛋白质和能量摄入不足会影响胃肠道对碘的吸收，而消化道内过多的钙、氟、镁等也会干扰碘的吸收。

碘在正常情况下主要通过肾脏排出，排出量约占总排出量的 80% 以上。其次是通过粪便，排出量约占总排出量的 10%，主要是未被吸收的有机碘。肺和皮肤也可以排出少量碘，尤其在大量出汗时，可达到总排出量的 30%。

2. 生理功能

碘的生理功能主要是通过甲状腺激素实现。

（1）在儿童发育期，甲状腺激素可以促进骨骼和牙齿生长，促进蛋白质的合成和维生素吸收利用，活化多种酶，从而促进人体的生长发育。人体在 0~2 岁的脑发育关键期，神经系统的发育必须依赖甲状腺激素的存在，同时甲状腺激素也可以反馈调节垂体分泌激素。

（2）参与蛋白质、脂类、碳水化合物的物质代谢和能量代谢，影响人体的基础代谢率，维持和调节体温，保持正常的新陈代谢和生理活动。

（3）甲状腺激素还对人体心血管系统、消化系统、肌肉等几乎所有系统都有一定影响。

3. 缺乏与过量

土壤、饮水、食物中碘含量不足都可造成碘缺乏。机体因缺碘所导致的一系列障碍统称为碘缺乏病。人体不同生长阶段下不同程度的碘缺乏水平可产生不同的症状。一般典型症状是地方性甲状腺肿，胎儿缺碘可造成流产、死胎、先天畸形，最严重的是导致克汀病的发生。该病是甲状腺功能不足引起的不可逆性的神经损伤，患者不仅生长发育受阻，身材矮小，而且智力低下，甚至痴呆、聋哑。

人体碘过量同样可以引起甲状腺肿，此外，还可能造成甲状腺功能减退、甲状腺功能亢进、自身免疫性甲状腺疾病及甲状腺癌等。

4. 营养状况评价

人体碘营养状况可通过测量尿碘、甲状腺肿大率、促甲状腺激素、儿童生长发育指标以及智商神经功能的检测等方法来进行。

5. 膳食参考摄入量与食物来源

目前尚无证据表明成年人平均碘需要量在不同年龄和性别间有所不同。中国营养学会在《中国居民膳食营养素参考摄入量（2013版）》中提出，我国成年人碘的 RNI 为 120μg/d，孕妇和乳母需要在同龄人参考值的基础上增加 110μg/d 和 120μg/d；成年人的 UL 为 600μg/d。

人体所需的碘主要通过食物获得，占每日总摄入量的 80%～90%。饮水也可以提供少量碘。海产品是碘含量最丰富的食物来源，尤其是干海带，碘含量可高达 240mg/kg，其次是海贝类、海鱼类。但是海盐含碘量很低，尤其是精致海盐，因此很多国家采用加碘盐来预防碘缺乏。远离海洋的内陆山区或不被海风吹到的地方，食物含碘量普遍不高。陆地食物中动物性食物的含碘量高于植物性食物，蛋、奶含量相对较高，其次是肉类和淡水鱼。蔬菜和水果的碘含量最低。

（四）硒

硒在人体中的总含量差距较大，为 3～20mg，几乎存在于所有细胞和组织器官中。其浓度在肝肾中最高，但在肌肉中总量最多，占人体硒总量的一半。肌肉、肝肾和血液是硒的组织贮存库。体内的硒大部分与蛋白质结合，称为含硒蛋白。由 mRNA 上的三联密码子 UGA 编码硒半胱氨酸参入的蛋白质称为硒蛋白。

1. 吸收与代谢

硒的吸收受多种因素的影响，除机体本身的因素，食物中硒的化学形式和数量以及是否存在重金属、硫、维生素等都可能对硒的吸收利用产生影响。人体对硒的吸收主要在小肠，不同来源的硒有不同吸收方式。食物中的硒主要以硒半胱氨酸（Sec）和硒甲硫氨酸（SeMet）的形式存在，SeMet 通过主动吸收，吸收率高达 90% 以上。硒酸盐 SeO_4^{2-} 和亚硒酸盐 SeO_3^{2-} 是常用的补硒形式，分别通过主动吸收和被动吸收的方式，极易被人体吸收，吸收率可达到 80% 以上。硒在体内存在于两个代谢库。一个是硒调节代谢库，含有除了 SeMet 以外的其他形式硒；另一个是 SeMet 代谢库，只包括 SeMet，不被人体硒状态调节，是人体硒的储存库。

硒主要通过肾脏排出体外，占总排出量的 50%～60%，排出量受肾脏调节。粪便硒的排出量占总量的 40%～50%，一般较恒定。汗液和呼气也能够排出极少量的硒。

2. 生理功能

硒在人体内的生理功能主要通过硒蛋白来体现，而且受机体硒营养状态的调节。

（1）硒是体内谷胱甘肽过氧化物酶和硫氧还蛋白还原酶等抗氧化酶的重要组成部分，具有抗氧化作用。

（2）硒是碘甲腺原氨酸脱碘酶的组成部分，可调节甲状腺激素平衡。

（3）硒几乎存在于所有免疫细胞中，具有维持机体正常免疫的功能。

（4）硒可与体内汞、铅、镉结合形成金属硒复合物从而解毒和排毒。

（5）一些研究还表明，硒可能具有抗肿瘤、抗艾滋病和维持正常生育功能等作用。

3. 缺乏与过量

研究表明，克山病、大骨节病的发生与硒缺乏有关。克山病是一种地方性心肌病，主要特点是散发于心肌的多发性局灶性心肌坏死，死亡率可达 85%；大骨节病是一种地方性畸形性骨关节病。

由于硒的吸收率很高，因此在水土中硒含量较高的地区可能出现硒摄入量过高的情况。膳食中平均每天摄入 4.99mg 硒可能发生慢性中毒，中毒体征主要为头发脱落和指甲变形。

4. 营养状况评价

硒的营养状况可通过测定硒含量、谷胱甘肽过氧化物酶活性等指标而进行评价。通过土壤、水和食物中硒含量的测定，可估计人体硒营养状态；通过测定血液、头发、指甲等处的硒含量，可反映人体不同时间段的硒营养状态。

5. 膳食参考摄入量与食物来源

膳食硒需要量是以防止克山病发生为指标的最低摄入量。中国营养学会在《中国居民膳食营养素参考摄入量（2013 版）》中提出，我国成年人硒的 RNI 为 $60\mu g/d$，UL 为 $400\mu g/d$。

植物性食物中的硒含量受产地影响较大，低硒和高硒地区同一品种食物中的硒含量可相差万倍。动物性食物的硒含量也受饲料产地的影响，但由于动物机体具有调节功能，因此含量差别比植物性食物小。一般来说，动物内脏和海产品是硒的良好食物来源。

（五）铜

人体内铜含量为 50~120mg，其中 50%~70% 存在于肌肉和骨骼中，20% 存在于肝内，5%~10% 在血液中，浓度最高部位为肝、肾、心、头发和脑。人体内的铜主要以含铜蛋白的形式存在，多属于含铜氧化酶。

1. 吸收与代谢

铜主要在小肠吸收，吸收率在 12%~75%，与摄入量呈负相关，同时也受膳食中其他因素的影响，如锌、铁、钼、维生素 C、蔗糖和果糖等，但所需的量都比较高。膳食中铜含量低时，其吸收主要是主动运输，而铜含量高时主要是被动吸收。铜在体内主要以血浆铜蓝蛋白、白蛋白结合铜以及小分子结合铜的形式通过血浆运送至所需的器官。

一般情况下，铜很容易从体内排出，主要是通过胆汁到胃肠道，再随唾液、胃液、肠液回收，进入胃肠道的铜以及少量来自小肠细菌的铜一起由粪便排出。健康的人也有少量铜可经尿液、汗液排出，皮肤、指甲、头发也可排出铜。

2. 生理功能

人体内的铜通过参与形成铜蛋白和多种酶而发挥重要的生理功能。

（1）参与铁的代谢和红细胞的生成，从而维持正常的造血功能。

（2）通过赖氨酰氧化酶促进胶原蛋白和弹性蛋白的交联，进而促进结缔组织形成。

（3）通过超氧化物歧化酶、铜蓝蛋白和铜硫蛋白等含铜酶的抗氧化作用，保护机体细胞免受超氧阴离子的损伤。

（4）维护中枢系统健康、参与黑色素形成及维护毛发正常结构。此外，铜对脂质和糖代谢、免疫功能和激素分泌也有一定影响。

3. 缺乏与过量

人体铜缺乏可由先天性遗传性铜代谢紊乱引起，也与后天的饮食有关。铜缺乏的主要表现包括缺铜性贫血、心血管和中枢神经受损、结缔组织功能和骨骼健康受影响等。

人体铜中毒较少见，急性中毒主要由于误食，主要出现恶心、呕吐和腹泻等症状。慢性中毒主要见于 Wilson's 病，主要是由于肝及其他组织中铜的过量聚集，患者常见慢性肝损伤和精神损伤，还可能出现肾功能障碍以及眼、血液、骨骼病变。

4. 营养状况评价

人体铜营养状况可通过血清铜、铜蓝蛋白水平、含铜酶以及尿铜等指标来进行评价。

5. 膳食参考摄入量与食物来源

中国营养学会在《中国居民膳食营养素参考摄入量（2013 版）》中提出，我国成年人铜的 RNI 为 0.8mg/d，UL 为 8mg/d。

铜在食物中广泛存在，通常坚果、种子、牡蛎、贝类食物含量较高，是铜的良好来源，其次是动物的肝、肾以及谷类胚芽、豆类等。蔬菜和乳类含铜量较低，母乳中稍高。

（六）钼

钼存在于人体各个组织中，成年人体内总量约为 9mg，在肾、肝、小肠中的浓度相对较高。钼在人体内的主要存在形式是钼酶，血液和尿液中的钼主要以钼酸盐形式存在。血液中的钼大部分被肝肾摄取，在肝脏中一部分转化为钼酶，另一部分以含钼的辅基储存于肝脏中。

1. 吸收与代谢

食物和饮水中的钼一般极易被胃肠道吸收，经口摄入的可溶性钼酸铵有 88%～93% 可被吸收。钼被吸收后大部分与蛋白质结合被运送至所需部位。膳食中的铜和硫酸盐可影响钼的吸收。人体内的钼主要以钼酸盐的形式通过肾脏排泄，且排出量随摄入量的增多而增多。少量的钼也会随粪便排出。

2. 生理功能

人体内的钼主要通过几种钼金属酶而发挥其生理功能，如黄嘌呤氧化酶催化次黄嘌呤转化为黄嘌呤，进而转化为尿酸；醛氧化酶催化各种嘧啶、嘌呤、蝶啶及有关化合物的氧化和解毒；亚硫酸盐氧化酶催化亚硫酸盐向硫酸盐的转化。

3. 缺乏与过量

钼缺乏的症状可能在长期接受全胃肠外营养的病人以及对亚硫酸盐氧化酶的需要量增大的病人中出现，一般正常膳食条件下不会发生钼缺乏。

由于人体对钼有较强的内稳态机制，因此经口摄入钼化物不易引起中毒，只有在摄入量很大时才有可能引起生长抑制、心脏肥大、贫血、血尿酸水平升高、腹泻等中毒症状。

4. 营养状况评价

钼营养状况可通过检测血液黄嘌呤氧化酶水平、血钼和尿钼等指标进行评价。

5. 膳食参考摄入量与食物来源

中国营养学会在《中国居民膳食营养素参考摄入量（2013 版）》中提出，我国成年人钼的 RNI 为 100μg/d，UL 为 900μg/d。

钼在食物中广泛存在，谷类、干豆类和坚果是钼的良好来源，动物肝、肾含量最丰富，蔬菜、水果和海产品中含量较低。

（七）铬

铬在自然界有二价、三价和六价，天然食物和生物体内均为三价铬。人体内的铬总量为 6～7mg，分布很广，但含量都很低，主要分布在肝、肾、软组织和骨骼。铬在人体内的含量随年龄的增加而逐渐减少。

1. 吸收与代谢

人体可通过消化道、呼吸道、皮肤及黏膜来吸收铬，但吸收率很低，且有机铬比无机铬易吸收。膳食中铬含量较高时，其吸收率降低，且不同膳食成分可影响铬的吸收，如高糖膳食可增加铬的丢失，维生素 C 能促进铬的吸收。三价铬不能穿过细胞膜，需在血浆中与 α-球蛋白结合，由转铁蛋白运送到组织中。人体吸收的铬多由粪便排出，尿中也有少量排出。

2. 生理功能

（1）作为体内葡萄糖耐量因子的组成成分，可参与糖代谢的调节，加强胰岛素的作用，从而增加机体对葡萄糖的耐受和利用。

（2）调节蛋白质代谢，促进生长发育。

（3）可能对稳定血清胆固醇的内环境有一定作用。

3. 缺乏与过量

人体铬缺乏的原因主要是摄入不足或消耗过多。人体铬主要来自饮食，且吸收率较低，食物和饮水中铬的含量降低，会导致人体铬缺失。此外，当机体处于不同类型的应激状态如剧烈运动、哺乳、感染、外伤时，铬的排出量也会增加。

食物中的铬多为三价铬，口服毒性很低。工业生产中可接触六价铬引起中毒，且毒性较大。

目前铬的营养状况评价缺乏可靠的指标，仅能参考摄入量、病史及临床表现。

4. 膳食参考摄入量与食物来源

中国营养学会在《中国居民膳食营养素参考摄入量（2013版）》中提出，我国成年人铬的 AI 为 30μg/d，暂不制定 UL。

铬在食物中广泛存在，但含量较低。谷类、肉类和鱼贝类是膳食铬的主要来源，坚果类和豆类的含量也较多。薯类、蔬菜及水果中含量较低。食物的精制加工可使铬丢失。

（八）钴

钴是人体必需的微量元素之一，一般成年人体内总含量为 1.1~1.5mg，14% 分布于骨骼，43% 分布于肌肉，其他分布于各种软组织中。

1. 吸收与代谢

钴在小肠上部吸收，与铁共用一个运载通道，在血浆中附着在白蛋白上。人体对钴的吸收率为 5%~45%，可受摄入水平和膳食因素的影响，如铁缺乏可促进钴的吸收。人体内的钴主要通过尿液、粪便、胆汁、汗液、头发等途径排出，体内一般不蓄积。

2. 生理功能

人体内的钴主要通过参与构成维生素 B_{12} 来发挥生理功能。无机钴还具有刺激红细胞生成的作用。此外，钴还可能对甲状腺的功能有一定作用。

3. 缺乏与过量

一般人体不会出现钴缺乏。在经常注射钴或暴露于过量钴的环境下可引起钴中毒，可能出现头晕、恶心、呕吐、四肢感觉异常、视力听力受损等情况。

4. 膳食参考摄入量与食物来源

由于缺乏有关钴的 DRIs 的研究，因此我国对钴的 DRIs 暂不进行修订。

食物中蘑菇、甜菜、卷心菜、洋葱、萝卜、菠菜、西红柿、无花果、荞麦、谷类等含钴量较高。

（九）锰

锰是人体可能必需的微量元素，体内含量很低，成年人体内总量为 10~20mg。锰分布于人体各种组织和体液中，骨骼、脑、肝、肾、胰中浓度较高。人体内的锰主要储存在骨骼中。

1. 吸收与代谢

人体吸收锰的部位主要在小肠，吸收缓慢而不完全，吸收率较低，吸收程度取决于胃液酸度和锰化合物的溶解度。膳食中影响锰吸收的因素很多，缺铁可促进人体对锰的吸收，食物中的植酸盐、纤维、钙、磷也可影响锰的吸收。人体吸收的锰经肠道排泄的速度很快，主要通过粪便排出，还可以通过汗液、指甲、胎盘、月经失血等途径丢失。

2. 生理功能

锰在人体内主要通过组成精氨酸酶、丙酮酸羧化酶和锰超氧化物歧化酶等含锰的金属酶和激活转葡萄糖苷酶、磷酸烯醇式丙酮酸羧基激酶、木糖转移酶以及一些其他氧化还原酶、裂解酶、水解酶、脱羧酶、转移酶等重要的酶来发挥生理功能。

3. 缺乏与过量

一般正常膳食条件下很少出现锰缺乏，但对摄入合成膳食或接受全胃肠外营养且未添加锰的人，可出现皮炎、低胆固醇血症等症状。此外，还有研究表明锰缺乏可能与关节疾病、先天畸形、骨质疏松等有关。

一些特殊职业导致的吸入性锰中毒是人体内锰过量导致神经毒性的主要原因，可出现运动机能下降、烦躁、颤抖、失眠、反应迟钝、肢体麻木、记忆力下降等症状。此外，饮水中锰含量过量以及长期全肠外营养或慢性肝功能障碍、肾功能衰竭等也可造成锰中毒。

目前没有可靠的生物学标志物可评价锰的营养状况，可适当参考血锰和尿锰含量。

4. 膳食参考摄入量与食物来源

根据国内外相关研究资料，中国营养学会在《中国居民膳食营养素参考摄入量（2013 版）》中提出，我国成年人锰的 AI 为 4.5mg/d，UL 为 11mg/d。

锰在各种食物中普遍存在，一般植物性食物中含量较丰富，尤其谷类、坚果类、叶菜类和豆制品等食物，茶叶内锰的含量最丰富。

（十）氟

氟是人体必需的微量元素，成年人体内含量约为 0.007%，其中约 99% 以无机盐的形式存在于骨骼和牙齿的钙化组织中，其余广泛分布于各种软组织中。

1. 吸收与代谢

氟可以通过呼吸道和皮肤等途径进入人体，但在一般情况下主要在胃部吸收，且吸收快、吸收率高。饮水中的氟可完全吸收，食物中氟的吸收率为 75%~90%，吸收机制主要是通过被动扩散。膳食因素可影响氟的吸收，如钙、镁、铝、蛋白质和维生素 C 等可产生抑制作用；促进胃酸分泌的因素可增加氟的吸收速率，脂肪水平提高也可增加氟的吸收。

人体内氟的主要排泄途径是肾脏，每日摄入的氟约有 50% 通过肾脏排出，其余部分主要通过粪便排出，少量通过汗液、唾液等途径。

2. 生理功能

（1）氟进入牙齿后可被牙釉质中的羟磷灰石吸附，在牙齿表面形成一层坚硬的氟磷灰石保护层，可抗酸、抗腐蚀，也能抵抗某些酶对牙齿的损害，防止龋齿。

（2）可与骨盐（主要是羟磷灰石）结晶表面的离子进行交换，形成氟磷灰石，从而使骨质坚硬。

（3）适量的氟有利于钙和磷的利用及在骨骼中沉积，促进人体生长，维护骨骼健康。但是，氟与骨骼的结合可逆，氟可通过离子交换而动员释放。

3. 缺乏与过量

人体缺氟时，易发生龋齿和骨质疏松，而氟含量过高可引起氟中毒。长期摄入低剂量的氟可能引起氟斑牙，长期摄入高剂量的氟则有可能引起氟骨症。此外，氟中毒还有可能影响到中枢神经、内分泌和生殖等多个系统。

4. 营养状况评价

人体氟营养状态评价可运用血氟和尿氟含量等指标，不仅可以反映人体内氟负荷，也可衡量一个地区人群氟摄入水平以及诊断地方性氟中毒。

5. 膳食参考摄入量与食物来源

我国高氟水、高氟土壤地区较多，是氟病高发地区。根据我国实际情况和国外有关资料，中国营养学会在《中国居民膳食营养素参考摄入量（2013 版）》中提出，我国成年人氟的 AI 为 1.5mg/d，UL 为 3.5mg/d。

氟的食物来源较广。由于生物富集作用，一般动物性食物的含量高于植物性食物，海洋动物中的含量高于淡水及陆地的食物。茶、婴儿食用的谷类、鸡肉、鱼及海产品含氟量较高。饮水也是氟的一个来源。

第六节　维　生　素

维生素是维持人体正常生命活动不可缺少的一类有机化合物。若由于膳食供给不足、抗维生素化合物的存在、人体吸收利用率降低或机体的需要量增加等因素而导致某种维生素长期缺乏或不足，可能引发严重的维生素缺乏症。根据溶解性的不同，维生素可分为脂溶性维生素和水溶性维生素。各种维生素具有不同的性质与生理功能，但也具有共同的特点：①维生素或其前体天然存在于食物中，一般不能在人体内合成（维生素D除外）或合成量太少，但没有某种天然食物含有人体所需的全部维生素；②人体对维生素的需要量很少，但其对维持机体正常生理功能具有重要作用，不可缺少；③维生素既不参与机体组成，也不提供能量。

一、脂溶性维生素

脂溶性维生素包括维生素A、维生素D、维生素E和维生素K。脂溶性维生素可溶于脂肪或脂溶剂，不溶于水，需要与脂肪一起通过淋巴系统吸收，在人体内大部分储存脂肪组织，不能从尿液排出，极少量可随胆汁排出，过量摄入可引起中毒，人体短期内一般不易引起缺乏。

（一）维生素A

维生素A又名视黄醇，包括所有具有视黄醇生物活性的一类化合物。这些化合物可分为两类：类视黄醇和类胡萝卜素。前者是动物性食物中含有的视黄醇及其代谢产物或具有相似结构的合成类似物，视黄醇是维生素A的最主要代表，在体内可被氧化为视黄醛，进一步氧化还可生成视黄酸；后者是维生素A原，是一类来自植物性食物的在体内可转化为视黄醇的物质，其中最具维生素A生物活性的是β-胡萝卜素，其吸收利用率约为维生素A的六分之一。

维生素A在高温和碱性条件下较稳定，一般不会被烹调或加工过程破坏。但是维生素A极易被氧化，高温、氧气、紫外线和金属离子都会加速其氧化破坏。油脂酸败也会使其含有的维生素A受到破坏。此外脱水食物中的维生素A和维生素A原也更易氧化。因此，含有维生素A的食物最好在低温、避光、隔绝氧气的条件下保存，如果食物中含有磷脂、维生素E、维生素C或其他抗氧化剂也可提高维生素A的稳定性。

1. 吸收与代谢

食物中类视黄醇的吸收由小肠细胞刷状缘上的特异性视黄醇转运蛋白促进，为耗能的主动吸收过程。在肠黏膜细胞内游离的视黄醇或视黄酸被包裹进乳糜微粒，通过淋巴系统运送至肝脏储存。肠道对维生素A的吸收率较高，为70%~90%。类胡萝卜素也在小肠进行吸收，通过形成乳糜微粒由淋巴系统进入体循环，进而在肝脏储存。进入肠黏膜细胞内的维生素A原类胡萝卜素，可部分转化为类视黄醇，部分完整地进入淋巴循环，也有部分转化为其他分子或保留在肠细胞内。无论是膳食来源的视黄醇还是维生素A原转化成的视黄醇，都主要以视黄酰酯的形式进入淋巴系统。

人体内的维生素A主要以视黄酰酯的形式储存在肝脏，占总量的90%~95%，少量存在于脂肪组织或在外周组织发挥活性功能。

2. 生理功能

（1）维持正常暗视觉功能　人体视网膜上的杆状细胞含有由11-顺式视黄醛与视蛋白结合形成的视紫红质。视紫红质对暗光敏感，是维持暗视觉的必需物质。遇到光时，11-顺式视黄醛与视蛋白分离并生成全反式视黄醛，同时产生视觉电信号。全反式视黄醛可还原为全反式视黄醇并进一步转化为11-顺式视黄醛，继续合成视紫红质，但这一过程中也有部分视黄醇被排出体外。因此，保证维生素A的供应可维持暗视觉。

（2）维护皮肤黏膜完整性　维生素A可调节糖蛋白合成，进而维持上皮细胞的细胞膜稳定性和完整性，保证上皮组织正常功能。

（3）维持和促进免疫功能　维生素A通过调节靶基因，对细胞免疫功能以及抗体和淋巴因子的形成具有促进作用。

（4）促进生长发育，维护生殖功能　维生素A可调控人体细胞增殖和分化，参与软骨内成骨。

此外，维生素A在改善贫血症状、维持骨代谢、抗肿瘤等方面也有一定作用。

3. 缺乏与过量

维生素A缺乏，可影响人体的暗视觉，严重时出现夜盲症；可能出现上皮组织干燥，进而导致细胞角化，影响全身各处上皮细胞，最早是眼睛的角膜、结膜和泪腺上皮细胞受影响，出现干眼症等症状，皮肤、呼吸道、消化道、泌尿系统和生殖系统黏膜也会受影响，出现毛囊角化、食欲减退、抗病能力降低等症状；可使免疫细胞内视黄酸受体的表达相应下降，从而影响免疫功能；不仅可能影响胚胎发育和人体的生长发育，也可能影响男性生殖功能。

急性维生素 A 过量可导致恶心、头痛、呕吐、视力模糊、肌肉不协调、严重皮疹等症状。慢性维生素 A 过量可出现中枢神经系统紊乱性症状、肝脏纤维化、腹水和皮肤损伤等。过量维生素 A 还有可能导致出生缺陷、增加心血管疾病风险。类胡萝卜素吸收率较低，正常情况下不会发生过量危险，但摄入过多 β-胡萝卜素时可能引发胡萝卜素血症，导致皮肤发黄，在停止食用数天或数周后可逐渐改善。

4. 营养状况评价

维生素 A 的营养状况评价可通过膳食调查、体格检查和生化检验等方式进行，常用指标主要为膳食摄入量、血浆维生素 A 浓度、视黄醇结合蛋白浓度、眼结膜上皮细胞检查和暗适应检查等。

5. 膳食参考摄入量与食物来源

我国居民膳食维生素 A 的主要来源是类胡萝卜素。食物中维生素 A 的活性最初采用国际单位（IU）来表示，之后考虑到食物中 β-胡萝卜素和其他维生素 A 原类胡萝卜素的低吸收和转化率，提出了视黄醇当量（retinol equivalent，RE）的概念，但这一概念也有可能高估维生素 A 原类胡萝卜素的维生素 A 贡献。因此，国际上在制定维生素 A 膳食参考摄入量时，提出用视黄醇活性当量（retinol activity equivalents，RAE）来评估膳食维生素 A 活性。

μgRAE＝动物性食物维生素 A 活性（IU）/3.33＝植物性食物维生素 A 活性（IU）/20。

根据不同来源维生素 A 的不同活性，膳食 RAE 的计算方法如式 3-15 所示。

$$RAE＝膳食或补充剂来源全反式视黄醇（\mu g）+1/2 补充剂纯品全反式 \beta-胡萝卜素（\mu g）+$$
$$1/12 膳食全反式 \beta-胡萝卜素（\mu g）+1/24 其他膳食维生素 A 原类胡萝卜素（\mu g） \quad (3-13)$$

中国营养学会在《中国居民膳食营养素参考摄入量（2013 版）》中提出，我国成年人膳食维生素 A 的 RNI 分别为：男性 800μgRAE/d，女性 700μgRAE/d；UL 为 3000μgRAE/d。

类视黄醇主要来源于各种动物肝脏和其他脏器类肉品以及蛋黄、鱼油、奶油和乳制品。维生素 A 原类胡萝卜素主要来源于各种红、黄、绿色的蔬菜，如菠菜、胡萝卜、红心甘薯、辣椒、羽衣甘蓝、西蓝花、南瓜，以及杏、柿子等水果。

（二）维生素 D

维生素 D 是类固醇的衍生物，具有维生素 D 活性的化合物约 10 种，但最主要的是维生素 D_2（麦角骨化醇）和维生素 D_3（胆钙化醇），二者作用机制基本相同，可统称为维生素 D。植物中的麦角固醇是维生素 D_2 原，可在紫外线照射下转化为维生素 D_2。人体皮肤表皮或真皮中的 7-脱氢胆固醇是维生素 D_3 原，在日光中紫外线照射下可转变为维生素 D_3。

维生素 D 溶于脂肪或脂溶剂，对热和碱稳定，对光和酸不稳定，抗氧化剂对其具有保护作用。

人体内的维生素 D 主要储存在脂肪组织和骨骼肌中，但在肝脏、大脑、皮肤等各处有分布。人体内的维生素 D 约有一半是以其代谢产物形式存在，其生理活性也主要通过代谢产物来实现。

1. 吸收与代谢

胆汁可促进维生素 D 的吸收，主要以被动吸收的方式在小肠进行，其中回肠的吸收量最大。进入肠黏膜细胞内的维生素 D 大部分与乳糜微粒结合进入淋巴系统。乳糜微粒可直接或在其降解的过程中与血浆中蛋白质结合，未与蛋白质结合的维生素 D 则随乳糜微粒进入肝脏。皮肤生成的维生素 D_3 也可由维生素结合蛋白运送至肝脏。维生素 D 在肝脏内可经羟化转变为 25-（OH）D，通过结合蛋白运送至肾脏，经羟化酶作用进一步转化为 1,25-（OH）$_2$D。25-（OH）D 是血液中维生素 D 的主要存在形式，1,25-（OH）$_2$D 则是维生素 D 的活化形式。

机体可通过 1,25-（OH）$_2$D、甲状旁腺激素以及血清钙和磷的浓度来控制肾脏中羟化酶的活性，从而对维生素 D 的代谢进行调控。

维生素 D 的分解代谢主要在肝脏进行，代谢产物大多通过粪便排出，少量从尿液排出。

2. 生理功能

（1）维持血液钙和磷浓度稳定。当血液钙磷浓度降低时，甲状旁腺激素分泌增多，促进 $1,25-(OH)_2D$ 浓度升高。$1,25-(OH)_2D$ 一方面可在小肠黏膜细胞处诱发钙结合蛋白的形成，促进钙的转运，也可激发肠道对磷的转运，促进肠道对钙、磷的吸收；另一方面，$1,25-(OH)_2D$ 可促进骨吸收，使钙、磷溶解进血液，提高血液钙和磷浓度；此外，$1,25-(OH)_2D$ 还可以促进肾脏对钙和磷的重吸收，进而提高血液钙和磷的浓度。

（2）参与调节钙转运蛋白、骨基质蛋白以及细胞周期蛋白的转录，促进体内特殊细胞的分化。

（3）发挥激素样作用，参与体内免疫调节，如诱导巨噬细胞混合和分化、抑制活化 T-淋巴细胞中白细胞介素 II 的产生等。

3. 缺乏与过量

日光照射不足、膳食摄入不足、肠道吸收障碍以及需要量增加等情况可导致维生素 D 缺乏。婴幼儿缺乏可引起佝偻病，以钙、磷代谢障碍和骨样组织钙化障碍为特征，典型骨骼病变为骨骼畸形，神经、肌肉、造血、免疫等器官功能也可能受影响。成年人缺乏可使成熟骨矿化不全，出现骨软化症和骨质疏松，尤其是妊娠和哺乳期妇女以及老年人容易发生。

一般食用天然食物不易引发维生素 D 过量的问题，但是过量摄入维生素 D 补充剂或强化食物则有中毒的风险。轻度中毒可出现食欲减退、恶心、呕吐、烦躁、嗜睡、口渴、多尿、腹泻、便秘等症状，严重时甚至可导致死亡。维生素 D 的毒性主要是由于血液中 $25-(OH)D$ 浓度升高，进而刺激肠道钙吸收和骨钙重吸收，引起高钙血症，导致心脏、肾脏、血管、肺等部位软组织钙化以及肾结石。

4. 营养状况评价

维生素 D 的营养状况可通过膳食摄入量、生化检查和体格检查等方式进行评价。血浆或血清中 $25-(OH)D$ 的浓度受机体调节较小，相对稳定，是评价个体维生素 D 营养状况最有价值的指标。

5. 膳食参考摄入量与来源

由于皮肤合成的维生素 D 受紫外线强度、光照时间、皮肤暴露面积等因素影响，因此维生素 D 需要量也较难估计。中国营养学会在《中国居民膳食营养素参考摄入量（2013 版）》中建议，我国 1~64 岁居民维生素 D 的 RNI 为 $10\mu g/d$，65 岁以上老人的 RNI 为 $15\mu g/d$；11 岁以上居民维生素 D 的 UL 为 $50\mu g/d$。

人体所需的维生素 D 主要依靠 7-脱氢胆固醇经紫外线照射转变而来，因此无论是婴儿、儿童还是成年人都应开展适量的户外活动。老年人生成维生素 D 的能力较低，且膳食来源也较少，因此更应在春、夏、秋季的早晨或下午适当多接触阳光照射。

维生素 D 的食物来源并不广泛，主要存在于动物性食物中，含脂肪高的海鱼、动物肝脏、蛋黄和奶油中含量相对较高，瘦肉和奶中含量较少。

（三）维生素 E

维生素 E 又称生育酚，是所有具有 α-生育酚活性的生育酚和三烯生育酚及其衍生物的总称。自然界中有两类共八种化合物，即 α、β、γ、δ-生育酚和 α、β、γ、δ-三烯生育酚，其中 α-生育酚是自然界中分布最广、含量最丰富、活性最高的形式。维生素 E 的不同存在形式之间生物学活性相差较大。天然存在的 α-生育酚以 RRR 异构体形式存在，维生素 E 的活性可以 RRR-α-生育酚当量（α-TE）表示，也可用国际单位 IU 表示。1mgRRR-α-生育酚定义为 1 个 α-TE 活性，即 1.49IU。食物中维生素 E 的总量可表示为：

$$膳食中总 \alpha\text{-TE （mg）}= 1\times\alpha\text{-生育酚 （mg）}+0.5\times\beta\text{-生育酚 （mg）}+0.1\times\gamma\text{-生育酚 （mg）}+$$

$$0.02\times\delta\text{-生育酚 （mg）}+0.3\times\alpha\text{-三烯生育酚 （mg）} \tag{3-14}$$

维生素 E 是橙黄色或淡黄色的油状液体，溶于脂肪或脂溶剂。维生素 E 对热和酸较稳定。在无氧条件下，维生素 E 对光、热和碱性环境较稳定；在有氧条件下，维生素 E 对氧敏感，光、热、碱性环境以及铁、铜等微量元素都可加速其氧化。

维生素 E 在脂肪组织和肾上腺中含量最高，肾脏、心脏和肝脏等处含量也较高，而红细胞中含量较低。维生素 E 在血液中分布于各种脂蛋白中。

1. 吸收与代谢

维生素 E 在小肠上部以被动方式被吸收，脂肪可促进维生素 E 的吸收。不同形式、不同来源的维生素 E 具有相似的表观吸收率，约为 40%。被吸收的维生素 E 主要与乳糜微粒结合，经淋巴系统进入肝脏。部分维生素 E 可在肝脏内参与合成低密度脂蛋白并进入血液，进而转移进其他脂蛋白或红细胞。未参与合成脂蛋白的维生素 E 可直接进入血液。

维生素 E 在体内的储存有两个库：快速转化库与缓慢转化库。前者主要包括血液、红细胞、肝脏和脾脏等，其中的维生素 E 可快速进行更新，同时在体内维生素 E 缺乏时它们所含有的维生素 E 也减少；后者可包括脂肪组织、神经组织、心脏和肌肉等，其含有的维生素 E 相对稳定。

维生素 E 在体内的代谢产物可通过胆汁或尿液排出，也可通过皮肤和肠道排出。

2. 生理功能

（1）维生素 E 具有抗氧化作用，可清除体内自由基并阻断氧化反应，保护细胞膜免受自由基损害，防止维生素 A、维生素 C 和脂蛋白中的不饱和脂肪酸等被氧化破坏，也可保护神经系统、骨骼肌、视网膜免受氧化损伤。

（2）红细胞中含有 $RRR-\alpha-$生育酚膜结合蛋白，可使 $\alpha-$生育酚特异性地结合到红细胞膜上，从而保持红细胞的完整性，预防溶血。

（3）维生素 E 可维持 T 淋巴细胞的免疫功能，对不同抗原介导的体液免疫也有选择性影响，因此对维持正常免疫功能具有重要作用。

此外，维生素 E 还可调节血小板的黏附力和聚集作用，保护血管内皮，对预防心血管疾病有一定作用。同时，维生素 E 对哺乳动物维持生育功能具有一定作用。

3. 缺乏与过量

一般情况下人体不会因摄入不足而导致维生素 E 缺乏，但某些特殊疾病以及脂肪吸收不良可导致人体维生素 E 缺乏，表现为红细胞脆性增加以及震颤和位感受损、平衡与协调改变、肌肉软弱和视野障碍等神经体征。早产儿体内维生素 E 含量很低，且有吸收障碍，易出现溶血性贫血；儿童神经系统对维生素 E 缺乏较敏感，有可能出现神经系统异常症状，并影响认知能力和运动发育。

维生素 E 毒性较低，长期大量摄入有可能出现头痛、极度疲乏和视觉模糊等症状。极高剂量的维生素 E 有可能与其他脂溶性维生素产生拮抗作用，也有可能使凝血机制受损从而导致出血倾向。

4. 营养状况评价

维生素 E 的营养状况可通过膳食摄入量、血浆和脂肪组织中维生素 E 含量、维生素 E 缺乏的功能损害指标以及临床缺乏症状等进行评价。

5. 膳食参考摄入量与食物来源

人体对维生素 E 的需要量可受不同年龄、不同生理阶段以及不同膳食因素等多种方面的影响。中国营养学会在《中国居民膳食营养素参考摄入量（2013 版）》中建议，我国 14 岁以上居民维生素 E 的 AI 均为 14mg $\alpha-TE/d$，乳母在同龄人的基础上增加 3mg $\alpha-TE/d$；成年人 UL 为 700mg $\alpha-TE/d$。

维生素 E 广泛存在于各种食物中。植物中可合成生育酚，绿色组织中都具有一定含量，种子中最多，因此植物油是维生素 E 的主要食物来源。不同植物油中维生素 E 的主要存在形式不一样。坚果、豆类和谷类也是维生素 E 的较好来源，禽、蛋、几乎所有绿叶蔬菜的维生素 E 含量也较高，肉类、水产、禽类、水果和其他蔬菜也含有少量维生素 E。

（四）维生素 K

维生素 K 是一类具有叶绿醌生物活性的含有 2-甲基-1，4-萘醌基团的化合物。天然来源的有两种：植物来源的维生素 K₁，也称叶绿醌，是人体维生素 K 的主要来源；由人体肠道细菌或食物中细菌合成的维生素 K₂，也称甲萘醌，存在多种化学结构。人工合成的维生素 K₃ 为 2-甲基-1，4-萘醌，是天然维生素 K 的基础结构。

天然存在的维生素 K 为黄色油状物，人工合成的为黄色结晶粉末。它们均可溶于醚、氯仿、脂肪，不溶于水，对热、水和环境氧化剂相对稳定，易被光和碱破坏。一般烹调过程损失较少。

维生素 K 在人体内更新较快，储存量非常少，进入肝脏后可迅速排出。其他器官中含量也并不高，主要富集在肾上腺、肺、肾脏、骨骼和淋巴结等处。在细胞中主要存在于内质网膜和线粒体膜等膜上。

1. 吸收与代谢

维生素 K 的吸收取决于胆汁和胰液的正常分泌，需要在二者作用下溶解于混合微团并分散于含水的肠腔中，经十二指肠和空肠吸收。食物中维生素 K 的吸收率为 40%～70%，取决于它们的来源及存在形式。吸收后的维生素 K 与乳糜微粒结合，通过淋巴循环转运至肝脏。在肝脏中，少量维生素 K 被储存或被氧化，其他被极低密度脂蛋白和低密度脂蛋白带进血液中，但血浆中的维生素 K 浓度也很低。

维生素 K₃ 的代谢和排泄很快，代谢产物主要由尿液排出，也有部分由胆汁排出。维生素 K₁ 和维生素 K₂ 的代谢速度相对慢些，代谢产物主要通过粪便排出。

2. 生理功能

（1）血液凝固的作用 血液凝固过程中的许多凝血因子，如凝血因子 Ⅱ（凝血酶原）、凝血因子 Ⅵ（转变加速因子前体）、凝血因子 Ⅸ（凝血酶激酶组分）和凝血因子 Ⅹ，以及血浆中四种抑制或刺激血液凝固的蛋白质（蛋白质 C、S、Z、M）都要依靠维生素 K 完成正常的生理功能。

（2）参与骨代谢 成骨细胞合成的骨钙素（BGP）可调节钙磷比例，促进钙盐在骨组织的沉积；骨以外的组织合成的基质 Gla 蛋白质（MGP）可将钙结合到骨的有机成分和矿物质中。维生素 K 通过参与 BGP 和 MGP 的合成，进而参与骨代谢。血清 BGP 可作为评价维生素 K 营养状况的灵敏指标，也是老年妇女骨质疏松的预测指标。

此外，由于 MGP 是血管钙化的强抑制剂，因此维生素 K 还有可能与心血管健康有关。

3. 缺乏与过量

维生素 K 食物来源较广，人体自身也可以合成，因此正常成年人很少发生维生素 K 缺乏，缺乏主要是由疾病或药物治疗所导致，如胃肠道功能紊乱、肠道菌群紊乱、长期使用抗生素或抗凝剂等。缺乏的症状主要是凝血缺陷和出血。新生儿由于体内维生素 K 储存量低、母乳中维生素 K 含量不足以及自身肠道菌群还未完全建立，因此更容易发生维生素 K 缺乏性出血症。

天然来源的维生素 K₁ 和维生素 K₂ 毒性很小，一般不会对机体产生影响。但维生素 K₃ 有一定毒性，可使婴儿出现溶血性贫血、高胆红素血症和黄疸等症状。

4. 营养状况评价

维生素 K 的营养状况评价可通过病史及膳食史、体格检查和实验室检查进行，指标可包括血清维生素 K 浓度、凝血试验、脱羧性血清维生素 K 依赖蛋白、尿 γ-谷氨酸等。

5. 膳食参考摄入量与食物来源

中国营养学会在《中国居民膳食营养素参考摄入量（2013 版）》中建议，我国成年人维生素 K 的 AI 为 80μg/d。

维生素 K 的食物来源较广，一般绿色蔬菜的含量最丰富，且绿色越深含量越高，是最好的食物来源。一些植物油、蛋黄、动物肝脏的维生素 K 含量也较丰富。

二、水溶性维生素

水溶性维生素包括维生素 C 与维生素 B₁、维生素 B₂、维生素 B₆、维生素 B₁₂、烟酸、叶酸、泛酸和生物素等。水溶性维生素溶于水，不溶于脂肪及脂溶剂，一般在肠道吸收进入血液系统，在体内几乎无储存，满足机体需要后的剩余量可通过尿液排出，缺乏症状出现较快，一般不会引起蓄积中毒，营养状况常用血和/或尿中含量进行评价。

（一）维生素 C

维生素 C 又称抗坏血酸，是一种含有 6 个碳原子的多羟基化合物，具有有机酸的性质。维生素 C 易氧化脱氢形成脱氢型维生素 C，仍具有生物活性。维生素 C 易溶于水，具有强还原性，在酸性环境下稳定，在氧、热、光和碱性环境不稳定，尤其是存在氧化酶和痕量铜、铁等金属离子时，可促进其氧化。

人体中的维生素 C 可分布于所有水溶性结构中，垂体中浓度最高，血浆和唾液中含量最低。人体可储存少量维生素 C，大部分在细胞内。健康人体内维生素 C 含量一般在 1.2~2g，最多可达 3g。

1. 吸收与代谢

人体自身不能合成维生素 C，食物中的维生素 C 主要在小肠上部以主动转运的方式吸收，少量通过被动扩散。维生素 C 的吸收率与摄入量有关，摄入量为 30~60mg 时，吸收率可达到 100%，之后吸收率随着摄入量的增加而减少。吸收后的维生素 C 储存在细胞内，不同细胞内的浓度差别较大。人体内大部分维生素 C 及其代谢产物可随尿液排出，少部分可由汗液和粪便排出。尿液排出的维生素 C 量与摄入量、血液中饱和程度等因素有关，摄入量过高时，吸收的维生素 C 甚至可能全部排出。

2. 生理功能

（1）参与羟化反应　羟化反应是体内重要的代谢过程，维生素 C 在多种羟化反应中都具有重要作用，如帮助赖氨酸和脯氨酸羟化，参与胶原蛋白的合成；促进胆固醇转化为胆汁酸的羟化反应；协助合成神经递质 5-羟色胺和去甲肾上腺素等物质。

（2）具有抗氧化作用　维生素 C 是一种强还原剂，具有抗氧化作用，可清除体内自由基，参与多种氧化还原过程，如参与半胱氨酸生成，促进抗体形成；保护二价铁的还原态，促进其吸收；促进具有生物活性的四氢叶酸的形成；维持巯基酶的活性；与其他抗氧化剂协同作用。

此外，维生素 C 还在人体的解毒、预防癌症等方面具有一定作用。

3. 缺乏与过量

摄入不足或身体处于感染、烧伤、高温、吸烟、摄入某些药品的应激状态时，有可能导致维生素 C 缺乏，引发维生素 C 缺乏病。早期可能出现轻度疲劳、全身乏力、皮肤出现瘀点等。若长期缺乏，有可能引起坏血病，人体胶原合成障碍，出现出血、牙龈炎、骨骼病变与骨质疏松等症状。

一般情况下维生素 C 毒性较小，但摄入量过多也会产生不良影响。如摄入量较高可能导致尿酸、草酸盐等排出量增加，易引起泌尿系统结石；每日摄入量超过 2g 可能出现恶心、腹泻、铁吸收过度等症状。

4. 营养状况评价

维生素 C 的营养状况可通过膳食调查、临床检查以及测定血液（血浆、白细胞）和尿液中维生素 C 含量等方法来进行评价。

5. 膳食参考摄入量与食物来源

中国营养学会在《中国居民膳食营养素参考摄入量（2013 版）》中建议，我国成年人维生素 C 的 RNI 为 100mg/d，PI 为 200mg/d，UL 为 2000mg/d。

维生素 C 广泛存在于蔬菜、水果中。蔬菜中的辣椒、甜椒、芥蓝、菜花、苦瓜、菠菜、马铃薯等含量较高水果中刺梨、酸枣、鲜枣、沙棘、猕猴桃、红果、柑橘、柠檬等含量较高。动物性食物中仅肝和肾含有少量，肉、鱼、禽、蛋和奶中含量较少。

（二）维生素 B₁

维生素 B₁ 由嘧啶和噻唑环通过亚甲基连接而成，因为分子中含有硫和胺，因此也被称为硫胺素，又称抗脚气病因子、抗神经炎因子。维生素 B_1 易溶于水，微溶于乙醇，不溶于其他有机溶剂，在固态和酸性水溶液条件下比较稳定，耐加热。对光和氧也比较稳定。但在碱性环境极不稳定，易被氧化失活，不耐热。

正常成年人体内维生素 B_1 的含量约为 30mg，其中约有 50% 存在于肌肉中，心脏、肝脏、肾脏和脑组织中含量较高。硫胺素与三磷酸腺苷（ATP）可经酶催化形成焦磷酸硫胺素（TPP），其含量约为维生素 B_1 总量的 80%；TPP 经水解形成单磷酸硫胺素（TMP），TPP 与 ATP 经酶催化形成三磷酸硫胺素（TTP），其含量约为维生素 B_1 总量的 10%。

1. 吸收与代谢

维生素 B_1 主要在空肠和回肠吸收，浓度较低时为主动吸收，浓度较高时为被动扩散。过量饮酒、饮茶以及叶酸缺乏可导致其吸收障碍。进入小肠细胞的维生素 B_1 被磷酸化为 TPP、TTP 和 TMP 后进入肝脏，进而通过血液转运到人体所需部位。人体内的维生素 B_1 及其代谢产物主要通过尿液排出，多为游离型，肾脏无重吸收。

2. 生理功能

（1）构成辅酶　TPP 作为维生素 B_1 的活性形式，在体内构成 α-酮酸脱氢酶体系和转酮醇酶的辅酶，参与细胞的能量代谢过程，对于心肌的能量代谢尤为重要。

（2）促进胃肠道蠕动　人体内的乙酰胆碱可促进肠道蠕动，但胆碱酯酶可将其水解，导致胃肠道蠕动减缓，食欲减退。维生素 B_1 可抑制胆碱酯酶的活性，维护胃肠道的正常蠕动。

（3）维持神经组织的正常功能　人体神经组织细胞的线粒体和细胞膜上存在较多 TPP，可维持正常的钠离子通道功能，进而维持神经组织的正常功能。

3. 缺乏与过量

不良的饮食习惯导致摄入不足、机体的需要量增加以及机体的吸收利用产生障碍，都可能导致维生素 B_1 的缺乏。维生素 B_1 缺乏导致的疾病为脚气病，主要表现为神经-血管系统损伤，可分为婴儿脚气病、干性脚气病、湿性脚气病和混合型脚气病。

因为过量摄入的维生素 B_1 可通过肾脏排出，因此一般不会出现中毒症状。

4. 营养状况评价

维生素 B_1 的营养状况可通过膳食调查以及尿中维生素 B_1 排出量、红细胞转酮醇酶活性系数、血液中维生素 B_1 含量等指标来进行评价。

5. 膳食参考摄入量与食物来源

中国营养学会在《中国居民膳食营养素参考摄入量（2013 版）》中建议，我国成年人维生素 B_1 的 RNI 为男性 1.4mg/d，女性 1.2mg/d。

维生素 B_1 广泛存在于天然食物中，谷类、鲜豆类和坚果类含量丰富，但谷类的精制加工会使种子的外皮和胚芽中的维生素 B_1 丢失。瘦肉和动物肝脏中的含量也较丰富，是良好的食物来源。鱼类、鲜豆类以外的蔬菜以及水果中含量较少。

（三）维生素 B_2

维生素 B_2 又称核黄素，是带有核糖醇侧链的异咯嗪衍生物，在自然界中主要以黄素单核苷酸（FMN）和黄素腺嘌呤二核苷酸（FAD）辅酶形式与蛋白质结合。维生素 B_2 在水中溶解度较低，中性或酸性溶液中对热较稳定，在碱性溶液中加热容易被破坏。游离型核黄素对光敏感，易被紫外线破坏。

人体内肝、肾和心脏等处的结合型维生素 B_2 浓度较高，视网膜、尿液等处主要为游离型维生素 B_2。

1. 吸收与代谢

食物中的 FMN 和 FAD 在胃酸的作用下与蛋白质分离，游离型的维生素 B_2 在小肠上端以主动转运形式被吸收，大肠也可吸收小部分维生素 B_2。进入血液的维生素 B_2 与蛋白质结合运输，并通过特殊的载体蛋白进入细胞。在细胞内，部分维生素 B_2 可再次转化为 FMN，大部分则转化为 FAD，发挥相应的辅酶作用。维生素 B_2 的吸收量与摄入量成正比，胃酸和胆汁酸盐可促进其吸收，而酒精、咖啡因、糖精、氢氧化铁、氢氧化镁以及铜、锌、铁离子等可影响其吸收。

人体对维生素 B_2 的储存很少，过量摄入主要通过尿液排出，正常成年人膳食摄入的维生素 B_2 有 60%～70% 可从尿液排出。此外，少量维生素 B_2 也可通过汗液排出。

2. 生理功能

（1）维生素 B_2 在体内形成的 FMN 和 FAD 作为辅酶可与多种酶结合形成黄素蛋白，参与氨基酸、脂肪和碳水化合物代谢以及能量生成和多种氧化还原反应。

（2）皮肤黏膜损伤后的细胞再生需要维生素 B_2，它可以参与细胞的正常生长，维持皮肤完整性。

（3）参与色氨酸转化为烟酸、维生素 B_6 转化为磷酸吡哆醛的过程。

（4）作为谷胱甘肽还原酶的辅酶，参与体内抗氧化过程；作为甲基四氢叶酸还原酶的辅酶，参与同型半胱氨酸代谢。

（5）与细胞色素 P450 结合，参与药物代谢。

（6）参与骨骼中红细胞的生成并促进铁的吸收和代谢，对预防缺铁性贫血有一定作用。

此外，还可参与肾上腺皮质激素的产生，并与视网膜对光的感应有关。

3. 缺乏与过量

维生素 B_2 缺乏的原因主要为食物供应不足、加工烹调损失、胃肠道功能紊乱以及一些疾病、药物的影响。维生素 B_2 缺乏主要可引起上皮损害，造成脂溢性皮炎、脂溢性脱发、轻度弥漫性上皮角化以及神经紊乱等，导致"口腔生殖系统综合征"，出现唇炎、口角炎、舌炎、皮炎、阴囊皮炎以及角膜血管增生等症状。同时，维生素 B_2 缺乏还可能引起烟酸和维生素 B_6 的缺乏，血液中同型半胱氨酸增加，对铁的吸收造成影响，有可能引发继发缺铁性贫血，甚至还有可能引起免疫功能低下和胎儿畸形。

由于维生素 B_2 的吸收率不高，过量吸收的也会很快通过尿液排出体外，因此尚无过量摄入产生毒性的报道。

4. 营养状况评价

人体维生素 B_2 的营养状况评价可通过膳食调查、体格检查和化学检测等方法，常用尿样中维生素 B_2 含量、尿负荷试验、红细胞或全血谷胱甘肽还原酶活性系数、红细胞维生素 B_2 类物质含量等指标进行评价。

5. 膳食参考摄入量与食物来源

中国营养学会在《中国居民膳食营养素参考摄入量（2013 版）》中建议，我国成年人维生素 B_2 的 RNI 为男性 1.4mg/d，女性 1.2mg/d。

维生素 B_2 广泛存在于食物中，动物内脏、肉类、蛋类、乳类、谷类和坚果类中含量丰富，绿叶蔬菜中维生素 B_2 的含量比其他蔬菜高，谷类和蔬菜是维生素 B_2 的主要来源，但谷类的精制加工及烹饪可使维生素 B_2 丢失或破坏。

（四）维生素 B_6

维生素 B_6 是吡啶的衍生物，生物体内有三种活性形式：吡哆醇（PN）、吡哆醛（PL）和吡哆胺（PM），三者可相互转化。PN 主要存在于植物性食物中，动物性食物中主要是 PL 和 PM。

维生素 B_6 易溶于水和乙醇，在空气和酸性介质中稳定，但在碱性条件下对热不稳定，易被破坏。在水溶液中维生素 B_6 对光敏感，易被紫外线分解。

维生素 B_6 在肝脏、红细胞等组织中可被磷酸化，形成磷酸吡哆醇（PNP）、磷酸吡哆醛（PLP）和磷酸吡哆胺（PMP）。血液中的维生素 B_6 主要以磷酸吡哆醛（PLP）的形式存在，在组织中维生素 B_6 以 PLP 的形式与多种蛋白质结合并储存。人体内的维生素 B_6 有 75%～80% 储存于肌肉中。

1. 吸收与代谢

维生素 B_6 主要以被动扩散形式在空肠和回肠被吸收，非磷酸化的维生素 B_6 在肝脏内被转化为磷酸化形式，进而发挥不同生理功能。PL 和 PLP 在肝脏中代谢为 4-吡哆酸，是人体维生素 B_6 的主要排泄形式，可经过尿液排出体外，约占尿中维生素 B_6 的一半。维生素 B_6 大量摄入时，多以原型从尿液中排出。少量维生素 B_6 也可通过粪便排泄。

2. 生理功能

（1）参与氨基酸的代谢　维生素 B_6 可参与构成氨基酸代谢中所需的转氨酶、脱羧酶、脱水酶、异构酶等多种酶。

（2）参与糖原和脂肪代谢　人体内糖原的转化、亚油酸合成花生四烯酸以及胆固醇的合成与转运都离不开维生素 B_6。

（3）参与一碳单位的代谢　维生素 B_6 是人体内叶酸代谢、同型半胱氨酸代谢过程中的重要辅酶，缺乏可能引起巨幼红细胞贫血和高同型半胱氨酸血症等。

（4）色氨酸转化为烟酸的过程中需要 PLP 的酶促反应，维生素 B_6 参与烟酸的形成。

（5）参与调节 5-羟色胺、去甲肾上腺素、γ-氨基丁酸等神经递质的合成和代谢。

此外，维生素 B_6 还可参与造血、促进抗体合成等多种生理过程。

3. 缺乏与过量

维生素 B_6 在食物中广泛存在，原发性、单纯的缺乏并不常见。缺乏的典型症状是脂溢性皮炎、小细胞贫血、癫痫样惊厥、忧郁和神经错乱等，同时还有可能对免疫功能、消化功能造成影响。

一般从食物中摄取大量维生素 B_6 不易产生中毒反应，但长期大剂量服用补充剂有可能引起感觉神经异常，也可能导致血小板聚集和血栓。

4. 营养状况评价

维生素 B_6 的营养状况除了可以通过膳食调查法评价，也可以通过直接检测血浆、血细胞或尿液中维生素 B_6 含量或间接检测其代谢产物或相关酶类的活性等方式进行评价。

5. 膳食参考摄入量与食物来源

中国营养学会在《中国居民膳食营养素参考摄入量（2013 版）》中建议，我国 18~49 岁成年人维生素 B_6 的 RNI 为 1.4mg/d，50 岁以上成年人的 RNI 为 1.6mg/d；成年人的 UL 为 60mg/d。

维生素 B_6 广泛存在于各种食物中，坚果、鱼类、畜禽肉类、豆类和肝脏类含量较高，水果、蔬菜含量相对较低。动物性食物来源的维生素 B_6 比植物性食物来源的易吸收，利用率高。

（五）维生素 B_{12}

维生素 B_{12} 又称钴胺素，是一组含钴的类咕啉化合物，其药用形式氰钴胺分子中的氰基（CN）可由不同基团代替，成为不同类型的钴胺素。维生素 B_{12} 含钴，呈红色，可溶于水，在强酸和碱性溶液中不稳定。遇热有一定程度的破坏，遇强光或紫外线容易破坏。

人体内维生素 B_{12} 的储存量为 2~3mg，主要储存在肝脏中。

1. 吸收与代谢

食物中与蛋白质结合的维生素 B_{12} 可在胃酸、胃蛋白酶和胰蛋白酶的作用下释放出游离钴胺素。游离钴胺素与胃黏膜细胞分泌的内因子（IF）结合，形成维生素 B_{12}-IF 复合物，与回肠黏膜上皮细胞的受体结合，使维生素 B_{12} 被吸收。健康成年人维生素 B_{12} 的吸收率约为 50%，游离钙和碳酸氢盐可促进其吸收，胃酸、胰蛋白酶分泌不足或回肠疾病可降低其吸收率。进入血液的维生素 B_{12} 与钴胺传递蛋白Ⅰ、Ⅱ和Ⅲ（Tc Ⅰ、Tc Ⅱ、Tc Ⅲ）结合为维生素 B_{12} 运输蛋白，其中 Tc Ⅱ 是主要转运蛋白，可将维生素 B_{12} 转运至细胞表面有特异性受体的组织，从而进入细胞发挥生理功能。

人体每日有小部分维生素 B_{12} 可通过胆汁排进小肠，其中约有一半可被重吸收，保证体内维生素 B_{12} 的平衡。维生素 B_{12} 主要通过尿液排出，也有少量通过皮肤和肾脏排出。

2. 生理功能

维生素 B_{12} 在人体内主要以甲基 B_{12} 和辅酶 B_{12} 这两种辅酶的形式发挥生理功能。作为甲基转移酶的辅酶，可参与同型半胱氨酸转化为甲硫氨酸的过程以及胸腺嘧啶的合成。同时，维生素 B_{12} 也可参与甲基丙二酰辅酶 A 转化成琥珀酰辅酶 A 的反应。

3. 缺乏与过量

维生素 B_{12} 摄入不足、胃酸或胰蛋白酶分泌不足、患有肠道疾病以及素食者可能出现维生素 B_{12} 缺乏，可能引起巨幼红细胞贫血、高同型半胱氨酸血症以及神经系统损害等。

一般情况下，维生素 B_{12} 摄入过量很少出现中毒症状。

4. 营养状况评价

维生素 B_{12} 的营养状况可通过血清全转钴胺素 Ⅱ、血清全结合咕啉、脱氧尿嘧啶抑制试验、血清维生素 B_{12} 浓度以及血清同型半胱氨酸和甲基丙二酸等指标来进行。

5. 膳食参考摄入量与食物来源

中国营养学会在《中国居民膳食营养素参考摄入量（2013 版）》中建议，我国 14 岁以上居民维生素 B_{12} 的 RNI 为 $2.4\mu g/d$。

植物性食物基本不含维生素 B_{12}，主要存在于动物性食物中，主要来源是肉类、动物内脏、鱼、禽、贝类和蛋类。

（六）烟酸

烟酸又称维生素 PP、尼克酸和抗癞皮病因子，也被称为维生素 B_3，在体内主要以烟酰胺的形式存在。烟酸和烟酰胺都可溶于水及乙醇，不溶于乙醚，但烟酰胺的溶解度较大。二者性质稳定，在酸、碱、氧、光、加热条件下不易破坏。

人体内的烟酸主要以辅酶形式存在，肝脏中的浓度最高，血液中较少。人体可利用色氨酸生成烟酸，维生素 B_2 和维生素 B_6 对这一过程起到重要作用。

1. 吸收与代谢

食物中以辅酶形式存在的烟酸经消化过程释放出游离的烟酸和烟酰胺，于小肠吸收，并运至肝脏，在肝脏内转化为辅酶 Ⅰ 和辅酶 Ⅱ。未经代谢的部分可随血液进入相关组织并转化为辅酶形式。过量的烟酸绝大部分可在肝脏内经甲基化后随尿液排出，尿液中也有少量烟酸或烟酰胺。此外，还有少量烟酸随汗液和乳汁排出。

2. 生理功能

（1）烟酸在体内可与腺嘌呤、核糖和磷酸代谢为两种活性产物，即辅酶 Ⅰ（烟酰胺腺嘌呤二核苷酸，Co Ⅰ 或 NAD^+）和辅酶 Ⅱ（烟酰胺腺嘌呤二核苷酸磷酸，Co Ⅱ 或 $NADP^+$），二者是多种脱氢酶的辅酶，可在氧化还原反应中作为电子载体或递氢体，参与能量与氨基酸代谢。

（2）作为葡萄糖耐量因子的组成部分，调节葡萄糖的代谢。

（3）烟酸可降低血胆固醇、甘油三酯、β-脂蛋白浓度并扩张血管，保护心血管健康。

3. 缺乏与过量

烟酸缺乏可引起癞皮病。其早期症状为体重减轻、食欲不振、失眠、头疼、记忆力减退等，严重时则出现皮炎（dermatitis）、腹泻（diarrhoea）、痴呆（dementia），也称为"3D 症状"。

大量服用烟酸补充剂及强化食品以及因疾病原因大量使用烟酸治疗可出现不良反应，但一般很少见中毒反应。

4. 营养状况评价

人体烟酸的营养状况可通过营养调查以及尿中烟酸代谢产物排出量、血浆代谢产物含量、NADH/NADPH

比值等指标来进行评价。

5. 膳食参考摄入量与食物来源

因为烟酸除了可以通过食物或补充剂摄取，还可以由体内的色氨酸转化形成，60mg 色氨酸可转化为 1mg 烟酸，因此烟酸膳食参考摄入量的单位用烟酸当量（NEs）来表示。

$$烟酸当量（mgNE）= 烟酸（mg）+1/60 色氨酸（mg） \tag{3-15}$$

中国营养学会在《中国居民膳食营养素参考摄入量（2013 版）》中建议，我国 18~49 岁成年人烟酸的 RNI 为：男性 15mgNE/d，女性 12mgNE/d；UL 为 35mgNE/d。

烟酸和烟酰胺在食物中广泛存在，肝、肾、瘦畜肉、鱼和坚果中含量较丰富。乳和蛋中色氨酸较多，可转化为烟酸。谷类因精加工而使种皮中的大量烟酸损失。玉米中烟酸含量也较高，但主要以结合型存在，不易被人体利用，且色氨酸含量也较低；可用碱处理，将结合型烟酸水解为游离型，从而提高吸收利用率。

（七）叶酸

叶酸是一组与喋酰谷氨酸功能和化学结构相似的化合物，又称蝶酰谷氨酸、叶精、抗贫血因子、维生素 M、维生素 U 等，也被称为维生素 B_9。叶酸微溶于水，不溶于乙醇、乙醚，对热、光、酸性溶液不稳定，但在中性和碱性溶液中对热稳定。天然叶酸在烹调加工中损失较大，合成叶酸较稳定。叶酸在人体中主要储存于肝脏，约占总量的 50%。

1. 吸收与代谢

食物中的叶酸大多是与多个谷氨酸结合存在，进入人体后先被小肠黏膜细胞分泌的 γ-谷氨酸酰基水解酶分解为单谷氨酸叶酸才易被小肠吸收。叶酸中的谷氨酸越多，吸收率越低，一般食物中叶酸的吸收率约为 70%。叶酸在体内通过携带一碳单位形成 5-甲基四氢叶酸、亚甲基四氢叶酸等多种具有生理活性的形式，其中约 80% 叶酸以 5-甲基四氢叶酸形式存在，血液和组织液中大部分是这种形式的叶酸。大部分叶酸转运至肝脏后再次形成多谷氨酸衍生物，储存于肝脏。维生素 C、葡萄糖和锌等可促进叶酸的吸收利用，而乙醇、口服避孕药以及某些抗惊厥药、抗叶酸药物和阿司匹林等影响叶酸的吸收和代谢。

叶酸主要经尿液和胆汁排出，但由于机体的重吸收作用排出量很少。粪便也可排出少量叶酸。

2. 生理功能

（1）叶酸在肠道、肝脏及骨髓等处可被还原为具有生理活性的四氢叶酸，作为体内一碳单位转移酶系的辅酶，参与核酸合成及蛋白质代谢。如参与嘌呤和胸腺嘧啶的合成，参与氨基酸之间的转化，参与血红细胞和其他重要的甲基化合物的合成。

（2）叶酸可参与 DNA 的甲基化，调控基因的表达。

（3）叶酸可与维生素 B_6 和维生素 B_{12} 共同参与同型半胱氨酸的代谢。

3. 缺乏与过量

食物营养不良、吸收不良、利用障碍和需要量增加等因素可能引起人体叶酸缺乏，维生素 B_{12} 缺乏也可能引起功能性叶酸缺乏。叶酸缺乏可对孕妇及胎儿产生影响，尤其是孕早期缺乏可引起胎儿神经管畸形。叶酸缺乏还可能引起巨幼红细胞贫血以及高同型半胱氨酸血症，高同型半胱氨酸血症是人体心血管等疾病的独立危险因素。

天然食物一般不会引起叶酸摄入过量，但大量摄入合成叶酸有可能干扰抗惊厥药物的作用，诱发病人惊厥发作，也可能干扰锌的吸收或使维生素 B_{12} 缺乏的早期表现不易被发现。

4. 营养状况评价

人体叶酸的营养状况可通过膳食调查、临床缺乏症状以及血清叶酸浓度、红细胞叶酸浓度、血浆同型半胱氨酸浓度等生化指标进行评价。

5. 膳食参考摄入量与食物来源

叶酸的膳食参考摄入量以膳食叶酸当量（DFE）来表示。合成叶酸的生物利用率是天然叶酸的 1.7 倍，则混合摄入时，膳食叶酸当量为：

$$DFE（\mu g）=天然食物来源叶酸（\mu g）+1.7×合成叶酸（\mu g） \tag{3-16}$$

中国营养学会在《中国居民膳食营养素参考摄入量（2013 版）》中建议，我国成年人叶酸的 RNI 为 400μgDFE/d，UL 为 1000μgDFE/d。

叶酸广泛存在于各种动物、植物性食物中，动物肝脏、豆类、坚果、深绿色叶类蔬菜和水果中含量丰富，谷类、其他蔬菜、肉、鱼、乳中含量较低。

（八）泛酸

泛酸又称遍多酸，也被称为维生素 B_5，在食物中主要以辅酶 A（CoA）与酰基载体蛋白（ACP）形式存在，4-磷酸泛酰巯基乙胺是二者的活性成分。泛酸在中性溶液中耐热，但在酸性和碱性溶液中对热不稳定。泛酸对氧化剂和还原剂很稳定。

1. 吸收与代谢

食物中的 CoA 和 ACP 在小肠内可被水解为泛酰巯基乙胺或进一步代谢为泛酸，二者都能被小肠吸收。细胞吸收的大部分泛酸可被转化为 CoA，分布在肝脏、肾脏、脑、心脏、肾上腺和睾丸等组织。CoA 水解产物可通过尿液排出。

2. 生理功能

泛酸的生理功能主要由活性形式 CoA 和 ACP 体现，与人体内碳水化合物、蛋白质和脂质代谢过程密切相关。

3. 缺乏与过量

泛酸在食物中广泛存在，肠道内微生物也可以少量合成，因此不易出现缺乏症。长期膳食摄入不足或使用泛酸拮抗剂可造成泛酸缺乏，可能引起全身乏力、情绪失常、胃肠不适、对胰岛素敏感性降低以及抗体减少等症状。

一般情况下，大量摄入泛酸也不会产生毒性，少数情况下有可能出现轻度肠道不适或腹泻等症状。

4. 营养状况评价

泛酸的营养状况评价缺乏理想的指标，一般可通过尿液、血液或红细胞中泛酸含量来进行评价。

5. 膳食参考摄入量与食物来源

中国营养学会在《中国居民膳食营养素参考摄入量（2013 版）》中建议，我国 14 岁以上居民泛酸的 AI 为 5.0mg/d。

泛酸在动物、植物性食物中广泛存在，在动物内脏（肝、肾、心）、蛋类、乳、全谷类食物中含量相对较高，但谷类精制加工可能丢失大部分泛酸。

（九）胆碱

胆碱是卵磷脂和神经鞘磷脂的重要组成部分。胆碱是一种强有机碱，易与酸反应生成稳定的盐，在强碱条件下不稳定，但对热稳定，食物加工和烹调过程中损失较小。同时，胆碱也耐储存。人体中的胆碱可在各种组织中储存，肝、肾、乳腺、胎盘和脑是主要储存器官。

1. 吸收与代谢

食物中的胆碱既有游离胆碱，也有胆碱酯类。人体摄入的胆碱可部分被肠道微生物分解为甜菜碱和甲胺。甜菜碱可被肠道吸收，未被微生物分解的游离胆碱可在整段小肠吸收。同时，胆碱酯类也可通过形成乳糜微粒由淋巴吸收。

2. 生理功能

胆碱是神经递质乙酰胆碱的前体，也是机体甲基的来源，其部分生理功能可通过磷脂的形式实现。胆碱在人体内是构成生物膜的重要成分；可促进脂肪代谢和转甲基作用；调控细胞凋亡；促进大脑和神经系统发育，提高记忆能力，保证讯息传递。

3. 缺乏与过量

人体自身可合成一定数量的胆碱，因此不易出现胆碱缺乏。长期摄入胆碱缺乏的膳食可能引起肝、肾、胰腺功能异常以及生长障碍、神经发育受影响、老年认知功能受损、记忆紊乱等症状。

胆碱毒性较低，膳食中过量摄入一般不会引起中毒，但非膳食途径过量摄入有可能引起体臭、出汗、流涎、低血压、肝脏毒性等症状。

目前人体胆碱的营养状况评价缺少准确的指标。

4. 膳食参考摄入量与食物来源

中国营养学会在《中国居民膳食营养素参考摄入量（2013 版）》中建议，我国成年人胆碱的 AI 为：男性 500mg/d，女性 400mg/d。

胆碱在各种动物、植物性食物中广泛存在，在肝脏、肉类、蛋类、花生、豆制品等食物中含量较高，一般蔬菜及水果中含量较低。

（十）生物素

生物素又称维生素 B_7、维生素 H 或辅酶 R，有 8 种可能的立体结构，但只有 D-生物素是天然存在并有生物活性的形式。生物素对热、光、空气稳定，强酸或强碱可使其失活。人体内的生物素主要储存在肝脏中，血液中含量较低，主要为游离形式。

1. 吸收与代谢

食物中的生物素主要以与蛋白质结合的形式存在，经蛋白酶、肽酶水解以及生物素酶的作用，释放出游离生物素，在小肠通过主动吸收或简单扩散的形式吸收。胃酸分泌不足可降低生物素的吸收率。吸收后的生物素被运送到肝、肾储存，其他细胞内也有少量。生物素需要生物素结合蛋白作为载体转运到周围组织。生物素排出体外之前约有一半经过代谢转化，生物素及其代谢产物主要通过尿液排出。

2. 生理功能

生物素是人体内羧化酶和脱羧酶的辅酶，参与能量代谢和碳水化合物、脂类和氨基酸的代谢，同时也具有基因调节的作用。

3. 缺乏与过量

生物素在食物中广泛存在，人体内的肠道微生物也可以合成，因此生物素缺乏很少出现，一般可能出现在摄入不足、吸收或代谢障碍、服用抗生素等药物以及长期生食鸡蛋等情况下。生鸡蛋中的抗生物素蛋白可与生物素特异性结合，阻止食物中的生物素和肠道微生物合成生物素的吸收。生物素缺乏主要可引起毛发变细、失去光泽或脱发、皮肤干燥、鳞片状皮炎、红色皮疹等症状，还有可能出现食欲减退、抑郁、疲乏、嗜睡、肌肉疼痛、感觉异常等神经系统综合症状。

生物素毒性很低，一般大量摄入不会对人体产生影响。

4. 营养状况评价

人体内生物素的营养状况可通过血液或尿液中生物素含量、血浆奇数碳脂肪酸浓度、尿中代谢产物排出量以及淋巴细胞羧化酶活性等指标来进行评价。

5. 膳食参考摄入量与食物来源

中国营养学会在《中国居民膳食营养素参考摄入量（2013 版）》中建议，我国 14 岁以上居民生物素的 AI 为 40μg/d。

生物素在动物、植物性食物中广泛存在，但含量较低，相对丰富的有乳类、坚果、蛋黄、动物肝脏、酵母、豆类和部分蔬菜。谷类中含量不高且生物利用率低，水果中含量也较少。

第七节　水和膳食纤维

水是一切生命所必需的物质，被称为第六类营养素。膳食纤维属于碳水化合物类物质，通过几十年的研究，其对人体健康的显著益处已日益深入和确定。

一、水

水是由氢和氧两种元素组成的无机物，化学式为 H_2O，不仅可以构成机体细胞和组织，还具有重要的生理功能。水对人体的作用比食物更重要，一个人断食数周只饮水可以生存，但如果断水仅能存活几天，一般断水 5~10 天可能危及生命。如果长期不进食，体内碳水化合物和脂肪耗尽，蛋白质消耗至一半也可能存活，而失水 10% 就可能死亡。因此，水是我们最常见的物质，也是所有生命所不可缺少的组成部分，对维持生命至关重要。

（一）水的平衡

水是人体内含量最多的成分，占健康成年人体重的 60%~70%。人体含水量与年龄、性别、体型等关系密切，一般年龄越小含水量越多，0~6 个月的新生儿含水量可达体重的 80%。人体总含水量随年龄增加而减小，到了 12 岁以上逐渐降至成年人水平。成年男性总含水量约占体重的 60%，成年女性占 50%~55%。由于脂肪组织含水量较少，随着机体脂肪含量增多含水量会减小，所以一般女性含水量小于男性。

人体内的含水量在正常情况下应维持动态平衡，即每日摄入量与排出量应大致相等，基本维持在 2500mL 左右。人体水分的来源大致可分为饮水、食物水和内生水。饮水主要包括白水与饮料，如茶、咖啡、果汁等。食物水主要指来自半固体或固体食物的水，如主食、菜、汤、零食等，包括食物本身的水和烹调过程中加入的水。内生水是指来自体内碳水化合物、脂肪、蛋白质氧化或代谢过程的水，其中每 100 克营养物质在体内的产水量约为碳水化合物 60mL、脂肪 107mL、蛋白质 42mL。

人体水的排出主要是经肾脏，约占排出量的 60%，其次是皮肤、肺、粪便，分别占 20%、14%、6%，受气候、环境温度与湿度、活动强度等因素的影响较大。一般成年人每日尿量为 500~4000mL，尿量过低会导致代谢废物在体内蓄积。皮肤排出水分分为显性出汗和非显性出汗。显性出汗即我们通常理解的出汗，通过汗腺进行，人体可通过出汗散热来调节体温。非显性出汗是我们通常觉察不到的不自觉出汗，一般不通过汗腺进行，婴幼儿体表面积相对较大，一般非显性出汗也较多。人体通过肺和粪便排出的水分较少，但发生胃肠道不适或呕吐腹泻属于特殊情况。一般成年人每日水的平衡量如表 3-12 所示。

表 3-12　一般成年人每日水的平衡量

来源	摄入量/mL	排出途径	排出量/mL
饮水或饮料	1200	肾脏（尿）	1500
食物	1000	皮肤（蒸发）	500
内生水	300	肺（呼吸）	350
—	—	肠道（粪便）	150
合计	2500	合计	2500

资料来源：中国营养学会，《中国居民膳食营养素参考摄入量（2013 版）》，2014。

人体水的平衡主要受口渴中枢、神经后叶垂体分泌的抗利尿激素和肾脏调节。口渴中枢主要调节水的来源，抗利尿激素调节水的排出，肾脏是水排出的主要器官。当人体水分摄入不足、血浆渗透压过高时，口渴中枢可激发人体通过饮水、摄取食物来获取水分，抗利尿激素可通过影响肾脏功能促进水的重吸收而减少水的排出量；反之则增加水的排出量。

（二）生理功能

1. 构成细胞和体液的必需物质

水在人体内主要分布于细胞内和细胞外。细胞内液的水含量约占体内总水量的 2/3，细胞外液占 1/3，主要包括组织液、血浆、淋巴、脑脊液等。各组织器官中水含量差别也较大，血液中含量最高，约为 80% 以上；肌肉和薄壁组织器官含水量较高，如肝、脑、肾等；骨骼约为 20%；脂肪组织含水较少，约为 10%。

2. 参与人体新陈代谢，维持体液渗透压与电解质平衡

水可以直接参与体内的物质代谢，既是代谢反应的原料，也是产物。同时，由于水具有较强的溶解力和电解力，从而使许多有机物与无机物溶解于其中或者以电解质离子状态存在，促进了物质的吸收和利用，也可以将营养物质运送到相关部位发生反应，或将代谢废物通过尿液、粪便、汗液等途径排出体外。此外，水通过在细胞内外的自由渗透，可以调节渗透压和电解质平衡，维持体液正常状态。

3. 调节体温

水具有较高的比热容和蒸发热。1g 水升高 1℃ 所需的热量较多，因此可以吸收较多代谢过程产生的热量。在体温 37℃ 时，蒸发 1g 水也可带走较多热量，因此通过皮肤蒸发水分或出汗可以带走热量，维持体温恒定。

4. 润滑作用

人体内的水可以消化液、润滑液、黏液等形式对关节和组织器官等起到缓冲、润滑的作用，防止机体损伤。

（三）缺乏与过量

正常情况下，人体内的水维持着动态平衡。但在摄入不足或丢失过多，如呕吐、腹泻等情况下，有可能造成体内严重失水。临床上较常见等渗性脱水，即水和电解质按比例丢失，体液渗透压不变，出现口渴、尿少。当电解质丢失过多、水丢失较少时，是低渗性脱水，可引起脑细胞水肿，肌肉细胞水过多并导致肌肉痉挛。当水丢失过多、电解质丢失较少时，是高渗性脱水。当失水量达到体重的 1% 时，人体出现口渴现象，体能受到一定影响；当失水量达到体重的 2%~4% 时，是轻度脱水，出现口渴、尿少、尿相对密度升高与工作效率下降等现象；当失水量达到体重的 4%~8% 时，是中度脱水，还可见极度口渴、皮肤干燥、口舌干裂、声音嘶哑、全身无力、心率加快、烦躁不安等现象；当失水量超过体重的 8% 时，是重度脱水，出现精神及神经系统异常，可见皮肤黏膜干燥、高热、烦躁、精神恍惚、神志不清等症状。人体水摄入不足，除了会引起脱水，导致水和电解质代谢紊乱，还有可能引起慢性肾病，造成认知和体能下降。

在患有肾脏病、肝病等疾病的情况下，水的摄入量超过肾脏排出能力可能引起急性水中毒，并可能导致低钠血症。

（四）水的需要量

人体每日水的需要量变化很大，不仅与气候、环境温度和湿度等外界因素有关，也受年龄、性别、代谢情况、身体活动水平、膳食摄入情况等个体因素影响。

年龄越大，每千克体重需要的水量相对越小。婴幼儿体内水占体重的比例较大，基础代谢率高于成年人，且肾脏功能发育不成熟，易发生体液和电解质的失衡，因此每千克体重所需水量远远高于成年人。儿童青少年体内水含量的比例也高于成年人，且生长发育迅速，代谢旺盛，运动量也较大，因此所需水量也较高。老年人肾脏功能、体液电解质恢复平衡能力以及口渴中枢、激素调节能力都在一定程度上降低，若不能及时摄入水分，对机体影响较大，因此我国 50 岁以上老年人饮水推荐量与成年人相同，且建议定时主动饮水。根据中国营养学会发布的《中国居民膳食营养素参考摄入量（2013 版）》，我国男性总水适宜摄入量为 3.0L/d，女性为 2.7L/d。中国居民水适宜摄入量如表 3-13 所示。

表 3-13　中国居民水适宜摄入量　　　　　　　　　　　　　　　　　　　单位：L/d

人群	饮水量		总摄入量[①②]	
	男性	女性	男性	女性
0 岁~	—[③]			0.7[④]
0.5 岁~	—			0.9
1 岁~	—			1.3
4 岁~	0.8			1.6
7 岁~	1.0			1.8
11 岁~	1.3	1.1	2.3	2.0
14 岁~	1.4	1.2	2.5	2.2
18 岁~	1.7	1.5	3.0	2.7
50 岁~	1.7	1.5	3.0	2.7
65 岁~	1.7	1.5	3.0	2.7
80 岁~	1.7	1.5	3.0	2.7

注：①温和气候条件下，轻身体活动水平。如果在高温或进行中等以上身体活动时，应适当增加水摄入量。
　　②总摄入量包括食物中的水和饮水中的水。
　　③未制定参考值者用"—"表示。
　　④来自母乳。
资料来源：中国营养学会，《中国居民膳食营养素参考摄入量（2013 版）》，2014。

二、膳食纤维

膳食纤维不是某一种物质，而是一大类不能被人体胃肠道内消化酶所消化且不能被人体吸收利用的多糖，其组成成分复杂，每一种都具有独特的化学结构和理化性质。随着科研人员对膳食纤维的研究不断推进，其定义也逐渐清晰。根据 WHO/FAO 在 2010 年发布的报告，膳食纤维的定义为：膳食纤维的共同特点是指 10 个和 10 个以上聚合度（degree of polymerization，DP）的碳水化合物聚合物，且该物质不能被人体小肠内的酶水解，并对人体具有健康效益。但是很多国家，包括中国，出于实际应用的考虑，仍然认为膳食纤维的聚合度≥3。

（一）分类

自然界中大约有千种以上的膳食纤维，按照化学结构和聚合度可分为非淀粉多糖、抗性低聚糖、抗性淀粉、木质素类及其他等种类。

1. 非淀粉多糖

非淀粉多糖主要包括纤维素、半纤维素、果胶、其他凝胶（阿拉伯胶、瓜尔豆胶、刺槐豆胶等）和多糖（魔芋多糖、葡聚糖）等。它们可以来源于植物，也可通过合成或其他途径获得，具有不同的结构和理化性质，如纤维素不溶于水，果胶和树胶等在水中变黏稠，可用于增稠剂。

2. 抗性低聚糖

抗性低聚糖的聚合度为 3~9，大多可以溶于水，不会形成黏稠溶液，一般存在于蔬菜、水果和谷物中，如低聚果糖、低聚木糖、低聚半乳糖、低聚异麦芽糖、大豆低聚糖、水苏糖等。它们多数可发酵，有些还可作为益生元。

3. 抗性淀粉

抗性淀粉不可被消化，也不溶于水，按照结构和性质可分为物理结构上的包埋淀粉（RS1）、天然淀粉颗粒（RS2）、回生直链淀粉（RS3）和化学（物理）改性淀粉（RS4）。RS1 淀粉颗粒被其他食物成分包裹，不易接触到消化酶，因而不被消化，主要来源是豆类。RS2 这类淀粉是一些生淀粉粒，可能由于结构呈晶状而不易被酸和酶消化，糊化后可被 α-淀粉酶水解，可存在于马铃薯、青香蕉之中。RS3 是淀粉经过蒸煮或糊化后进行冷却和储存、结构发生变性的淀粉，这类变性淀粉不易将淀粉粒分散于水中，也不能被 α-淀粉酶水解。

4. 木质素

木质素的本质不是多糖，而是苯丙烷聚合物，是可以使植物木质化的物质。在植物细胞壁中，它通常与纤维素、半纤维素结合，因此一起摄入体内，被当作是膳食纤维的组成部分，不被人体消化。水果蔬菜等植物虽然含有的木质素较少，但其天然存在于谷皮、果皮、蔬菜皮中，常与酚类化合物结合。

（二）主要特性

1. 吸水性

膳食纤维由于具有很多亲水基团，因此具有很强的吸水能力或结合水的能力，尤其是可溶性膳食纤维，不溶性膳食纤维也可遇水膨胀。它们都可以增加胃肠道内食物的体积，增加饱腹感，同时也能增加粪便体积，加快排便，减少有害物与机体的接触时间。

2. 黏性

果胶、树胶、部分低聚糖和多糖多为可溶性膳食纤维，具有良好的溶解性、黏性和凝胶性，在胃肠道中可以降低胃排空率，延缓和降低一些物质的吸收。

3. 离子交换和吸附作用

膳食纤维分子表面具有一些活性基团，可与阳离子进行可逆的交换，从而影响 pH、渗透压和氧化还原电位等，进而可吸附矿物质、胆汁酸等。

4. 发酵特性

膳食纤维在肠道内易被细菌不同程度地发酵分解，一般可溶性膳食纤维酵解得更完全。发酵产生的短链脂肪酸可作为肠道微生物的能量来源。

（三）生理功能

1. 增加饱腹感，防止能量过剩和肥胖

膳食纤维不易被人体消化吸收，具有较强的持水力和黏性，容易产生饱腹感，且可以减慢胃排空，从而使人体减少摄入食物。同时，膳食纤维还可减少其他碳水化合物的吸收。因此，膳食纤维可以防止能量过剩和肥胖。

2. 促进肠道健康

膳食纤维的吸水性和可发酵性都可以促进粪便体积膨胀，增加其质量，从而刺激肠道蠕动。同时，膳食纤维发酵产生的气体可使肠壁扩张，产生的短链脂肪酸也可以直接刺激结肠收缩促进肠道蠕动，从而加速排便，防止便秘以及减少有害物与机体的接触时间，降低结肠癌等癌症的患病风险。

膳食纤维大多在结肠中被细菌发酵，抗性低聚糖、抗性淀粉等具有益生元的特性，可抑制有害菌生长，促进双歧杆菌、乳酸菌等肠道益生菌生长，使具有致癌性的代谢产物减少。同时，膳食纤维细菌发酵产生的短链脂肪酸等物质，如丁酸，可以为肠道提供营养物质，并调节肠道屏障功能和免疫性。

3. 降低胆固醇吸收，预防脂代谢紊乱

谷类、蔬果中含有的一些可溶性膳食纤维被认为可以结合胆固醇，从而降低人体对胆固醇的吸收，可预防心血管疾病的发生。

此外，部分膳食纤维在结肠的发酵可促进矿物质的吸收；大多数膳食纤维具有低血糖生成指数（GI），且部分膳食纤维可延缓小肠对葡萄糖的吸收，从而具有调节血糖的作用。

（四）膳食参考摄入量与食物来源

虽然膳食纤维具有良好的促进人体健康的作用，但关于膳食纤维需要量的研究较少。根据国际上的研究及我国膳食调查的结果，中国营养学会在《中国居民膳食营养素参考摄入量（2013 版）》中建议我国成年

人（19~50岁）膳食纤维的摄入量为25~30g/d，并鼓励全天谷物中至少1/3为全谷物食物，每日蔬菜水果的摄入量至少达到500g以上。

膳食纤维主要来源于全谷物、薯类、豆类以及蔬菜、水果等植物性食物，坚果和种子中含量也较高。但是，全谷物食物中膳食纤维主要存在于谷皮，往往会随着谷类食品的精细加工过程而显著降低，因此建议多吃一些全谷物食物。部分常见食物中总膳食纤维含量如表3-14所示。

表 3-14　食物中总膳食纤维含量　　　　　　　　　　单位：g/100g 可食部

食物	总膳食纤维	食物	总膳食纤维
海苔	46.4	馒头	4.4
山核桃（熟）	20.2	空心菜	4.0
玉米楂（黄）	14.4	冬枣	3.8
燕麦片	13.2	小麦面粉	3.7
葵花子（熟）	12.1	西蓝花	3.7
雪菜	8.3	黄豆芽	3.6
豆腐干	6.8	蚕豆（煮）	3.6
籼米	5.9	韭菜	3.3
荞麦面	5.5	芦笋（绿）	2.8
西芹	4.8	红薯	2.2
四季豆	4.7	香蕉	1.8
腐竹	4.6	山竹	1.5
小米（黄）	4.6	马铃薯	1.2

资料来源：中国营养学会，《中国居民膳食营养素参考摄入量（2013版）》，2014。

? 思考题

1. 为充分发挥蛋白质互补作用，膳食搭配应遵循哪些原则？
2. 碳水化合物根据聚合度可分为哪几类？

参考文献
REFERENCE

［1］葛可佑. 中国营养师培训教材［M］. 北京：人民卫生出版社，2005.

［2］刘志皋. 食品营养学［M］. 2版. 北京：中国轻工业出版社，2019.

［3］庞广昌，陈庆森，胡志和，等. 蛋白质的消化吸收及其功能评述［J］. 食品科学，2013，34（9）：375-391.

［4］梁晓宏. 无机盐和水吸收的生理机制［J］. 养殖技术顾问，2014（2）：139.

［5］细田四郎，穆文广．脂肪的消化和吸收［J］．日本医学介绍，1989，10（9）：388-389.

［6］张席锦，陈元方．糖、蛋白质和脂类的消化和吸收［J］．中华消化杂志，1997，17（2）：103-105.

［7］中国营养学会．中国居民膳食营养素参考摄入量（2013版）［M］．北京：中国标准出版社，2014.

［8］中国营养学会．中国居民膳食指南（2016）［M］．北京：人民卫生出版社，2016.

［9］杨月欣，王光正，潘兴昌．中国食物成分表［M］．2版．北京：北京大学医学出版社，2009.

第四章

CHAPTER

04

食品中的生物活性成分

掌握内容：植物生物活性物质的主要类型；生物可及性和生物利用率；活性物质的吸收、代谢和排泄的主要方式；类胡萝卜素的分类和主要活性；多酚类物质的分类和主要活性；皂苷类物质的分类和主要活性；有机硫化物的分类和主要活性；植物甾醇的主要活性；植物雌激素的主要活性。

熟悉内容：生物活性物质的种类；各种生物活性物质的主要膳食来源；皂苷类物质的毒性；单萜类物质的分类和主要活性；蛋白酶抑制剂的主要活性；植酸的主要活性。

了解内容：类胡萝卜素、多酚类物质、皂苷类物质和有机硫化物的结构特征；动物性来源的食物活性成分和主要功能。

第一节　概　　述

一、生物活性物质的分类

食物中存在种类繁多的化学物质，除了维持生命活动的三大营养素（蛋白质、脂肪和碳水化合物）外，还有一些必需或非必需微量化学物质，常常被称为非营养素生物活性成分。在传统的食品和营养学研究中，很少关注这类非营养素的活性物质。随着科技进步和社会发展，人们逐渐认识到这类物质在调节人体生命活动和预防疾病等方面具有的重要功能。基于此，一些专家建议不再称这类物质为非营养素生物活性成分，而代之以"生物活性物质"。

（一）生物活性物质的种类

生物活性物质是能对生命体、组织和细胞产生影响的微量或少量物质，即这些化合物与机体作用后能引发各种生物效应。生物活性物质既有天然存在于动植物和微生物体内的，也有经过人工合成获得的。目前，我们所说的生物活性物质主要包括11种：

（1）活性多糖　包括膳食纤维、灵芝多糖等功能性成分。

（2）功能性甜味剂　如低聚果糖、糖醇等。

（3）功能性油脂　包括多不饱和脂肪酸、磷脂等其他复合脂质类等。

（4）氨基酸、功能性多肽和蛋白质类　包括牛磺酸、谷胱甘肽、酪蛋白衍生乳三肽和免疫球蛋白等。

（5）维生素类　如各种水溶性和脂溶性维生素。

（6）矿物质元素　即各种常量和微量元素。

（7）微生态调节剂　主要是各种益生菌，如双歧杆菌等。

（8）自由基清除剂　如超氧化物歧化酶、谷胱甘肽过氧化物酶、过氧化物酶等抗氧化解毒酶类，以及维生素E、维生素C、β-胡萝卜素等非酶类化学物质。

（9）一些醇、酮、醛和酸类物质。

（10）低能量或无能量物质　这里主要是指脂肪替代物、强力甜味剂等。

（11）其他生理活性物质　包括皂苷、叶绿素、多酚等物质。

对于上述生物活性物质，其中一些已经在本书的其他章节作了详细介绍，在本章中就不再赘述。本章主要介绍的内容是植物类的典型生物活性物质，主要包括类胡萝卜素、多酚、皂苷、有机硫化物、植物甾醇、蛋白酶抑制剂、单萜类化合物、植物雌激素、植酸等，它们的主要生物活性如表4-1所示。

表 4-1　植物典型生物活性物质种类及其主要作用

活性物质	抗癌	抗过敏	抗氧化	抗血栓	抑制炎症	免疫调节	影响血压	降低胆固醇	调节血糖	促进消化
类胡萝卜素	√		√		√			√		
多酚	√	√	√	√	√	√	√		√	
皂苷	√				√			√		
有机硫化物	√	√	√	√	√	√		√		√
植物甾醇	√							√		
蛋白酶抑制剂	√		√							
单萜类化合物	√	√								
植物雌激素	√		√							
植酸	√		√		√				√	

资料来源：历曙光，《营养与食品卫生学》，2012。

1. 类胡萝卜素

类胡萝卜素是水果和蔬菜中广泛存在的植物次级代谢产物，是植物中重要的天然色素，呈现出红色或黄色。自然界中存在 700 多种天然类胡萝卜素，其中有 40~50 种对人类营养有意义。人体的血清中就有多种类胡萝卜素，如 α-胡萝卜素、β-胡萝卜素和番茄红素。其中，β-胡萝卜素占血清中类胡萝卜素总量的 15%~30%，此外叶黄素类胡萝卜素也可能少量存在。类胡萝卜素主要分为有氧和无氧两种类型，两者具有不同的热稳定性：β-胡萝卜素对热稳定，而叶黄素对热敏感。

2. 多酚

多酚是结构中含有多个酚羟基的一系列化合物的总称。常见的多酚物质有类黄酮、酚酸、各种植物单宁等。多酚类物质在水果和蔬菜外表皮以及谷物中含量丰富，具有抗氧化的突出能力。葡萄多酚、茶多酚、苹果多酚等来源于食物中的天然多酚具有多种保健作用，正日益受到重视。

3. 皂苷

皂苷是一类具有苦味的化合物，通常在植物中与蛋白质和脂质形成复合物。豆科植物所含的皂苷类物质是最常见的膳食皂苷的来源，它既是一种抗营养因子和造成食品安全风险的成分，又是一种具有多种生物活性的物质。随着"药食同源"等观念的推动，很多富含皂苷的植物成分也开始进入人们的食谱，这对于利用皂苷的有益生物活性和防止皂苷带来的潜在危害提出了新的挑战。

4. 有机硫化物

有机硫化物是大蒜等葱属植物含有的一种典型生物活性物质，主要成分是烯丙基二硫化物和蒜素。在新鲜大蒜中，蒜素的含量可能高达 4g/kg。十字花科类植物中也含有多种有机硫化物，它们主要来源于硫代葡萄糖苷酯的降解。大蒜中有机硫化物突出的抗癌功能是其引其广泛关注的重要原因。

5. 植物甾醇

植物甾醇只存在于油料作物的种子中，主要有 β-谷甾醇和豆甾醇等类型。植物甾醇与胆固醇的区别是前者增加了一个侧链。有研究发现，植物甾醇可以竞争性地抑制胆固醇的吸收，从而有利于降低血液胆固醇水平和预防心脑血管疾病。

6. 蛋白酶抑制剂

蛋白酶抑制剂是一类抗营养因子，在谷物和豆类中具有较高的含量。在肠道内，蛋白酶抑制剂主要阻碍内源性蛋白酶（如胰蛋白酶）的活性，导致机体加强消化酶合成，还具有抑制肿瘤和抗氧化的作用。

7. 单萜类化合物

单萜类化合物主要存在于食品调料、柑橘类水果等食物中，有薄荷醇、香芹酮、柠檬油精等。

8. 植物雌激素

植物雌激素存在于植物中，可以与哺乳动物的雌激素受体结合并发挥内源性雌激素作用。大豆及其制品中富含的异黄酮，以及木聚素等都属于植物雌激素。在人体内，植物雌激素可以发挥雌激素和抗雌激素两种作用。

9. 植酸

植酸（肌醇六磷酸）主要来自于植物种子，具有抗氧化作用，也可以抑制淀粉和脂肪的消化吸收。

（二）生物活性物质的来源

1. 植物源生物活性物质

自古以来，人类就有食用植物的历史。起初，人们食用植物是为了果腹，随后逐渐认识到了很多植物具有药物作用，从而将食用这些植物作为重要的疾病治疗手段和保健方法。古埃及时期，人们就有使用芫荽和蓖麻油作为药物、化妆品和防腐剂的配方。我国也具有悠久的使用植物草药的历史，如人参、灵芝、枸杞、豆类、甘草等，它们或被直接食用，或按特殊方法炮制成药物，或作为日常膳食的重要组成，或以保健品的形式被少量食用。从现代科学的角度来看，人类发现和食用这些具有特殊功能的植物的历史，就是利用植物源生物活性物质的历史。

植物来源的生物活性物质种类十分广泛，它们主要是植物中的次级代谢物。生物体内存在有成千上万种化学物质，其中主要分为两类：一是初级代谢物，主要用于支持生物体的健康生长，如主要营养素中的碳水化合物、氨基酸、蛋白质和脂质；二是次级代谢物，主要是一类增强植物存活能力和帮助植物抵抗逆境的非营养物质，这些物质往往具有特殊的化学结构，并可以被划分为一些特定的结构类型。

就植物源生物活性物质的结构而言，主要包括三类物质：①萜类物质，约有25000种；②生物碱类，约有12000种；③酚类物质，约有8000种。这些生物活性物质主要是通过植物中的四种主要次级代谢途径生成的：①莽草酸途径；②丙二酸途径；③甲羟戊酸途径；④非甲羟戊酸途径。生物碱主要是芳香族氨基酸通过莽草酸途径以及脂肪族氨基酸通过三羧酸循环产生的，酚类物质是通过莽草酸途径和丙二酸途径合成的，萜类物质则主要是经由甲羟戊酸和非甲羟戊酸途径生成的。

植物源生物活性物质可能分布于植物的根、茎、叶、花、果实和种子等各种可食和不可食部分中。尽管如此，植物源生物活性成分也会在某些特定植物种类或植物的特定部位中表现出较高的含量。例如，番茄中富含的番茄红素主要存在于番茄的表皮中，葡萄所含的多酚类物质主要存在于葡萄皮和葡萄籽中绿茶和大蒜分别是茶多酚和有机硫化物的重要来源。因此，了解和掌握各种生物活性物质的特殊性质和在常见食物中的分布情况非常重要，这将在本章随后的各节中详细介绍。

2. 动物源生物活性物质

动物来源的生物活性物质的种类同样非常丰富，它们广泛分布于动物的乳、肉、壳、内脏等中。在本章中，动物源生物活性物质将在最后一节作简要介绍，这里不再赘述。

3. 微生物源生物活性物质

生物活性物质的微生物来源也十分丰富。如青霉属（*Penicillium*）、曲霉属（*Aspergillus*）、镰刀菌属（*Fusarium*）等真菌产生的抗细菌、抗真菌类物质，主要有环缩二氨酸、倍半萜、氯霉素、抗微藻剂等。一些微生物的次级代谢产物还能产生抗菌、抗肿瘤活性。微生物还能产生超氧化物歧化酶、过氧化物酶等活性酶类，具有抗氧化的作用。对人类而言，微生物快速生长的特性对于生物活性物质的工业化生产具有重要意义。

二、生物活性

（一）抗癌作用

癌症是发达国家的第二位重要死因，营养是与癌症危险性相关的主要外源性因素，在各种癌症类型中有三分之一与营养因素有关。营养因素既可能促进癌症的发生，也可能降低发生癌症的风险。通常，蔬菜和水果中富含的生物活性物质被认为具有抗癌的潜在作用。目前，被广泛报道和认识的植物源抗癌活性物质有30余种。在美国和中国的居民营养膳食指南中都将增加水果、蔬菜和富含纤维的谷物食品的摄入作为一项重要的公共健康建议推荐给公众。

癌症的发生是一个多阶段的过程，植物生物活性物质几乎可以在各个阶段起到抑制肿瘤等功效。这些已知的植物生物活性物质的抗癌作用是通过大量的细胞、动物、人体试验和流行病学研究而逐渐被人们接受的。这里需要提醒读者，在我们谈及某些化学物质的抗癌活性时，一定要注意是通过什么样的科学试验或调查在什么样的剂量下得出的结论。在很多情况下，文献中报道的生物活性物质所具有的抗癌作用是依据细胞和动物试验得出的，这与这些物质在人体中发挥实际效果还有很大差距。另一方面，这些物质往往具有剂量相关的功效，有时会出现某物质的有效剂量超过其对人体安全剂量的情况。对于这些物质的抗癌活性，在营养实践中应当谨慎对待。

一些常见的生物活性物质的抗癌作用原理如下：

致癌物通常是以未活化的形式进入人体内的。由Ⅰ相酶（如依赖于单加氧酶的细胞色素 P450）介导的内源性生物活化是致癌物与 DNA 相互作用产生遗传毒性的先决条件，而Ⅱ相酶（如谷胱甘肽转移酶）是对已活化的致癌物起到解毒或降低毒性的作用。硫代葡萄糖苷酯、多酚、萜类、硫化物等生物活性物质主要是通过抑制Ⅰ相酶活性和提高Ⅱ相酶活性来起到抗癌作用的。如十字花科植物中广泛存在的硫代葡萄糖苷及其水解物异硫氰酸酯，就能诱导谷胱甘肽转移酶和 UDP-葡萄糖醛酸转移酶等Ⅱ相致癌物解毒酶类产生活性，从而达到抗癌的作用。

某些生物活性物质可以利用其本身的毒性直接杀死癌细胞。如黄芪皂苷Ⅱ就具有抑制 60 多种人类肿瘤细胞的能力，其中肠癌细胞和白血病细胞对黄芪皂苷最为敏感。某些酚酸也能与活化的致癌因子发生共价结合，并掩盖 DNA 与致癌物的结合位点，从而避免 DNA 损伤来达成抗癌作用。

植物生物活性物质中的植物雌激素能影响体内雌激素的代谢。有研究表明，雌激素对某些肿瘤生长由轻度促进作用。植物雌激素在人体肝脏中诱导性激素结合球蛋白合成，从而抑制雌激素对这些肿瘤的促生长作用。类似地，植物甾醇、皂苷和植物雌激素等活性物质也能减少初级胆汁酸合成，抑制次级胆汁酸的生成，从而起到抑制结肠癌的作用。

某些具有抗氧化功能的物质还能通过清除自由基，调节细胞氧化还原状态来抑制自由基和活性氧等有害物质对 DNA 的攻击，从而起到抗癌作用。

（二）抗氧化作用

抗氧化生物活性物质能消除生物体内自由基和活性氧造成的对人体健康的不利影响。在人体内，与清除自由基和活性氧有关的保护系统包括抗氧化酶系（如超氧化物歧化酶、谷胱甘肽过氧化物酶、过氧化氢酶等）、内源性抗氧化物质（如尿酸、谷胱甘肽、α-硫辛酸、辅酶 Q10 等）以及一些抗氧化功能的维生素（如维生素 E 和维生素 C 等）。植物中也含有丰富多样的、具有类似作用的抗氧化活性物质，包括类胡萝卜素、多酚、植物雌激素、蛋白酶抑制剂和有机硫化物等。

番茄中富含的番茄红素能淬灭单线态氧和氧自由基，因此具有抗氧化作用。多酚类物质具有广泛且高效的抗氧化作用，如葡萄籽提取物、茶多酚、咖啡等富含多酚类物质的食物都是从膳食中获取抗氧化活性物质的来源。人们日常膳食中摄入的水果和蔬菜几乎都含有不同类型的抗氧化活性物质，这也是膳食指南中推荐多吃蔬菜、水果的重要因素。

（三）免疫调节作用

很多生物活性物质具有提高免疫力、抗过敏和抗炎症的功效。免疫系统是人体抵御病原体的重要防线，具有维持人体正常生理状态的作用。类胡萝卜素对于免疫系统的刺激作用在动物实验和干预性研究中已经得到了广泛证明。在体外试验或动物试验中，类黄酮、皂苷、有机硫化物和植酸等植物活性物质被证明能影响免疫系统的功能，但由于缺乏足够的人体试验和干预研究的证据，它们调节免疫的功能还有待进一步证实。

（四）抗菌和抗病毒作用

很多植物性成分都具有抗微生物感染的作用。葱属的大蒜和洋葱中富含有机硫化物，具有很强的抗菌、抗病毒作用。十字花科蔬菜中的异硫氰酸盐和硫氰酸盐也具有抗氧化活性。这些含硫物质是植物中的次级代谢产物及其水解产物，本身在植物体内就起到抗病、抗逆的作用。多酚类物质中的柚皮素、根皮苷、茶多酚、姜黄素等也具有多种多样的抗菌、抗病毒活性，这些物质也是目前在食品中受到广泛关注的天然抗菌物质，具有广阔的应用前景。

（五）降胆固醇作用

动物试验和临床研究发现，皂苷、植物甾醇、有机硫化物等生物活性物质具有降低胆固醇水平的作用。植物甾醇能竞争性地抑制胆固醇吸收，具有降低高胆固醇血症的效果。皂苷类物质既可以与胆酸结合形成微团，从而减少胆酸吸收，也可以影响胆固醇在肝脏中的代谢过程，降低血液中的胆固醇。有机硫化物、植物甾醇、花色苷和吲哚-3-甲醇等生物活性物质也具有类似的调整胆固醇代谢的作用，这主要是通过抑制肝脏中胆固醇代谢关键酶——羟甲基戊二酸单酰辅酶 A 还原酶而实现的。

除了以上植物生物活性物质普遍具有的生物功能外，这些特殊化学物质还有调节血压、调整血糖、预防心脑血管疾病等作用。

三、生物活性物质的吸收、代谢与排泄

（一）吸收

生物活性物质的吸收主要发生在肠道，特别是小肠中。它们可能在小肠微绒毛细胞附近发生被动转运或主动转运，也可以直接或间接地（溶解在乳糜团中）通过胞吞作用而吸收。由于存在专一性转运受体限制、胃肠道和加工逆境条件、物理化学稳定性差以及与食品其他物质的干扰等，生物活性物质的吸收率通常较低。例如，姜黄素、白藜芦醇等作为具有抗癌、抑菌、抗氧化等作用的活性物质，不溶于水，在胃肠道环境下非常容易形成结晶，阻止其吸收进入人体。番茄红素作为脂溶性的类胡萝卜素，具有很高的抗氧化、抗肿瘤等活性，但低脂膳食可能会降低其吸收率。对于具有顺反异构体的 β-胡萝卜素，机体的转运受体会选择性吸收全反式构象，阻止顺式构象的 β-胡萝卜吸收。活性多肽等可能被消化系统酶类水解，以无活性的氨基酸形式吸收。蛋白质与茶多酚共热时会产生蛋白质-多酚相互作用，在不同条件下会降低或提高茶多酚的吸收。这些因素显著地制约了生物活性物质的吸收和利用效率，因此有很多研究提出了各种各样的膳食建议和加工制作方法来解决这类问题。

活性物质经肠道代谢转化后，常常可以被消化系统大量吸收。当多酚类化合物进入大肠时，经肠道微生物作用被分解为能被肾、肝和其他器官吸收的较小的代谢物，从而通过各种各样的途径进入外周循环，并最终进入尿液中。

对于生物活性物质的吸收，有以下两个概念需要特别加以区分。

1. 生物可及性

生物可及性（bioaccessibility）是指活性物质可用于吸收的量，即在消化期间从食物基质之中释放的，可用于机体吸收的量。很多情况下，只有当生物活性物质从具有一定结构的食物中游离出来时，才能被机体吸收。因此，生物可及性不单纯反映食物中含有的生物活性物质的总量，而是反映了经过消化过程后供给机体吸收的物质总量。比如，谷物中的多酚物质常常与糖苷结合而不能游离和吸收。在经历小肠的 β-葡萄糖苷酶和大肠的微生物菌群作用后，糖苷键断裂，形成可供吸收的游离多酚，因此，可以认为消化系统对提高这些多酚类物质的生物可及性具有促进作用。

2. 生物利用率

生物利用率（bioavailability）是活性物质被机体消化、吸收和利用的一种度量，活性物质本身的性质和人体的生物因素都可以影响生物利用率，从而影响活性物质对机体实际产生的作用。一些食物中的活性物质并不一定能被人体直接利用，而必须经过消化、吸收和转化才能发挥作用。生物利用率不仅与提供给机体吸收的活性物质有关，也与机体本身的吸收能力和生理状态等有关。因此，即便是摄取相同量、相同形式的生物活性物质，不同个体对该物质的生物利用率也会发生显著差别。总而言之，生物利用率是衡量药物、营养物质、膳食补充剂或功能性成分在机体内利用程度的参数。

（二）生物活性物质的代谢与排泄

生物活性物质的代谢常常贯穿整个消化过程，并受到消化道微环境的影响。一般生物活性物质的代谢过程可以分为活性基团改变（常见的有甲基化、磺酸化、葡萄糖醛酸化等）、化合物部分或完全解体（如β-胡萝卜素转化为维生素 A）以及化合物与其他分子结合（如植物雌激素与低密度脂蛋白结合、有机硫化物与蛋白质受体结合等）等几个步骤。

当生物活性物质被吸收后，可以经过淋巴和血液分布到个体的各个组织器官中。大部分生物活性物质经过肝脏代谢后，以尿液形式排出体外。消化道中未被吸收利用的活性物质可以直接进入粪便中排出体外。一些被机体吸收的活性物质及其体内代谢物（如茶多酚、叶黄素等）可能经胆汁分泌以尿液和粪便的形式排泄。植物生物活性物质大部分以肠道代谢物的形式排出体外。

第二节　类胡萝卜素

一、类胡萝卜素的分类和结构

（一）类胡萝卜素的分类

类胡萝卜素不仅是维生素 A 的前体，还是一种天然的着色剂和抗氧化剂，其免疫调节和抗癌作用已经广为人知。类胡萝卜素是广泛存在的且在自然界中产量最大的色素之一，自然界每年可产 1 亿 t 以上的类胡萝卜素。类胡萝卜素主要存在于具有光合作用的植物和细菌中，自然界中存在有超过 700 种不同形式的类胡萝卜素；在海洋藻类中，主要以盐藻黄质的形式存在；在高等植物中，主要以β-胡萝卜素、叶黄素、紫黄质和新叶黄质素等形式存在；在番茄、红辣椒等植物中，存在有番茄红素、辣椒红素；还有胭脂树籽中的胭脂树素等。

作为一种脂溶性色素，类胡萝卜素不溶于水。大体上，类胡萝卜素可分为两类，一类是胡萝卜素（如β-胡萝卜素和番茄红素），另一类是叶黄素（如叶黄素和虾青素）。

（二）类胡萝卜素的结构

尽管自然界中类胡萝卜素的化学结构十分多样，但它们都具有类异戊烯聚合物结构，即四萜化合物。胡萝卜素和叶黄素在化学结构上的主要区别在与：胡萝卜素只含碳氢两种元素，不含氧元素；而叶黄素含有各种含氧官能团，如羟基、酮基、羧基、甲氧基等。两种类胡萝卜素的典型结构如图 4-1 所示。类胡萝卜素的颜色与共轭双键的数目相关，随着共轭双键的数目增加，颜色由黄色逐渐变为红色。

自然界中的类胡萝卜素以四种不同的状态存在，既可以单独存在，也可以与其他物质结合：①在溶液或脂质的介质中以晶体或无定型的固体形式存在；②以脂肪酸酯的形式（如辣椒中辣椒红素的月桂酸酯）存在；③与糖结合（如藏红花酸的龙胆二糖）；④与蛋白质结合。

二、类胡萝卜素的膳食来源

人体不能自身合成类胡萝卜素，主要通过食物来摄取。因此，了解类胡萝卜素在各种食物中的分布对开展膳食指导非常重要。总体而言，胡萝卜素主要来源于蔬菜中的胡萝卜、番茄、西蓝花、油菜等，叶黄素主要来源于水果中的柑橘、芒果、木瓜、杏，蔬菜中的南瓜、辣椒，以及禽类的蛋黄等。据统计，人体每天通过膳食摄入的类胡萝卜素大约为 6mg。

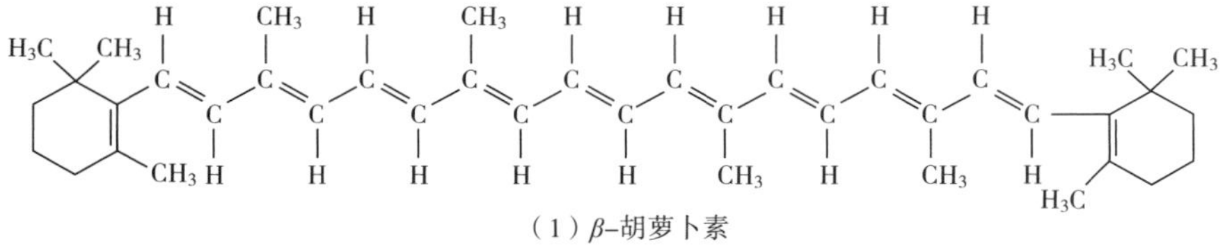

（1）β-胡萝卜素

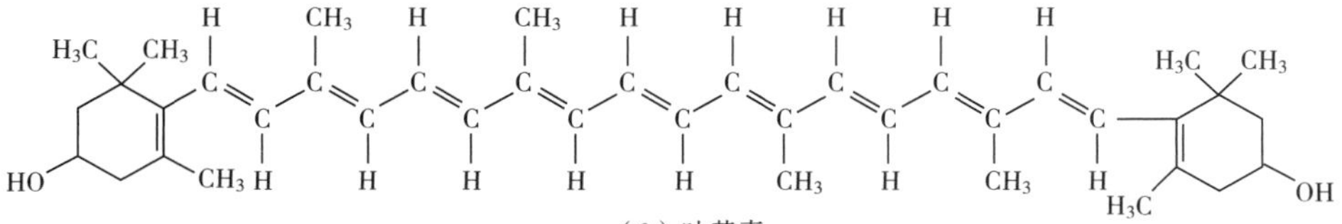

（2）叶黄素

图 4-1　类胡萝卜素的典型结构

（一）植物来源

很多常见植物中都含有丰富的类胡萝卜素，一些常见植物来源食物中的类胡萝卜素含量如表 4-2 所示。类胡萝卜素的主要植物食物来源包括：①在绿色蔬菜、水果中，类胡萝卜素与蛋白质结合，具有很高的稳定性。在这类食物中，含量较大的类胡萝卜素主要有 β-胡萝卜素、叶黄素、紫黄素和新黄质；另外还含有一些微量类胡萝卜素，如 α-胡萝卜素和玉米黄素等。②黄色、橙色和红色水果、蔬菜中也含有番茄红素、α-或 β-或 γ-胡萝卜素及其羟基衍生物、类胡萝卜素环氧化物和辣椒红素等类胡萝卜素。③胡萝卜和甘薯等根类植物食物中主要含有 β-胡萝卜素和少量 α-胡萝卜素。④玉米、黄色花菜等植物种子和花中也含有叶黄素、β-胡萝卜素、玉米黄素和隐黄质等类胡萝卜素；⑤类胡萝卜素的脂溶特性也导致，以含有类胡萝卜素的种子制造的食用油也是膳食中类胡萝卜素的重要来源。这里需要指出的是，如表 4-2 所示，尽管类胡萝卜素是植物中一类重要的色素，但各种蔬菜、水果中的类胡萝卜素含量与其整体的反映出来的颜色并不必定具有直接关联。

表 4-2　一些常见食物中类胡萝卜素的种类和含量　　　　单位：μg/100g

名称	α-胡萝卜素	β-胡萝卜素	β-隐黄质	番茄红素	叶黄素/玉米黄质
蔬菜					
苋菜叶	0	3510	0	0	15000
苦瓜	185	190	—	—	170
莴苣/莴苣叶	0	1987/4443	0	0	1223/1730
卷心菜	25	90	0	0	310
胡萝卜	3477	8285	125	1	256
白菜花	0	8	0	0	0
芹菜	0	270	0	0	283
菊苣	0	3430	0	0	10300
芫荽	72	3440	404	—	—
黄玉米	18	52	127	0	764
青/红柿子椒	21/20	208/1624	7/490	0/308	341/51
豌豆	-21	449	0	0	2447
宽叶羽衣甘蓝	238	3842	80	0	8932
羽衣甘蓝	0	9226	0	0	39550
南瓜	515	3100	2145	0	1500

续表

名称	α-胡萝卜素	β-胡萝卜素	β-隐黄质	番茄红素	叶黄素/玉米黄质
甘薯	7	8509	0	0	0
菠菜	0	5626	0	0	12198
番茄	101	449	0	2573	123
大白菜	1	2681	0	0	40
绿芥菜	0	6300	0	0	9900
水果					
苹果	0	27	11	0	29
杏	19	1094	104	0	89
葡萄柚	3	686	6	1419	5
芒果	17	445	11	0	0
菠萝	0	4500	—	0	6700
橘子	101	155	407	0	138
西瓜	0	303	78	4532	8
草莓	0	7	0	0	26
动物性食物					
黄油	0	158	0	0	0
母乳	0	7	0	0	0
切达干酪	0	85	0	0	0
全脂牛奶	0	5	0	0	0
鸡蛋	0	10	9	0	331

资料来源：宋新娜，汪之顼，美国的食物类胡萝卜素含量数据 [J]. 国外医生（卫生学分册），2007，34（3）：182~187。

（二）动物来源

动物自身并不能合成类胡萝卜素，通过食物链的富集作用，某些动物源食物中也可以含有相当高含量的类胡萝卜素。蛋黄和乳制品（如牛奶、奶油、黄油和干酪等）中含有类胡萝卜素，主要来源是禽类和牛的饲料所含的类胡萝卜素。在诸如鲑鱼、鳟鱼、龙虾、虾、鱼卵等水产品中，含有较高含量的虾青素、角黄素等类胡萝卜素。虾青素是一种类胡萝卜素与蛋白质形成的复合体，具有很好的保健作用。虾青素在天然状态下呈现蓝灰色，在煮熟之后，虾青素由于蛋白质变性作用被释放出来，呈现出游离状态的橙红色。从表4-2中可以看出，动物源食物中的类胡萝卜素含量明显低于植物源食物。

（三）其他来源

在自然界中，有些单细胞绿藻在一定条件下，由于高浓度次生代谢产物——类胡萝卜素的积累会变红。例如，杜氏藻和雨生红球藻中存在着丰富的β-胡萝卜素和虾青素。细菌、酵母和霉菌等微生物也能产生类胡萝卜素，因此现代食品工业正利用微生物发酵来生产可使用的类胡萝卜素。比如，有人已经利用三孢布拉霉（*Blakeslea trispora*）生产β-胡萝卜素和番茄红素，利用红曲霉（*Monascus Purpureus*）生产环类胡萝卜素，这些物质作为食用色素、营养补充剂等食品添加剂或直接作为食物将被越来越多地用于食品生产，进而进入食物链成为人们日常膳食的一部分。

三、类胡萝卜素的生物活性

（一）维生素 A 来源

类胡萝卜素是维生素 A 的前体物质，是发展中国家和地区人们获取维生素 A 最主要的来源（约70%）。

膳食中的类胡萝卜素在胃肠道消化酶的作用下，从蛋白质中游离出来，与胆汁混合形成乳糜微粒后，一部分被肠道上皮细胞吸收直接进入淋巴循环，另一部分在小肠黏膜内直接转化为视黄酸。在众多的类胡萝卜素中，只有不到 10% 的类胡萝卜素能提供维生素 A，主要包括 β-胡萝卜素、α-胡萝卜素和 γ-胡萝卜素。除了 1 分子 β-胡萝卜素能提供 2 分子的维生素 A 外，其余类胡萝卜素只能提供 1 分子维生素 A。维生素 A 是人体必需的微量营养素，具有维持视觉功能，促进细胞分裂，提升免疫力，促进胚胎发育的功能。

（二）抗氧化功能

类胡萝卜素含有大量的共轭双键结构。几乎所有的类胡萝卜素都具有重要的抗氧化功能，能够有效减少自由基对细胞遗传物质（DNA 和 RNA）、生物膜以及生物大分子（蛋白质、脂质和碳水化合物）的氧化损伤。大量的体外实验证明，胡萝卜素可以猝灭单线态氧、清除自由基、防止低密度脂蛋白氧化。需要注意的是，在高氧分压状态下，胡萝卜素会和氧发生自氧化，反而增加活性氧的产生。这可能与吸烟者摄入药理水平的 β-胡萝卜素后，肺癌和心血管疾病发病率上升有关。

（三）预防心血管疾病

尽管还存在争议，但仍有大量研究表明类胡萝卜素具有预防心血管疾病的功能。番茄红素可以抑制低密度脂蛋白的氧化，减少冠心病的发生。口服番茄红素也有降低血压的作用。此外，动物实验和流行病学研究都表明，叶黄素和玉米黄素会减少冠心病和局部缺血性中风的发生。

（四）抗癌

流行病学研究表明，摄入类胡萝卜素或叶黄素含量高的蔬菜和水果可以降低多种癌症的发生概率。比较常见的报道涉及食道癌、口腔癌、子宫颈癌、子宫内膜癌、乳腺癌等。流行病学、体外细胞实验、动物实验和人体试验也证明，番茄红素具有抗癌作用，特别是其抗前列腺癌的作用。需要特别注意的是，与抗氧化作用类似，有关类胡萝卜素抗癌活性的研究结果也常常出现矛盾，这可能与人体自身的健康水平、营养、环境和基因等有关。因此，盲目迷信类胡萝卜素的抗癌作用同样存在风险。

（五）预防光损伤

β-胡萝卜素、叶黄素和玉米黄素也能够预防光损伤。叶黄素和玉米黄素是视网膜黄斑的组成色素，具有保护视力的作用；提高叶黄素摄入可以提高黄斑的色素含量，进而提高老年性视网膜黄斑衰退症患者的视力；叶黄素也能消除自由基损伤，预防白内障；这两类色素可以吸收蓝光，防止眼睛的光损伤。

（六）其他生物活性

类胡萝卜素还有其他生物活性功能，如促进繁殖功能、保护卵泡和子宫细胞、加强细胞与细胞间联结、促进骨健康和预防骨质疏松症等。这些生物活性功能几乎都与类胡萝卜素的特殊化学结构（共轭双键结构和分子末端的环状结构）有关。

第三节　多酚类物质

一、多酚类物质的分类和结构

（一）多酚类物质的分类

多酚类物质是具有多个羟基的酚类物质的总称。多酚类物质主要存在于植物中，其含量仅次于纤维素、半纤维素和木质素。植物多酚又称植物单宁，是一种植物的次生代谢产物，具有多元酚结构，主要存在于植物的皮、根、叶、壳和果肉中。根据 White 和 Bate-Smith 定义，植物单宁的相对分子质量在 500~300 范围内。自然界中存在的多酚类物质繁多，分类方法也多种多样，但总体上可以简单分为两大类：单体多酚和多聚体多酚（图 4-2）。事实上，由于多酚类物质的结构组成差异极大，不同多酚类物质在相对分子质量、溶解性、稳定性、生物活性功能方面具有显著的多样性。

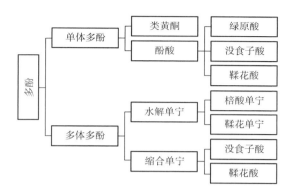

图4-2 多酚类物质的分类

（二）多酚的结构

一些具有代表性的多酚的结构如图4-3所示。

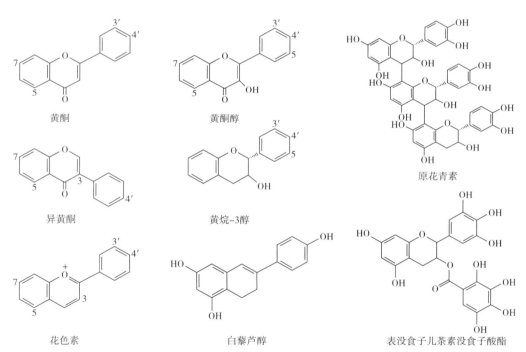

黄酮

黄酮醇

原花青素

异黄酮

黄烷-3醇

花色素

白藜芦醇

表没食子儿茶素没食子酸酯

图4-3 代表性多酚类物质的结构

注：图中数字标号显示了该结构中可能发生羟基取代的所有位置，根据取代位置和羟基数量的不同，以此类结构为基础可形成种类丰富的各种多酚。

1. 类黄酮

黄酮是具有三元结构的化合物，主要由15个碳构成，其结构中包含两个具有酚羟基的苯环（A环和B环）以及连接二者的三个碳原子的结构（C6—C3—C6）。以黄酮为基础，还可以发生多种取代，形成具有新结构的类黄酮。自然状态下，类黄酮大部分以糖苷的形式存在。

根据其羟基化的形式和色烷环的变化，类黄酮可以进一步分为黄酮醇类、黄酮类、异黄酮类、黄烷酮类、花色苷类和黄烷三醇类等。黄酮醇类是黄酮的3-羟基衍生物，山奈酚、槲皮素、杨梅素等是最常见的黄酮醇类多酚。黄酮类是类黄酮类物质的基本结构，常见的有芹黄素、汉黄芩素、黄芩素等。异黄酮类的B

环连接方式（C—3 位）与黄酮（C—2 位）有差异，主要以糖苷和苷元的形式存在，因其与雌激素结构类似，也被称为植物雌激素。黄烷酮类的 Δ2，3 双键缺失且出现了 C—2 手性中心，主要有柚皮素和橙皮素，在植物中常常形成羟基化、糖基化和甲氧基化的衍生物。花色苷类是花青素与糖和有机酸形成的化合物，具有橙色、红色、蓝色、紫色等多种颜色。黄烷三醇类是最为复杂的类黄酮物质，通常不以糖苷形式存在，而以单体构成寡聚或多聚体，常见的有原花青素、儿茶素、表儿茶素、茶多酚等。

2. 酚酸

根据是 C1—C6 还是 C3—C6 结构，酚酸主要分为苯甲酸和肉桂酸。苯甲酸中最常见的是没食子酸，而肉桂酸主要以轭合物形式存在，如酒石酸与奎尼酸形成的轭合物绿原酸。酚酸在植物中的存在形式既可以是游离型（水果和蔬菜中），也可以是结合型（谷物和种子中）。

3. 芪类化合物

芪类化合物具有 C6—C2—C6 结构，是一类植物中应对疾病、损伤等逆境刺激产生的抗毒素。最有代表性的芪类是白藜芦醇，即 3，5，4-三羟基二苯乙烯。植物体内还存在正反异构体以及共轭衍生物，如反式白藜芦醇-3-O-葡萄糖苷。

二、多酚类物质的膳食来源

多酚类物质的主要膳食来源是植物性食物，表 4-3 总结了多酚类物质的主要来源以作参考。据统计，不同人群每日摄入多酚的含量为 20～70mg。

表 4-3　一些常见多酚类物质的膳食来源

种类	食物来源和含量/（mg/100g 鲜重）
类黄酮	
山柰酚	番茄（1.01）、胡萝卜（0.48）、草莓（1.32）、芒果（4.79）、火龙果（1.18）
槲皮素	洋葱（8.59）、西蓝花（8.09）、藕（7.55）、石榴（16.78）、山楂（15.92）、芒果（15.72）
大豆异黄酮	豆科植物及其制品
柚皮素	金橘（57.39）、葡萄柚（53）、橘柚（42.5）、迷迭香（24.86）、柚子（24.72）
橙皮素	酸橙（43）、柚子（28.73）、柠檬（27.9）、甜橙（27.25）、广柑（19.25）
花色苷类	紫甘蓝（163.67）、茄子皮（92.83）、紫苏（51.56）、桑葚（427.02）、杨梅（227.11）
矢车菊素	紫甘蓝（163.67）、紫苏（51.14）、桑葚（412.16）、杨梅（227.11）
原花青素	高粱、肉桂、可可、葡萄籽
儿茶素	绿茶（67.6）、角豆粉（50.75）、巧克力（64.33）、可可豆（88.45）、蓝莓（98.47）
表儿茶素	巧克力（84.4）、可可豆（99.18）、葡萄籽（93.31）、黑大豆（37.41）
表没食子儿茶素	可可豆（156.67）、绿茶（29.18）、乌龙茶（6.1）、白茶（18.65）、蚕豆（15.47）、李子（13.06）
表儿茶素没食子酸酯	绿茶（147.8）、角豆粉（30.06）、白茶（8.35）、乌龙茶（6.33）
表没食子儿茶素没食子酸酯	角豆粉（109.46）、绿茶（70.2）、白茶（42.45）、乌龙茶（34.48）、红茶（9.36）
非类黄酮	
鞣花单宁	树莓、草莓、黑莓
绿原酸	蔬菜、水果、咖啡
白藜芦醇	芹菜（0.78）、鸡腿菇（0.56）、葡萄酒

资料来源：李静，多酚类化合物的主要食物来源［J］. 卫生研究，2017，46（1）：169～173。

三、多酚类物质的生物活性

（一）抗氧化

抗氧化作用是植物多酚最重要的性质。多酚羟基中邻位酚羟基极易被氧化成醌类结构，很容易与活性氧等自由基发生氧化还原反应，表现出很强的抗氧化性和自由基清除能力。多酚类物质能吸收能量高、破坏力大的紫外光，从而对保护细胞中的遗传物质等具有重要意义。因此，多酚类物质常常被用作抗老化剂和防晒剂。很多多酚类物质的抗氧化性已经广为人知。比如，从葡萄籽中提取的多酚主要含有原花青素，它的保健作用正日益受到重视。来自中药槐米、银杏叶、番石榴叶等植物中的槲皮素的抗氧化性也广受关注，它能与超氧阴离子络合减少氧自由基产生，抑制脂质的过氧化过程，提高机体抗氧化能力等。原花青素、茶多酚等多酚类物质同样具有很强的抗氧化性。

（二）抑菌消炎和抗病毒

大量的研究表明，多酚对多种细菌、真菌、酵母菌都有明显的抑制作用，尤其是霍乱弧菌（*Vibrio cholerae*）、金黄色葡萄球菌（*Staphylococcus aureus*）和大肠杆菌（*Escherichia coli*）等致病菌。茶多酚可以作为治疗胃炎和胃溃疡药物的成分，抑制幽门螺旋杆菌（*Helicobacter pylori*）的生长和抑制链球菌（*Streptococcus*）在牙齿表面的附着。茶多酚可用于抗病毒，红茶和绿茶提取物、儿茶素等能够抑制流感病毒、人体呼吸系统合孢体病毒、肝炎病毒等。

除了针对有害菌的抑制作用，多酚类物质调节肠道微生物生态的能力也逐渐得到重视。柚皮素和根皮苷对伤寒沙门氏菌（*Salmonella typhi*）黏附肠道细胞有强烈抑制作用；相反，富含咖啡酸、没食子酸、单宁酸、儿茶酚、表儿茶酸和槲皮素的葡萄多酚提取物即使在较大剂量下也能促进嗜酸乳杆菌等肠道益生菌的生长。

（三）抗肿瘤作用

多酚的防癌和抗癌作用机制主要是与其抗氧化性质有关，起到抗突变，调节免疫，抑制致癌物、促癌剂和癌细胞增殖，诱导癌细胞凋亡，抑制致癌基因表达，调控信号传导及影响机体酶活性等作用。多酚是一种高效的抗诱变剂，能够降低诱变剂的致癌作用，提高染色体精确修复能力，从而达到提高细胞免疫力和抑制肿瘤细胞生长的目的。茶多酚能抑制亚硝酸盐化合物的致癌作用，所以长期饮用绿茶能够减少癌症和肿瘤的发病率。姜黄素的抗肿瘤作用也被大量研究支持。总体而言，大量的流行病学研究也支持上述关联性，在日常膳食中摄入多酚较多的国家和地区观察到了较低的癌症发病率。但正如大多数生物活性物质一样，我们需要谨慎对待多酚物质的这类作用，强调通过日常膳食摄入多酚的预防意义。

（四）改善肥胖、糖尿病和消化吸收功能

茶多酚、表没食子儿茶素没食子酸酯等多酚类物质能降低实验性糖尿病氧化应激作用，还可以增加能量消耗和促进脂肪氧化，起到降低体重的效果。多酚类物质抑制肠道内淀粉、脂肪类物质消化吸收的作用也开始得到关注，这对于抑制肥胖和改善糖尿病具有积极作用。这里需要指出的是，多酚也是一种抗营养因子，它与蛋白质特别是消化道中酶的结合作用，会影响人体正常的消化吸收作用，进而对人体健康产生不利影响。

（五）抗心血管疾病

多酚物质具有高效的抗氧化能力，能够抑制血小板的聚集黏连，诱导血管舒张，有助于防止冠心病、动脉粥样硬化和中风等常见心脑血管疾病的发生。研究已经证明，抑制血浆中低密度脂蛋白的氧化可预防动脉粥样硬化的发生。多酚能明显降低血清胆固醇和低密度脂蛋白的含量，同时升高高密度脂蛋白含量，降低血清和心肌组织中过氧化脂质，调高红细胞中超氧化物歧化酶，从而起到抗心血管疾病的功能。大量研究报道了各种多酚物质和食物的相关作用，包括单宁酸、黄酮醇类（儿茶酚、槲皮素）、普洱茶、葡萄酒、葡萄籽提取物等。

四、一些常见食品中多酚类物质的性质

（一）茶多酚

茶多酚是茶叶的主要成分，在茶叶中的含量一般为 20%~30%。茶多酚在很大程度上决定了茶叶的品质。茶多酚是一种褐色至淡黄色的无定型粉末，易溶于水、甲醇、乙醇、乙酸乙酯和丙酮，不溶于氯仿及苯等有机溶剂，在酸性条件下较稳定，在碱性条件下很容易氧化变色，形成红褐色的聚合物。茶多酚的成分十分复杂，其中约一半以上是儿茶素类化合物。儿茶素类化合物大量存在于茶树新梢，占茶叶干重的 12%~24%。因此，在不发酵的绿茶中，茶多酚含量通常最高；在全发酵的红茶中，其含量最低。

（二）葡萄多酚

葡萄多酚类物质是葡萄重要的次生代谢产物，主要存在于葡萄籽与葡萄皮中。葡萄多酚能溶于水，易溶于甲醇、乙醇等有机溶剂。这类多酚物质主要由表儿茶酸等酚酸类、黄烷醇类、花色苷类、黄酮醇类和缩聚单宁等物质组成，其中绝大部分是原花色苷。就葡萄而言，葡萄皮和籽中的多酚含量非常高，分别能达到 25%~50% 和 55%~70%。葡萄籽提取物和葡萄经发酵制得的葡萄酒是目前广受关注的富含葡萄多酚的保健品和食品。除了原花色苷，葡萄皮中的白藜芦醇也是葡萄多酚中的一种重要多酚，其在葡萄酒中的含量受到葡萄皮的发酵时间、葡萄品种、葡萄生长环境、酿酒工艺等因素的影响。

（三）苹果多酚

苹果多酚是苹果中具有多酚结构的一类物质的总称。它是苹果中最主要的功效成分之一。苹果多酚通常呈现棕红色，在水溶液中呈红褐色，产品略带苹果风味，稍有苦味，易溶于水和乙醇。生活中，苹果和苹果汁的褐变与苹果多酚的氧化相关。苹果多酚的主要成分随品种和成熟度的改变而变化，主要包含儿茶素、原花青素、绿原酸类、二羟查耳酮和黄酮醇类等化合物。

第四节　皂苷类物质

一、皂苷类物质的分类、结构和来源

苷类又称配糖体或糖苷，是植物中糖分子（如葡萄糖、鼠李糖、葡萄糖醛酸等）中的半缩醛羟基与非糖类化合物分子（如醇类、酚类、固醇类等）中的羟基脱水缩合而成的具有环状缩醛结构的化合物。苷类物质通常为有颜色的晶体，易溶于水和乙醇，易发生水解生成糖和苷元。

皂苷是类固醇或三萜系化合物低聚配糖体的总称，也称碱皂体、皂素、皂苷、皂角苷等。皂苷在自然界中的分布十分广泛，一半以上的植物中含有皂苷，甚至在海星和海参等海洋生物中也有皂苷。许多中草药如人参、远志、桔梗、甘草、知母和柴胡等的主要有效成分都含有皂苷。图 4-4 列举了一些常见的皂苷。

皂苷的结构多样性非常丰富。组成皂苷的糖通常是葡萄糖、鼠李糖、半乳糖、阿拉伯糖、木糖、葡萄糖醛酸和半乳糖醛酸。这些糖或糖醛酸先聚合成低聚糖，再与不同的苷元通过 3β-羟基缩合形成皂苷。通常皂苷可以分为三萜皂苷和甾体皂苷两大类，其中三萜又可以分为四环三萜和五环三萜类，以五环三萜类最为常见。甾体皂苷的苷元是由 27 个碳原子组成的，其基本骨架称为螺旋甾烷及其异构体异螺旋甾烷，仅在植物体中发现的甾体皂苷元就有近百种。

三萜皂苷在豆科、五加科、伞形花科、报春花科、葫芦科等植物中比较普遍，药用植物中含三萜皂苷类的有人参、甘草、牛膝、远志、黄芪、续断、旋花、地肤子、沙参、王不留行、酸枣和大枣。甾体皂苷主要存在于单子叶植物百合科的丝兰属、知母属、薯蓣科、龙舌兰科等，也存在于双子叶植物的豆科、玄参科和

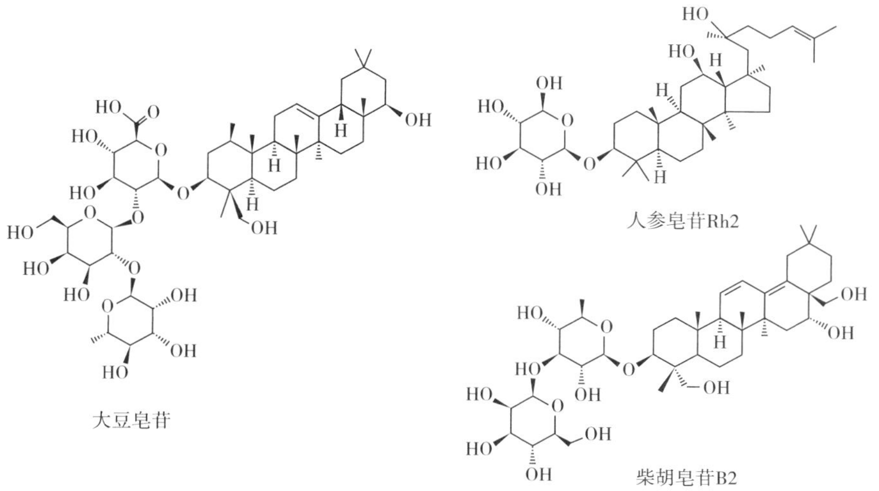

图 4-4　一些常见皂苷的结构

茄科等。甾体皂苷主要来源于天门冬、麦门冬、薯蓣、白英和蒺藜子等。据统计，皂苷类物质在平均每日膳食中的摄入量约为 10mg，对于食用豆类食品较多的人群可以达到 200mg 以上。

二、皂苷类物质的生物活性

（一）抗氧化和调节脂质代谢

通常，动物体内过量的过氧化脂是造成肝组织不良变化及导致动脉粥样硬化等老化现象的一个主要原因。研究表明，桔梗总皂苷在不同剂量下都表现出降低高血脂症状的活性。大豆皂苷可以抑制血清中脂类的氧化，抑制过氧化酯质的生成，进而降低血清中胆固醇和甘油三酯的含量，起到预防肝组织不良变化和动脉粥样硬化等功效。多种大豆皂苷可以抑制脂肪细胞中由肾上腺素诱导的脂质化过程，可能对降低高脂膳食动物血清中胆固醇和甘油三酯含量有作用。此外，大豆皂苷还被发现具有抑制脂质过氧化和降低转氨酸含量等功能。皂苷调节脂质方面的功能对于预防高脂肪膳食所造成的高脂血症、高血压及肥胖症有重要意义。

（二）癌症相关活性

很多研究证明了皂苷类物质在细胞毒性、抗肿瘤、抗诱变和化学保护方面的重要作用。中药中的土贝母皂苷Ⅰ，一种三萜皂苷，具有抗恶性肿瘤的作用。人参中的人参皂苷 Rh2 能抑制人卵巢癌细胞的增殖。黄芪皂苷Ⅱ具有抑制 60 多种人类肿瘤细胞的能力，并且在这些受到抑制的肿瘤细胞中，肠癌细胞和白血病细胞最为敏感。简而言之，皂苷的细胞毒性与剂量相关，不同肿瘤细胞对不同皂苷的敏感性也不一样。在利用皂苷毒性直接杀死肿瘤细胞外，皂苷也能起到化学保护作用，抑制致癌物对靶细胞的直接作用和癌变细胞的增殖。一些含有常春藤苷元和齐墩果酸苷元的三萜皂苷以及甘草酸苷被证明有对苯并(a)芘和吸烟者诱变性尿液浓缩物等诱变剂的抑制作用。与中草药中的其他皂苷相比，大豆皂苷是在日常膳食中最容易接触到的皂苷之一。大豆皂苷抑制肿瘤的能力也已经广为人知，它作为中分子质量物质具有很好的溶解性，能在体内通过简单扩散或主动转运方式进入细胞，直接破坏肿瘤细胞膜结构、抑制其 DNA 合成，调节机体免疫力和免疫细胞对癌细胞的杀伤作用。

（三）抗炎症和抗过敏活性

皂苷也具有抗炎症和抗过敏的生物活性。皂苷的消炎功能主要与其间接（多种柴胡皂苷）或直接（柴胡皂苷 d 和人参皂苷）的类皮质激素活性、抑制糖皮质激素降解（甘草酸苷）、抑制炎症介导因子的合成和释放等性质（人参皂苷 Rb2、Rc、Re）相关。比如，甘草酸苷可以通过抑制组胺释放和影响类固醇诱导的组胺合酶变化来起到抗炎作用。

（四）免疫调节作用

总体上，皂苷具有免疫助剂和免疫激发剂的功能。研究表明，三萜类的皂皮苷是一种高效的免疫助剂，能增强抗体响应，有诱导银离子特异性辅助 T 淋巴细胞记忆等多种生理功能，可用于制备预防手足口病的疫苗。皂苷还可以作为免疫助剂与抗体一起形成特殊结构，从而显著提升病毒的抗原性，降低免疫助剂的用量和毒性。另一方面，皂苷也能直接促进免疫能力的提升。例如，齐墩果酸苷能显著提高人淋巴细胞的增殖，酰化棉根七糖皂苷能促进淋巴细胞的转化，紫柴胡中的皂苷成分能够增进粒细胞的吞噬作用，人参皂苷 R_{g_1} 可以调节激素和细胞介导的免疫响应等。

（五）抗菌、抗病毒性

大量研究表明，皂苷普遍具有抗细菌、真菌和抗病毒的生物活性。就抗病毒性而言，报春花皂苷能抑制单纯疱疹 I 型和脊髓灰质炎 II 型病毒侵染细胞及其自身的复制，这可能与皂苷抑制病毒-宿主黏附有关。三萜类皂苷中的苦胆酸酯葡萄糖苷、丁酸酯葡萄糖苷等也能抑制上述两种病毒侵染体细胞。甘草酸苷甚至能抑制一些 DNA 和 RNA 病毒的增长，其中就包括人免疫缺陷病毒 I 型。在日常膳食常见的皂苷中，大豆皂苷对人类艾滋病病毒的感染也表现出抑制作用，同时还能用于疱疹性口唇炎和口腔溃疡等病毒疾病的治疗。就抗细菌、真菌方面，各种研究报道了皂苷对溶血性金黄色葡萄球菌（*Staphylococcus haemolyticus*）、溶血性链球菌（*Strepiococtus hemolyicus*）、肺炎双球菌（*Pneumococcus*）、痢疾杆菌（*Shigella Castellani*）、伤寒沙门氏菌、副伤寒杆菌（*Sparatyphi*）、霍乱弧菌（*Vibrio cholerae*）、大肠杆菌、变形杆菌（*Proteus*）、绿脓杆菌（*Pseudomonas aeruginosa*）、百日咳杆菌（*Bordetella pertussis*）及常见的致病性皮肤真菌较强的抑制作用。一些研究还揭示了皂苷对调节消化道微生物生态的积极作用。常春藤苷元、贝萼皂苷元和苜蓿酸苷元形成的 3—O—β—D—葡萄糖苷能够抑制灰霉菌（*Botrytis cinerea*）等真菌的生长。特别是苜蓿酸 3—O—葡萄糖苷对诸如绿色木霉（*Trichoderma viride*）、齐整小核菌（*Sclerotium ralfsii*）、根霉（*Rhizopus*）、黑曲霉、尖孢镰孢菌等真菌都表现出高效的抑制作用。

（六）其他作用

皂苷还具有多种其他生物活性，包括对缓解心血管疾病症状、溶血和抑制血小板凝聚作用、抑制小肠内胆固醇吸收和降低血胆固醇、调节中枢神经系统和内分泌系统等等。皂苷的这些活性主要决定于苷元和糖配体的独特结构，因此，来源不同的皂苷往往具有千差万别的生物活性。

三、皂苷类物质的毒性

由于皂苷类物质的特殊生物活性，植物皂苷经常被提取后用于药物和疾病治疗。但是，从食品学的角度来看，皂苷还可能是食物中的一种不安全成分，容易引起食物中毒。比如，食用未煮熟的大豆、菜豆和豆浆可能造成食品安全风险。因为其中的皂苷成分没有经过加热破坏，常常会引起胃肠炎等急性食物中毒症状。近年来，一些含有皂苷的植物，特别是中药材，因为其独特的生物活性，以所谓"药食同源"的理念进入人们的日常食谱。与前面介绍的类胡萝卜素、多酚等广泛存在于传统人类食物里的生物活性物质不同，皂苷类物质往往来源于非膳食材料，长期食用或短时间过量食用这类食物的安全性并没有得到验证。这里必须指出的是，片面强调皂苷类物质的生物活性，贸然将中药材引入食谱，而忽视其潜在的毒性，很可能造成严重的健康危害。因此，很有必要了解皂苷类物质对人体的毒性和潜在安全风险。

（一）胃肠道毒性

已经有很多动物试验证明了多种皂苷的胃肠道毒性。用茶树籽中的茶皂苷按照每天 $50\sim500mg/kg$ 的剂量连续喂食小鼠三个月，会造成小鼠腹泻、消化道内腔明显膨胀、贲门黏膜上皮组织异常增生、喉黏膜坏死、气管糜烂等症状。丝兰提取物中的甾体皂苷以每日 $1.5\sim3.0g/kg$ 的剂量给羊灌胃，持续 $21d$ 后，观察到有超过一半的羊出现死亡和严重毒性反应以及胃肠道黏膜损伤。膳食中常见的大豆皂苷也具有胃肠道毒性，可能导致肠道炎症、体重下降、降低肠道蠕动、抑制消化等。类似的胃肠道毒性报道还见于苜蓿皂苷提取物、柴胡皂苷等。

（二）肝脏毒性

小鼠的急性毒性试验表明，当盾叶薯蓣皂苷灌胃剂量高于 562.5mg/kg 时，可能造成小鼠肝脏损伤，导致肝细胞质空泡化、肝血管轻微瘀血以及弥漫性肝坏死；长期使用该皂苷在 510mg/kg 剂量下灌胃，持续 30d，会造成血清总胆红素水平升高、肝蛋白含量降低，诱导黄疸、感染性肝炎等疾病发生。类似的，柴胡皂苷在一定剂量下也会造成肝脏损伤，发生嗜酸变形和脂肪变性，甚至造成肝脏急慢性炎症、纤维化和坏死。三七皂苷也有类似造成肝损伤的报道。

（三）肾脏毒性

皂苷在临床上也有造成肾毒性的报道。七叶皂苷钠会造成剂量决定的肾间质出血、肾小管毛细血管腔内血小板聚集、肾小管上皮细胞坏死等病变。丝兰皂苷提取物经过胃肠道，以非水解形式吸收经肾脏排泄，也会产生肾脏毒副作用。大豆皂苷以 1.25%~5% 的质量分数与饲料混合后，喂养大鼠 13 周，可以导致大鼠血清肌酐、尿素氮浓度显著升高，产生了较轻的肾脏毒性。

（四）其他毒性

皂苷还可能造成心脏毒性、生殖发育毒性、遗传毒性、神经毒性等。比如，在上文提到的大豆皂苷喂食大鼠 13 周的试验中，观察到了雄鼠腹侧前列腺上皮萎缩和细胞分泌作用显著降低，而雌鼠的阴道上皮细胞组织黏液化并发生萎缩、卵巢闭锁、卵泡数增加，这可能与大豆皂苷的类性激素作用导致大鼠生殖功能受损有关。

第五节　有机硫化物

一、有机硫化物的分类、结构和来源

（一）有机硫化物的分类和结构

我们日常食用的果蔬中存在一些含硫有机化合物，被统称为有机硫化物。有机硫化物因为其独特的生物活性，特别是在抗癌和抗炎症方面的作用，广受关注。通常而言，有机硫化物的主要类型有硫代葡萄糖苷酯化合物以及大蒜和洋葱中的有机硫化物。它们的基本结构如图 4-5 所示。

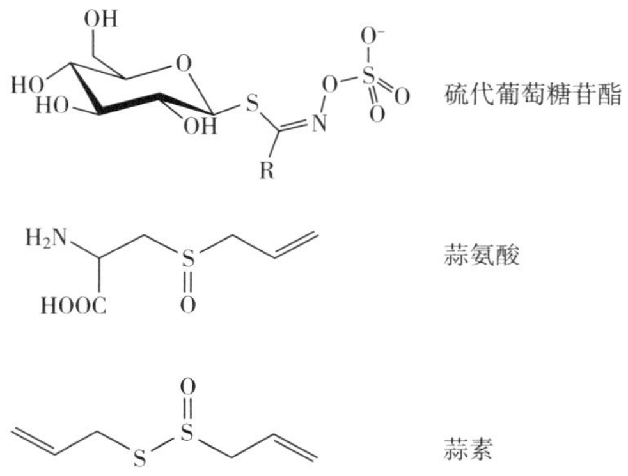

硫代葡萄糖苷酯

蒜氨酸

蒜素

图 4-5　食物中有机硫化物的基本结构

硫代葡萄糖苷酯通常含有一个 β-D-硫葡萄糖基、一个硫化肟基团以及一个来源于甲硫氨酸、色氨酸或苯丙氨酸的可变侧链。硫代葡萄糖苷酯是一类有机阴离子，常常以钠盐或钾盐的形式存在。根据其侧链集团的不同，可以进一步分为三类：①侧链为脂肪基的，如莱菔子中的 4-甲亚硫酰-3-丁烯基硫代葡萄糖苷酯；②侧链为芳香基的，如白芥子中的对羟苯基硫代葡萄糖苷酯；③侧链为吲哚基的，如甘蓝型油菜中的芸苔葡萄糖硫苷酯。大蒜和洋葱中的蒜氨酸可以在大蒜素裂解酶的催化下分解成蒜素。蒜素是一类不稳定的、具有反应活性的有机硫化物的总称，主要结构是硫代亚磺酸酯化合物。在大蒜中，这种有机硫化物主要是二烯丙基硫代亚磺酸酯，在洋葱中则是其异构体。

（二）有机硫化物的来源

在日常膳食中，含有硫代葡萄糖苷酯的食物主要包括卷心菜、抱子甘蓝、甘蓝或花椰菜、羽衣甘蓝、萝卜、芜菁甘蓝以及芜菁等。蒜素则主要存在于百合科蒜属的大蒜和洋葱中。这些有机硫化物及其降解产物往往具有很高的生物活性。人体每日从膳食中摄入的有机硫化物为 10~50mg，素食者可能高达 100mg 以上。

二、有机硫化物的生物活性

（一）硫代葡萄糖苷酯

1. 硫代葡萄糖苷酯的降解

硫代葡萄糖苷存在于植物细胞原生质内，当植物细胞组织在加工过程中受到破坏后，组织中的黑芥子酶可以专一地水解硫代葡糖糖苷，形成一系列具有生物活性的水解产物。其中主要的活性成分是异硫氰酸酯、有机氰化物、硫代噁唑烷酮、硫氰酸盐等。

异硫氰酸酯是一种挥发性油，常被称为芥子油，分子经过重排后可以形成不稳定的中间体硫代氧化肟酸。异硫氰酸酯普遍具有"R—N＝C＝S"结构，当侧链 R 基团存在有活性的 β-羟基时，异硫氰酸酯还容易形成环硫酮化合物（硫代噁唑烷酮）。

有机氰化物是硫代葡萄糖苷配体不经过分子重排，在酸性条件、亚铁离子和巯基化合物存在下，直接脱去硫形成的。如果硫代葡萄糖苷脂 R 链末端含有不饱和双键，还可能形成表硫氰化合物。硫氰酸化合物的降解生成途径目前还不明确。但当形成吲哚异硫氰化合物时，还能进一步产生二吲哚基甲烷、吲哚乙氰，最终降解为吲哚乙酸、二氧吲哚。这类吲哚硫化物的生物活性正受到越来越多的关注。

除了上述酶促降解途径，硫代葡萄糖苷还容易发生热降解、化学降解和微生物降解，产生各种各样具有生理活性的物质。在水煮、漂烫、烹炒等常见食物加工中，硫代葡萄糖苷酯的降解程度可能达到 3%~70%，并且蒸煮和微波加热会提高热降解的程度。作为一种糖苷，硫代葡萄糖苷酯容易在酸性条件下发生水解，形成羧酸、葡萄糖、羟胺和硫酸氢根离子；在碱性条件下，又容易发生重排形成其他产物。保加利亚乳杆菌（*Lactobacillus bulgaricus*）、双歧杆菌等常见食品用发酵菌种以及人体肠道微生物菌群也被证明能降解硫代葡萄糖苷脂，形成各种具有生物活性的物质。因此，通过硫代葡萄糖苷酯的降解来提高和丰富有机硫化物生物活性也是当前食品营养和保健关注的热点。

2. 硫代葡萄糖苷酯及其降解产物的生物活性

（1）抗癌活性　流行病学研究表明十字花科蔬菜有助于人类抵抗癌症，包括肺癌、甲状腺癌、大肠癌和直肠癌等。其中主要的生物活性成分便是硫代葡萄糖苷酯及其降解产物。动物和人体试验结果表明，不同于抗氧化抵御癌症的机制，硫代葡萄糖苷能抑制肿瘤细胞形成主要通过诱导谷胱甘肽转移酶和 UDP-葡萄糖醛酸转移酶等Ⅱ相致癌物解毒酶类、抑制Ⅰ相代谢酶（细胞色素 P450 酶系）、阻滞细胞周期和诱导细胞凋亡、提高机体免疫功能等多种途径达到。研究还发现，硫代葡萄糖苷脂的水解产物可能比未水解的形式具有更高的抗癌活性。特别是异硫酸氰酯类化合物，如苯乙基硫氰酸酯、苯甲基异硫氰酸酯、烯丙基异硫氰酸酯等，它们的高效抗癌活性已经被大量研究报道。

（2）对氧化应激的双向调节作用　人体内的Ⅱ相解毒酶类，如谷胱甘肽转移酶、NAD（P）H、过氧化物还原酶、血红素氧合酶、UDP-葡萄糖醛酸转移酶对亲电子物质的脱毒过程有着关键性的作用，可以提高或增强细胞抵抗氧化损伤和自由基的能力。大量研究显示，硫代葡萄糖苷酯及其降解产物就是一类可以诱导Ⅰ相酶类的间接抗氧化剂。其中，异硫氰酸酯因为其较强的亲脂性而表现出更强的抗氧化活性。在起到抗氧化作用的同时，硫代葡萄糖苷脂也可能促使细胞内谷胱甘肽耗竭，从而导致活性氧积累，反而加重细胞内的氧化损伤。

（3）抑菌和杀虫作用　硫代葡萄糖苷酯本身是一类植物抵御病虫害的重要物质，在植物抵抗微生物、昆虫和软体动物中发挥重要作用。异硫氰酸酯具有很强的杀灭真菌、细菌甚至抑制病毒复制的活性。

（4）风味形成　异硫氰酸酯是形成十字花科植物独特风味的根源，与这些食物的刺激性味道、苦味、辛辣味，以及与大蒜类似的风味特征相关联。其中，辛辣味的来源主要是挥发性的2-丙烯基、3-丁烯基，以及4-甲基硫-3-丁烯基异硫氰酸酯。事实上，硫代葡萄糖苷的含量在很大程度上决定了十字花科蔬菜的风味品质。

（5）抗营养和致甲状腺肿活性　在处理不当的油菜、油菜籽以及榨完油的油菜籽饼中含有硫代葡萄糖苷酯，这类物质可能表现出抗营养作用。当这类物质被食用时，高浓度的硫代葡萄糖苷酯会造成动物食欲降低、甲状腺肿大、肝肾功能异常等症状。这可能是由于含有β-OH的硫苷降解所生成的恶唑烷酮类和腈类化合物会影响碘的吸收转化，致使甲状腺因缺碘而肿大；而腈类毒性最大，能使肝脏和肾脏受损肿大，严重者会导致肝出血和肝坏死，对人体健康产生危害。因此，具有特定R基团的侧链对降低硫代葡萄糖苷酯相关的抗营养和致甲状腺肿活性有利。

（二）蒜素及其异构体

1. 大蒜有机硫化物的降解

大蒜的鳞茎中富含γ-谷氨酰半胱氨酸类化合物，这类化合物经过水解和氧化，主要生成蒜氨酸等S-烷基-L-半胱氨酸硫氧化物，后者可以通过蒜氨酸-大蒜素途径进一步分解。当大蒜组织发生破碎时，蒜氨酸与蒜氨酸酶接触，迅速被降解成大蒜素。大蒜素在室温下极不稳定，会快速降解成数十种含硫化合物，其绝大部分成分是二烯丙基硫化物、二烯丙基二硫化物、二硫杂苯类和阿藿烯。经过这种途径降解形成的大蒜有机硫化物主要是脂溶性物质，具有特殊的刺激性臭味。因此，在大蒜油、大蒜浸油中主要存在的是这类有机硫化物。

大蒜中的另一种有机硫化物降解途径是γ-谷氨酰半胱氨酸转化途径。这一途径是在谷氨酰转肽酶作用下，γ-谷氨酰半胱氨酸类化合物生成S-烯丙基半胱氨酸，进一步在N-乙酰转移酶催化下生成S-烯丙基巯基半胱氨酸和S-甲基半胱氨酸。这类大蒜降解产物具有较高的水溶性，无特殊臭味，是构成大蒜提取液的主要成分。

这两种降解途径生成的各种硫化物分子构成了大蒜中复杂的、具有各种生物活性的有机硫化物。对于大蒜粉这种直接干燥碾磨形成的大蒜产品，其有机硫化物的比例含量与生蒜十分接近，主要包含大蒜素和蒜氨酸。

2. 大蒜有机硫化物的生物活性

（1）抗菌作用　阿藿烯、二烯丙基三硫化合物和二烯丙基硫化物可以减少细菌摄取养分，抑制蛋白质、核酸和脂质的合成，从而减慢细胞生长，降低细胞膜中脂质的含量，破坏细胞壁结构，表现出广谱的抑制细菌和真菌的活性。这些有机硫化物能用于治疗多种微生物导致的感染性疾病。

（2）抗氧化作用　大蒜提取液具有良好的抗氧化作用，能够清除活性氧，增加超氧化物歧化酶、谷胱甘肽过氧化物酶和过氧化氢酶等活性氧清除系统的活性，提高谷胱甘肽的水平，抑制脂质氧化和低密度脂蛋白的氧化，从总体上抵抗细胞的氧化损伤。S-烯丙基半胱氨酸和阿藿烯能阻断κB信号通路的启动，从转录水平上降低活性氧生成。从这一角度而言，大蒜有机硫化物的抗氧化活性对于预防心脑血管疾病、抗辐射、抗炎症和抗衰老等都具有重要意义。

（3）调节脂代谢　大蒜有机硫化物及降解产物中的阿藿烯、甲基阿藿烯等物质能抑制肝脏胆固醇的合成和肠道胆固醇的吸收，降低血浆胆固醇含量。大蒜提取物被证实可以减少血中总胆固醇的沉积和动脉粥样硬化斑块的形成。由于大蒜有机硫化物的抗氧化功能，也可以抑制低密度脂蛋白的氧化，避免过氧化损伤和动脉粥样硬化的损伤。

（4）抗肿瘤　大蒜有机硫化物可以保护肿瘤治疗中使用化学处理对机体造成的损伤，降低罹患各种恶性肿瘤的风险，抑制致癌物在体内的激活，调控与肿瘤生长有关的信号通路，促进二相解毒酶系的功能，防止 DNA 损伤和肿瘤细胞转移，诱导肿瘤细胞凋亡。

（5）抗血栓　阿藿烯是血栓形成的天然抑制剂，它可以抑制血小板聚集，直接与纤维蛋白原受体 GPIIb/Ⅲa 相互作用，阻断纤维蛋白原的促血小板黏附作用，抑制血小板聚集。阿藿烯和大蒜提取物还可抑制环加氧酶的活性，抑制血栓素 A2 的释放，进而改变花生四烯酸的代谢，抑制血小板聚集。

（6）其他活性　除了上述生物活性外，有机硫化物还具有保肝、降血糖、重金属解毒、提高免疫力等作用。目前，对于大蒜毒性的报道很少，可以认为在正常摄食剂量下，有机硫化物对于人体是较为安全的。

第六节　其他生物活性成分

一、植物甾醇

（一）植物甾醇的来源和分类

植物甾醇属于植物性甾体化合物，是一类以环戊烷全氢菲为主体骨架，具有 3 号位羟基的甾体化合物。甾醇还存在一系列衍生物，比如，其双键被饱和后称为甾烷醇，酯化后称为甾醇酯。植物甾醇及其衍生物常常具有多种重要生理功能。常见的植物甾醇包括谷甾醇、菜油甾醇、豆甾醇、菜籽甾醇及其相应的烷醇等。

从这些物质的命名中不难发现，植物甾醇主要存在于各种植物油、坚果和植物种子中，也存在于其他植物性食物如蔬菜中。在谷物食品中，小麦中的植物甾醇含量约为 59mg/100g，远高于大米中的 13mg/100g。紫米、薏苡仁、荞麦、青稞、小米、玉米等杂粮也具有较高的植物甾醇含量。豆类是植物甾醇的重要来源，黄豆中的植物甾醇含量超过 100mg/100g。各种植物油都富含植物甾醇，含量高者（如玉米胚芽油）可达到 1000mg/100g，较低者（如花生油）也超过 250mg/100g。蔬菜、水果中的菜花、西蓝花、油麦菜、橙子、橘子和山楂等都含有较高含量的植物甾醇。

（二）植物甾醇的生物活性

1. 降低胆固醇的作用

在降低胆固醇方面的有益作用是植物甾醇最重要的生物活性之一。植物甾醇的降胆固醇作用是通过多种途径实现的：①胆固醇被人体吸收的必要条件是其能溶解于小肠内的胆汁酸微团中，这种微团主要是由胆汁盐和磷脂组成的。植物甾醇可以将溶解于微团中的胆固醇替换出来，使其不能被正常运送到小肠微绒毛的吸收部位。有研究表明，300~500mg 剂量的植物甾醇能使处理组胆固醇吸收降低 23%~32%。因此，小剂量的植物甾醇微团可以有效降低胆固醇的吸收。②植物甾醇还可以促进胆固醇的排泄。尽管对植物甾醇是否存在这种作用还存在争议，但已经被大量体外和动物试验研究报道。植物甾醇在这方面的作用可能与其在机体内转变为肝 X 受体激动剂，激活胆固醇流出转运体基因 ABC 家族等有关。③另外，植物甾醇还能有效降低非高密度脂蛋白胆固醇、甘油三酯水平，增加高密度脂蛋白浓度。这些作用对于调节和抑制高胆固醇血症有重要意义。

2. 治疗前列腺疾病

有证据表明，与安慰剂组相比，植物甾醇可以很大程度地改善良性前列腺增生患者泌尿系统症状，其效果与非那司提（治疗良性前列腺增生药物）相同。由于缺乏长期实验，目前还没有植物甾醇减轻症状或者改善前列腺疾病患者生活质量的长期效应的报道。

3. 抗癌作用

植物甾醇也具有降低乳腺癌、结肠癌等癌症风险的作用。这些作用可能与植物甾醇与控制细胞生长凋亡的关键酶发生作用有关，从而达到抑制肿瘤细胞生长的目的。

4. 抗炎症作用

有研究证明 β-谷甾醇和豆甾醇具有一定的抗炎症作用，而且没有可的松类激素药物的副作用。植物甾醇可以取代人类角质细胞中的胆固醇，能影响紫外线介导的脂质过氧化过程。植物甾醇还能够调高前列腺素的释放，从而通过调节细胞内钙离子浓度来预防炎症反应。

5. 其他作用

除了上述生物活性以外，植物甾醇还具有调节激素水平，影响糖类、脂类物质代谢，抗病毒侵染和抗原表达，调节生长和免疫力，刺激淋巴细胞增殖等作用。

二、蛋白酶抑制剂

（一）蛋白酶抑制剂的来源和分类

蛋白酶抑制剂是一类对蛋白酶活性有抑制作用的蛋白质。这些蛋白质普遍存在于动植物和微生物体中，它们能与蛋白酶结构中的活性中心结合，抑制生物体内蛋白酶的活性，从而制约蛋白质代谢、吸收和阻止不良蛋白质的水解。

通常膳食中的蛋白酶抑制剂主要来源于植物种子等贮藏器官。目前已知的大多数蛋白酶抑制剂大多是直接作用于丝氨酸蛋白酶和巯基蛋白酶的，它们主要属于 16 个不同的类型或家族。按照氨基酸序列的同源性，种子蛋白酶抑制剂有两大类：Kunitz 家族和 Bowman-Birk 家族，两者都是首次在大豆种子中分离并结晶出的蛋白酶抑制剂。一般而言，豆科、禾本科、葫芦科和茄科植物的种子中常含有蛋白酶抑制剂。在日常膳食中，豆类是最主要的蛋白酶抑制剂来源。

（二）蛋白酶抑制剂的生物活性

在植物种子内，蛋白酶抑制剂至少有三种最基本的生理功能：①作为抗营养因子，保护植物种子免受病原微生物、昆虫、鸟兽等猎食者的侵害和取食；②作为自身蛋白酶活性的调节因子，在种子发育及萌发中产生调节蛋白酶活性的作用，抑制不利的蛋白质水解作用；③为植物幼苗生长提供氮源和碳源。当作为食物成分时，蛋白酶抑制剂在人体内发挥的作用主要与前两种有关。

1. 影响消化吸收

首先，蛋白酶抑制剂的存在不利于膳食中蛋白质的消化、吸收，可能造成营养不良，因此，常被认为是一种抗营养因子。从营养学意义上讲，在食品加工中需要特别注意钝化大豆等食品中的蛋白酶抑制剂（高温加热），从而提高食品的营养品质。其次，一些研究还发现，某些蛋白酶抑制剂还具有抑制 α-淀粉酶活性的功能，这对于淀粉类碳水化合物的消化和调节血糖有一定意义。

2. 抗癌作用

肿瘤细胞的浸润和转移是肿瘤患者死亡的主要原因。在这个过程中，肿瘤细胞外基质和基底膜的降解是必需的步骤，这需要专一性蛋白水解酶降解其中所含的胶原蛋白、层黏连蛋白和纤黏连蛋白。同时基质金属蛋白酶也可以使肿瘤细胞周围基质分子遭受破坏，重塑细胞间黏附力，以便肿瘤生长，还可以催化生物活性肽段的产生。作为一种破坏蛋白酶作用的活性成分，蛋白酶抑制剂（如尿胰蛋白酶抑制剂、金属蛋白酶抑制剂等）都能起到抑制肿瘤细胞转移的作用，相关研究正促使利用蛋白酶抑制剂生产新一代抗癌药成为可能。研究显示，大豆胰蛋白酶抑制剂对结肠癌、前列腺癌和乳腺癌具有明显的抗肿瘤作用。

3. 其他作用

利用蛋白酶抑制剂对关键代谢酶类的抑制作用，还可以起到调节微生物的增殖、侵染，调节体内代谢和调控细胞凋亡等作用。

三、单萜类物质

（一）单萜类物质的来源和分类

萜烯类化合物是指分子中具有聚异戊二烯碳骨架结构的一类化合物。由于其香味独特、香气阈值低、生理活性显著等特点逐渐受到人们的重视。

单萜类化合物是植物界广泛存在的一种次生代谢产物，其种类多，赋予植物特殊的香气和生理作用，广泛应用于食品及医药工业。单萜类化合物由 2 个异戊二烯单元构成，含有 10 个碳原子，依据不同的结构特点而具有多种分类方式。依据基本碳骨架的成环特征，可分为链状单萜和环状（如单环、双环、三环等）单萜类化合物，其中以单环和双环较多，构成的碳环多为六元环。依据分子有机官能团类型还可以进一步将单萜类化合物分为醇、醛、酮、醚、酯、碳氢化合物等。

单萜类化合物的常见来源非常丰富，主要是日常食品中的香料物质，如肉豆蔻中的 4-萜品醇和 4-萜烯醇等、玫瑰和九里香叶中的香茅醇、百里香油里的麝香草酚、柠檬中的 α-蒎烯和柠檬烯、薄荷叶中的薄荷酮和乙酸薄荷酯、胡椒中的胡椒酮、紫苏油中的紫苏醛、香芹油里的香芹酮等。这些物质常常具有薄荷香、玫瑰香、樟脑香、花香、柠檬香、果香、木香、芳香、甜香、印度墨水臭、胡椒香、清香、留兰香、青草香等 14 种香气类型。很多加工食品中也富含由这些单萜类成分制得的复合香气物质，从而形成香味饱满、新颖的产品。

（二）单萜类物质的生物活性

1. 抗菌作用

碳骨架的亲酯性和官能团的亲水性是判断单萜类物质抗菌活性的重要指标，按其强弱的排列次序是：酚类>醛类>酮类>醇类>酯类>烃类。很多单萜物质的抗菌性质已经得到广泛证实。比如，柠檬烯具有良好的镇咳、祛痰、抑菌作用；香茅醇具有抑制金黄色葡萄球菌及伤寒杆菌的活性；樟脑和胡椒酮具有抗菌和杀虫防虫效果，是天然防腐剂；香芹酚具有优良的抗真菌作用。不同物质的抗菌能力和范围有很大差别。很多氧化单萜（如薄荷醇和脂肪簇醇）拥有强到中等的抗菌活性，柠檬烯的抗菌性主要针对革兰阳性菌和致病性霉菌。

2. 抗病毒作用

单萜类化合物通过抑制细胞的增殖来抑制病毒的繁殖。据报道，芳樟醇能明显抑制多种人淋巴细胞白血病细胞增殖，而对正常人骨髓造血细胞及外周血细胞的增殖没有明显的影响，具有较高的安全性，可能是一种新型的抗白血病化疗药物；异龙脑能抑制单纯性疱疹病毒中病毒多肽的糖基化；里哪醇能抑制腺病毒；4-萜品醇的精油也具有很强的抗病毒活性。

3. 抗癌作用

单萜类物质主要通过诱导癌细胞凋亡和抑制细胞生长起到抗癌作用。紫苏醇是一种小分子抗癌活动物质，能降低细胞周期蛋白 D1 信使核糖核酸水平，阻止活性细胞周期蛋白 D1 形成，可用于治疗因生长停滞和细胞凋亡引起的白血病。法呢醇是重要的细胞凋亡诱导剂，能抑制小鼠肺肿瘤的发生。

4. 其他作用

除了上述生物活性外，单萜类化合物还具有镇痛作用，包括助消化活性、平喘镇咳、抗炎等。薄荷醇、薄荷酮能产生清凉和弱的麻醉效果，具有典型的止痛和杀菌作用；α-蒎烯和 β-蒎烯都具有很强的助消化活性；香芹酮具有平喘镇咳作用，可作祛风剂。特殊的香气和生物活性以及广泛的来源，使单萜类化合物在食品、化妆品和药品等领域具有广阔的应用，也是膳食中值得关注的一类活性物质。

四、植物雌激素

（一）植物雌激素的来源和分类

植物雌激素，广义上是指一类具有类似人体雌激素生物活性的植物成分。它是一类非甾族的天然存在于植物中具有双酚环结构的活性物质。其结构与天然的内源性雌激素相似，因此能与机体内的雌激素受体结合，并表现出弱激素样作用。

植物雌激素可分为 5 类：异黄酮、木酚素、二苯乙烯类、香豆雌酚和真菌类。异黄酮已经在多酚类物质中作过介绍，这里不再赘述。大豆中发现的 12 种大豆异黄酮是最为人熟悉的异黄酮类植物雌激素。木酚素是具有 2,3-双苄基丁烷结构的一类化合物，主要存在于亚麻籽、油菜籽、黄豆芽、水果和蔬菜中。二苯乙烯类物质即芪类物质，广泛存在于何首乌、大黄等中药中，也存在于葡萄和花生中。香豆雌酚仅存在于苜蓿或紫花苜蓿及一部分豆类中。α-玉米赤霉素是一种真菌类植物雌激素，是 α-赤霉烯酮的还原产物，两者都具有雌激素样效应。

（二）植物雌激素的生物活性

1. 雌激素受体调节作用

植物雌激素在体内可结合雌激素受体并具有双向调节作用。如大豆异黄酮能刺激实验动物子宫肥大，表现出雌激素作用。但当给予动物模型雌二醇时，大豆异黄酮中的染料木素又会降低子宫对雌二醇的摄取，从而起到抗雌激素作用。植物雌激素的调节作用方向与机体内源性雌激素状态和雌激素受体的数量和类型有关。

2. 抗肿瘤作用

大量研究显示，和激素相关的肿瘤发病率与含有植物雌激素的食物摄入量具有负相关关联。比如，大豆异黄酮中的主要活性成分（染料木苷、乙酰染料木苷、丙二酰染料等）的抗癌机制如下：三羟异黄酮具有双向调节作用，可以抑制癌细胞增殖，增加性激素结合球蛋白的合成，从而降低与性激素有关的癌症发病；抑制与癌症相关酶的活性作用，防止新生血管网络形成。异黄酮还能清除氧自由基，抑制癌变。染料木素可以抑制与 DNA 断裂有关酶的活性，影响癌细胞增殖；诱导癌细胞凋亡以及与抗癌药物产生协同效应。木酚素可以在肝脏中促进性激素结合蛋白形成，使雌激素失活，从而降低机体内雌激素的不良影响；还可以抑制胆固醇-7α-水解酶，降低大肠癌的发病率。

3. 抗心脑血管疾病作用

大豆异黄酮具有明显的降低低密度脂蛋白、增加高密度脂蛋白和载脂蛋白的活性，有助于对抗心脑血管疾病。大豆异黄酮还可以调高低密度脂蛋白受体活性，促进胆固醇分解代谢和清除，抑制胆固醇转为胆汁酸的限速酶，影响胆固醇的稳定。大豆异黄酮还可以抑制细胞酪氨酸激酶活性，抑制凝血酶等凝血因子，起到抗动脉粥样硬化和抗血栓的作用。

4. 抗骨质疏松作用

人体成骨细胞和破骨细胞中有雌激素受体，雌激素可以刺激骨细胞生长，增强成骨过程。植物雌激素可以在女性绝经后，抵抗由于雌激素水平降低导致的骨钙流失和骨质疏松症发生。异黄酮还能阻断破骨细胞酸的分泌，减少骨质消融。大豆异黄酮能抗绝经导致的骨质疏松已经在很多人体实验中被证实，但这种作用与植物雌激素的水平有关，高剂量下可能反而加速骨质疏松。

5. 其他作用

另外，植物雌激素还有抗菌消炎、抗溶血、调节机体免疫和抗辐射的作用。

五、植酸

（一）植酸的来源

植酸又称肌醇六磷酸，是一种天然存在的含磷有机化合物。植酸在植物生长发育过程中非常重要，是植物种子里的贮磷物质。当种子发芽时，植酸提供植物合成代谢所需的磷酸根。

植酸是一种由肌醇和 6 个磷酸离子构成的天然化合物，具有极强的金属螯合能力。它存在于许多植物体中，谷类和豆类植物中含量较高，可达 1%~5%。麦麸、大豆制品都是植酸的重要膳食来源。植酸在植物体内并不是以游离状态存在，而是以钙、镁、钾复盐（菲汀）的形式存在，其分子式为 $C_6H_6O_{24}P_6Ca_xMg_yK_2$，其中 $x+y=5$。植酸盐正常条件下难溶于水，当 pH<4 时，植酸游离出来并溶解；当 pH>8 时，几乎完全不溶。植酸的毒性比较低，用 50% 的植酸水溶液进行毒性试验，其半数致死量为 4192mg/kg。其毒性介于乳酸与山梨酸之间，具有较高的安全性和应用潜力。

（二）植酸的生物活性

植酸是一种抗营养因子，由于其极强的螯合能力，容易影响膳食中矿物质微量元素的吸收。

植酸具有抗氧化功能。在体外试验中，植酸能抑制叔丁基过氧化氢催化的尿酸氧和红细胞膜脂的过氧化，还可以抑制脱氧核糖的降解。植酸的抗氧化作用可能与其极强的金属螯合作用有关，抑制了金属参与的催化反应。

植酸具有抗血小板凝集的活性，对降低心血管疾病风险有意义。

植酸也具有抗癌活性，大量的动物和体外研究支持这一作用。植酸的抗癌作用与其通过螯合金属降低氧化自由基生成来避免 DNA 损伤，调控细胞信号转导来抑制细胞增殖与分化，以及调节细胞周期和促进细胞凋亡有关。

六、其他动物性食物来源的生物活性成分

在动物乳中，天然存在的各种抗体、酶类、激素、生长因子和生物活性肽等，对于婴幼儿的存活、生长和发育有着重要作用。仅可检测到的类固醇激素就有 50 种以上，包括催乳素、促甲状腺素、黄体生成素释放素、促肾上腺皮质激素、生长素释放激素、降钙素、胰岛素等。近年来，白细胞介素、肿瘤坏死因子、干扰素等细胞因子类活性物质也陆续在初乳中被发现。乳中还存在各种酶类可以帮助婴幼儿消化；某些酶类，如乳过氧化物酶系统，还具有抗菌作用；免疫球蛋白可以增强新生儿抵抗力，增强消化道防御机制；源于酪蛋白的酶解产物中还有阿片肽、降血压肽、抗血栓肽、酪蛋白磷酸肽、抗菌肽等生物活性肽，具有各种生物学效应。

在动物的肉中，特别是鱼肉中富含多不饱和脂肪酸，对于降低罹患心脑血管等慢性疾病的风险有重要意义；反刍动物的肉中含有共轭亚油酸，具有抗癌和降低糖尿病风险以及调控骨代谢的作用；组氨酸二肽是肉中最主要的抗氧化物质，具有清除自由基、抵抗氧化损伤的功能；L-左旋肉碱是很多动物骨骼肌（特别是牛肉）中的重要活性物质，能促进人体产热、降低胆固醇水平、辅助钙吸收等；此外，肉中还含有各种具有生物活性的酶类、肽类和细胞因子。

甲壳动物的外壳中富含的甲壳质、壳聚糖等具有杀菌、杀虫等生物活性；虾体内存在的虾青素，是目前人类发现的自然界中最强的抗氧化剂。来源于动物软骨中的透明质酸、软骨素、硫酸软骨素等氨基葡聚糖类化合物对于治疗关节疾病、抗菌、美容、促进创伤愈合等有活性。河豚内脏中的河豚毒素是一种神经阻断剂。

❓思考题

1. 请简述并区分生物可及性和生物利用率的概念。
2. 植物甾醇的食物来源和主要生物活性有哪些？

参考文献

REFERENCE

［1］孙长颢．营养与食品卫生学［M］．北京：人民卫生出版社，2017．

［2］刘志皋．食品营养学［M］．北京：中国轻工业出版社，2016．

［3］李润国，宁莉．公共营养师（理论分册）［M］．北京：化学工业出版社，2009．

［4］迟玉杰．保健食品学［M］．北京：中国轻工业出版社，2016．

［5］于国平，等．功能性食品学［M］．北京：中国轻工业出版社，2011．

［6］厉曙光．营养与食品卫生学［M］．上海：复旦大学出版社，2012．

［7］宋新娜，汪之顼．美国的食物类胡萝卜素含量数据［J］．国外医学（卫生学分册），2007，34（3）：182-187．

［8］李静．多酚类化合物的主要食物来源［J］．卫生研究，2017，46（1）：169-173．

第五章

CHAPTER

05

各类食物的营养价值

掌握内容：营养素的种类及含量；食物营养价值评定的意义；各类食物及其制品（谷类、水果、蔬菜、坚果类、大豆类及其制品、水产及畜禽类、乳类食品、蛋类、饮料和茶）和调味品的宏量和微量营养组成及营养效价；各类食物及其制品在加工、贮藏、烹调、运输等过程中营养成分的变化规律。

熟悉内容：食物营养价值的评定方法；各类食物基本营养素的构成和比例；谷类、薯类、蔬菜水果、乳类中的营养优势和不足。

了解内容：不同人群膳食指南及营养素需求；各类食物及其制品的营养素分布；常见的加工贮藏方式对营养素的影响。

第一节　食物营养价值的评价及意义

营养是人体最基本的生理过程，因此人类自古至今的生活实践中对营养的概念逐渐由感性认知上升到理性认识和科学研究，由被动的生理饱腹需求到主动有选择的达到健康的要求，世界各国自有文字出现就有相关记载。中国具有悠久的营养科学史，最早的营养思想大约产生于两三千年前，所保留下来的营养论述和相关著作至今仍有应用，可以说是世界最早的营养学说。

一、食物的功能与分类

食物是人类和外界进行物质交换的最主要方式之一，是人类获得能量和各种营养素的基本来源，是人们赖以生存、繁衍的物质基础。

（一）食物的功能

除了空气与水之外，人体所需要的营养都依靠食物得来。综合食物的功能可归纳为三点：①供给热量并维持体温；②构造与修补组织；③调节体内各种生理功能。这些是维持人体正常生长、生存和生育所必需的。凡是食入人体以后能被身体利用，有上述三种功能之一者，即为食物。

（二）食物的成分及来源

食物是由营养素组成。食物所含的营养素包括蛋白质、脂类、碳水化合物、膳食纤维、矿物质、维生素和水。日常膳食中的食物来源：

（1）植物性食物　粮谷类、豆类、硬果类、蔬菜类、水果类、植物油等。

（2）动物性食物　肉类、脏腑类、鱼虾类、禽类、蛋类、乳类、动物油脂类等。

（3）调味品及其他食品　糖、油、酒、罐头、糕点等。

二、食物的营养价值及营养价值的评价

（一）食物的营养价值

食物的营养价值是指食物中所含的各种营养素和能量满足人体营养需要的程度。影响食物营养价值的因素包括：

（1）种类　营养素的种类是否齐全。

（2）数量　是否能满足人体的需要。

（3）比例　营养素之间的比例是否适宜。

（4）其他　营养素的消化吸收利用程度；储存、加工和烹调的影响。

（二）食物营养价值的评价

1. 营养素评价

在评价某种食物的营养价值时，首先考虑的应该是食物中营养素的品种及不同营养素含量的多少，

可以对每一种食物的各种营养素和热量进行分析测定，确定其含量。一般来说可以通过食物成分表获得各种食物中各种营养素的含量。目前市场上出售的各种食品均对其所含成分有所标识，有利于对食物营养素的了解。

营养素含量多少固然十分重要，而其质量优劣有时更能反映食物营养价值的高低。数量和质量在评定营养素营养价值时是缺一不可的，如评定食物中蛋白质的营养价值时，除测定其含量外，还需分析它的质量即必需氨基酸的含量、组成、配比、消化吸收情况等；再如评定食物中铁的营养价值时，不仅要考虑到食物中铁的含量，还要考虑它的吸收利用情况，即肝脏或瘦肉中富含的铁易吸收，而菠菜中的铁不易吸收（菠菜中的草酸盐抑制铁原子的吸收）。

2. 食物营养价值的相对性

食物的营养价值是指食物中的营养素能满足人体需要的程度。食物种类很多，营养素组成千差万别，除个别食物如母乳（婴儿食品）、宇航员特殊食品外，食物的营养价值都是相对的。日常膳食中的食物有两种来源：植物和动物。

食物的营养价值不能以一种或两种营养素的含量来决定，而必须看它在膳食整体中对营养平衡的贡献。一种食物，无论其中某些营养素含量如何丰富，也不能代替由多种食物组成的营养。

3. 营养素质量

营养素质量指食品中以单位热量为基础所含重要营养素（维生素、矿物质和蛋白质三类）的浓度。乳、肉就其每焦耳所提供的营养素来说既多又好，故营养密度较高；脂类的营养密度则低，因其每焦耳所提供的上述营养素很少。营养素质量（待测食品中某营养素占供给量的比，index of nutrition quality，INQ）与热量密度（待测食品所含热量占供给量的比）之比。公式如下：

$$INQ = \frac{某营养素密度}{热量密度} = \frac{某营养素含量/该营养素供给量}{所产生热能/热能供给量标准} \tag{5-1}$$

INQ 表示食物的该营养素与热量含量，对该供给量的人的营养需要是否平衡。INQ>1，表示该食物该营养素的供给量高于热量供给量，为营养价值高；INQ=1，表示该食物营养素的供给量等于热量供给量；INQ<1，说明此食物中该营养素的供给少于热量的供给，长期食用此种食物，可能发生该营养素的不足或热量过剩，为营养价值低。INQ 是评价食物营养价值的一个简明指标。

表 5-1　鸡蛋、大米、大豆中几种营养素的 INQ

成年男子轻体力劳动供给标准	热量/kcal	蛋白质/g	视黄醇/μg	硫胺素/mg	核黄素/mg
	2400	75	800	1.4	1.4
100g 鸡蛋（红皮）	153	12.8	194	0.13	0.32
INQ		2.62	3.73	1.43	3.52
100g 大米	348	8.0	—	0.22	0.05
INQ		0.74	—	1.08	0.25
100g 大豆	359	35.1	37	0.41	0.20
INQ		3.13	0.31	1.96	0.96

资料来源：杨月欣，《中国食物成分表标准版（第一册，第 6 版）》，2018。

4. 营养素的生物利用率

食物中存在的营养素往往并非人体直接可以利用的形式，而必须先经过消化、吸收和转化才能发挥其营养作用。机体对营养素的吸收利用，依赖于食品提供的营养素总量及可吸收程度，并与机体的功能状态有关。

所谓营养素的"生物利用率"，是指食品中所含的营养素能够在多大程度上真正在人体代谢中利用。

5. 食物的抗氧化能力

食物中的一些生物活性物质具有抗氧化作用——消灭体内的自由基。这些植物化学物质在植物体内即起到对抗氧化和紫外线损伤的作用。常见的主要有：类胡萝卜素，如 β-胡萝卜素、番茄红素、叶黄素、玉米黄质等，它们主要来自深色蔬菜和水果；维生素 C，来源于新鲜蔬菜和水果；维生素 E，来源于坚果类、油脂类食物；多酚类（黄酮类），如茶多酚（茶叶）、苹果多酚（苹果）、原花青素（葡萄籽）、白藜芦醇（葡萄皮）、大豆异黄酮（大豆）、槲皮素（洋葱等蔬菜）；多糖类，如黑木耳多糖（木耳）、香菇多糖（香菇）、褐藻多糖（海带、紫菜、裙带菜等）；叶绿素，来源于绿色叶菜。实际上，除上述研究较多的成分外，植物性食物中具有抗氧化作用的物质还有很多，据估计可达数千种。

6. 酸性食物与碱性食物

成酸性或成碱性食物常被用在健康教育中作为简单划分食物种类的方法，这里所说的"酸、碱"性与食物本身的口味无关。一般我们摄入食物的潜在酸碱度包括范围很广，但它们的酸碱性是根据食物在体内经过消化、吸收、代谢后，最终在体内生成的物质是呈酸性还是碱性来定。

某些食物，如大多数蔬菜和水果及豆类等，燃烧后留下灰分，其中以元素（包括钠、钾、钙、镁）为主，在体内代谢后可变成碱性物质，所以称为成碱性食物。其他食物如谷物、鱼、内脏和肉中含硫、磷、氯等元素较多，虽然硫在食物中一般以中性形式存在于含硫氨基酸（包括甲硫氨酸、胱氨酸、半胱氨酸）中，但硫在人体内氧化后产生硫酸，所以这类物质一般是成酸性食物。

为了保持体内的酸碱平衡，一般建议饮食中酸性、碱性食物的比例以 1：3 为宜，过酸饮食会对机体产生不良影响，过碱饮食则容易造成一些营养物质的缺乏。例如，当成酸性食物摄入过多时，骨骼中的钙将被动员出来，中和一部分酸性物质，长期会造成骨质疏松。

7. 营养素在加工烹调过程中的损失和变化

多数食物在使用前都要经过加工烹调，其目的是改善食物感官状况，有利于消化吸收，但在加工烹调过程中会使食物成分发生变化，营养素出现不同程度的损失，以矿物质和水溶性维生素损失最甚，从而影响了食物的营养价值。例如，米、面加工精度过高、淘洗次数太多、烹调温度过高，将损失较多的 B 族维生素，使营养价值降低。因此，食物加工烹调时使用的方法技术是否合理，直接关系到营养价值的高低。

8. 食物内天然存在的抗营养因子或毒性物质

抗营养因子是指存在于天然食物中，影响某些营养素的吸收和利用，对人体健康和食品质量产生不良影响的因素。如大豆中的胰蛋白酶抑制剂，菠菜等含大量草酸等，这些物质有的可影响到某些营养素的吸收和利用，对人体健康产生不良作用，对食物的营养价值产生影响，故应通过适当加工烹调使之破坏或消除。动植物在长期的进化过程中为了防止昆虫、微生物、人类等的危害，会生成一些毒性物质，这是保护自身的一种手段。例如，马铃薯含有有毒物质生物碱——茄碱，还有河豚、鲜黄花菜、毒蘑菇等，少量食用亦可引起相应的中毒症状。

9. 食品的安全性

如果食品受到来自微生物或化学毒物的污染，就无法考虑其营养价值。

（三）食物营养价值的意义

全面了解各种食物的天然组成成分，充分利用食物资源；了解食物在加工烹调过程中营养素的变化和损失，采取相应的有效措施；指导人们科学地选购食物以及合理配制平衡膳食，以达到增进健康、增强体质和预防疾病的目的。

三、食物营养价值评价的意义

食物营养价值评价主要是从理化、感官、卫生等方面，通过实验数据与标准对比，对检测样本进行评估。

人体对营养的需求和食物营养供给之间有一定的平衡关系，如氨基酸平衡、热量营养平衡、各种营养素摄入量及酸碱平衡等。这种平衡关系有利于营养素的吸收和利用，如果平衡失调就会对人体产生不良影响。而建立平衡的首要前提就是需要对各种食物的营养价值进行评价。因此，食物营养价值的评价是以评价各种食物营养价值为基础，进而为人群营养的平衡摄取提供理论指导。

评定食物的营养价值，一是可以全面了解各种食物的天然组成成分，包括营养素、非营养素类物质、抗营养素因子等，提出食物现有的主要营养缺陷，并指出改造或创制新食品的方向，解决抗营养素因素问题，充分利用食物资源；通过了解各类食物的化学组成、营养特点和每类食物中常见食物的特点（包括营养成分和食物性味等方面），可以更好地明确食物的营养特性，从而能够科学地选择和规范日常膳食。此外，某些食物内部天然存在一些抗营养因素或毒性物质，如生大豆中的抗胰蛋白酶因子、抗维生素因子，鸡蛋中的抗生物素蛋白，菠菜中的草酸，高粱中的单宁等，它们可能影响某些营养素的吸收和利用，有的则直接对人体健康产生不良作用。因此，在食用这些食物之前，应进行严格有效的营养评价。

二是了解食物在加工烹饪过程中营养素的变化和损失，采取相应的有效措施，以最大限度地保存食物中的营养素，提高食物营养价值。食物加工烹饪对食物的营养品质有直接的影响，使食物的营养成分发生了各种各样的变化，通过评估食物加工对营养素的影响，可以优化加工工艺，减少加工过程中营养素的损失。此外，还可以促进食物的营养强化，从而生产出种类多样，既具有良好感官性状，又营养平衡的加工食品。

三是指导人们科学地选购食品和合理配制营养平衡膳食，以达到增强体质、促进健康及预防疾病的目的。各种营养素之间存在着错综复杂的关系，并且在不同的生理状态，营养素的需要量也有所不同，因此，通过评定不同食物中的营养素含量及消化特性就能明确膳食中所摄入的各种营养素在一定时间内保持恒定的标准，实现营养素摄取的平衡。食物蛋白质营养价值的高低很大程度上取决于 8 种人体必需氨基酸的数量及比例，如玉米中亮氨酸过高可影响异亮氨酸的利用，小米中精氨酸过高会影响赖氨酸的利用。当膳食中脂肪热量提供过高时，将引起肥胖、高血压、高血脂和心脏病。蛋白质热量提供过高时，则影响蛋白质正常功能的发挥，影响体内氮平衡。相反，当碳水化合物和脂肪热量的供给不足时，就会削弱对蛋白质的保护作用。当食品搭配不当，酸性食品在膳食中超过所需数量时，会导致血液偏酸性、血液颜色加深，严重时还会引起酸中毒。因此，通过对食物中营养素摄取量、氨基酸、热量和酸碱平衡的评价，可以有效地评估食物氨基酸、热量、酸碱平衡，提醒消费者注意食物的合理搭配，纠正营养素摄入量、氨基酸构成比例、热量补充、酸碱调节的不平衡。

第二节　各类食物的营养价值

一、谷类

谷类（grain）是禾本科植物的种子，品种繁多，是现今主要的粮食作物，主要包括小麦、稻米、玉米、小米、高粱、荞麦、燕麦、大麦、青稞等。在不同国家和地区居民膳食中，食用谷类的种类和数量有所不同。我国居民膳食以大米和小麦为主，被称为细粮，其他谷类被称为粗粮。在我国居民膳食中，50%～65%的能量和50%～60%的蛋白质以及大部分矿物质和 B 族维生素主要来源于谷类食物。

（一）谷类的结构

谷类种子的形态大小不一，但其结构基本相似，去壳后的谷粒由皮层、糊粉层、胚乳、胚四部分组成。

皮层：脱壳以后的种子的最外层，占谷物质量的 6%～7%，主要由纤维素和半纤维素组成。

糊粉层：介于皮层和胚乳之间，仅有几个细胞的厚度，占谷物总质量的 6%～7%，不含淀粉，但含有丰富的蛋白质、脂肪、B 族维生素和矿物质，还含有一定量的活性成分，具有保健功能，但在碾磨加工时易随皮层脱落，构成糠麸。对谷类食物的营养价值影响较大。

胚乳：是谷类的主要部分，含有大量的淀粉和一定量的蛋白质。主要成分是淀粉，其次是蛋白质和少量脂肪，矿物质、维生素和膳食纤维则很少。胚乳的外围蛋白质含量丰富，营养也较高，越接近粒心，蛋白质含量越低。

胚：由胚芽、胚轴、子叶和胚根组成，位于谷粒的一端，占谷物质量的 2%～3%，富含脂肪、蛋白质、矿物质、B 族维生素和维生素 E。胚营养价值较高，但因其淀粉酶、蛋白酶活性较强，脂肪含量又高，加工时若谷粒留胚多易变质。胚和胚乳连接不太紧密，胚本身又比较柔软而有韧性，在加工过程中容易被完整碾去混入糠麸中。

（二）谷类的营养价值

（1）蛋白质　谷粒外层蛋白质含量高，随着加工精度的提高，蛋白质含量逐渐降低。尤其是赖氨酸（主要存在于糊粉层中）含量较低。

（2）碳水化合物　谷类中碳水化合物含量为 70%～80%，其主要成分为淀粉，另外还有少量纤维素等。

（3）脂肪　谷类脂肪含量一般很低，主要存在于糊粉层和胚芽中。

（4）矿物质　谷类中矿物质含量为 1.5%～3%，大部分存在于皮层和糊粉层中。主要矿物质是磷和钙，谷类食物含铁少。

（5）维生素　谷类中富含 B 族维生素，尤其是维生素 B_1、维生素 B_2、维生素 B_6、烟酸、叶酸、泛酸的重要来源，谷类一般不含维生素 C。

（三）加工对谷类营养价值的影响

谷类加工：加工越精细营养价值越低。

发酵对谷类食品的影响：利于消化吸收；增加 B 族维生素含量；钙、铁等矿物质的生物利用率提高。

烹调对谷类食品的影响：矿物质溶水流失；B 族维生素溶水流失、加热损失、氧化损失等。

1. 合理加工

谷类加工有利于食用和消化吸收。但由于蛋白质、脂肪、矿物质和维生素主要存在于谷粒表层和谷胚中，故加工精度越高，营养素损失越多。影响最大的是维生素和矿物质。

因此，谷类在加工时，既要保持良好的感官性状和利于消化吸收，又要最大限度地保留各种营养素。1950 年我国规定加工精度为"九二米""八一粉"，1953 年又将精度降低，改为"九五米""八五粉"，与精白米、面比较，保留了较多的维生素、纤维素和矿物质，在预防营养缺乏病方面起到良好的效果。但近年来，人民生活水平不断提高，对精白米、面的需求日益增长，为保障人民的健康，应通过营养强化措施、改良加工方法、提倡粗细粮混合食用等方法来克服精白米、面营养的缺陷。

2. 合理烹调

烹调过程可使一些营养素损失。如在大米淘洗过程中，维生素 B_1 会损失 30%～60%，维生素 B_2 和烟酸会损失 20%～25%，矿物质会损失 70%。淘洗次数越多、浸泡时间越长、水温越高，损失越多。米、面在蒸煮过程中，B 族维生素有不同程度的损失，若烹调方法不当，如加碱蒸煮、油炸等，则损失更为严重。

（四）几种常见的谷类

（1）大米　加工精度高的米，其蛋白质、脂肪、维生素 B_1、维生素 B_2、烟酸以及矿物质的含量明显低于标准米。

（2）小麦　特制粉中蛋白质、脂肪、维生素 B_1、维生素 B_2 以及矿物质的含量均低于标准粉。

（3）玉米　玉米中 50% 以上为亚油酸，还含有谷甾醇、卵磷脂、维生素 E 等营养素。具有降低血液中胆固醇、防止高血压、冠心病，防止细胞衰老、脑功能衰退等作用。

（4）黑米　铁含量和钙含量分别为普通大米的 3 倍和 3～5 倍。

（5）小米　小米的蛋白质、脂肪、钙、磷、铁等含量高于大米，苏氨酸、色氨酸、甲硫氨酸含量也高于一般谷类，B 族维生素含量较丰富，并含有少量胡萝卜素。

（6）燕麦 燕麦含有磷脂、胆碱、谷甾醇、维生素 E、矿物质（钾、钙、镁、铁、锌、锰、硒等），对降低血脂、维护心脑血管健康、延缓衰老都有良好作用，尤其适合高血压和糖尿病患者食用。

（7）薏苡仁 薏苡仁含有丰富的蛋白质、脂肪、碳水化合物、维生素和矿物质等，营养价值较高。

（8）荞麦 荞麦粉的蛋白质生物价高达 80，是谷类中最高的。荞麦中还含有丰富的维生素 B_1、维生素 B_2，钾、镁、铜、铁等矿物质的含量也较高。荞麦中所含的芦丁具有降低血脂和胆固醇的功效，尤其适合高血压和糖尿病患者食用。

常见谷类的营养成分见表 5-2。

表 5-2　常见谷类的营养成分表（每 100g 含量）

种类	食部/%	能量/kJ	水分/g	蛋白质/g	脂肪/g	膳食纤维/g	碳水化合物/g	胡萝卜素/μg	视黄醇当量/μg	硫胺素/mg	核黄素/mg	烟酸/mg
大米	100	1453	13.3	7.9	0.9	0.6	77.2	0	0	0.15	0.04	2.00
小麦	100	1416	10.0	11.9	1.3	10.8	75.2	0	0	0.40	0.10	4.00
玉米	46	469	71.3	4.0	1.2	2.9	22.8	—	0	0.16	0.11	1.8
小米	100	1511	11.6	9.0	3.1	1.6	75.1	100	0	0.33	0.10	1.50
燕麦	100	1433	10.2	10.1	0.2	6.0	77.4	Tr	0	0.46	0.07	—
薏苡仁	100	1512	11.2	12.8	3.3	2.0	71.1	—	0	0.22	0.15	2.00
荞麦	100	1410	13.0	9.3	2.3	6.5	73.0	20	0	0.28	0.16	2.20

种类	抗坏血酸/mg	维生素E/mg	钾/mg	钠/mg	钙/mg	镁/mg	铁/mg	锰/mg	锌/mg	铜/mg	磷/mg	硒/mg
大米	0	0.43	112	1.8	8	31	1.1	1.13	1.54	0.25	112	2.83
小麦	0	1.82	289	6.8	34	4	5.1	3.10	2.33	0.43	325	4.05
玉米	16	0.46	238	1.1	—	32	1.1	0.22	0.90	0.09	117	1.63
小米	0	3.62	284	4.3	41	107	5.1	0.89	1.87	0.54	229	4.74
燕麦	—	0.91	356	2.1	58	116	2.9	3.91	1.75	0.21	342	—
薏苡仁	0	2.08	238	3.6	42	88	3.6	1.37	1.68	0.29	217	3.07
荞麦	—	4.40	401	4.7	47	258	6.2	2.04	3.62	0.56	297	2.45

资料来源：杨月欣，《中国食物成分表标准版（第一册，第 6 版）》，2018。

二、水果

（一）水果的营养价值

水果种类繁多，其中以木本植物的带肉果实或种子为主。水果一般分为以下 6 类：①仁果类：苹果、梨、刺梨、山楂、木瓜等；②核果类：桃、杏、李、梅、枣等；③浆果类：葡萄、柿、猕猴桃、桑葚、无花果等；④柑橘类：柑橘、橙、柚、金橘、柠檬等；⑤瓜果类：西瓜、哈密瓜等；⑥亚热带和热带类：芒果、榴莲、椰子、荔枝、枇杷、龙眼、菠萝、香蕉等。

水果的特点是不经烹调可直接食用。新鲜水果与新鲜蔬菜相似，主要为人体提供丰富的维生素和矿物质，且含有多种有机酸。此外，许多水果还含有多种活性成分，具有重要的保健功能。

1. 蛋白质和脂肪

新鲜水果含水分多，营养素含量相对较低，蛋白质、脂肪含量均不超过1%。

2. 碳水化合物

水果中碳水化合物含量较蔬菜多，一般为4%~25%，主要是果糖、葡萄糖和蔗糖以及丰富的纤维素、半纤维素和果胶。苹果和梨以含果糖为主，桃、梨、杏、柑橘以含蔗糖为主，葡萄、草莓、猕猴桃则以葡萄糖和果糖为主。水果未成熟时，碳水化合物多以淀粉为主，随着水果逐渐成熟，淀粉逐渐转化为可溶性糖，甜度增加。水果中的膳食纤维以果胶为主。

3. 矿物质

水果中含有人体所需的各种矿物质，其中钙、磷、钾、镁等含量最为突出。除个别水果外，矿物质含量相差不大。

4. 维生素

新鲜水果中维生素 B_1、维生素 B_2 含量不高，胡萝卜素和维生素 C 含量因品种不同差异很大，其中含胡萝卜素较多的水果有沙棘、刺梨、柑橘、芒果、哈密瓜、杏、鲜枣等，含维生素 C 较多的水果有刺梨、酸枣、鲜枣、沙棘、番石榴等。

（二）水果的保健特性

许多水果含有重要的活性成分，具有抗氧化、抗衰老、抗肿瘤、降血脂、调节免疫、保护心脑血管等作用。例如，柑橘含柠檬烯，具有抗癌作用；木瓜含有木瓜蛋白酶，具有助消化作用；紫色葡萄含有较多的原花青素，具有抗氧化作用；苹果含果胶丰富，具有降胆固醇、预防胆结石作用；香蕉富含钾、镁、色氨酸、维生素 B_6 等，具有抗忧郁、镇定、安眠等作用。

（1）木瓜　木瓜（papaya）含有丰富的 β-胡萝卜素与维生素 C，能增强人体免疫能力。木瓜中大量的可溶性果胶，有助于减少人体对胆固醇和有害重金属的吸收。此外，木瓜中蛋白酶丰富，生吃能促进蛋白质的消化与吸收，和肉类一起食用，可助消化，减轻肠胃的负担。

（2）苹果　苹果（apple）的营养价值和食疗价值都很高。苹果含有丰富的碳水化合物、有机酸、维生素、矿物质、膳食纤维等营养物质。苹果中的糖类主要是蔗糖、果糖和葡萄糖。苹果中丰富的有机酸（苹果酸、酒石酸、柠檬酸等）和芳香醇对提高食欲、促进消化很有益处。

苹果中含有多种活性成分，是著名的保健水果。苹果属于典型的高钾、低钠食品，是高血压患者的理想食疗食品。苹果中丰富的果胶，有助于减少人体对胆固醇和有害重金属的吸收。苹果中的绿原酸、儿茶素、原花色素、槲皮素等具有较好的抗氧化作用，对降低心血管疾病和癌症的风险有积极意义。据报道，苹果还可促进人体产生干扰素，提高人体免疫力。

（3）大枣　大枣（jujube）味道甘美，营养丰富。维生素 C 在鲜枣中含量很高，每100g 鲜枣果肉含维生素 C 410mg，有的品种可达800mg，是橘子的13倍、山楂的6~8倍，是苹果、葡萄、香蕉的60~80倍，因此有"天然维生素丸"的美称。干制红枣中虽也含有维生素 C，但在枣的干制过程中破坏较多，一般干红枣每100g 果肉含维生素 C 12mg，仅为鲜枣含量的3%左右。另外，鲜枣中还富含环磷酸腺苷功能成分，对冠心病、心肌梗死、心源性休克等疾病有显著疗效。据报道，在水果中，大枣和酸枣含这种物质最高，也是目前所测高等植物中含量最高的。富含环磷酸腺苷的鲜枣水提液可显著抑制癌细胞的生长，因此鲜枣是人们理想的营养保健果品。

（4）草莓　草莓（strawberry）又称红莓，营养丰富，含有果糖、蔗糖、柠檬酸、苹果酸、水杨酸、氨基酸以及钙、磷、铁等矿物质。此外，它还含有多种维生素，尤其是维生素 C 含量非常丰富，每100g 草莓含维生素 C 60mg。草莓还含有丰富的果胶。草莓中所含的鞣花酸能保护人体组织不受致癌物质的伤害，具有一定的抑制恶性肿瘤细胞生长的作用。

（5）柚子　柚子（pomelo）营养价值很高，每100g 柚子含蛋白质0.7g、脂肪0.6g，维生素 C 57mg，还含有丰富的有机酸、膳食纤维以及钙、磷、镁、钠等人体必需的元素。柚子不但营养价值高，还有降脂、降糖、促进伤口愈合等功效。柚子富含钾，几乎不含钠，是心脑血管病及肾脏病患者最佳的食疗水果之一。柚子含有丰富的果胶，能降低血液中的胆固醇。柚子含有的柚皮苷可降低血液黏度，减少血栓的形成。鲜柚含有的类似胰岛素的成分，能降低血糖，是糖尿病患者的首选水果。

（6）桂圆：桂圆（longan）又称龙眼，营养价值较高，每100g鲜桂圆含糖16.2g，还含有少量蛋白质和脂肪，维生素C以及硫胺素、核黄素、烟酸等含量丰富，钙、磷、铁的含量也比较多，此外还含有酒石酸、腺嘌呤、胆碱等。桂圆对增强记忆、消除疲劳特别有效；对大脑皮质有很好的镇静作用；抗衰老作用也特别突出，是不可多得的抗老防衰水果；还可用于肿瘤患者的康复，是肿瘤患者不可多得的保健食品。

常用水果的营养成分见表5-3。

表5-3 常见水果的营养成分表（每100g含量）

种类	食部 %	能量 /kJ	水分 /g	蛋白质/g	脂肪 /g	膳食纤维 /g	碳水化合物/g	胡萝卜素 /μg	视黄醇当量 /μg	硫胺素 /mg	核黄素/mg	烟酸 /mg
木瓜	89	128	91.7	0.6	Tr	0.5	7.2	—	0	0.01	0.02	1.30
苹果	85	227	86.1	0.4	0.2	1.7	13.7	50	0	0.02	0.02	0.20
大枣	87	524	67.4	1.1	0.3	1.9	30.5	240	0	0.06	0.09	0.90
草莓	97	134	91.3	1.0	0.2	1.1	7.1	30	0	0.02	0.03	0.30
柚子	69	177	89.0	0.8	0.2	0.4	9.5	10	0	—	0.03	0.30
桂圆	50	298	81.4	1.2	0.1	0.4	16.6	20	0	0.01	0.14	1.30

种类	抗坏血酸 /mg	维生素E /mg	钾 /mg	钠 /mg	钙 /mg	镁 /mg	铁 /mg	锰 /mg	锌 /mg	铜 /mg	磷 /mg	硒 /mg
木瓜	31.0	Tr	182	10.4	22	17	0.6	0.05	0.12	0.03	11	0.37
苹果	3.0	0.43	83	1.3	4	4	0.3	0.03	0.04	0.07	7	0.10
大枣	243.0	0.78	375	1.2	22	25	1.2	0.32	1.52	0.06	23	0.80
草莓	47.0	0.71	131	4.2	18	12	1.8	0.49	0.14	0.04	27	0.70
柚子	23.0	—	119	3.0	4	4	0.3	0.08	0.40	0.18	24	0.70
桂圆	43.0	—	248	3.9	6	10	0.2	0.07	0.40	0.1	30	0.83

资料来源：杨月欣，《中国食物成分表标准版（第一册，第6版）》，2018。

三、蔬菜

按照植物的结构部位可将蔬菜分为五类：①叶菜类：白菜、油菜、菠菜、茼蒿、香菜等；②根茎类：萝卜、芋头、马铃薯、山药、红薯、藕、葱、蒜等；③鲜豆类：毛豆、扁豆、蚕豆、绿豆、豌豆、斑豆等；④瓜茄类：冬瓜、黄瓜、苦瓜、西葫芦、茄子、青椒、西红柿等；⑤花芽类：菜花、黄花菜及各种豆芽等。

叶菜类：叶菜类主要包括白菜、菠菜、油菜、韭菜、苋菜等，是胡萝卜素、维生素B_2、维生素C和矿物质及膳食纤维的良好来源。绿叶蔬菜和橙色蔬菜营养素含量较为丰富，特别是胡萝卜素的含量较高，维生素B_2含量虽不很丰富，但在我国人民膳食中仍是维生素B_2的主要来源。国内一些营养调查报告表明，维生素B_2缺乏症的发生往往同食用绿叶蔬菜不足有关。叶菜类蛋白质含量较低，一般为1%~2%，脂肪含量不足1%，碳水化合物含量为2%~4%，膳食纤维约1.5%。

根茎类：主要包括萝卜、胡萝卜、荸荠、藕、山药、芋芨、葱、蒜、竹笋等。根茎类蛋白质含量为

1%～2%，脂肪含量不足 0.5%。碳水化合物含量相差较大，低者 5% 左右，高者可达 20% 以上。膳食纤维的含量比叶菜类低，约 1%。胡萝卜中含胡萝卜素最高，每 100g 中可达 4130μg。硒的含量以大蒜、芋艿、洋葱、马铃薯等中最高。

鲜豆类：包括毛豆、豇豆、四季豆、扁豆、豌豆等。与其他蔬菜相比，营养素含量相对较高。蛋白质含量为 2%～14%，平均为 4% 左右，其中毛豆和上海出产的发芽豆可达 12% 以上。脂肪含量不高，除毛豆外，均在 0.5% 以下。碳水化合物为 4% 左右，膳食纤维为 1%～3%。胡萝卜素含量普遍较高，每 100g 中的含量大多在 200μg 左右，其中以甘肃出产的龙豆和广东出产的玉豆较高，达 500μg/100g 以上。此外，鲜豆中还含有丰富的钾、钙、铁、锌、硒等。铁的含量以发芽豆、刀豆、蚕豆、毛豆较高，每 100g 中含量在 3mg 以上。锌的含量以蚕豆、豌豆和芸豆中较高，每 100g 中的含量均超过 1mg。硒的含量以玉豆、龙豆、毛豆、豆角和蚕豆较高，每 100g 中的含量在 2μg 以上。维生素 B_2 含量与绿叶蔬菜相似。

瓜茄类：包括冬瓜、南瓜、丝瓜、黄瓜、茄子、番茄、辣椒等。瓜茄类因水分含量高，营养素含量相对较低。蛋白质含量为 0.4%～1.3%，脂肪微量，碳水化合物 0.5%～3.0%，膳食纤维含量在 1% 左右。胡萝卜素含量以南瓜、番茄和辣椒中最高，维生素 C 含量以辣椒、苦瓜中较高，辣椒中还含有丰富的硒、铁和锌，是一种营养价值较高的植物。

花芽类：包括金针菜（黄花菜）、青花菜、花椰菜（菜花）、紫菜苔、芥蓝等。花芽类蛋白质含量为 1%～3%，脂肪含量不足 0.5%，碳水化合物含量 5% 左右。膳食纤维的含量比叶菜类低，为 0.5%～2%。豆瓣菜中含胡萝卜素最高，每 100g 中含量可达 9550μg。硒的含量以甘蓝、冬葵、黄花菜等中最高。

（一）蔬菜的营养价值

1. 碳水化合物

蔬菜中碳水化合物含量一般为 4% 左右，根茎类可达 20% 以上，主要是果糖、葡萄糖、蔗糖等，还富含纤维素、半纤维素和果胶。含单糖和低聚糖较多的蔬菜有胡萝卜、番茄、南瓜等。根茎类蔬菜大多含淀粉较多，如马铃薯、芋头、藕等。菇类、木耳等含有活性多糖，具有保健功能。蔬菜所含碳水化合物的种类及数量，因食物的种类和品种有很大差别。

2. 维生素

新鲜蔬菜是抗坏血酸、胡萝卜素、核黄素和叶酸的重要来源。蔬菜中含有除维生素 D（香菇例外）和维生素 B_{12} 之外的几乎所有维生素，尤其新鲜蔬菜是核黄素、叶酸、维生素 C 和胡萝卜素的重要来源。叶酸以绿叶菜中含量较多。维生素 C 一般在蔬菜代谢旺盛的叶、花、茎内含量丰富。一般深绿色的蔬菜维生素 C、维生素 K 含量较浅色蔬菜高。胡萝卜素在绿色、黄色或红色蔬菜中含量较多。辣椒含有极丰富的维生素 C 和胡萝卜素。一般瓜茄类维生素 C 含量低，但苦瓜中含量高。

3. 矿物质

蔬菜中含有丰富的钾、钙、磷、镁、铁、铜、锰、硒等多种矿物质，其中以钾最多，钙、镁含量也丰富，这些碱性矿物质元素对维持体内酸碱平衡起重要作用。在各种蔬菜中，一般以叶菜类含矿物质较多，尤其深色、绿色叶菜中铁、钙、镁含量丰富，如雪里蕻、苋菜、菠菜等。绿叶蔬菜一般含钙在 100mg/100g 以上。但一些蔬菜中由于存在草酸，导致钙、铁等矿物质元素吸收率不高。要注意在烹调时去除部分草酸，可有利于矿物质的吸收。菌藻类中铁、锌和硒的含量相当丰富，海产植物还含有丰富的碘。

4. 芳香物质、有机酸和色素

蔬菜中含有多种芳香物质，其油状挥发性化合物称为精油，主要成分为醇、酯、醛、酮、烃等，有些芳香物质是以糖或氨基酸状态存在的，需要经过酶的作用分解成精油（如蒜油）。芳香物质赋予食物香味，能刺激食欲，有利于人体的消化吸收。蔬菜中的有机酸按其沸点的高低，可分为挥发酸和不挥发酸两类。挥发酸的沸点低，能随水蒸气逸出，主要有醋酸、蚁酸和酪酸等。不挥发酸的沸点较高，加热也不易挥发，主要有乳酸、酒石酸、柠檬酸、苹果酸和草酸等。蔬菜中含有多种色素，如胡萝卜素、叶绿素、花青素、番茄红素等，使蔬菜的色泽五彩缤纷，既有助于烹饪配菜，更有助于增强食欲。

5. 蛋白质

多数蔬菜中蛋白质含量很低，一般为 1%～2%，且赖氨酸、甲硫氨酸含量偏低。但鲜豆类蛋白质含量可达 4%，香菇可达 20%，必需氨基酸含量较高，营养价值较高。

6. 脂肪

蔬菜脂肪含量极低，一般不超过 1%。

（二）蔬菜的保健特性

许多蔬菜不但营养价值高，而且还含有重要的生物活性成分，具有较高的保健功能，如：①洋葱中的黄酮类具有抗冠心病、抗动脉硬化、降低血脂黏度等作用；②牛蒡、生姜中的生姜酚等能抑制细胞癌化，具有抗癌作用；③南瓜、苦瓜中的活性肽、铬等能促进胰岛素的分泌，具有降血糖作用；④黄瓜中的丙醇二酸能抑制糖类转化为脂肪，具有减肥作用；⑤番茄中的番茄红素能降低前列腺癌的发生率；⑥甘蓝中的萝卜子素可杀死幽门螺旋杆菌，具有治疗各种胃病的作用；⑦白菜中的吲哚三甲醇具有分解同乳腺癌有关的致癌雌激素的作用；⑧菠菜中的抗氧化成分具有抗衰老、减缓老年人记忆力减退的作用；⑨白萝卜中的芥子油、淀粉酶等具有促进消化、增强食欲、加快胃肠蠕动和止咳化痰的作用。

另外，一些蔬菜中也存在着影响人体对营养素吸收利用的抗营养因子，除了植物细胞凝集素、蛋白酶抑制剂和草酸外，木薯中的氰苷可抑制人和动物体内细胞色素酶的活性，甘蓝、萝卜和芥菜等中的硫苷化合物可导致甲状腺肿，茄子和马铃薯表皮中的龙葵素可引起喉部口腔的瘙痒和灼热感。一些蔬菜的特点介绍如下。

1. 马铃薯

马铃薯（potato），又称土豆。水分含量为 63.2%～86.9%，蛋白质含量为 0.75%～4.6%，其中赖氨酸和色氨酸含量较高，淀粉含量为 10%～19%，还含有丰富的维生素和矿物质。

马铃薯兼有谷物和蔬菜的特性，提供的营养更加均衡、全面。马铃薯是生长在地下的蔬菜，富含矿物质元素，维生素 C 含量也丰富。由于马铃薯种植范围广、产量高、营养合理，能较好地解决粮食危机，联合国曾在第 62 届大会上宣布 2008 年为"国际马铃薯年"。

2. 红薯

红薯（sweet potato），又称地瓜。含水分 60%～80%、淀粉 10%～30%、可溶性糖 5%，以及丰富的矿物质和维生素。同时还含有少量的蛋白质、脂肪、膳食纤维等。红薯中的胡萝卜素、维生素 C 及一些矿物质含量达到或超过蔬菜和水果中的含量，营养价值较高，被称为营养均衡的食品。

红薯还具有多种保健功能。《本草纲目》《本草纲目拾遗》等古代文献及当代《中华本草》对其均有描述。日本国立癌症预防研究所对有明显抗癌效应的蔬菜进行了排名，其中熟红薯、生红薯被排在第一位和第二位。美国生物学家瑟·施瓦茨教授从红薯中分离出一种叫脱氢表雄酮（dehydroepiandrosterone，DHEA）的活性物质。他将这种物质注入用于培养癌细胞而喂养的白鼠体内，结果发现这些小白鼠比一般的白鼠寿命延长 1/3，具有明显的抗癌效果。

3. 魔芋

魔芋（konjac），又称蒟蒻，为天南星科魔芋属多年生草本植物，地下的扁球形块茎可供人们利用。魔芋块茎的主要成分是葡甘露聚糖（KGM），是目前发现的唯一能大量提供葡甘露聚糖的经济作物，每 100g 魔芋粉中葡甘露聚糖含量为 44%～64%。魔芋葡甘露聚糖是一种功能成分，可以促进肠胃蠕动，帮助人体对蛋白质等营养物质的消化与吸收，能消除心血管壁上的脂肪沉淀物。魔芋的血糖生成指数（GI）为 28，适合作为糖尿病患者的食品。魔芋还是一种理想的减肥、抗癌食品。

4. 山药

山药（yam），又称薯蓣。富含淀粉、皂苷、胆碱、果胶、多巴胺、黏液质、糖蛋白、维生素、纤维素、硒、磷、钙、铁、多酚氧化酶和人体所需的多种氨基酸等多种营养和保健成分，脂肪含量低。

山药中的多巴胺能扩张血管、改善血液循环。皂苷有抗肝脏脂肪浸润的作用，可预防冠心病和脂肪肝的发生。黏液蛋白能预防心血管系统脂肪沉积，保持血管弹性，防止动脉粥样硬化过早发生，减少皮下脂肪沉积，以免出现肥胖。山药可作为抗肿瘤和放化疗及术后体虚者的食物。

5. 番茄

番茄（tomato）被称为神奇的菜中之果。新鲜的番茄含有丰富的抗氧化剂，如 β-胡萝卜素、番茄红素（lycopene）、维生素 C 与维生素 E，具有保护视力、抗衰老的作用。

番茄中的抗氧化成分番茄红素能保护细胞不受伤害，也能修补已受损的细胞，能抑制乳腺癌、肺癌和子宫癌等肿瘤细胞的成长，具有防癌抗癌的能力。

6. 芦笋

芦笋（asparagus）原产于南欧到西亚一带，2000 多年前就是希腊人手中宝贵的药材，17 世纪更是法国皇宫宴客必备的佳肴，是不可多得的保健蔬菜。芦笋鲜嫩翠绿的茎干含有丰富的叶酸，能够促进机体细胞的生长和繁殖，有效降低新生儿的神经管缺陷，是孕妇不可多得的保健蔬菜。芦笋还具有降低心脏病风险、防癌抗癌的功效。

7. 西蓝花

西蓝花（broccoli）含蛋白质 3.5%~4.5%，矿物质成分比其他蔬菜更全面，钙、磷、铁、钾、锌、锰等含量丰富，比同属的十字花科的白菜花高出很多。维生素 C 含量也明显高于其他普通蔬菜。而且，西蓝花中的维生素种类非常齐全，尤其是叶酸的含量丰富。

西蓝花不仅营养丰富，更是一种保健蔬菜，经常食用有爽喉、开音、润肺的功效。由于西蓝花的止咳功效，欧洲称其是"天赐的良药""穷人的医生"。西蓝花还具有保护关节的作用，被誉为"关节卫士"。西蓝花所含的萝卜硫素（sulforaphane）是一种能预防癌细胞生长的功能成分，同属十字花科的菜花、紫甘蓝抗癌效果也很好。

8. 菌菇类

菌菇类（mushrooms）是香菇、草菇、蘑菇、平菇、金针菇、猴头菇等大型真菌类食品的总称。我国是世界菌菇类生产大国，其品种多达 300 多个，年产量已超过 200 万 t，世界菌菇类贸易总额的 30% 来自中国。

菌菇类食品是一种高蛋白、低脂肪、富含天然维生素的独特食品，每 100g 干品中含蛋白质 13~26g，脂肪 1.8~2.9g，碳水化合物 60~65g，还含有维生素 A、维生素 B$_1$、维生素 B$_2$、维生素 B$_{12}$、维生素 D、维生素 C 及矿物质钙、磷、铁、镁等。

菌菇类被公认为是保健食品。其含有丰富的活性多糖、多肽、嘌呤等功能成分，可增强人体免疫功能，是理想的免疫促进剂，具有很好的抗癌效果。猴头菇是名贵的食药两用菌，自古就有"山珍猴头，海味燕窝"之说，可辅助治疗消化不良、胃溃疡、十二指肠溃疡、神经衰弱等疾病，且对消化道恶性肿瘤患者恢复健康有较好的作用。

一些蔬菜的营养成分见表 5-4。

表 5-4　一些蔬菜的营养成分表（每 100g 含量）

种类	食部 /%	能量 /kJ	水分 /g	蛋白质 /g	脂肪 /g	膳食纤维 /g	碳水化合物 /g	胡萝卜素 /μg	视黄醇当量 /μg	硫胺素 /mg	核黄素 /mg	烟酸 /mg
马铃薯	94	343	78.6	2.6	0.2	1.1	17.8	6	0	0.10	0.02	1.10
红薯	90	260	83.4	0.7	0.2	—	15.3	750	0	0.05	0.01	0.20
魔芋	88	236	85.0	1.3	0.2	1.0	12.7	14	0	0.05	0.02	0.28
山药	83	240	84.8	1.9	0.2	0.8	12.4	20	0	0.05	0.02	0.30
番茄	100	93	93.5	2.0	0.6	0.8	2.6	1149	0	0.03	0.02	0.80
芦笋	90	79	93.3	2.6	0.1	2	3.3	20	0	0.07	0.08	1.12
西蓝花	83	111	91.6	3.5	0.6	—	3.7	151	0	0.06	0.08	0.73

续表

种类	抗坏血酸/mg	维生素E/mg	钾/mg	钠/mg	钙/mg	镁/mg	铁/mg	锰/mg	锌/mg	铜/mg	磷/mg	硒/mg
马铃薯	14.0	0.34	347	5.9	7	24	0.4	0.1	0.3	0.09	46	0.47
红薯	4.0	0.28	88	70.9	18	17	0.2	0.08	0.16	0.05	26	0.22
魔芋	1.5		25	5.5	11	19	0.3	0.30	0.19	0.06	50	0.91
山药	5.0	0.24	213	18.6	16	20	0.3	0.12	0.27	0.24	34	0.55
番茄	5.0	1.66	197	246.9	31	12	0.4	0.06	0.24	0.05	22	0.50
芦笋	7.0	0.19	304	12.4	9	18	1.4	0.12	0.55	0.10	51	0.62
西蓝花	56.0	0.76	179	46.7	50	22	0.9	0.16	0.46	0.03	61	0.43

资料来源：杨月欣，《中国食物成分表标准版（第一册，第6版）》，2018。

四、坚果

（一）坚果的营养价值

坚果（nut）又名壳果，这类食物的可食部分多为坚硬果核内的种仁、子叶或胚乳，富含淀粉和油脂，含有极少的水分。植物的干种子在商业上常与坚果放在一起，可分成两个亚类：①树坚果：包括杏仁、腰果、开心果、榛子、山核桃、松子、核桃、板栗、白果（银杏）等；②种子：包括花生、葵花子、南瓜子、西瓜子等。

坚果类食品营养成分相当丰富，蛋白质含量较高，一般在3.8%~28.5%，接近于豆类而远高于粮食类，对人体有一定的营养价值。其中，花生仁、南瓜子、杏仁、腰果、开心果蛋白质含量较高，均在20%以上。该类食物蛋白质的必需氨基酸种类大都比较齐全、结构合理。开心果的赖氨酸含量高，葵花籽富含甲硫氨酸和胱氨酸。坚果类食品的脂肪含量除栗子较低外，多数在50%左右，而核桃的脂肪含量更是高达60%以上。其脂肪酸绝大部分是不饱和脂肪酸，并且单不饱和脂肪酸所占比例较高，如杏仁、夏威夷果和开心果的单不饱和脂肪酸占总脂肪酸的比例分别高达71%、82%和68%，对人体具有重要保健功能。碳水化合物含量不高，熟制品多数在20%左右，栗子相对较高。富含矿物质，每100g熟制的山核桃、杏仁、开心果和葵花子的钙含量分别达132mg、174mg、108mg和112mg，铁的含量分别达6.0mg、5.3mg、4.4mg和9.1mg，硒和锌的含量也普遍较高。坚果类食品多数是维生素E和B族维生素的良好来源，而维生素E具有抗氧化、抗自由基的作用。因此，坚果类食品营养成分丰富，且热量较高，对高血压、冠心病及高脂血症患者来说是一种健康食品。但也要注意不宜过多食用，实践证明膳食中多不饱和脂肪酸提供的热量超过总热量的10%时，会产生有害的影响。

（二）坚果的保健特性

1. 世界四大坚果

榛子、核桃、杏仁、腰果被人们称为"世界四大坚果"。它们不论从营养成分还是从口感上来说，在各种坚果中都属于佼佼者，亚麻酸、亚油酸等不饱和脂肪酸含量丰富，还含有膳食纤维以及维生素B、维生素E和磷、钙、锌、铁等微量元素。

在"世界四大坚果"中，榛子不仅被人们食用的历史最悠久，营养价值也最高，有着"坚果之王"的称号。榛子中不饱和脂肪酸和蛋白质含量非常丰富，胡萝卜素、维生素A、维生素C、维生素E、维生素B以及铁、锌、磷、钾等营养素的含量也十分可观，这些在四大坚果中都占据优势。西班牙科学家的一项研究认为，普通人每周吃5次，每次吃20g左右的榛子较为合适。

核桃原产于近东地区，又称胡桃。核桃在中国被称为"长寿果"，在国外则被称作"益智果"，从古到今，它都被认为是最适合脑力劳动者食用的坚果。据营养学研究，核桃除去约50%的壳等废弃物后的净仁含有63%的亚油酸，16.4%的亚麻酸，以及丰富的蛋白质、磷、钙和维生素A等物质。因其含高量的不饱和脂肪酸，能强化脑血管弹力和促进神经细胞的活力，故具备多种健脑食品的优点。美国饮食协会建议人们每周最好吃两三次核桃，尤其中老年人和绝经期妇女，因为核桃中所含的精氨酸、油酸、抗氧化物质等对保护心血管，预防冠心病、中风、老年痴呆等是颇有裨益的。一次不要吃得太多，否则会影响消化。有的人喜欢将核桃仁表面的褐色薄皮剥掉，这样会损失一部分营养，所以，不要剥掉这层皮。与同等量的其他坚果相比，核桃所含的抗氧化成分要多两倍。除了健脑以外，核桃的美容作用近年来也越来越为人们所重视。

腰果含蛋白质约为21%，含不饱和脂肪酸约40%，富含钙、磷、锌、铁等微量元素，具有抗氧化、抗衰老、抗肿瘤和抗心血管病的作用。与榛子、核桃、杏仁等坚果相比，腰果的含糖量比较高，能占到总营养成分的25%左右，而榛子的含糖量为15%，杏仁为10%，核桃则只占8%。因此，肥胖人群及糖尿病患者一定要谨慎食用。另外，腰果吃多了容易引起过敏，所以过敏体质的朋友要小心食用。与其他坚果相比，腰果中对人体不利的饱和脂肪酸含量要稍高一些，占到20%。四大坚果中，核桃的饱和脂肪酸含量最低，只有6%，而杏仁有10%，榛子有7%。因此，腰果的食用量一定要适当控制，避免吃得太多。

杏仁是一种营养素密集型坚果，含有丰富的不饱和脂肪酸、维生素和钙、铁等矿物质。杏仁中硒、钙的含量为各类坚果之冠。一项最新研究成果显示，胆固醇水平正常或稍高的人，可以用杏仁（中国杏仁）取代其膳食中的低营养密度食品，以达到降低血液胆固醇，并保持心脏健康的目的。中医观点：杏仁是四大坚果中唯一的性凉之物，所以非常适合干燥的秋季食用；杏仁还有独特的止咳、润肺、止喘作用。

2. 其他坚果

（1）栗子　由于栗子富含膳食纤维，糖尿病患者也可适量品尝。但栗子生吃难消化，熟食又易滞气，所以，一次不宜多食。最好在两餐之间把栗子当成零食，或做在饭菜里吃，而不是饭后大量吃，以免摄入过多的热量，不利于保持体重。

（2）瓜子（葵花籽、西瓜子、南瓜子）　瓜子营养丰富，含有丰富的脂肪、蛋白质、碳水化合物、维生素A、维生素E、维生素B_1、维生素B_2和人体必需的多种矿物元素，特别是含有人体不可缺少的微量元素锌、锰、铬等。葵花籽中维生素E的含量极为丰富，每天吃一把葵花籽就能满足人体一天所需的维生素E，而且对安定情绪、防止细胞衰老、预防成年人疾病都有益处。外国专家认为葵花籽能辅助治失眠、增强记忆力，对预防癌症、高血压和神经衰弱也有一定功效。

（3）开心果　来自美国的一项研究表明，食用开心果可帮助人们减轻生活压力，其口感和营养都相当不错。开心果还被人们誉为"心脏之友"。其富含精氨酸，不仅可以缓解动脉硬化的发生，有助于降低血脂，还能降低心脏病发作危险，降低胆固醇，缓解急性精神压力反应等。开心果紫红色的果衣含有花青素，这是一种天然抗氧化物质，而翠绿色的果仁中则含有丰富的叶黄素，不仅可以抗氧化，而且对保护视网膜也很有好处。

一些坚果的营养成分见表5-5。

表5-5　一些坚果的营养成分表（每100g含量）

种类	食部/%	能量/kJ	水分/g	蛋白质/g	脂肪/g	膳食纤维/g	碳水化合物/g	胡萝卜素/μg	视黄醇当量/μg	硫胺素/mg	核黄素/mg	抗坏血酸/mg
榛子（干）	27	2348	7.4	20.0	44.8	9.6	24.3	50	0	0.62	0.14	Tr
核桃（鲜）	43	1406	49.8	12.8	29.9	4.3	6.1	—	0	0.07	0.14	10.0
杏仁	100	2419	5.6	22.5	45.4	8.0	23.9	—	0	0.08	0.56	26.0

续表

种类	食部/%	能量/kJ	水分/g	蛋白质/g	脂肪/g	膳食纤维/g	碳水化合物/g	胡萝卜素/μg	视黄醇当量/μg	硫胺素/mg	核黄素/mg	抗坏血酸/mg
腰果	100	2544	2.1	24.0	50.9	10.4	20.4	49	0	0.24	0.13	—
栗子	80	789	53.3	4.4	1.6	2.0	39.6	40	0	—	—	23.2
葵花子	50	2548	2.4	23.9	49.9	6.1	19.1	30	0	0.36	0.10	Tr
花生	53	1310	48.3	12.0	25.4	7.7	66.5	10	0		0.04	14.0

种类	维生素E/mg	钾/mg	钠/mg	钙/mg	镁/mg	铁/mg	锰/mg	锌/mg	铜/mg	磷/mg	硒/mg
榛子（干）	36.43	1244	4.7	104	420	6.4	14.94	5.83	3.03	422	0.78
核桃（鲜）	41.17	—	—	—	—	—	—	—	—	—	—
杏仁	18.53	106	8.3	97	178	2.2	0.77	4.30	0.80	0.77	15.65
腰果	6.70	680	35.7	19	595	7.4	1.19	5.30	2.57	639	10.93
栗子	3.94	—	—	16	—	0.4		5.60	—	72	1.20
葵花子	34.53	562	5.5	72	264	5.7	1.95	6.03	2.51	238	1.21
花生	2.93	390	3.7	8	110	3.4	0.65	1.79	0.68	250	4.50

资料来源：杨月欣，《中国食物成分表标准版（第一册，第6版）》，2018。

五、大豆及其制品

（一）大豆的营养价值

1. 蛋白质

大豆中蛋白质含量为35%~40%，是植物性食物中蛋白质含量最高的。大豆蛋白由清蛋白、球蛋白、谷蛋白和醇溶蛋白组成，其中球蛋白含量最多，占大豆蛋白总量的80%~90%。大豆蛋白的氨基酸组成接近人体氨基酸模式，赖氨酸含量较高，甲硫氨酸含量略低，是谷类蛋白质理想的互补食品。大豆中的蛋白质属于优质蛋白质，几乎能代替动物蛋白，因此大豆又被称为"植物肉"。虽然大豆营养价值高，但因存在抗营养因子，其蛋白质消化率只有65%，但通过加工，其消化率明显提高。

2. 脂肪

大豆中脂肪含量为15%~20%，部分品种可达25%左右，消化率高达97.3%；不饱和脂肪酸占脂肪酸总量的85%，其中油酸32%~36%，亚油酸51%~57%，亚麻酸2%~10%。此外，大豆中还含有1.1%~3.2%的磷脂和维生素E、豆甾醇。

3. 碳水化合物

大豆中碳水化合物含量为20%~30%，主要成分为蔗糖、棉子糖、水苏四糖等低聚糖和半乳聚糖、纤维素、半纤维素、果胶等多糖类，淀粉含量很少（不到1%）。除蔗糖和淀粉外，其余碳水化合物很难被人体消化吸收，但对人体具有重要的保健功能。

4. 维生素和矿物质

大豆中B族维生素（如硫胺素、核黄素、烟酸等）含量明显高于谷类。还含有一定量的胡萝卜素、维生素 E 和维生素 K。干豆中几乎不含维生素 C，但豆芽中含量明显增多。

大豆中矿物质含量约 4%，包括钾、钠、钙、镁、磷、铁、锌、硒等，是一种高钾、高钙、高镁、低钠食品。铁的含量较为丰富，为 8.2mg/100g，但因抗营养因子的影响，钙、铁消化吸收率偏低。

（二）大豆中的生物活性成分

大豆中含有较多的生物活性成分，如大豆低聚糖、大豆异黄酮、大豆皂苷等，它们对人类健康具有特殊功效。

1. 大豆低聚糖

大豆低聚糖是大豆中含有的低分子可溶性糖类，在大豆中约含 10%，主要是棉子糖、水苏糖和蔗糖，其中棉子糖和水苏糖属于益生元（prebiotics），具有重要的保健功能，它们不能被人体消化，可直接到达大肠，能促进肠道中双歧杆菌、乳杆菌等益生菌的增殖并增强其活性，从而抑制病原菌，改善肠道功能，防止腹泻、便秘，并起到保护肝脏、降低血脂、增强免疫等作用。

2. 大豆异黄酮

大豆异黄酮在大豆中含量为 0.1%~0.2%，其主要成分为染料木素、染料木苷、大豆苷、大豆苷元，在人体内可转化成具有雌激素活性的成分，因此被称为植物雌激素。具有降血脂、抗动脉硬化、抗肿瘤、抗骨质疏松、保护心脑血管等作用。

3. 大豆皂苷

大豆皂苷是存在于大豆种子中的五环三萜类化合物，具有降低血液中胆固醇和甘油三酯含量、抑制肿瘤细胞生长、抗病毒、抗氧化、提高免疫力等作用。

（三）大豆中的抗营养因子

抗营养因子（anti-nutritional factors，ANFs）是指存在于天然食物中，影响某些营养素的吸收和利用，对人体健康和食品质量产生不良影响的物质。大豆中含有一些抗营养因子，如果加工时不消除，可对人体或产品质量产生不良影响。

1. 蛋白酶抑制剂

蛋白酶抑制剂（protease inhibitor，PI）存在于大豆、棉子、花生、油菜籽等植物中，是抑制胰蛋白酶、糜蛋白酶、胃蛋白酶等酶活性的物质统称。其中以胰蛋白酶抑制剂存在最普遍，在大豆和绿豆中的含量可达 6%~8%，它能与小肠液中的胰蛋白酶结合，生成无活性的复合物，降低胰蛋白酶的活性，影响蛋白质的消化吸收，引起胰腺肥大，对动物的生长有抑制作用。可采用常压蒸汽加热 30min 或 1kPa 压力加热 20min 来破坏大豆胰蛋白酶抑制剂。大豆中的脲酶比胰蛋白酶抑制因子耐热能力强，且测定方法更简便，故常用脲酶的活性来判断大豆中胰蛋白酶抑制剂是否已被破坏。《食品安全国家标准　婴儿配方食品》（GB 10765—2010）中明确规定，含有豆粉的婴幼儿代乳食品，脲酶试验必须是阴性。不过，近年来国外一些研究表明，一些蛋白酶抑制剂具有抑制肿瘤和抗氧化作用，因此对其的评价和应用还有待于进一步研究。

2. 植物红细胞凝集素

植物红细胞凝集素（phytohematoagglutinin，PHA）存在于大豆、豌豆、蚕豆、扁豆等中，是能凝集人和动物红细胞的一种蛋白质。食用数小时后可引起恶心、呕吐、腹泻等，影响动物的生长发育，加热即被破坏。

3. 植酸

大豆中植酸（phytic acid）含量为 1%~3%。在消化道内可与锌、钙、镁、铁等矿物质结合，也可与食物蛋白质的碱性残基结合，抑制胃蛋白酶和胰蛋白酶活性，影响矿物质和蛋白质的吸收利用。为了去除植酸，可将大豆浸泡在 pH 为 4.5~5.5 的水中，使大部分植酸溶解，也可以通过使大豆发芽提高植酸酶活性，酶解植酸。

4. 豆腥味

构成豆腥味（beany flavor）的物质达 40 多种，主要是由于脂肪氧化酶氧化产生小分子醛、醇、酮等挥发性物质的结果。通常采用 95℃ 加热 10~15min 的方法，再用乙醇处理钝化大豆脂肪氧化酶，可以较好地脱去豆腥味；也可通过生物发酵、微波照射、溶剂萃取等方法脱去豆腥味。

5. 胀气因子

大豆的胀气因子（flatus-producing fact）是大豆中所含的 α-半乳糖苷寡聚糖，即棉子糖和水苏糖。由于人体缺乏 α-D-半乳糖苷酶和 β-D-果糖苷酶，它们不能被人体消化吸收，在肠道微生物作用下可产生气体，引起肠道胀气，故称为胀气因子。通过合理加工成豆制品，胀气因子可被去除。但近年来的研究表明，棉子糖和水苏糖是有益于人体健康的一类新的益生元，在功能食品的开发方面具有良好的应用前景。

（四）其他豆类的营养价值

1. 绿豆

绿豆（mung bean）又名青小豆，富含蛋白质、碳水化合物、矿物质和维生素。蛋白质以球蛋白为主，亮氨酸含量较多，甲硫氨酸、色氨酸和酪氨酸含量较少。

2. 赤豆

赤豆（adzuki bean）又名红小豆，富含蛋白质、碳水化合物、矿物质和维生素。赤豆常被用来做粥和豆沙馅，很受人们喜爱。

3. 芸豆

芸豆（kidney bean）含有丰富的蛋白质和膳食纤维，矿物质钙、铁及 B 族维生素含量也很高。芸豆颗粒饱满肥大，色泽鲜明，营养丰富，可煮可炖，是制作糕点、豆馅、豆沙的优质原料，具有较高的营养价值。

芸豆含有皂苷等生物活性成分，具有提高人体免疫力、增强抗病能力、激活淋巴 T 细胞、促进脱氧核糖核酸的合成等功能，对肿瘤细胞有抑制作用，尤其适合心脏病、动脉硬化、高血脂、低血钾症和忌盐患者食用。

4. 蚕豆

蚕豆（vicia）又名胡豆、罗汉豆，富含蛋白质，其氨基酸种类较为齐全，特别是赖氨酸含量较高。

蚕豆含有丰富的磷脂，有健脑作用。蚕豆皮中的粗纤维有降低胆固醇、促进肠蠕动的作用。但蚕豆中含有有毒的 β-氰基氨基酸和 L-3，4-二羟基苯丙氨酸，前者是一种神经毒素，后者能导致急性溶血性贫血，通常加热可破坏其毒性。因此，蚕豆不宜生吃，应充分煮熟后食用。

5. 豌豆

豌豆（pea）未成熟时可作蔬菜炒食，子实成熟后又可磨成豌豆粉食用。因豌豆豆粒圆润鲜绿，常被用来作为配菜，以增加菜肴的色彩，促进食欲。

豌豆豆苗的嫩叶中富含维生素 C 和能分解体内亚硝胺的酶。豌豆中富含胡萝卜素，食用后可防止人体致癌物质的合成，从而减少癌细胞的形成，具有抗癌防癌的作用。豌豆中富含粗纤维，能促进大肠蠕动，保持大便通畅，起到清洁大肠的作用。

豌豆中所含的叶绿酸也可有效抗癌。有研究表明，吃豌豆可以降低体内甘油三酯的含量，减少心脏病的发病率，降低胆固醇。此外，多吃豌豆可缓解更年期妇女的不适现象。

6. 扁豆

扁豆（lentil）是一种富含营养的豆类食物，富含蛋白质、碳水化合物以及较丰富的矿物质和维生素。与其他豆类比较，扁豆含钙较为丰富。

一些豆类的营养成分见表5-6。

表5-6 一些豆类的营养成分表 （每100g含量）

种类	食部/%	能量/kJ	水分/g	蛋白质/g	脂肪/g	膳食纤维/g	碳水化合物/g	胡萝卜素/μg	视黄醇当量/μg	硫胺素B₁/mg	核黄素B₂/mg	烟酸/mg
绿豆	100	1376	12.3	21.6	0.8	6.4	62.0	130	0	0.25	0.11	2.00
红豆	100	1357	12.6	20.2	0.6	7.7	63.4	80	0	0.16	0.11	2.00
芸豆	96	123	91.1	0.8	0.1	2.1	7.4	240	0	0.33	0.06	0.80
蚕豆	31	463	70.2	8.8	0.4	3.1	19.5	310	0	0.37	0.10	1.50
豌豆	42	465	70.2	7.4	0.3	3.0	21.2	220	0	0.43	0.09	2.30
扁豆	91	172	88.3	2.7	0.2	2.1	8.2	150	0	0.04	0.07	0.90

种类	抗坏血酸/mg	维生素E/mg	钾/mg	钠/mg	钙/mg	镁/mg	铁/mg	锰/mg	锌/mg	铜/mg	磷/mg	硒/mg
绿豆	—	10.95	787	3.2	81	125	6.5	1.11	2.18	1.08	337	4.28
红豆	—	14.36	860	2.2	74	138	7.4	1.33	2.20	0.64	305	3.80
芸豆	9.0	0.07	112	4.0	88	16	1.0	0.44	1.04	0.24	37	0.23
蚕豆	16.0	0.83	391	4.0	16	46	3.5	0.55	1.37	0.39	200	2.02
豌豆	14.0	1.21	332	1.2	21	43	1.7	0.65	1.29	0.22	127	1.74
扁豆	13.0	0.24	178	3.8	38	34	1.9	0.34	0.72	0.12	54	0.94

资料来源：杨月欣，《中国食物成分表标准版（第一册，第6版）》，2018。

（五）豆制品的营养价值

豆制品是指以大豆和杂豆为原料加工而成的产品。其中，大豆制品是我国传统的主要豆制品，分为非发酵性豆制品（如豆浆、豆腐、豆腐干、腐竹、豆芽等）和发酵性豆制品（如腐乳、豆豉、臭豆腐、豆瓣酱等）。杂豆制品主要有粉丝、粉皮等。

大豆加工成豆制品，不仅除去了大豆中的抗营养因子，而且使其蛋白质结构变疏松，更有利于消化吸收。尤其是发酵豆制品，微生物对某些蛋白质有利于消化的作用，而且氨基酸和维生素 B_2、维生素 B_{12} 含量都有所增加，营养价值更高。

1. 豆浆

豆浆（soybean milk）是最简单的大豆加工品，只需将大豆浸泡磨浆后煮沸即可。豆浆保存了大豆的所有成分，经煮沸以后，不但使大豆中的蛋白酶抑制剂和红细胞凝集素失活，而且使大豆蛋白的消化率从生豆的40%提高到90%以上。豆浆属于营养素含量丰富的传统食品。

2. 豆腐

向煮沸的豆浆中加入石膏（硫酸钙），或卤水（硫酸钙和硫酸镁的混合物），或者葡萄糖酸内酯，使豆浆中的蛋白质凝固，压榨除水就成了豆腐（soybean curd）或豆腐干。其含水量因加工方法不同而异，北豆腐含水80%左右，南豆腐含水87%左右，内酯豆腐含水高达90%，豆腐干含水70%左右。豆腐中的B族维生素可能由于加热时被破坏或压榨除水时流失，较豆浆低很多。由于大豆本身含有较丰富的钙质，凝固时又添加了钙盐凝固剂，因此，豆腐是膳食中钙的良好来源。大豆中的蛋白质在豆腐中几乎完全得以保存，其消化吸收率可达 95%。

3. 豆芽

豆芽（bean sprout）主要有大豆芽和绿豆芽。大豆经发芽后，其原有的抗营养因子（蛋白酶抑制剂、植酸、红细胞凝集素等）含量减少或消失，营养素的消化吸收率得到改善，维生素 C 的含量明显提高。

六、畜禽肉类及水产品

畜禽肉类是人体优质蛋白质、脂类、脂溶性维生素、B 族维生素和矿物质的主要来源。水产动物种类繁多，全世界仅鱼类就有 2.5 万~3.0 万种，海产鱼类超过 1.6 万种。在种类繁多的海洋动物资源中，可供人类食用、具有食用价值的主要有鱼类、鲸类、甲壳类、软体类和海龟类。

（一）肉类的营养价值

1. 畜肉

畜肉包括牛、猪、羊等大牲畜肉及其内脏，其中蛋白质、维生素和矿物质的含量随动物的种类、年龄、肥瘦程度和部位的不同而有很大差异。畜肉是膳食中蛋白质、脂肪和 B 族维生素的重要来源。

（1）蛋白质　一般食用的肉大多属于动物的肌肉组织。在肌肉的总固形物当中，蛋白质含量高达 80%。根据其功能和溶解性，大致可分为肌原纤维蛋白质、肌浆蛋白质和结缔组织蛋白质，分别属于盐溶性、水溶性和不溶性蛋白质。

畜肉肌原纤维蛋白质和肌浆蛋白质的生理价值较高，必需氨基酸比例较为合理，富含赖氨酸，可与谷类食物发生蛋白质营养互补。在各种畜肉中，猪肉的蛋白质含量较低，平均仅在 15% 左右；牛肉较高，达 20% 左右；羊肉的蛋白质含量介于猪肉和牛肉之间；兔肉的蛋白质含量也达 20% 左右。

猪、牛、羊肉蛋白质的必需氨基酸组成见表 5-7。

表 5-7　猪、牛、羊肉蛋白质的必需氨基酸组成

单位：g/100g

氨基酸	分类	牛肉	猪肉	羊肉
异亮氨酸	必需	5.1	4.9	4.8
亮氨酸	必需	8.4	7.5	7.4
赖氨酸	必需	8.4	7.8	7.6
甲硫氨酸	必需	2.3	2.5	2.3
胱氨酸	半必需	1.4	1.3	1.3
苯丙氨酸	必需	4.0	4.1	3.9
酪氨酸	半必需	3.2	3.0	3.2
苏氨酸	必需	4.0	5.1	4.9
色氨酸	必需	1.1	1.4	1.3
缬氨酸	必需	5.7	5.0	5.0
精氨酸	婴儿必需	6.6	6.4	6.9
组氨酸	婴儿必需	2.9	3.2	2.7

资料来源：杨月欣，《中国食物成分表（第一册，第 2 版）》，2009。

每种动物不同部位的肉，因肥瘦程度不同，其蛋白质含量有较大不同。例如，猪通脊肉蛋白质含量约为 21%，后臀尖约为 15%，肋条肉约为 10%，奶脯仅为 8%；牛通脊肉的蛋白质含量为 22% 左右，后

腿肉约为 20%，腹肋肉约为 18%，前腿肉约为 16%。在家畜内脏中，以肝脏含蛋白质较高，为 18%~20%；心、肾含蛋白质 14%~17%。畜血血浆蛋白质中含有 9 种人体必需氨基酸，营养价值高，其赖氨酸和色氨酸含量较高。

（2）脂肪　畜肉中的脂肪可分为蓄积脂肪和组织脂肪两大类。蓄积脂肪是能量的集中储存场所，包括皮下脂肪、肾周围脂肪、大网膜脂肪和肌肉间脂肪，其中含有 90% 左右的脂肪，蛋白质含量仅 2%~3%；组织脂肪为肌肉及脏器内的脂肪，也就是"瘦肉"中所含的脂肪。

猪肉脂肪含量大于牛肉、羊肉，部位不同差异较大，如猪脊肉含脂肪 7.9%，而猪肋为 59%。畜肉脂肪酸以饱和脂肪酸含量较多，主要是棕榈酸和硬脂酸，脂肪中还含有少量的卵磷脂等。畜肉中胆固醇含量亦较高，100g 肥畜肉含胆固醇 100~200mg，而内脏及动物脑组织含胆固醇特别高，每 100g 含量可达 2000~3000mg，因此高脂血症患者不宜过量摄取肥肉、内脏和脑组织。

（3）维生素　畜肉含有较多 B 族维生素，包括维生素 B_1、维生素 B_2、维生素 B_6、维生素 B_{12}、烟酸、生物素、叶酸、泛酸、胆碱等，内脏中含有维生素 A、维生素 D、维生素 E，但维生素 C 含量甚微。

一般来说，畜肉是 B 族维生素的良好来源，其中猪肉维生素 B_1 含量较高，达 0.54mg/100mg，对于以精白米为主食的膳食是很好的补充。例如，猪腿肉的维生素 B_1、维生素 B_2 和烟酸含量分别为 0.53mg/100g、0.24mg/100g 和 4.9mg/100g。不同畜肉中维生素 B_2 含量的差异不大，为 0.1~0.2mg/100mg。牛肉中烟酸和叶酸含量较高。但是，瘦肉中的维生素 A、维生素 D、维生素 E 均很少。肥肉中主要成分是脂肪，维生素含量较低。

家畜内脏含有多种维生素。其中肝是各种维生素在动物体内的储藏场所，是维生素 A、维生素 D、维生素 B 的极好来源，生物素、叶酸、维生素 B_{12} 等维生素的含量也都不同程度地高于畜肉。肝脏中还含有少量维生素 C 和维生素 E。心、肾等内脏的维生素含量均较瘦肉高。

（4）矿物质　畜肉中含矿物质 1%~2%，是铁、锰、锌、铜、硒等微量元素的重要膳食来源。其中钠和磷含量较高，钾含量则低于蔬菜、水果、豆类、粗粮等植物性食物，钙含量很低。此外，畜肉中锌、铜、硒等微量元素较丰富，且其吸收利用率比植物性食物高。畜肉中钙含量很低，例如，猪肉的含钙量仅为 6mg/100g 左右，而磷含量较高，达 120~180mg/100g。

家畜内脏富含多种矿物质。肝脏、肾脏和脾脏中富含磷和铁，并且铁含量明显高于畜肉，吸收利用率高。肝脏是铁的储藏器官，含铁量位居各内脏之首。此外，家畜内脏也是锌、铜、硒等微量元素的良好来源，铜和硒的含量高于畜肉。畜血含有多种矿物质，吸收利用率高。

常见畜肉类的食物成分见表 5-8。

表 5-8　常见畜肉类的食物成分表（每 100g 含量）

种类	食部/%	水分/g	能量/kJ	蛋白质/g	脂肪/g	碳水化合物/g	胆固醇/mg	总维生素A/μg	视黄醇/μg	硫胺素/mg	核黄素/mg	烟酸/mg
猪肉	100	46.8	1653	13.2	37.0	2.4	80	18	18	0.22	0.16	3.5
牛肉	99	72.8	523	19.9	4.2	2.0	84	7	7	0.04	0.14	5.6
羊肉	90	65.7	849	19.0	14.1	0	92	22	22	0.05	0.14	4.5
驴肉	100	73.8	485	21.5	3.2	0.4	74	72	72	0.03	0.16	2.5
马肉	100	74.1	510	20.1	4.6	0.1	84	28	28	0.06	0.25	2.2
狗肉	80	76.0	485	16.8	4.6	1.8	62	12	12	0.34	2.20	3.5
兔肉	100	76.2	427	19.7	2.2	0.9	59	26	26	0.11	0.10	5.8

续表

种类	维生素E /mg	钙 /mg	磷 /mg	钾 /mg	钠 /mg	镁 /mg	铁 /mg	锌 /mg	硒 /mg	铜 /mg	锰 /mg
猪肉	0.35	6	162	204	59.4	16	1.6	2.06	11.97	0.06	0.03
牛肉	0.65	23	168	216	84.2	20	3.3	4.73	6.45	0.78	0.04
羊肉	0.26	6	146	232	80.6	20	2.3	3.22	32.20	0.75	0.02
驴肉	2.76	2	178	325	46.9	7	4.3	4.26	6.10	0.23	—
马肉	1.42	5	367	526	115.8	41	5.1	12.26	3.73	0.15	0.03
狗肉	1.40	52	107	140	47.4	14	2.9	3.18	14.75	0.14	0.13
兔肉	0.42	12	165	284	45.1	15	2.0	1.30	10.93	0.12	0.04

资料来源：杨月欣，《中国食物成分表（第一册，第2版）》，2009。

2. 禽肉

鸡、鸭、鹅、鹌鹑、火鸡、鸵鸟等统称禽类，以鸡为代表。它们被称为"白肉"，与被称为"红肉"的畜肉相比，在脂肪含量和质量方面具有优势。

（1）蛋白质　去皮鸡肉和鹌鹑的蛋白质含量比畜肉稍高，为20%左右，鸭肉、鹅肉的蛋白质含量分别为16%和18%。禽肉的蛋白质也是优质蛋白质，生物价与猪肉和牛肉相当。各部位的蛋白质含量略有差异，如鸡胸肉的蛋白质含量约为20%，鸡翅约为17%。在禽类内脏中，胗的蛋白质含量较高，为18%~20%，肝脏和心脏含蛋白质13%~17%。

（2）脂肪　在各种肉用禽类中，火鸡和鹌鹑的脂肪含量较低，在3%以下；鸡和鸽子的脂肪含量类似，为14%~17%；鸭和鹅的脂肪含量达20%左右。因品种和肥瘦程度的不同，脂肪含量可以有很大的差异。乌骨鸡的脂肪含量显著低于普通肉鸡，而肥育禽类如肥育肉鸡、填鸭等的脂肪含量可达30%~40%。翅膀部分含有较多脂肪，可达12%以上。胸脯肉的脂肪含量很低，通常仅有3%~5%。家禽内脏当中，以心脏含脂肪最高，为10%~12%；肝脏、胗等内脏的脂肪含量较低，为3%~7%。

禽类脂肪中不饱和脂肪酸的含量高于畜肉，其中油酸含量超过30%，亚油酸约占20%，在室温下呈半固态，因而营养价值高于畜类脂肪，其胆固醇含量与畜肉相当。

（3）维生素　禽肉中维生素分布的特点与畜肉相同，B族维生素含量丰富，尤其是富含烟酸。例如，鸡胸脯肉中含烟酸10.8mg/100g。禽肉中泛酸含量也较高。其中脂溶性维生素含量低，但含有一定量的维生素E，为90~400μg/100mg。

禽类肝脏中各种维生素的含量均很高，是维生素A、维生素D、维生素 B_2 和维生素E的良好来源。禽类肝脏中的维生素含量往往高于畜肉。例如，鸡肝中维生素A和核黄素的含量分别为10414μgRE和1.10mg/100g，鸭肝分别为1040μgRE和1.05mg/100g，鹅肝含维生素A 6100μgRE/100g，核黄素含量略低些，为0.25mg/100g。此外，禽类的心脏和胗也是B族维生素含量丰富的食物。

（4）矿物质　与畜肉相同，禽肉中钙的含量较低，铁、锌、硒等矿物质含量很高。禽类的肝脏中富含多种矿物质，且平均水平高于禽肉。肝脏和血液中铁的含量十分丰富，高达10~30mg/100g以上，可称铁的最佳膳食来源。禽类的心脏和胗也是含矿物质非常丰富的食物。

常见禽肉类的食物成分见表5-9。

表5-9　常见禽肉类的食物成分表（每100g含量）

种类	食部 /%	水分 /g	能量 /kJ	蛋白质 /g	脂肪 /g	碳水化合物 /g	胆固醇 /mg	总维生素A /μg	视黄醇 /μg	硫胺素 /mg	核黄素 /mg	烟酸 /mg
鸡	66	69.0	699	19.3	9.4	1.3	106	48	48	0.05	0.09	5.6
鸭	68	639.	1004	15.5	19.7	0.2	94	52	52	0.08	0.22	4.2
鹅	63	61.4	1050	17.9	19.9	0	74	42	42	0.07	0.23	4.9
火鸡腿	100	77.8	381	20.0	1.2	0	58	—	—	0.07	0.06	8.3
鸽子	42	66.6	841	16.5	14.2	1.7	99	53	53	0.06	0.20	6.9
鹌鹑	58	75.1	1460	20.2	3.1	0.2	157	40	40	0.04	0.32	6.3

种类	维生素E /mg	钙 /mg	磷 /mg	钾 /mg	钠 /mg	镁 /mg	铁 /mg	锌 /mg	硒 /mg	铜 /mg	锰 /mg
鸡	0.67	9	156	251	63.3	19	1.4	1.09	11.75	0.07	0.03
鸭	0.27	6	122	191	69.0	14	2.2	1.33	12.25	0.21	0.06
鹅	0.22	4	144	232	58.8	18	3.8	1.36	17.68	0.43	0.04
火鸡腿	0.07	12	470	708	168.4	49	5.2	9.26	15.50	0.45	0.04
鸽子	0.99	30	136	334	63.6	27	3.8	0.82	11.08	0.24	0.05
鹌鹑	0.44	48	179	204	48.4	20	2.3	1.19	11.67	0.10	0.08

资料来源：杨月欣，《中国食物成分表（第一册，第2版）》，2009。

（二）水产品的营养价值

1. 鱼类的营养价值

（1）蛋白质　鱼类的营养价值与畜肉、禽肉相似，其蛋白质含量一般为15%～20%，平均18%左右，易于消化吸收。在氨基酸组成中，色氨酸偏低。

（2）脂肪　鱼类脂肪含量范围在0.5%～11%，一般为1%～3%，平均5%左右。鱼类脂肪主要不均匀分布在皮下和内脏周围，多由不饱和脂肪酸组成，一般占60%以上，肌肉组织中含量甚少，熔点低，通常呈液态，消化吸收率达95%。不饱和脂肪酸的碳链较长，其碳原子数多在14～22，不饱和双键有1～6个，多为$\omega-3$系列。鱼类脂肪中的二十碳五烯酸（EPA）和二十二碳六烯酸（DHA）具有降血脂、防止动脉粥样硬化的作用。鱼类胆固醇含量一般为100mg/100g，但鱼子含量高，为354～934mg/100g。

（3）矿物质　鱼类矿物质含量为1%～2%，其中锌的含量极为丰富。此外，钙、钠、氯、钾、镁等含量也较多。鱼肉中钙的含量多于禽肉，但吸收率较低。海产鱼类富含碘，有的海产鱼含碘500μg/kg，而淡水鱼含碘仅为50～400μg/kg。

（4）维生素　鱼油和鱼肝油是维生素A和维生素D的重要来源，也是维生素E（生育酚）的一般来源。海鱼的肝脏是维生素A和维生素D富集的食物。

（5）碳水化合物　鱼类碳水化合物的含量较低，约1.5%。有些鱼不含碳水化合物，如鲳鱼、鲢鱼、银鱼等。

2. 常见鱼类的营养价值

（1）鲫鱼　鲫鱼为我国重要食用鱼类之一。肉质细嫩，肉味甜美，营养价值很高。据分析，每100g鲫鱼肉含蛋白质13g，脂肪1.1g，糖0.1g，硫胺素6.6mg，核黄素0.07mg，烟酸2.4mg，并含有大量的钙、磷、铁等矿物质。临床实践证明，鲫鱼肉防治动脉硬化、高血压和冠心病均有效。

（2）鲤鱼　鲤鱼的蛋白质不但含量高，而且质量也佳，人体消化吸收率可达96%，并能供给人体必需的氨基酸、矿物质、维生素 A 和维生素 D。鲤鱼的脂肪多为不饱和脂肪酸，是人体必需的脂肪酸，有很重要的生理作用。鲤鱼的钾含量较高，可防治低钾血症，增加肌肉强度，同时还有明目、降低胆固醇的功效。

（3）带鱼　带鱼为高脂鱼类，鱼肉厚、刺少，含蛋白质、脂类、维生素 B_1、维生素 B_2、烟酸和钙、磷、铁、碘等成分。带鱼的 DHA 和 EPA 含量高于淡水鱼。DHA 是大脑所需的营养物质，对提高记忆力和思考能力十分重要，加之带鱼含有丰富的卵磷脂，使其较一般淡水鱼更具补脑功能。EPA 也称血管清道夫，对降低血脂有益。带鱼中丰富的镁元素也对心血管系统有很好的保护作用，有利于预防高血压、心肌梗死等心血管疾病。

（4）草鱼　草鱼生长快，个体大，最大可达 35kg。肉质肥嫩，味鲜美。每 100 克可食部分含蛋白质 15.5~26.6g，脂肪 1.4~8.9g，热量 83~187kcal，钙 18~160mg，磷 30~312mg，铁 0.7~9.3mg，硫胺素 0.03mg，核黄素 0.17mg，烟酸 2.2mg。草鱼含有丰富的不饱和脂肪酸，对血液循环有利，是心血管疾病患者的良好食物；含有丰富的硒元素，经常食用有抗衰老、养颜的功效，而且对肿瘤也有一定的防治作用；对于身体瘦弱、食欲不振的人来说，草鱼肉嫩而不腻，具有开胃的作用。

（5）鲇鱼　鲇鱼营养丰富，每 100g 鱼肉中含水分 64.1g、蛋白质 14.4g，并含有多种矿物质和微量元素，特别适合体弱虚损、营养不良的人食用。鲇鱼除其鱼子有杂味不宜食用以外，全身是宝。鲇鱼是名贵的营养佳品，我国史书中早有记载，它的食疗作用和药用价值是其他鱼类所不具备的，独特的强精壮骨和益寿作用是鲇鱼独具的亮点。

常见鱼类的食物成分见表 5-10。

表 5-10　常见鱼类的食物成分表（每 100g 含量）

种类	食部/%	水分/g	能量/kJ	蛋白质/g	脂肪/g	碳水化合物/g	胆固醇/mg	总维生素A/μg	视黄醇/μg	硫胺素/mg	核黄素/mg	烟酸/mg
草鱼	58	77.3	473	16.6	5.2	0	86	11	11	0.04	0.11	2.8
罗非鱼	55	76.0	410	18.4	1.5	2.8	78	—	—	0.11	0.17	3.3
鲫鱼	54	75.4	452	17.1	2.7	3.8	130	17	17	0.04	0.09	2.5
带鱼	76	73.3	531	17.7	4.9	3.1	76	29	29	0.02	0.06	2.8
沙丁鱼	67	78.0	372	19.8	1.1	0	158	—	—	0.01	0.03	2.0
鲈鱼	58	76.5	439	18.6	3.4	0	86	19	19	0.03	0.17	3.1
鲤鱼	54	76.7	456	17.6	4.1	0.5	84	25	25	0.03	0.09	2.7

种类	维生素E/mg	钙/mg	磷/mg	钾/mg	钠/mg	镁/mg	铁/mg	锌/mg	硒/mg	铜/mg	锰/mg
草鱼	2.03	38	203	312	46.0	31	0.8	0.87	6.66	0.05	0.05
罗非鱼	1.91	12	161	289	19.8	36	0.9	0.87	22.60	0.05	0.09
鲫鱼	0.68	79	193	290	41.2	41	1.3	1.94	14.31	0.08	0.06
带鱼	0.82	28	191	280	150.1	43	1.2	0.70	36.57	0.08	0.17
沙丁鱼	0.26	184	183	136	91.5	30	1.4	0.16	48.95	0.02	0.07
鲈鱼	0.75	138	242	205	144	37	2.0	2.83	33.03	0.05	0.04
鲤鱼	1.27	50	204	334	53.7	33	1.0	2.08	15.38	0.06	0.05

资料来源：杨月欣，《中国食物成分表（第一册，第 2 版）》，2009。

3. 虾蟹类的营养价值

虾和蟹是无脊椎动物，属于节肢动物门甲壳纲的十足目。虾蟹类广泛分布于淡水和海洋中，是甲壳类中经济价值高的一个类群。虾和蟹的身体上都包裹着一层甲壳，虾的甲壳软而韧，蟹的甲壳坚而脆。它们一生中要蜕壳多次，否则会限制其身体的继续生长。只有在蜕去旧壳后，新壳尚未硬化前，身体的体积增大。虾蟹类由于肉味鲜美，又具有较高的营养价值，是人们十分喜爱的高档水产品。

虾类大多为海产，少数生活在淡水中。小者不到 2cm，晒干后外观仅见皮壳，俗称"虾皮"；大者 20~25cm，重达 100g 以上。泗游在黄海、渤海区的中国对虾，就是我国特产。它个体大，肉色透明，肥嫩鲜美，为虾中珍品。"对虾"这个名称来历并不是因雌、雄虾相伴而得名，而是因为中国北方市场上，人们常以"一对"作为出售单位而流传下来。虾肉富含蛋白质，鲜虾中的含量达 18% 左右，虾干中的含量高达 50% 以上。脂肪和碳水化合物的含量不高，一般在 3% 左右。虾皮中矿物质含量十分丰富，每 100g 虾皮中含钙 991mg，磷 582mg，钾 617mg，钠 5057.7mg，硒 74.43μg。

蟹类广泛分布于海洋和淡水中，有的种类具有较高的经济价值。三疣梭子蟹是中国蟹类中产量最大的食用蟹。中华绒螯蟹是中国主要食用的淡水蟹，其肉质鲜美，尤以肝脏和生殖腺最肥，有食河蟹后"百菜无味"之说。蟹肉蛋白质含量较高，为 15% 左右；脂肪含量较低，为 2.6%~5.6%；碳水化合物含量为 5%~8%；矿物质含量也较为丰富，每 100g 蟹肉中含钙 231mg，磷 159mg，钾 214mg，钠 270mg。

虾蟹类也是容易变质的易腐食品。以对虾为例，在生产运输过程中如果保藏不好，容易失去原有的鲜度，变黑发红、腐败变质，从而降低产品的质量。因此，必须采取措施，做好保鲜工作，才能向消费者提供优质的虾蟹类水产品。

4. 其他类水产品的营养价值

我国的水产资源种类繁多，其主要门类除鱼类、甲壳动物类外，还有软体动物、藻类等。

（1）乌贼类　乌贼类是乌贼科的总称，属头足纲、乌贼目。乌贼也称墨鱼。乌贼类体大、肉肥厚，金乌贼最大胴长（头足类胴部背面前端至酮部最后端的中线水平长度）0.21m，最大体重可达千克；曼氏无针乌贼最大胴长 0.19m，最大体重 0.7kg。乌贼营养丰富，每 100g 肉中含蛋白质 13g、脂肪 0.7g、碳水化合物 1.4g、灰分 0.9g（灰分中含有钙、磷、铁等矿物质），还含有维生素 B_1、维生素 B_2 等维生素。乌贼可鲜食，也可干制、制罐。金乌贼制成的淡干品称为墨鱼干或北鲞；由曼氏无针乌贼制成的淡干品俗称螟蜅鲞或南鲞，均为有名的海味。雌乌贼缠卵腺的脆制品俗称乌鱼蛋，为海味中的珍品。

（2）贝类　贝类是软体动物的别称，其身体全由柔软的肌肉组成，外部大多数有壳。贝类的种类很多，有海产贝和淡水贝两大类。海产贝类比较普遍的有牡蛎、贻贝、扇贝、蛤、香螺等。淡水产的贝类主要有螺、蚌和蚬。

牡蛎肉味鲜美，营养丰富。其软体部分含蛋白质 45%~57%、脂肪 7%~11%、肝糖 19%~38%，碘含量高于牛奶、鸡蛋。此外还含有多种维生素及铁、铜、锰等微量元素。牡蛎可做药用，多食能细洁皮肤、治虚弱、解丹毒。贻贝软体富含蛋白质等营养成分，肉质鲜美，是珍贵的海产食物，除鲜食外，也可加工成干制品，称为"淡菜"。此外，也可做饲料和钓饵。蚌肉营养丰富，含蛋白质、脂肪、糖类和维生素 A、维生素 B_1、维生素 B_2 及钙、镁、铁等元素。

（3）藻类　藻类生长在淡水、海水中，少数在陆地上，无胚的以孢子进行繁殖，是能自养的单细胞或多细胞低等植物，又称孢子植物或隐花植物。藻类约有 2.4 万种，根据所含色素、细胞结构和繁殖方式等，藻类分为 11 个门。列入养殖的有 5 个属，为海带属、裙带菜属、紫菜属、江蓠属和麒麟菜属。

海带是一种特殊蔬菜，它除了含有一般蔬菜的营养成分外，还是一种含碘量比较高的食品，可有效地防止甲状腺肿大。海带含蛋白质 8.2%、脂肪 0.1%、碳水化合物 56.2%、灰分 12.9% 及多种维生素。海带不仅可食用或加工成干制品，还可制成海带酱油、海带味粉、海带酱、海带丝等系列食品。

同时它又是一种经济价值很高的工业原料，可提取碘、褐藻胶、甘露醇等，在纺织工业、医药、食品工业等方面用途很大。

紫菜是一种营养价值较高的食用海藻。近代的科学研究证明，紫菜的营养价值和药用疗效在藻类中具有独特的地位，蛋白质含量一般为25%，高的可达29%～35%，脂肪0.9%，碳水化合物31.2%，还含有多种维生素、碘和矿物质，也含有降低胆固醇的成分。紫菜被称为健康食品，可加工成干紫菜、调味紫菜、紫菜酱等产品。成熟的叶状体含琼胶量多，可用作提取琼胶的原料。

裙带菜是一种味道鲜美、营养丰富和经济价值比较高的食用海藻。裙带菜干品含有粗蛋白11.26%、粗脂肪0.32%、碳水化合物37.81%、灰分18.93%、水分31.35%，灰分中含有多种矿物质，藻体中也含有一些维生素。近代的科学研究证明，裙带菜具有降低血压和增强血管弹性的作用。

其他水产品的食物成分见表5-11。

表5-11 其他水产品的食物成分表（每100g含量）

种类	食部/%	水分/g	能量/kJ	蛋白质/g	脂肪/g	碳水化合物/g	胆固醇/mg	总维生素A/μg	视黄醇/μg	硫胺素/mg	核黄素/mg	烟酸/mg
对虾	61	76.5	389	18.6	0.8	2.8	193	15	15	0.01	0.07	1.7
海虾	51	79.3	331	16.8	0.6	1.5	117	—	—	0.01	0.05	1.9
龙虾	46	77.6	377	18.9	1.1	1.0	121	—	—	Tr	0.03	4.3
海蟹	55	77.1	397	13.8	2.3	4.7	125	30	30	0.01	0.10	2.5
河蟹	42	75.8	431	17.5	2.6	2.3	267	389	389	0.06	0.28	1.7
扇贝	35	84.2	251	11.1	0.6	2.6	140	—	—	Tr	0.10	0.2
蛤蜊	39	84.1	259	10.1	1.1	2.8	156	21	21	0.01	0.13	1.5
海参	100	77.1	326	16.5	0.2	2.5	51	—	—	0.03	0.04	0.1
乌贼	97	80.4	351	17.4	1.6	0	268	35	35	0.02	0.06	1.6
鱿鱼	98	81.4	314	17.0	0.8	0	—	16	16	—	0.03	—

种类	维生素E/mg	钙/mg	磷/mg	钾/mg	钠/mg	镁/mg	铁/mg	锌/mg	硒/mg	铜/mg	锰/mg
对虾	0.62	62	228	215	165.2	43	1.5	2.38	33.72	0.34	0.12
海虾	2.79	146	196	228	302.2	46	3.0	1.44	56.41	0.44	0.11
龙虾	3.58	21	221	257	190.0	22	1.3	2.79	39.36	0.54	—
海蟹	2.99	208	142	232	260.0	47	1.6	3.32	82.65	1.67	0.18
河蟹	6.29	126	182	181	193.5	23	2.9	3.68	56.72	2.97	0.42
扇贝	11.85	142	132	122	339.0	39	7.2	11.69	20.22	0.48	0.70
蛤蜊	2.41	133	128	140	425.7	78	10.9	2.38	54.31	0.11	0.44
海参	3.14	285	28	43	502.9	149	13.2	0.63	63.93	0.05	0.76
乌贼	1.68	44	19	290	110.0	42	0.9	2.38	38.18	0.45	0.08
鱿鱼	0.94	43	60	16	134.7	61	0.5	1.36	13.65	0.20	0.06

资料来源：杨月欣，《中国食物成分表（第一册，第2版）》，2009。

（三）食用注意事项

1. 畜禽肉类食用注意事项

畜禽肉类的蛋白质营养价值较高，含有较多的赖氨酸，宜与谷类食物搭配食用，以发挥蛋白质的互补作用。为了充分发挥畜禽肉类的营养作用，还应注意将畜禽肉分散到每餐膳食中，防止集中食用。

畜肉的脂肪和胆固醇含量较高，脂肪主要由饱和脂肪酸组成，食用过多易引起肥胖和高脂血症等疾病，因此膳食中的比例不宜过多。但是禽肉的脂肪含不饱和脂肪酸较多，因此老年人及心血管疾病患者宜选用禽肉。家畜内脏含有较多的维生素、铁、锌、硒、钙，特别是肝脏，维生素 B_2 和维生素 A 的含量丰富，但同时，内脏中胆固醇含量也较高，因此对于不宜摄入较多胆固醇的人需要特别注意。

对于禽肉，目前较为关注的是禽肉本身是否带有病毒。但是，世界卫生组织曾表明，没有证据表明仅仅食用禽肉就会感染病毒。同时，禽流感病毒怕热不怕冷，病毒在 70℃ 时 2min 内就可以死亡，因此在食用禽肉时，必须要将筋肉煮熟煮透后方可食用。

2. 水产品食用注意事项

（1）充分利用鱼类营养资源　鱼类富含优质蛋白质，容易被人体消化吸收。此外，含有较少的饱和脂肪酸和较多的不饱和脂肪酸。

（2）防止腐败变质　鱼类因水分和蛋白质含量高，结缔组织少，较畜禽肉更易腐败变质，特别是青皮红肉鱼，如鲐鱼、金枪鱼，组氨酸含量高，所含的不饱和双键极易氧化破坏，能产生脂质过氧化物，对人体有害。因此打捞的鱼类需及时保存或加工处理，防止腐败变质。保存处理一般采用低温或食盐来抑制组织蛋白酶的作用和微生物的生长繁殖。

（3）防止食物中毒　有些鱼含有极强的毒素，如河豚，肉质细嫩，味道鲜美，但其卵、卵巢、肝脏和血液中含有极毒的河豚毒素，若不会加工处理，可引起急性中毒而致人死亡。

七、蛋类

蛋是鸟类动物的卵，包括鸡蛋、鸭蛋、鹅蛋、鹌鹑蛋、鸽蛋、鸵鸟蛋、火鸡蛋、海鸥蛋等。蛋类的营养素含量不仅丰富，而且质量也很好，是一类营养价值较高的食物。

（一）蛋类的营养价值

1. 蛋白质

蛋类蛋白质含量一般在 10% 以上。全鸡蛋蛋白质的含量为 12% 左右，蛋清中略低，蛋黄中较高，加工成咸蛋或松花蛋后，变化不大。鸭蛋的蛋白质含量与鸡蛋类似。蛋类的蛋白质氨基酸组成与人体需要最接近，因此生物价也最高，达 94%，是其他食物蛋白质的 1.4 倍左右。蛋中蛋白质中还富含半胱氨酸，加热过度使半胱氨酸部分分解产生硫化氢，与蛋黄中的铁结合可形成黑色的硫化铁，煮蛋中蛋黄表面的青黑色和鹌鹑蛋罐头的黑色物质即来源于此。

2. 脂类

蛋清中含脂肪极少，98% 的脂肪存在于蛋黄中。蛋黄中的脂肪几乎全部以与蛋白质结合的良好乳化形式存在，因而消化吸收率高。鸡蛋黄中脂肪含量为 28%~33%，其中中性脂肪含量占 62%~65%，磷脂占30%~33%，胆固醇占 4%~5%，还有微量脑苷脂类。鸡蛋蛋黄中性脂肪的脂肪酸中，以单不饱和脂肪酸油酸最为丰富，约占 50% 左右，亚油酸约占 10%，其余主要是硬脂酸、棕榈酸和棕榈油酸，含微量花生四烯酸。蛋黄是磷脂的极好来源，所含卵磷脂具有降低血胆固醇的效果，并能促进脂溶性维生素的吸收。胆固醇含量极高，主要集中在蛋黄，加工成咸蛋或松花蛋后，胆固醇含量无明显变化。

3. 碳水化合物

鸡蛋中碳水化合物含量极低，约为 1%，分为两种状态存在：一部分与蛋白质相结合而存在，含量约0.5%；另一部分游离存在，含量约 0.4%。

4. 矿物质

蛋中的矿物质主要存在于蛋黄部分，蛋清部分含量较低。蛋黄中含矿物质 1.0%~1.5%，其中磷最为丰富，为 240mg/100g，钙为 112mg/100g。蛋黄是多种微量元素的良好来源，包括铁、硫、镁、钾、钠等。蛋中所含铁元素数量较高，但以非血红素铁形式存在。由于卵黄高磷蛋白对铁的吸收具有干扰作用，蛋黄中铁的生物利用率较低，仅为 3% 左右。

5. 维生素

蛋中维生素含量十分丰富，且品种较为齐全，包括所有的 B 族维生素、维生素 A、维生素 D、维生素 E、维生素 K 和微量的维生素 C。其中绝大部分维生素 A、维生素 D、维生素 E 和大部分维生素 B_1 都存在于蛋黄中。鸭蛋和鹅蛋的维生素含量总体而言高于鸡蛋。此外，蛋中的维生素含量受到品种、季节和饲料中含量的影响。

（二）常见蛋类的营养价值

常见的蛋类有鸡蛋、鸭蛋、鹅蛋、鹌鹑蛋、鸽蛋等。其中产量最大、食用最普遍、食品加工业中使用最广泛的是鸡蛋。蛋类在我国居民膳食结构中占有重要地位，主要提供优质蛋白质。表为各种常见。

常见蛋类的食物成分见表 5-12。

表 5-12　常见蛋类的食物成分表（每 100g 含量）

种类	食部/%	水分/g	能量/kJ	蛋白质/g	脂肪/g	碳水化合物/g	胆固醇/mg	总维生素A/μg	视黄醇/μg	硫胺素/mg	核黄素/mg	烟酸/mg
鸡蛋	88	74.1	602	13.3	8.8	2.8	585	234	234	0.11	0.27	0.2
鸭蛋	87	70.3	753	12.6	13.0	3.1	565	261	261	0.17	0.35	0.2
鹅蛋	87	69.3	820	11.1	15.6	2.8	804	192	192	0.08	0.30	0.4
鹌鹑蛋	86	73.0	669	12.8	11.1	2.1	515	337	337	0.11	0.49	0.1

种类	维生素E/mg	钙/mg	磷/mg	钾/mg	钠/mg	镁/mg	铁/mg	锌/mg	硒/mg	铜/mg	锰/mg
鸡蛋	1.84	56	130	154	131.5	10	2.0	1.10	14.34	0.15	0.04
鸭蛋	4.98	62	226	135	106.0	13	2.9	1.67	15.68	0.11	0.04
鹅蛋	4.50	34	130	74	90.6	12	4.1	1.43	27.24	0.09	0.04
鹌鹑蛋	3.08	47	180	138	106.6	11	3.2	1.61	25.48	0.09	0.04

资料来源：杨月欣，《中国食物成分表（第一册，第 2 版）》，2009。

（三）蛋类加工品的营养价值

制作咸蛋对营养素的含量影响不大，但增加了钠盐的含量。

制作松花蛋（又称皮蛋）使维生素 B_1 受到一定程度的破坏，因为松花蛋在加工中需要加入氢氧化钠等碱性物质，而且传统的松花蛋腌制中会加入黄丹粉，即氧化铅，使产品的铅含量提高。目前已有多种"无铅皮蛋"问世，用铜或锌盐代替氧化铅，使得松花蛋中微量元素铜或锌的含量相应上升。

制作蛋粉对蛋白质的利用率无影响，B 族维生素有少量损失，但维生素 A、维生素 D 含量不受影响。

（四）食用注意事项

蛋白质的生理价值是指进入人体蛋白质的保留量和吸收量的百分比，食物蛋白质中所含氨基酸的种类和数量越接近人体的需要，其生理价值就越高。在天然食品中，蛋类蛋白质的氨基酸组成与人体组织蛋白质最为接近，因此生理价值最高。如全鸡蛋蛋白质的生理价值为 94，蛋黄为 96，是一般谷类食物蛋白质的 1.3

倍，豆类的 1.6 倍，鱼和肉类的 1.2 倍，乳类的 1.1 倍左右。蛋类也是供给人体必需氨基酸的重要来源。此外，蛋类的甲硫氨酸含量相对较高，与豆类和谷类食品混合食用时，能补充谷类和豆类食品蛋白质中甲硫氨酸的不足，提高营养价值。脂肪中不饱和脂肪酸含量较高，如鸡蛋脂肪含不饱和脂肪酸 58%，鸭蛋脂肪含 62%，因此脂肪熔点低，容易被人体消化吸收。

在生鸡蛋蛋清中，含有抗生物素蛋白和抗胰蛋白酶。抗生物素蛋白能与生物素在肠道内结合，影响生物素的吸收，可引起食用者食欲不振、全身无力、毛发脱落、皮肤发黄、肌肉疼痛等生物素缺乏的症状；抗胰蛋白酶能抑制胰蛋白酶的活力，妨碍蛋白质消化吸收，故不可生食蛋清。烹调加热可破坏这两种物质，消除它们的不良影响，但是不宜过度加热，否则会使蛋白质过分凝固，甚至变硬变韧，形成硬块，反而影响食欲及消化吸收。

蛋黄中的胆固醇含量很高，大量食用能引起高脂血症，是动脉粥样硬化、冠心病等疾病的危险因素，但蛋黄中还含有大量的卵磷脂，对心血管疾病有防治作用。因此，吃鸡蛋要适量。据研究，每人每日吃 1~2 个鸡蛋对血清胆固醇水平无明显影响，可发挥禽蛋其他营养成分的作用。

八、乳类及其制品

乳类是指动物的乳汁，经常食用的是牛乳和羊乳。乳类经浓缩、发酵等工艺可制成乳制品，如乳粉、酸乳、炼乳等。乳类及其制品除维生素 C 含量较低外，其他营养素含量都比较丰富，有很高的营养价值。

（一）乳类的营养价值

乳是一种营养丰富、容易消化吸收、食用价值很高的食品，各种动物的乳汁所含的营养成分基本相同。生长发育快的动物，乳中蛋白质含量高。母乳是新生儿的最适食品，人类母乳不能满足需要时，建议首选适合的婴幼儿配方乳粉。牛乳是人类最普遍食用的乳类，与人乳相比，牛乳含蛋白质较多，但乳糖含量不及人乳，同时，牛乳中含有的蛋白质主要是酪蛋白，而人乳中主要是乳清蛋白。此外，羊乳也是人类较常食用的乳类。

1. 蛋白质

牛乳含蛋白质约 3.5%，比人乳高 3 倍（人乳蛋白质约 1.25%）。牛乳蛋白质中酪蛋白占 86%，乳清蛋白占 11%，乳球蛋白占 3%，此外牛乳蛋白质中还含有人血白蛋白、免疫球蛋白及酶等。牛乳蛋白质的消化率达 96.1%。牛乳中所含的酪蛋白、乳清蛋白和乳球蛋白均属完全蛋白质；牛乳含全部必需氨基酸，其相对含量与鸡蛋蛋白质近似，故其利用率高。

2. 脂类

牛乳脂肪含量在 3.4%~3.8%（人乳约为 3.7%），其中 95% 为甘油三酯。脂肪酸及其衍生物种类多达 500 余种，包括水溶性挥发性脂肪酸、非水溶性挥发性脂肪酸等，而人体必需脂肪酸含量很少，仅占 3%。胆固醇含量不高（每 100g 为 7~17mg）。牛乳中尚含有少量亚油酸和卵磷脂等营养必需的物质，消化率达 98%，而人乳由于含有脂肪酶，其消化率接近 100%。

3. 碳水化合物

乳类碳水化合物含量为 3.4%~7.4%，人乳中含量最高，羊乳居中，牛乳最少。碳水化合物的主要形式为乳糖。由于乳糖可促进钙等矿物质的吸收，也为婴儿肠道内双歧杆菌的生长所必需，对于幼小动物的生长发育具有特殊的意义。牛乳中的碳水化合物主要是乳糖，含量为 4.5%~4.7%，较人乳少（7.0%~7.9%），每 100g 可供热量 263kJ，与人乳相近。乳糖不易溶解，低温时基本不溶解，故一些冰镇乳制品有沙砾感。乳糖有促进胃液分泌和胃肠蠕动作用，在肠道中可被乳糖酶分解成乳酸，有助于肠道中乳酸杆菌的繁殖和抑制肠道腐败菌的生长，改变肠道菌群。人与动物出生时体内均有较多的乳糖酶，但有的人长期不喝牛乳，随年龄增长，导致乳糖酶缺乏或活力减弱，不能有效地将乳糖分解为单糖，而偶尔食乳后未被消化的乳糖不能被小肠有效地吸收，出现腹胀、肠鸣、排气、腹泻和腹痛等不同程度的症状，称为乳糖不耐症。

4. 矿物质与微量元素

牛乳中矿物质的平均含量为 7.3g/L，比人乳高 4 倍以上，约 20% 的钙、磷、镁结合在酪蛋白上。50% 左右的钙是胶体无机酸钙，30% 的钙离子在溶液中，因此牛乳是人们优质钙的重要来源。但是，牛乳中铁含量较少，1L 牛乳仅含 3mg 铁。此外，乳中的成碱元素（如钙、钾、钠等）多于成酸元素（氯、硫、磷），因此乳与蔬菜和水果一样，属于碱性食品，有助于维持体内酸碱平衡。乳类还有一个特点，即其含有的营养素均溶解和分散在水溶液中，呈均匀的乳胶状液体，因此容易被人体消化吸收，营养价值高，这对患消化道疾病的患者尤为适合。乳类营养丰富，但是加热消毒时煮的时间太久，可使某些营养素大量破坏。

5. 维生素

乳类中含有全部的脂溶性和水溶性维生素，其他食品中很少如此齐全。脂溶性维生素 A、维生素 D、维生素 E、维生素 K 主要在乳脂中，维生素 A 的含量与乳牛的饲料相关，夏日青饲料多，牛乳维生素 A 多，冬季含量相对较少。鲜牛乳仅含有少量的维生素 D 和微量的维生素 E、维生素 K。水溶性维生素存在于非脂部分，牛乳是人们膳食中核黄素的重要来源。此外，牛乳中还含有生物素、叶酸、泛酸、维生素 B_6、维生素 B_{12} 等，烟酸含量很少，每 100g 仅含 0.08mg，但牛乳蛋白质中的色氨酸在体内可转化为烟酸。生乳中的烟酸利用率高。

各种动物乳的化学成分见表 5-13。

表 5-13　各种动物乳的化学成分对比　　　　　　　　　　　　单位：%

种类	水分	干物质	蛋白质	脂肪	乳糖	灰分	矿物质
奶牛	87.4	12.6	3.3	3.9	4.7	0.7	0.80
牦牛	82.7	17.3	5.3	6.5	4.6	0.9	—
水牛	82.1	17.9	4.2	8.0	4.9	0.8	0.86
绵羊	81.6	18.4	5.6	7.5	4.4	0.9	—
山羊	87.0	13.0	3.3	4.6	4.6	0.6	0.80
驴	90.0	10.0	1.8	1.5	6.3	0.4	—
骆驼	87.1	12.9	3.7	4.2	4.1	0.9	—
人	87.6	12.4	1.3	3.4	7.4	0.3	0.25
猪	84.0	16.0	5.2	4.6	3.1	1.1	—
马	88.8	11.2	2.6	1.9	62.	0.5	0.30

资料来源：杨月欣，《中国食物成分表（第一册，第 2 版）》，2009。

（二）乳制品的营养价值

乳制品主要包括巴氏杀菌乳和灭菌乳、酸乳、干酪、乳粉、炼乳、黄油等。因加工工艺不同，乳制品的营养成分有很大差异。

1. 巴氏杀菌乳和灭菌乳

巴氏杀菌乳是仅以生牛（羊）乳为原料，经巴氏杀菌等工序制得的液体产品（GB19645—2010）《食品安全国家标准　巴氏杀菌乳》，而灭菌乳（GB25190—2010）《食品安全国家标准　灭菌乳》分为两大类：超高温灭菌乳和保持灭菌乳。超高温灭菌乳是指以生牛（羊）乳为原料，添加或不添加复原乳，在连续流动的状态下，加热到至少 132℃ 并保持很短时间的灭菌，再经无菌灌装等工序制成的液体产品。保持灭菌乳是指以生牛（羊）乳为原料，添加或不添加复原乳，无论是否经过预热处理，在灌装并密封之后经灭菌等工序制成的液体产品。巴氏杀菌乳与灭菌乳的区别在于，巴氏杀菌乳采用的是巴氏杀菌方法，杀菌温度低于100℃，一般需在 4℃ 左右温度下保存，且只能保存 2~7d，而灭菌乳是经温度高于 100℃ 的超高温瞬时灭菌，必须达到商业无菌的要求，保质期可达到 6 个月以上（常温）。

这些产品的蛋白质含量差异不大，均为 2.9%～3.1%，但脂肪含量差异较大。其中"半脱脂乳"或称"低脂乳"的脂肪含量为 1.0%～2.0%，全脱脂牛乳的脂肪含量在 0.5% 左右。

巴氏杀菌乳和灭菌乳中蛋白质、乳糖、矿物质等营养成分的基本上与原料乳相同，仅 B 族维生素有少量损失。维生素 C 损失较大，但因它不属于牛乳中的重要营养物质，故而对乳制品的营养价值影响不大。

2. 酸乳

酸乳是牛乳经乳酸发酵制成的食品。其中保加利亚乳杆菌（*Lactobacillus bulgaricus*）和嗜热链球菌（*Streptococcus thermophilus*）菌落总数不低于 $1×10^6$ cfu/mL 的产品为活性发酵乳，低于这个数值或不含特征菌的发酵乳称为非活性发酵乳。

酸乳中维生素 A、维生素 B_1、维生素 B_2 等的含量与鲜乳相似，但叶酸含量却增加了 1 倍，胆碱也明显增加。此外，酸乳的酸度增加，有利于维生素的保护。乳酸菌进入肠道可抑制一些腐败菌的生长，调节肠道菌群，防止腐败胺类对人体的不良作用。乳酸菌的繁殖消耗了牛乳中的乳糖成分，将乳糖转化为了乳酸，解决了"乳糖不耐"的问题，而保留了牛乳中其他所有营养成分。通过发酵，蛋白质被部分水解，并产生活性肽类。乳酸菌的繁殖也提高了维生素 B_1、维生素 B_2 和叶酸的含量。此外，酸乳中的乳酸菌可以维持人体肠道菌群平衡，保证肠道的消化吸收，是一种健康食品。

纯原味酸乳的蛋白质含量高于或等于 2.5%，调味酸乳的蛋白质含量不低于 2.3%。经过乳酸菌发酵，蛋白质被部分分解为肽、游离氨基酸和非蛋白氮，进一步提高了消化吸收率。按脂肪含量的不同，酸乳产品有全脂、低脂和全脱脂之分。按照碳水化合物含量来说，也有普通、低糖、无糖等品种。普通甜味酸乳的蔗糖含量为 7%，无糖酸乳中往往添加非糖甜味剂。酸乳原料中的乳糖有 20%～40% 被发酵成为乳酸和其他有机酸。

3. 干酪

干酪（又称乳酪）是成熟或未成熟的软质、半硬质、硬质或特硬质、可有涂层的乳制品，其中乳清蛋白/酪蛋白的比例不超过牛奶中的相应比例。可由下述方法获得：

（1）在凝乳酶或其他适当的凝乳剂的作用下，使乳、脱脂乳、部分脱脂乳、稀奶油、乳清稀奶油、酪乳中一种或几种原料的蛋白质凝固或部分凝固，排出凝块中的部分乳清而得到。这个过程是乳蛋白质（特别是酪蛋白部分）的浓缩过程，即干酪中蛋白质的含量显著高于所用原料中蛋白质的含量。

（2）加工工艺中包含乳和（或）乳制品中蛋白质的凝固过程，并赋予成品与（1）所描述产品类似的物理、化学和感官特性。

干酪中蛋白质、维生素 A、B 族维生素和钙等营养素的含量十分丰富，碳水化合物含量较低，各品种的含水量和营养素含量差异较大。按含水率来划分，干酪又分为特硬质干酪、硬质干酪、半硬质干酪、软质干酪。特硬质干酪的水分含量为 30%～35%，硬质干酪为 30%～40%，半硬质干酪为 38%～45%，软质干酪为 40%～60%。农家干酪的水分含量高达 70%～80%。根据我国食物成分表，100g 硬干酪中含蛋白质 25.7g、脂肪 23.5g、核黄素 0.91mg、钙 799mg。软干酪所含蛋白质和钙稍低。

在干酪制作过程中，大部分乳糖随乳清流失，少量乳糖发酵产生乳酸。脂溶性维生素大多保留在蛋白质凝块中，而水溶性的 B 族维生素在干酪制作过程中均有不同程度的损失，但其含量仍不低于原料牛乳。原料乳中微量的维生素 C 几乎全部损失，其中的钙和镁等营养素则得到了浓缩。

制干酪时所分离的乳清含乳球蛋白、乳白蛋白和各种 B 族维生素。它可以经过干燥制取乳清粉，也可以经调配或发酵生产乳清饮料。

我国内蒙古等地有"奶豆腐"等食品，类似于干酪，但一般是由牛的初乳制成。初乳的酸度较大，受热后很快凝固。其中含有大量维生素和免疫蛋白类物质，而脂肪的相对含量较低。例如，100g 鲜奶豆腐中含蛋白质 46.2g、脂肪 7.8g、核黄素 0.69mg、钙 597mg。

4. 乳粉

全脂乳粉是鲜牛乳经过浓缩除去 70%～80% 水分后，再经滚筒干燥或喷雾干燥而成，水分含量在 5% 以下。

甜乳粉中添加了 20% 左右的蔗糖。全脂乳粉保存了原料乳中的所有脂肪成分，其中脂肪含量不低于 26.0%。全脱脂乳粉中除去了大部分脂肪，脂肪含量应不超过 2.0%，最低者脂肪含量仅有 0.2%，而半脱脂或低脂乳粉的脂肪含量通常为 8%～20% 不等。

乳粉是蛋白质和钙的良好来源。原料乳中的蛋白质、矿物质、脂肪等主要营养成分基本得到保留，维生素 B_1、维生素 B_6 等有 10%～30% 的损失，只是维生素 C 破坏较大。

目前，许多乳粉产品都按照产品目标人群的营养需要对原来的营养成分进行了调整，添加了钙、铁、锌、铬等矿物质和多种维生素、免疫球蛋白、亚油酸、DHA 以及其他活性物质，生产出婴幼儿配方乳粉、青少年乳粉、老年乳粉等更适合特定人群营养需要的产品，提高了乳粉的营养价值。

5. 炼乳

炼乳是原料牛乳经消毒和均质后，在低温真空条件下浓缩除去 2/3 的水分再装罐杀菌而成的，按是否加糖，可分为淡炼乳和甜炼乳两类。淡炼乳中的乳固体不得低于 25%，蛋白质不低于 6.0%，脂肪不低于 7.5%；甜炼乳中蔗糖含量不超过 45%，乳固体不低于 28.0%，蛋白质不低于 6.8%，脂肪不低于 8.0%。

经过多次加热，炼乳中的维生素 A、维生素 B_1 和维生素 B_2 等营养素受到部分破坏，而蛋白质、脂肪和各种矿物质得到浓缩。淡炼乳保存了牛乳中的大部分营养成分，它是蛋白质和钙的良好来源。甜炼乳因为添加较多的蔗糖，热量较高，营养价值低于淡炼乳。

6. 黄油

黄油是用牛乳加工出来的一种固态油脂，是将新鲜牛乳加以搅拌后上层的浓稠状物质滤去部分水分之后的产物。牛乳中的维生素 A、维生素 D 等脂溶性营养成分基本上保留在黄油中，但是水溶性营养成分如 B 族维生素绝大部分被除去。黄油中以饱和脂肪酸为主，在室温下呈现固态，由于其含有类胡萝卜素而呈现淡黄色。黄油的营养价值较高，但是其中的胆固醇含量也较高，每 100g 黄油含胆固醇 296mg，因此一定要注意食用量。

（三）食用注意事项

（1）鲜乳水分含量高，营养素种类齐全，十分有利于微生物生长繁殖，因此须经严格消毒灭菌后方可食用。消毒方法常用煮沸法和巴氏杀菌法。

（2）乳应避光保存，以保护其中的维生素。

（3）部分乳制品的胆固醇含量较高，对部分人群不适用，食用时须注意。

九、饮料和茶类

（一）茶叶

茶是世界三大饮料之一。追本溯源，茶已有数千年的历史。中国是茶树的原产地之一，我国的茶区东起中国台湾基隆，南沿海南琼崖，西至西藏察隅河谷，北达山东半岛，产地共有 19 个省（自治区、直辖市）上千个县（市），分布在北纬 18°～37°、东经 94°～122° 的广阔范围。垂直分布上茶树最高种植在海拔 2600m 高地上，最低种植在海拔几十米的地方，不同地区生长着不同类型和不同品种的茶树。

1. 茶叶的分类

茶叶品类的划分无规范化的方法，以茶叶加工过程中发酵程度的不同，分为发酵茶、半发酵茶和不发酵茶；以茶叶色泽的不同而分为红茶、绿茶、青茶、黄茶、白茶和黑茶；以茶叶的商品形式而分为条茶、碎茶、包装茶、速溶茶和液体茶；也有以采制工艺和茶叶品质特点为主，结合其他条件划分为绿茶、红茶、乌龙茶、白茶、花茶、黑茶和再加工茶共七大类。

2. 茶叶中的营养与非营养成分及保健功能

据分析，茶叶（鲜叶）中含有 500 多种化学成分，其中有机物为干物质总重的 93%～96%。茶叶中的生物碱对茶叶滋味有决定意义，具有提神兴奋的作用。茶叶中的无机物含量为 4%～7%，矿物质多达 27 种，对茶叶的品质和人体营养保健具有重要影响。

（1）营养成分 茶叶中的营养成分包括单宁、咖啡碱、蛋白质、脂类、碳水化合物、多种维生素和矿物质。茶叶中的单宁类物质又称茶多酚，单宁具有收敛作用和涩味，使茶产生涩味和苦味。茶叶中的单宁平均含量为12%。

蛋白质含量一般为20%~30%，但能溶于水而被利用的只有1%~2%；所含的多种游离氨基酸为2%~4%，易溶于水而被吸收利用。脂类含量2%~3%，包括磷脂、硫脂、糖脂和各种脂肪酸，其中亚油酸和亚麻酸含量较多，部分可被人体利用。碳水化合物含量20%~25%，多数是不溶于水的多糖，能溶于水可为机体所利用的糖类仅占4%~5%。维生素含量丰富，以一般绿茶为例，每100g中含胡萝卜素5800μg，维生素 B_1 0.02mg，维生素 B_2 0.35mg，烟酸8.0mg，维生素C 19mg，维生素E9.6mg。矿物质有30多种，含量4%~6%，包括钙、镁、铁、钠、锌、铜、磷、铁、硒等，每100g中钾1661mg、钠28.2mg、钙325mg、镁196mg、铁14.4mg、锰32.6mg、锌4.3mg、铜1.7mg、磷191mg、硒3.2μg。

（2）非营养成分 茶叶中的非营养成分较多，主要包括多酚类、色素、茶氨酸、生物碱、芳香物质、皂苷等。

（3）保健功能 我国饮茶至少有3000多年的历史，早就有饮茶健身的记载。李时珍《本草纲目》载"茶苦而寒，阴之阳，沉也降也，最能降火，火为百病，火降则上清矣"。现代科学研究发现，茶有抗老延年、抗突变、抑癌、降血压、消炎、杀菌等功效。茶叶中含有丰富的各种化合物，这些化合物除对茶叶的色、香、味有重大作用外，还具有多种功能，如益思、提神、强心、解渴、消食、明目、降血压、抗癌、防龋齿、抗衰老等。茶多酚类具有抗氧化、防龋齿、抗癌、杀菌、消毒、降血压、抑制脂肪的吸收等作用。咖啡碱具有兴奋中枢神经、利尿、强心等作用。叶绿素具有消臭的作用。黄烷酮类具有降血压、消臭等作用。另外，维生素C、B族维生素、β-胡萝卜素等都具有多种功能性作用。

3. 茶饮料

茶饮料主要分为茶饮料、茶叶以外的茶和速溶茶三种。

（1）茶饮料 指用水浸泡茶叶，经抽提、澄清、过滤等工艺制成的茶汤（茶汁）或在茶汤中加入水、糖液、酸味剂、食用香精、果汁或植物抽提液、牛乳等调制成的制品，主要分为茶汤饮料、果汁茶饮料、果味茶饮料和其他茶饮料。包括茶、果汁茶、果味茶以及其他茶饮料。

（2）茶叶以外的茶 这类茶不是用茶叶制成的，但当茶饮用，如麦茶、菊花茶、玫瑰花茶、姜茶、枸杞茶、小麦胚芽茶、薏仁茶等，这类茶具有功能性作用。

（3）速溶茶 即由茶叶浸提取得的汁液浓缩后，经喷雾干燥或冷冻干燥而成的固体饮料。速溶茶能迅速溶于热水、冷水或冰水中，可直接调入牛乳或冰冻柠檬水中饮用，也可作茶饮料的基料。速溶茶具有速溶、无叶渣、用量少、饮用和携带方便等特点。

常见茶及茶饮料的食物成分如表5-14所示。

表5-14 常见茶及茶饮料的食物成分表（每100g含量）

种类	水分/g	能量/kJ	蛋白质/g	脂肪/g	碳水化合物/g	不溶性纤维/g	总维生素A/μg	硫胺素/mg	核黄素/mg	烟酸/mg	维生素E/mg
红茶	7.3	1355	26.7	1.1	59.2	14.8	645	—	0.17	6.8	5.47
花茶	7.4	1323	27.1	1.2	58.1	17.7	885	0.06	0.17	—	12.73
甲级龙井	6.1	1384	33.3	2.7	48.9	11.1	888	0.19	0.09	8.6	5.94
绿茶	7.5	1370	34.2	2.3	50.3	15.6	967	0.02	0.35	8.0	9.57
铁观音	6.2	1395	22.8	1.3	65.0	14.7	432	0.19	0.17	18.5	16.59
珠茶	5.3	1398	28.7	1.7	58.3	14.6	—	—	0.20	6.6	16.69
茶水	99.8	—	0.1	—	0	—	—	—	—	—	—

续表

种类	钙 /mg	磷 /mg	钾 /mg	钠 /mg	镁 /mg	铁 /mg	锌 /mg	硒 /mg	铜 /mg	锰 /mg
红茶	378	390	1934	13.6	183	28.1	3.97	56.00	2.56	49.80
花茶	454	338	1643	8.0	192	17.8	3.98	8.53	2.08	16.95
甲级龙井	402	542	2812	54.4	224	23.7	5.88	16.65	1.71	8.12
绿茶	325	191	1661	28.2	196	14.4	4.34	3.18	1.74	32.60
铁观音	416	251	1462	7.8	131	9.4	2.35	13.80	1.02	13.98
珠茶	203	352	739	13.3	202	40.4	3.13	5.60	1.42	63.37
茶水	2	1	6	3.9	3	0.1	0.03	0.08	0.01	0.12

资料来源：杨月欣，《中国食物成分表（第一册，第2版）》，2009。

（二）咖啡及可可

1. 咖啡

咖啡豆是茜草科咖啡属多年生常绿灌木或小乔木果实中的种子。咖啡果实属核果（有的称浆果），多数有2粒种子。果实宽1.3~1.5cm，厚1.2~1.4cm，长1.4~1.6cm。果实构造可分为外果皮、中果皮、内果皮和种子。外果皮为一薄层革质，未成熟时呈淡绿色至绿色，成熟时呈红色至紫红色；中果皮是一层夹杂有纤维的浆状物；内果皮又称种壳，由5~6层石细胞组成，组织坚韧。种子的形状为椭圆形或卵形，呈凸平状，平面具纵线沟。种子包括种皮、胚乳和胚。种皮由单胚珠的珠被发育而成。胚乳由厚壁的多角细胞形成，外层为硬质胚乳，在种子发芽时，与子叶一起形成一个种帽突出于地面。内层为软质胚乳。咖啡的胚很小，位于种子的底部。咖啡是一种热带经济作物。目前世界咖啡生产区是拉丁美洲，其次是非洲和亚洲，我国咖啡栽培区在云南、广西、广东、海南和台湾。

（1）咖啡的主要成分和作用　咖啡中含有4%~8%的咖啡单宁酸，与咖啡的着色有关；含有1%的葫芦巴碱，与咖啡的苦味有关；含有1%~2%的咖啡碱，与咖啡的提神作用有关，可作麻醉剂、兴奋剂、利尿剂和强心剂；含有鞣质，与咖啡的涩味有关。咖啡豆经焙炒后，香味浓郁。焙炒后咖啡的香味成分中，含有二乙酰、甲酸、乙酸、丙酸、糠醛、酚类以及酯类等化合物。另外，咖啡中还含有8%~9%的脂肪和12%~14%的蛋白质。

（2）咖啡饮料　咖啡饮料的种类很多，各种咖啡饮料的加工方法因国内外不同的饮用习惯而不同。一些咖啡饮料是以速溶咖啡或咖啡浸提液为原料与牛乳、豆乳、果蔬汁等复合调配而成，如咖啡乳饮料、各类咖啡果汁饮料、咖啡蔬菜饮料、咖啡豆饮料、咖啡茶等。

2. 可可

可可树为多年生乔木，一般树高7~10m，一棵树年产20~30个可可果。可可果实是荚果，也有称为不开裂的核果，其组织色泽和形态都因种类不同而异。成熟果实的色泽有橙黄色、浅红色、黄色等。果皮分为外果皮、中果皮和内果皮。外果皮坚硬多肉，有纵沟，果面有的光滑，有的呈瘿瘤状；中果皮较薄；内果皮柔软且薄。果实中有排列成5列的种子，一般为20~40粒，有的有50多粒。可可的种子俗称可可豆，呈椭圆形，种皮内有2片皱褶的子叶，子叶中间夹有胚。

可可原产于亚马孙河流域上游的热带雨林地区，是湿热地区的典型品种。目前世界上已有60多个国家和地区种植可可，主要生产区在非洲和拉丁美洲。我国可可种植主要分布在海南、台湾等省。

（1）可可豆的主要化学成分　可可豆的主要化学成分见表5-15。

表 5-15 可可豆（干燥）的主要化学成分

化学成分	水分	蛋白质	脂肪	葡萄糖	淀粉	果胶	纤维素
含量/%	6.09	10.73	48.41	1	5.33	1.95	10.78
化学成分	单宁	可可碱	咖啡碱	可可红色	酒石酸	乙酸	矿物质
含量/%	5.97	1.66	1.66	2.30	1.16	0.9	3.67

资料来源：杨月欣，《中国食物成分表（第一册，第 2 版）》，2009。

可见，可可豆主要含脂肪，可提供高热量；可可碱、咖啡碱可作为利尿剂与兴奋剂，具有扩张血管、促进人体血液循环的作用。

（2）可可饮料及制品　可可豆主要用于生产巧克力制品，也被用于制造糖果、饮料、焙烤食品。一般首先将可可豆加工成可可液块、可可脂和可可粉。

①可可液块：又称可可料或苦料。可可豆经过焙炒去壳分离出来的碎仁，经过研磨制成的浆体称为可可液块。它在温热状态下具有流体的特性，冷却后凝固成块，故称为液块。可可液块呈棕褐色，香气浓郁并有苦涩味。

②可可脂：是从可可液块中提取出的一类植物硬脂，液态时呈琥珀色，固态时呈淡黄色，是多种甘油三酯的混合物。

③可可粉：是可可豆直接加工处理所得的可可制品，也可以由可可液块经压榨除去部分可可脂，再经筛分得到棕红色的可可粉。可可粉按其含脂肪量分成高脂（22%~24%）、中脂（10%~12%）和低脂（5%~7%）3 种。可可粉也可按其加工方法不同分为天然粉（pH 5.4~5.7）和碱化粉（pH 6.8~7.2）。碱化粉是将压榨脱除可可脂后的残渣经碱化处理弄碎而制成的可可粉。碱化可可粉多用于饮料生产。

④可可饮料：可可也可用来制备无酒精饮料。可可粉能和牛乳、豆乳、咖啡等复合调配制成饮料，主要利用可可粉的色、香、味，如可可乳饮料、可可豆奶等。其中，可可乳饮料是指以乳或乳制品、白砂糖、可可、香精为主要原料调配制作而成的饮料。

（三）碳酸饮料

1. 碳酸饮料的种类

碳酸饮料又称清凉饮料，是人工配制的充有碳酸气（CO_2）的软饮料的总称。它是由天然碳酸矿泉水发展而来的，由于含有碳酸气，饮用时有清凉作用。许多不同成分的饮料均可充入 CO_2 气体，以增强饮料的味感，制成风味各异的各类饮料。碳酸饮料的生产始于 18 世纪末，最初的发现是从饮用天然涌出的碳酸泉水开始的。1772 年英国人普里司特莱（Priestley）发明了制造碳酸饱和水的设备，成为制造碳酸饮料的始祖。我国碳酸饮料工业起步于 20 世纪初，至 1949 年前，当时我国饮料总产量仅有 5000t。近年来我国碳酸饮料发展很快，2018 年碳酸饮料总产量近 1744.6 万 t，占我国软饮料产量的 13.26% 左右。碳酸饮料具有独特的消暑解渴作用，这是其他饮料包括天然果蔬汁不能取代的。

目前我国的碳酸饮料分为以下 4 种类型：

（1）果汁型（fruit juice type）　原果汁含量不低于 2.5% 的碳酸饮料，如橘子汽水、橙汁汽水、菠萝汁汽水等。

（2）果味型（fruit flavored type）　以果香型食用香精为主要赋香剂，原果汁含量低于 2.5% 的碳酸饮料，如橘味汽水、柠檬汽水等。

（3）可乐型（Cola type）　含有可乐果、古柯叶、白柠檬、月桂、焦糖色或其他类似辛香和果香混合气的碳酸饮料，如可口可乐、百事可乐等。

（4）低热量型（low-Calorie type）　以甜味剂全部或部分代替糖类的各种碳酸饮料和苏打水。成品热量低于 750kJ/L。

（5）其他型（other type）　含有植物抽提物或以非果香型的食用香精为赋香剂以及补充人体运动后失

去的电介质、能量等的碳酸饮料，如姜汁汽水、运动汽水等。

近年来，碳酸饮料品种不断扩大，多种充气蛋白质饮料也应运而生，如乳蛋白碳酸饮料、植物蛋白碳酸饮料等。

2. 碳酸气在饮料中的作用

碳酸气又称二氧化碳，是无色无味的气体，溶解于水时变成弱酸。碳酸气是碳酸饮料生产中的主要原料之一。碳酸气在饮料中的作用如下：

（1）清凉作用　碳酸气在饮料中变为碳酸，碳酸在胃内由于温度升高、压力降低又进行分解，这是一个吸热反应。因此碳酸气能带走人体内的部分热量，起清凉消暑和止渴作用，这是碳酸饮料的主要功能。

（2）抑菌作用　碳酸饮料一般由糖、酸味剂和香料组成，pH 2.5~4，不利于微生物生长。在饮料内充入碳酸气，CO_2 含量高，空气含氧量降低，能抑制好氧微生物生长。另一方面，充入的碳酸气在包装内形成压力，也能抑制微生物生长。一般饮料液体 3.5~4 倍的含气量是碳酸饮料的安全区。

（3）提高饮料口感　CO_2 是影响碳酸饮料风味的主要物质，充入碳酸气的饮料具有清凉的爽口感，又称刹口感。碳酸饮料具有的甜味感、酸味感和 CO_2 的清爽刹口感，三者的协同在很大程度上取决于 CO_2 在饮料中的含量。

3. 主要碳酸饮料品种

（1）碳酸水　碳酸水是在饮用矿泉水或纯净水中人工加入无机盐类（如食盐、碳酸钠、碳酸氢钠等钠盐或钾盐）并用碳酸气饱和的饮料，也称苏打水。

（2）汽水　汽水是在碳酸水中加入甜味剂、酸味剂和食用香精等制成的饮料。

（3）可乐饮料　可乐饮料是用来自柠檬、橙、白柠檬、肉豆蔻、肉桂、杏、生姜等各种果实的香料经过精心调配而制成的。

可口可乐是以古柯树的叶和可乐果种子的浸提汁为主要成分，在其中加入甜味剂等以碳酸气饱和而制成的。古柯树原产南美，古柯叶中除含有 0.5%~2.0% 可卡因外，还含有肉桂酰可卡因、托派可卡因等生物碱。古柯叶中的生物碱总含量为 1.5%~2.5%。可乐果是一种原产南非的梧桐科植物的种子，它含有 1.5%~2.5% 的咖啡因，还含有胆碱、可可碱等成分。可口可乐使用古柯叶和可乐果的浸汁，同时使用柑橘油、柠檬油、香草等香精香料多达 90 种以上的原料。

（4）姜汁汽水　姜汁汽水是用生姜、辣椒、肉桂、丁香、柠檬等香辛料浸提汁，用砂糖、焦糖产生甜味和着色，酸味剂用柠檬酸、酒石酸等有机酸调配，以碳酸气饱和而制成的。

4. 果蔬汁饮料的分类

果蔬汁饮料的分类各国差别很大，我国果蔬汁饮料按 GB/T 10789—2015《饮料通则》进行分类。果蔬汁饮料的定义为：以果蔬汁、浓缩果蔬汁为原料，添加或不添加其他食品原辅助和（或）食品添加剂，经过加工制成的制品，如果蔬汁饮料、果肉（浆）饮料、复合果蔬汁饮料、果蔬汁饮料浓浆、发酵果蔬汁饮料、水果饮料等。

（四）饮料酒

根据 GB/T 7204—2008《饮料酒分类》，饮料酒的定义为酒精度在 0.5%vol 以上的酒精饮料，包括各种发酵酒、蒸馏酒及配制酒。酒是一种特殊的饮料，它的主要作用不是解渴，它使人兴奋、麻醉，带有刺激性，这主要取决于其中含有的乙醇。乙醇在体内被分解成水和二氧化碳，同时会释放出热量，可作为机体活动的能源。乙醇对神经有麻醉作用，因此酒可安神镇静，同时酒又可做兴奋剂。适量的酒可以增加胃液分泌，促进食欲，可以扩张血管，使人皮肤发红而有温暖感等。饮酒过量时，大脑抑制功能减弱，同时辨别力、记忆力、理解力受到影响或消失，甚至视力也常出现障碍，经常酗酒还会对肝脏造成伤害。因此饮酒切莫过量，提倡饮用酒精含量 20% 以下的低度酒，如果酒、黄酒和啤酒等。

酒的品种繁多，分类方法也较多。根据生产方法从大类上分，可分为 3 大类：蒸馏酒（白酒、白兰地）、发酵酒（黄酒、啤酒、葡萄酒和果酒等）、配制酒（鸡尾酒）。

1. 白酒

我国白酒是以高粱、玉米、小麦、大米和薯类等为原料，经粉碎、蒸煮、糖化、发酵、蒸馏、贮存、勾兑而成。它是一种蒸馏酒，一般度数较高。在世界饮料酒中，我国的白酒以独特的品质而驰名。白酒产品由于地理条件、气候条件、原料品种、用曲、生产工艺、酿酒设备等不同，品种繁多，名称各异，也各具特色。按白酒的香型可分为5种类型：

（1）酱香型　此香型以贵州茅台酒为代表。它的风格特点为酱香突出、口感柔和、幽雅细腻、回味悠长，空杯留香持久不散。

（2）浓香型　浓香型又称泸香型或窖香型，以四川泸州特曲和五粮液为代表。这种香型的酒的特点为：醇香浓郁、入口甘美、落喉净爽。评酒家认为它的特点可概括为"香、醇、浓、绵、净"5个字。

（3）清香型　清香型以山西汾酒为代表，其风格特点是：清香纯正、口感柔和、协调、绵甜爽净，饮后有余香。

（4）米香型　此种酒以桂林三花酒和全州湘山酒为代表，其风格特点是：米香纯正、入口绵甜、清冽甘爽。

（5）其他香型　这些香型不属于以上各种香型而各自有其独特的风格，如贵州董酒，既有大曲酒风格，又具有小曲酒的风格，它的香味独特、甘美清爽。

近年来，白酒向低度化发展，出现了多种酒精含量在38%以下的低度白酒。白酒也可用来加工、配制新品种的饮料酒或泡制药酒。

2. 黄酒

黄酒是以大米、黍米、玉米为原料，用曲类和酵母为糖化发酵剂，进行平行复式（即糖化、发酵同时进行）发酵后，再压榨、煎酒、贮存、过滤、灭菌而成。

黄酒是一种低度酒，一般酒精含量为15%~20%，酒性醇和。黄酒是我国古老的饮料酒。黄酒的分类方法也有多种，目前人们倾向于按黄酒的含糖量分类：干型（含糖量小于0.5%），如元红酒；半干型（0.5%~3.0%），如加饭酒；半甜型（3%~10%），如善酿酒；甜型（10%以上），如香雪酒。

3. 葡萄酒

葡萄酒是以葡萄为原料，接种果酒酵母，经发酵、过滤、陈酿等而制成的一种低度酒，酒精含量一般为10%~24%。按酒液的颜色分为白葡萄酒、红葡萄酒和桃红葡萄酒；按酒中含糖多少分为甜型（含糖量5%以上）、半甜型（1.2%~5%）、半干型（0.5%~1.2%）和干型（0.5%以下）。葡萄原料的品质是决定葡萄酒品质的关键因素，而葡萄的品质除取决于品种外，还取决于其产地栽培条件和生产年份的气候，因此一些名牌葡萄酒都标有原料葡萄产地和年份。

4. 果酒

除葡萄酒之外所有水果酿造的酒都可以归入此类，如柑橘酒、苹果酒、草莓酒等。其分类方法与葡萄酒相似，葡萄酒也可以说是果酒的一种，但因葡萄酒在生产技术、产品质量及市场上都占有特殊地位，故将其单独论述。果酒的酒精含量一般在14%~18%，口味有甜的，也有不甜的，酒色多样。

5. 露酒和料酒

露酒和料酒都是配制酒，是用发酵原酒（黄酒、葡萄酒、果酒）或蒸馏酒（白酒、食用酒精）为酒基，用浸泡、掺兑等方法加入香草、鲜花、果皮、果汁或中药配制加工而成。许多露酒是采用中药配制加工而成，具有强身健体作用，这种酒称为药酒。

6. 啤酒

啤酒是以大麦为主要原料，经发芽、糖化、取汁、加酒花煮沸，再加酵母发酵制成的酒。啤酒的分类方法很多，按麦汁浓度和酒精含量分为：低浓度啤酒，原麦汁浓度7%~8%，酒精含量一般2%；中浓度啤酒，原麦汁浓度11%~12%，酒精含量3.1%~3.8%；高浓度啤酒，原麦汁浓度14%~20%，酒精含量4.9%~5.6%。

常见酒的食物成分见表5-16。

表 5-16　常见酒的食物成分表（每 100g 含量）

种类	酒精/g	能量/kJ	蛋白质/g	灰分/g	硫胺素/mg	核黄素/mg	钙/mg	磷/mg
啤酒	4.3	134	0.4	0.2	0.15	0.04	13	12
白葡萄酒	9.4	276	0.1	0.1	0.01	0.04	18	2
红葡萄酒	10.5	310	0.1	0.1	0.04	0.01	20	4
景泰大曲	43.4	1272	—	—	—	—	—	—
酒泉酒	49	1435	—	—	—	—	10	6
蜜酒	12	351	—	—	—	—	—	—
香雪酒	4.4	155	1.5	—	0.01	0.07	25	44

种类	钾/mg	钠/mg	镁/mg	铁/mg	锌/mg	硒/μg	铜/mg	锰/mg
啤酒	47	11.4	6	0.4	0.3	0.64	0.03	0.01
白葡萄酒	35	1.6	3	2	0.02	0.06	0.06	0.01
红葡萄酒	27	1.7	8	0.2	0.08	0.11	0.02	0.04
景泰大曲	—	—	—	—	—	—	—	—
酒泉酒	20	—	7	0.9	0.08	—	0.01	0.05
蜜酒	—	—	—	—	—	—	—	—
香雪酒	2	1.4	25	0.1	0.44	1.2	0.03	—

资料来源：杨月欣，《中国食物成分表（第一册，第 2 版）》，2009。

第三节　调味品及其营养价值

传统意义上的调味品指具有咸、甜、酸、苦、辣、鲜等味道的产品。现在，调味品的范畴已大大扩展，许多改善口味、色泽、质地的产品以及小菜等都归入调味品类，调味品根据生产工艺和用途可分为发酵型调味品如醋、酱油、豆瓣酱、面酱、腐乳、味精、料酒等，非发酵型调味品如盐、酵母抽提物、咸菜、糖等，香辛料，包括干制品如芥末、豆蔻、大茴香、陈皮、桂皮、花椒等，以及鲜品如姜、葱、蒜、鲜辣椒、香菜等。根据所包含食物的品种，将该类食物分为酱油、醋、酱、腐乳、咸菜类、香辛料、盐、味精及其他几个亚类。

一、腐乳

（一）腐乳概述

腐乳作为一种发酵的大豆食品，它的制作工艺在我国有着悠远的历史。据史料记载，早在公元 5 世纪魏代古籍中就有腐乳生产工艺的记载，到了明代我国开始大量加工腐乳，而今腐乳已发展为具现代化工艺的发酵食品。千百年来，腐乳一直受到人们的喜爱。这是因为其味道鲜美，易于消化吸收，而腐乳本身又便于保存。我国各地气候不同，人民生活习惯不同，生产配料不同及制成的形状不一，腐乳品种多样，如红豆腐乳、糟腐乳、醉方、臭腐乳、麻辣腐乳等。品种虽多，但酿造原理相同。

（二）腐乳的营养价值

1. 富含 B 族维生素

腐乳中 B 族维生素的含量很丰富，常吃不仅可以补充维生素 B_{12}，还能预防老年性痴呆。

2. 富含矿物质

腐乳还含有钙、磷等矿物质。

3. 不会胀气

许多人吃大豆后会感到肠胀气，这是因为大豆中存在胀气因子，即棉子糖和水苏糖等糖苷类物质。而腐乳经过微生物的发酵，这些胀气因子被分解。

4. 提高蛋白质利用率

大豆所含的蛋白质是不易被消化吸收的，而经微生物的酶水解后易于被消化吸收，使得腐乳中蛋白质的消化率从大豆的65.3%升高到96%。大量研究表明，腐乳中所含蛋白质的数量和品质完全可以与动物性食品相媲美，且不含胆固醇，因此腐乳是一种蛋白质含量丰富的健康食品。

5. 增加异黄酮活性

大豆异黄酮是多酚类混合物，具有抗氧化活性，能预防和抑制白血病，具有抗肿瘤功效，尤其对乳腺癌和前列腺癌有积极的预防和治疗作用。研究表明，大豆经水洗加工后会降低异黄酮含量，但发酵并不影响其含量，而且能改变异黄酮的种类。未发酵的大豆制品中，异黄酮主要是以黄酮葡萄糖苷的形式存在，发酵后的腐乳在真菌的水解酶作用下使苷大量水解，变成游离型异黄酮苷原，而游离的苷原具有更广泛、更强烈的抗菌、抗氧化和雌激素样活性。这些糖原具有良好的溶解性和低黏度、抗凝胶形成性，可以被肠道有效地吸收。

6. 降低胆固醇

腐乳中的脂肪是不饱和脂肪酸，本身又不含胆固醇，大量动物实验研究表明，腐乳中蛋白质的疏水性成分能与胆酸结合，降低动物体内胆固醇的吸收及胆酸的再吸收。在动物体及人体上的许多研究结果也都证实，这种蛋白质具有降低胆固醇的作用。

腐乳的食物成分见表5-17。

二、食盐

（一）食盐的主要成分

食盐的主要成分是氯化钠，没有精制的粗盐还含有少量碘、镁、钾、钙等，海盐含碘较多，精盐则是比较纯的氯化钠。

（二）食盐的生理功能

1. 参与体内酸碱平衡的调节

氯化钠在血液中有缓冲作用，在血浆和血红细胞之间也有一种平衡，当碳酸氢根离子从血红细胞渗透出来的时候，血红细胞中阴离子减少，氯离子就进入血红细胞中，以维持电性的平衡。反之，也是这样。

2. 维持细胞外液的渗透压

钾离子是维持细胞内液渗透压的主要离子；钠离子是维持细胞外液渗透压的主要离子。在细胞外液的阳离子总量中，钠离子占90%以上，在阴离子总量中，氯离子占70%左右。所以，食盐在维持渗透压方面起着重要作用，影响着人体内水的动向。

3. 氯离子在体内参与胃酸的生成

人体胃液的pH为0.9~1.5，呈强酸性，主要成分是黏液、盐酸和胃蛋白酶。胃体腺中的壁细胞能够分泌盐酸。壁细胞将碳酸氢根离子输入血液，分泌出氢离子输入胃液。这时氯离子从血液中经壁细胞进入胃液，以保持电性平衡。胃体腺里有一种黏液细胞，分泌出来的黏液在胃黏膜表面形成一层1~1.5mm厚的黏液层，该黏液层常被称为胃黏膜的屏障，在酸的侵袭下，胃黏膜不致被消化酶消化而形成溃疡。但饮酒会削弱胃黏膜的屏障作用，往往增大引起胃溃疡的可能性。

此外，食盐在维持神经和肌肉的正常兴奋性上也有作用。当细胞外液大量损失（如流血过多、出汗过多）或食物里缺乏食盐时，体内钠离子的含量减少，钾离子从细胞进入血液，会发生血液变浓、尿少、皮肤变黄等病症。

表 5-17　腐乳的食物成分表（每 100g 含量）

种类	水分/g	能量/kJ	蛋白质/g	脂肪/g	硫胺素/mg	核黄素/mg	碳水化合物/g	钙/mg
腐乳（白）	68.3	564	10.9	8.2	0.03	0.04	4.8	61
腐乳（臭）	66.4	550	11.6	7.9	0.02	0.09	3.9	75
腐乳（红）	61.2	638	12.0	8.1	0.02	0.21	8.2	87
桂林腐乳	60.1	861	7.3	11.3	0.03	0.06	19.2	302
糟豆腐乳	57.5	657	11.7	7.4	0.02	0.02	11.2	62

种类	磷/mg	钾/mg	钠/mg	镁/mg	铁/mg	锌/mg	硒/μg	铜/mg	锰/mg
腐乳（白）	74	84	2460	75	3.8	0.69	1.51	0.16	0.69
腐乳（臭）	126	96	2012	90	6.9	0.96	0.48	0.16	0.99
腐乳（红）	171	81	3091	78	11.5	1.67	6.73	0.2	1.16
桂林腐乳	75	283	3000	81	10.2	2.62	1.32	0.86	0.9
糟豆腐乳	320	282	7410	111	22.5	3.06	—	0.32	2.01

资料来源：杨月欣，《中国食物成分表（第一册，第 2 版）》，2009。

（三）食盐的营养价值

食盐不仅是人们膳食中不可缺少的调味品，而且是人体中不可缺少的成分。氯化钠是一种中性的无机盐，从生理角度看，盐对维持人体健康有着重要意义：盐的咸味能刺激人的味觉，增加口腔唾液分泌，从而增进食欲和提高食物消化率；盐能协助人体消化食物；盐能参与体液代谢；盐是体液的重要成分，吐泻过多的人要输入生理盐水；高温作业的人出汗过多，需要补充含食盐的饮料；失血过多的人也要急饮温盐水等，这些都是因为盐能起到维持人体渗透压及酸碱平衡的作用。

食盐的食物成分表见表 5-18。

表 5-18　食盐的食物成分表（每 100g 含量）

种类	钙/mg	钾/mg	钠/mg	镁/mg	铁/mg	锌/mg	硒/μg	铜/mg	锰/mg
湖盐	552	192	36494	463	25.4	0.65	0.30	0.38	0.56
精盐	22	14	39311	2	1.0	0.24	1.00	0.14	0.29
土盐	49	30	39000	248	2.6	0.09	3.62	0.20	0.09

资料来源：杨月欣，《中国食物成分表（第一册，第 2 版）》，2009。

三、酱油

（一）酱油的概念及其分类

酱油是以富含蛋白质的豆类和富含淀粉的谷类及其副产品为主要原料，在微生物体内酶的催化作用下分解并经浸滤提取的调味汁液。

酱油按行业标准分为配制酱油和酿造酱油。配制酱油是指以酿造酱油为主体，加入盐酸水解植物蛋白调味液、食品添加剂等配制而成的液体调味品。市场上的生抽、老抽、饺子酱油、海鲜酱油等都是配制酱油。酿造酱油是指以大豆或脱脂大豆（豆粕或豆饼）、小麦或麸皮为原料，经微生物发酵制成的具有特殊色、香、味的液体调味品。

（二）酱油的功效

1. 防癌

酱油的主要原料是大豆，大豆及其制品因富含硒等矿物质而有防癌的效果。

2. 降低胆固醇

酱油含有多种维生素和矿物质，可降低人体胆固醇，降低心血管疾病的发病率。

3. 增进食欲

烹调食品时加入一定量的酱油，可增加食物的香味，并可使其色泽更好看，增进食欲。

（三）酱油的营养价值

氨基酸是酱油中最重要的营养成分，氨基酸含量的高低反映了酱油质量的优劣。氨基酸是蛋白质分解而来的产物，酱油中有18种氨基酸，其中包括8种人体必需氨基酸，它们对人体有着极其重要的生理功能。

还原糖也是酱油的一种主要营养成分。淀粉质原料受淀粉酶作用，水解为糊精、双糖与单糖等物质，均具有还原性。还原糖是人体热量的重要来源，人体活动的热量60%～70%由还原糖供给，它是构成机体的一种重要物质，并参与细胞的许多生命过程。一些还原糖与蛋白质能合成糖蛋白，与脂肪形成糖脂，这些都是具有重要生理功能的物质。

食盐也是酱油的主要成分之一，酱油一般含食盐18g/100mL左右，它赋予酱油咸味，可补充人体内所失的盐分。

有机酸也是酱油的一个重要组成成分，包括乳酸、醋酸、琥珀酸、柠檬酸等多种有机酸，对增加酱油风味有着一定的影响，但过高的总酸能使酱油酸味突出、质量降低。此类有机酸具有成碱作用，可消除机体中过剩的酸，降低尿的酸度，减少尿酸在膀胱中形成结石的可能。

酱油除了上述的主要成分外，还含有钙、铁等微量元素，有效地维持了机体的生理平衡，由此可见，酱油不但有良好的风味和滋味，而且营养丰富，是人们烹饪首选的调味品。

酱油的食物成分见表5-19。

四、食醋

（一）食醋及其分类

食醋是以粮谷为原料经糖化、酒精发酵、醋酸发酵而制成的含醋酸的液态酸味调味品。

食醋按生产方法的不同分为酿造食醋和人工合成食醋。人工合成食醋是以冰乙酸为主要原料勾兑而成的。酿造食醋是用含淀粉多的粮食原料、糖类原料、食用酒精等经过微生物发酵制成的。

（二）食醋的功能

1. 提高肝脏的解毒能力

醋中含有的氨基酸、醋酸、乳酸、苹果酸、琥珀酸等丰富的营养物质，可以提高肝脏的解毒和新陈代谢能力，从而减少肝病的发病率。

2. 增进食欲，促进消化

醋中所含的挥发性物质和氨基酸等能刺激人的大脑神经中枢，使消化器官分泌大量消化液，消化功能大大加强，从而增进食欲，促进食物消化吸收，保证人体健康。

3. 软化血管，辅助降血压

醋中的醋酸可抑制胆固醇的合成，扩张血管并维持血管弹性，促进胆固醇的排泄；醋还有利尿功效，促进钠的排出，也能起到辅助降血压的作用。

4. 减轻疲劳

摄入醋酸可以促进丙酮酸和醋酸的结合，减少代谢产物乳酸的产生，因而食醋可以减轻疲劳；此外醋还有加速分解乳酸的作用，可加速疲劳的消除。

5. 抑菌、 杀菌能力

据资料报道，食醋能抑制金黄色葡萄球菌、沙门氏菌、大肠杆菌等，尤其可以有效地抑制皮肤浅部真菌的生长，在日常生活中适当多吃点醋，具有预防痢疾、食物中毒等效果。

（三） 食醋的营养价值

食醋的主要成分是醋酸，化学名称是乙酸。食醋是单独或混合使用各种含有淀粉、糖的物料、食用油精，经微生物发酵酿制而成的液体酸性调味品。

1. 蛋白质和氨基酸

食醋中含有 0.05%～3.0% 蛋白质，氨基酸有 18 种，其中人体必需的 8 种氨基酸均具备。

2. 维生素和矿物质

酿造食醋中还含有维生素 B_1、维生素 B_2 以及铁、钠、钙、锌、磷、铜等矿物质离子，特别是醋酸钙可缓和醋酸作用，对调味酱、醋渍菜、蛋黄酱、鱼糕、香肠、年糕、面包等有调味和缓冲作用，这些离子的恰当配合对人体营养、降低血压、防止衰老等十分有益。

3. 有机酸

食醋中醋酸含量最多，它可促进血液中抗体的增加，提高人体免疫力，有很好的抑菌作用；除此之外，食醋中还含有乳酸、甲酸、柠檬酸、苹果酸、丙酮酸和琥珀酸等，这些物质能促进机体的新陈代谢和细胞内的氧化还原作用。

表 5-19　酱油的食物成分表（ 每 100g 含量 ）

种类	水分/g	能量/kJ	蛋白质/g	脂肪/g	灰分/g	碳水化合物/g	钙/mg	磷/mg
高级	67.5	299	8.4	0.2	14.9	9.0	30	38
一级	64.8	277	8.3	0.6	19.4	6.9	27	173
三级	74.2	169	6.8	0.4	16.2	2.4	14	19
冬菇	75.2	161	3.5	0.1	15.3	5.9	18	16
多味	58.2	361	7.8	0.4	20.7	12.9	79	227
三鲜	74.3	171	3.4	0.1	15.6	6.6	58	57
晒制	64.6	294	9.4	0.6	18.6	6.8	47	171
特母	70.8	232	6.7	—	15.3	7.2	33	20
味精	71.6	215	6.9	0.1	15.7	5.7	589	24

种类	钾/mg	钠/mg	镁/mg	铁/mg	锌/mg	硒/μg	铜/mg	锰/mg
高级	430	4056	130	3.0	1.12	5.32	0.06	0.83
一级	848	4861	130	7.0	2.13	3.75	0.07	1.05
三级	200	1903	—	2.0	0.48	9.40	0.01	0.54
冬菇	220	2057	50	1.3	0.14	2.31	0.05	0.08
多味	602	4050	66	4.5	1.50	3.75	0.06	—
三鲜	118	2462	30	1.7	2.71	0.54	0.05	0.43
晒制	457	3836	53	7.0	0.18	1.86	0.06	—
特母	509	4580	93	3.9	0.92	6.19	0.04	1.68
味精	572	5843	106	3.8	0.81	3.51	0.08	1.00

资料来源：杨月欣，《中国食物成分表（第一册，第 2 版）》，2009。

4. 香气成分

食醋的芳香成分虽然含量极少，但醋酸乙酯、乙醇、乙醛、3-羟基丁酮等赋予食醋特殊的芳香及风味。食醋中的挥发性物质及香味物质能刺激大脑中枢，使消化液大量分泌，改善消化功能。对食醋的要求，应当是具有正常酿造食醋的色泽、气味和香气，不涩，无其他不良气味和异味（如霉臭气味），不浑浊，无悬浮物及无沉淀物，无霉花，无浮膜等。食醋的香气来源于发酵过程中产生的各种酯类以及人工添加的各种香味剂。酯类以醋酸及乙酯为主，另外还有乙酸异戊酯、异戊酸乙酯、乳酸乙酯、琥珀酸乙酯等。酯化反应的速度较慢，而酿醋的新生产工艺发酵周期短，酯含量低，因此醋的香气不足；老法酿醋生产发酵周期长，因此醋的香气浓郁，陈醋更胜一筹。我国制醋历史悠久，风味多样，在世界上独树一帜，老陈醋的酯香、熏醋的独特焦香，令人神往。

食醋的食物成分见表5-20。

五、蜂蜜

（一）蜂蜜概述

蜜蜂用舌吸管从蜜源植物的花器、蜜腺中吸取花蜜，带回蜂箱后，从蜜囊中将花蜜吐入蜂巢中，再通过蜜蜂反复吸入吐出，将混有蜜囊分泌的转化酶的花蜜储藏在巢中，在酶的作用下花蜜中的多糖被分解为葡萄糖和果糖，水分减少到20%左右，成熟蜂蜜基本形成，至此人们可以利用摇蜜机的离心作用获得成品原蜜，质量较差的蜂蜜常常带有苦味、涩味、酸味或臭味。温度低于10℃或放置时间长，容易转变为不同程度的结晶。其主要成分有果糖（37%）、葡萄糖（36%）和蔗糖（2%~3%），此外含有人体不能合成的8种必需氨基酸和矿物质、维生素、多种活性酶等营养物质。

由于蜜源不同，蜂蜜的色泽、气味、成分等存在差异。蜂蜜的香气因花的种类而异，蜂蜜的酸味成分主要是乙酸、乳酸。总的来说，以色白黄、半透明、水分少、味醇正、无杂质、无酸味者为佳。

（二）蜂蜜的营养价值

蜂蜜的营养成分有180多种，是营养成分非常复杂的一种物质，包含的主要成分如下。

1. 酸类物质

蜂蜜中酸类物质种类丰富，酸的存在使蜂蜜的酸度较高，正常蜂蜜酸度在3以下不会产生酸味，超过4便会产生酸味。酸的存在对蜂蜜口感和风味的调整作用很大。蜂蜜中的酸分为无机酸和有机酸。无机酸主要有硼酸、磷酸、盐酸和碳酸等，有机酸主要有乙酸、丁酸、甲酸、葡萄糖酸、柠檬酸、苹果酸和氨基酸等。

2. 矿物质

蜂蜜中含有多种矿物质，但含量不高。如有益身心的钾、强健骨骼的钙、对大脑有益处的磷、具有镇静作用的镁和补血的铁、铜等。

3. 碳水化合物

蜂蜜中的糖主要是单糖（葡萄糖和果糖），还有少量的蔗糖、麦芽糖等，总糖的含量占蜂蜜干物质的95%以上。

4. 酶类

蜂蜜中含有蔗糖酶、还原酶、淀粉酶、磷酸酶、葡萄糖氧化酶等多种酶类物质，是蜜蜂在酿蜜过程中添加到蜂蜜中去的。酶类使蜂蜜具有一些特殊的生理功能。其中的超氧化物歧化酶（SOD）是一种富含金属离子的具有生物活性的蛋白质，是氧自由基清除剂，具有延缓衰老的功能。

5. 维生素

蜂蜜中含有多种维生素，含量最多的是B族维生素，为300~400μg/100g。其中维生素B_1、维生素B_2、维生素B_5和维生素B_6含量分别为2.1~9.1μg/100g、35~145μg/100g、25~190μg/100g和227~480μg/100g。

蜂蜜的食物成分见表5-21。

表 5-20　食醋的食物成分表（每 100g 含量）

种类	水分/g	能量/kJ	蛋白质/g	脂肪/g	灰分/g	烟酸/mg	碳水化合物/g	钙/mg
白醋	99.4	24	0.1	0.6	0.7	—	0	26
陈醋	66	475	9.8	0.3	6	7.4	17.9	125
甘醋	88.2	156	2.8	—	2.5	1.3	6.5	42
黑醋	73.1	379	3.7	0.2	4.5	5.8	18.5	45
五香醋	95.9	59	0.5	—	0.6	0.6	3	105
香醋	79.7	285	3.8	0.1	3.4	1.5	13	37
熏醋	86.8	180	3	0.4	2.9	0.2	6.9	41

种类	磷/mg	钾/mg	钠/mg	镁/mg	铁/mg	锌/mg	硒/μg	铜/mg	锰/mg
白醋	—	12	225.9	5	2.20	—	0.35	0.11	—
陈醋	124	715	836	132	13.9	4.38	1.00	0.82	7.97
甘醋	269	187	460	98	9.70	2.39	1.71	0.01	4.18
黑醋	262	286	349.5	94	—	0.73	1.53	0.14	—
五香醋	32	116	185	—	5.20	0.3	0.62	0.06	—
香醋	—	117	183.9	92	2.90	7.79	5.18	0.05	1.14
熏醋	320	276	444	82	4.80	2.15	3.24	0.07	2.36

资料来源：杨月欣，《中国食物成分表（第一册，第 2 版）》，2009。

表 5-21　蜂蜜的食物成分表（每 100g 含量）

种类	水分/g	能量/kJ	蛋白质/g	脂肪/g	灰分/g	维生素 C/mg	碳水化合物/g	钙/mg
蜂蜜	22	1343	0.4	1.9	0.1	3	75.6	4

种类	磷/mg	钾/mg	钠/mg	镁/mg	铁/mg	锌/mg	硒/μg	铜/mg	锰/mg
蜂蜜	3	28	0.3	2	1	0.37	0.15	0.03	0.07

资料来源：杨月欣，《中国食物成分表（第一册，第 2 版）》，2009。

六、味精

味精是调味料的一种，是以粮食为原料经发酵提纯的谷氨酸钠结晶，主要作用是增加鲜味。我国自 1965 年以来已全部采用糖质或淀粉原料生产谷氨酸，然后经等电点结晶沉淀、离子交换或锌盐法精制等方法提取谷氨酸，再经脱色、脱铁、蒸发、结晶等工序制成谷氨酸钠结晶。

（一）味精的生理功能

味精是谷氨酸的钠盐，谷氨酸的钠盐在体内可以转化为谷氨酸。谷氨酸是氨基酸的一种，氨基酸是构成蛋白质的基本单位，人体和动物的重要营养物质，具有特殊的生理作用。

（1）谷氨酸虽非人体必需的氨基酸，但在氮代谢中，与酮酸发生氨基转移作用，能合成其他氨基酸。

（2）谷氨酸可作为大脑的能量物质，因为脑组织只能氧化谷氨酸，而不能氧化其他氨基酸。当葡萄糖供应不足时，谷氨酰胺能起脑组织的能源作用，它能通过血脑屏障，因此谷氨酸对改进和维持脑功能是必要的。

（3）谷氨酸有降低血液中氨中毒的作用。当肝脏有疾患，肝功能受损时，血液中含氨量增高，引起严重的氮代谢紊乱，导致肝昏迷。而谷氨酸能与氨起作用，降低血液中氨含量。

（4）谷氨酸为神经病患者的中枢神经及大脑皮质的补剂。因中枢神经及大脑皮质与全身健康有关，所以适当地服用谷氨酸能改善神经有缺陷的儿童的智力。

（二）味精的营养价值及食用注意事项

就营养上来说，味精对人体没有直接的营养价值，但它能增加食品的鲜味，增进食欲，有助于提高人体对食物的消化率。味精在食用时有以下注意事项：

（1）味精在使用时应掌握好用量，并不是多多益善。味精的水稀释度是3000倍，人对味精的味觉阈值为0.033%。

（2）在含有碱性物质的食物中不宜使用味精，因味精遇碱会化合成谷氨酸二钠，产生氨水臭味。

（3）味精在常温下不易溶解，在70～90℃时溶解最好，鲜味最足；超过100℃时味精就被水蒸气挥发；超过130℃时，即变质为焦谷氨酸钠，不但没有鲜味，还会产生毒性。

味精的食物成分见表5-22。

七、香辛料

（一）香辛料概述

香辛料是可用于各类食品改善风味、能赋予食物以香、辛、辣等风味，并有增进食欲作用的植物性物质的总称。到目前为止，我国已批准使用的食品添加剂有22个大类1700多种，其中食用香辛料为67种，可见香辛料在我们饮食生活中的重要性。

（二）几种常见的香辛料

1. 丁香

用作香辛料的是丁香的干燥整花蕾（以下简称丁香）、丁香粉、丁香精油和丁香油树脂。丁香是所有香辛料中芬芳香气最强的品种之一，它呈现的风味是带胡椒和果样香气的强烈的甜辛香，略带些酚样气息、木香和霉味，丁香的滋味与此类似，为强烈丁香特征的甜果辛香味，入口略有苦和涩，舌头上有强烈麻感。丁香精油和丁香油树脂的香气为清甜浓烈的带丁香特征花香的辛香香气；口感与丁香相似。丁香精油为黄色或棕黄色液体，丁香油树脂为棕色至绿色黏稠状液体，每100g丁香油树脂中含有70mL精油，每克丁香油树脂相当于16.7g原香料。丁香是亚洲地区常用的香辛料之一，印度尤甚，主要用其芳香气和麻辣味。丁香可用作烤肉类佐料（如火腿、汉堡牛排、红肠等）、汤料（番茄汤和水果汤）、蔬菜佐料（沙拉、胡萝卜、南瓜、甘薯、甜菜等）、腌制品佐料（肉类及酸泡菜）、调味料（茄汁、辣酱油等）等。丁香精油也常用作酒和软饮料的风味料、口香糖调味料、面包风味料等。除了制作泡菜以外，整丁香很少使用。另外，由于丁香的香气强烈，应控制使用量，如在肉食中的加入量要小于0.02%。

表5-22 味精的食物成分表（每100g含量）

种类	水分/g	能量kJ	蛋白质/g	脂肪/g	灰分/g	碳水化合物/g	钙/mg	磷/mg
味精	0.2	1122	40.1	0.2	33	26.5	100	4

种类	钾/mg	钠/mg	镁/mg	铁/mg	锌/mg	硒/μg	铜/mg	锰/mg
味精	4	8160	7	1.2	0.31	0.98	0.12	0.67

资料来源：杨月欣，《中国食物成分表（第一册，第2版）》，2009。

2. 八角

八角属木兰科，主产地是中国广西和越南。又名大料、大茴香、八角茴香，中国许多地方将其简称为茴香，这易与学名为茴香的香辛料混淆，应严格区分，此两者的价格相差很大。香辛料采用的是其干燥的种子，所用形态有整八角、八角粉和八角精油。应注意的是，八角由种子和籽荚组成，种子风味和香气的丰满程度要比籽荚差。与茴香相比，除了香气较粗糙、缺少些非常细腻的酒样香气外，八角的香气与茴香类似，为强烈的甜辛香；味道也与茴香相似，为口感愉悦的甜的香味。八角精油为无色至淡黄色液体，香气与整八角相近，也为甜浓的茴香香味。八角主要用于调配佐料，如肉制品的佐料（如牛肉、猪肉和家禽）、蛋和豆制品的佐料、腌制品佐料、汤料、酒用风味料和牙膏和口香糖风味料等，中国有名的五香粉的主要成分之一就是八角。

3. 小茴香

小茴香属伞形科，又名茴香、小茴、小香、角茴香等。原产地是南亚和南欧，现在世界各地都有栽种，中国主产地是山西、甘肃、内蒙古和辽宁。小茴香双悬果呈圆柱形，长 4～8mm，直径 1.5～2.5mm。表面黄绿色或淡黄色，两端略尖，顶端残留有黄棕色突起的柱基，底部有时有细小果梗。悬果瓣呈长椭圆形，背面有纵棱 5 条，接合面平坦而较宽。横切面略呈五边形，背面的四边约等长。小茴香有甜和苦两个品种，以甜的品种为好。香辛料用的是其干燥的种子，可以晒干的整粒、干籽粉碎物、精油和油树脂的形态使用。小茴香的香气类似于茴香和甘草，有些许樟脑样香韵；其味更类似于甘草的甜，并有点儿苦的后味。小茴香精油为强烈芬芳的、令人愉快的、清新的茴香样辛香，有点儿樟脑气，干了以后则以樟脑气为主；味温辛芳香，甜而微焦苦。小茴香精油为无色或淡黄色液体。小茴香油树脂为棕至绿色液体，香味与精油类似，其中含精油约 50mL/100g，1g 油树脂相当于 15.4g 原香料。

（三）香辛料的功能

1. 祛臭

祛臭可分成三种类型：化学祛臭、物理祛臭和感官屏蔽祛臭。香辛料的祛臭主要是化学祛臭和感官屏蔽祛臭。

（1）通过香辛料中某些化学成分与臭气分子之间的氧化、还原、缩合、络合、取代等反应，将其转化为没有臭味或臭味较小的新物质，从而达到祛臭的目的，称为化学祛臭。许多香辛料都是通过化学法来祛臭的。

（2）利用香辛料中某些化学物质对嗅觉细胞的刺激作用，来转移、分散或模糊嗅觉对某些气味的注意，以达到掩盖这些不良气味的目的，这就是感官屏蔽祛臭。可利用某些香辛料特别强烈的香气来压制不良气味。

2. 调味

香辛料具有很强的调味功能，使用香辛料的目的是要再现和强化食品的香气、协调风味。但应注意，如使用不当，不但不能达到调味的功能，甚至可能恶化食品的风味。

香辛料的食物成分见表 5-23。

表 5-23　香辛料的食物成分表（每 100g 含量）

种类	水分/g	能量 kJ	蛋白质/g	脂肪/g	灰分/g	不溶性纤维/g	碳水化合物/g	钙/mg
八角	11.8	1177	3.8	5.6	3.4	43	75.4	41
胡椒粉	10.2	1511	9.6	2.2	1.1	2.3	76.9	2
花椒	11	1320	6.7	8.9	6.9	28.7	66.5	639
五香粉	12.4	1500	1	8	5.3	5.3	73.3	181
茴香籽	8.9	1332	14.5	11.8	9.3	33.9	55.5	751

续表

种类	磷 /mg	钾 /mg	钠 /mg	镁 /mg	铁 /mg	锌 /mg	硒 /μg	铜 /mg	锰 /mg
八角	64	202	14.7	68	6.3	0.62	3.08	0.63	7.42
胡椒粉	172	154	4.9	128	9.1	1.23	7.64	0.32	0.79
花椒	69	204	47.4	111	8.4	1.9	1.96	1.02	3.33
五香粉	66	1138	27.2	88	34.4	2.79	5.73	1.25	—
茴香籽	336	1104	79.6	336	0.9	3.46	1.98	1.76	3.14

资料来源：杨月欣，《中国食物成分表（第一册，第2版）》，2009。

第四节　食物营养价值的影响因素

一、烹调对食物营养价值的影响

烹调是制作菜肴的一项专门技术，烹是化生为熟，调是调和滋味。其目的是用加热和调和的手段使切配的菜肴原料和调料按照人的需要制成一份"质""味""色""香""形""器"属性完美的菜肴。烹调时，食物会发生物理和化学变化，一方面利于食物的消化吸收，但同时也会使一些营养素受到破坏。根据不同烹饪原料的营养特点，采用合理的烹调方法，不仅可以使菜肴满足烹饪工艺的要求，又可以尽可能保持营养素，消除有害物质，利于消化吸收，更有效地发挥菜肴的营养价值。

（一）烹调对碳水化合物的影响

膳食中的碳水化合物主要为淀粉，主要存在于谷类、薯类及豆类中，淀粉糊化后易于消化吸收。烹调过程中的挂糊上浆、勾芡，以及煮饭、蒸馒头、烤面包等加工过程，主要都是利用了淀粉的糊化作用。如做米饭时先适当浸米，使其充分吸水，则米饭易糊化不易夹生，易于消化吸收。但糊化后的淀粉在室温或低于室温的环境下易发生老化变硬，使酶的水解作用受阻，从而影响吸收率。淀粉老化最适宜的温度为2~4℃，超过60℃或低于−20℃都不易发生老化现象。食品中含水量的多少也会影响淀粉的老化，如饼干（含水量低于10%~15%），存放较长时间仍可保持酥脆；含水量为30%~60%时易老化，面包含水量30%~40%，馒头44%，米饭60%~70%，易老化；含水量>70%时，由于基质浓度小，凝集的机会减少，老化也会变慢。

除淀粉外，食物中还含有单糖和低聚糖等，它们在没有氨基化合物存在下，焙烤、油炸、煎炒会发生焦糖化作用，增加食品的风味和色泽，同时焦糖色可改善食品质构，减少水分，增强食品抗氧化性和防腐能力。当然也会影响到食品中糖的营养成分，但因食品中糖含量较多，这种影响是微小的。烹饪原料经烹饪加热，其部分多糖水解，多糖和低聚糖的酶水解是消化过程的基础，利于提高营养价值。纤维素较难水解，但它可以促进肠道蠕动，是膳食中不可或缺的成分。

（二）烹调对脂类的影响

各种植物的种子、动物的组织和器官中都存在一定数量的油脂。烹调时，高温加热油脂，会出现色泽变深、黏度变稠、泡沫增加、发烟点下降的现象，这种现象称为油脂老化。油脂老化不仅影响油脂的口感、风味、营养价值，甚至会产生有毒物质。烹调过程中，一方面高温油脂与空气直接接触，发生的氧化作用比低温下发生的自动氧化作用速度快，尤其是不饱和脂肪酸含量高的油脂（豆油、菜籽油等）更易发生高温氧化作用，牛油和花生油因含饱和脂肪酸较高，在高温下较难氧化。另一方面，油脂会发生热分解反应，生成酮、醛、游离酸、不饱和烃及一些挥发性化合物。一般来说，260℃以下时热分解并不十分明显，当油温达

290~300℃时，热分解明显加快。因此烹调工艺上，一定应将油温控制在200℃以下，最好在150℃左右。油温在300℃以上，或长期反复加热后，油脂不仅会发生热分解反应，还会发生热聚合反应，其结果是油脂色泽变暗，黏度增加，起泡性及泡沫稳定性增加，冷却后发生凝固现象，产生一些有毒物质，对食用者非常不利。

（三）烹调对蛋白质的影响

膳食中的蛋白质主要存在于动物性食物和大豆中，烹调过程对蛋白质的影响主要包括蛋白质变性、水解及聚集。烹调中的炒、焯等过程中蛋白质变性是由次级键而非化学键变化所引起的，这样能尽量减少发生化学反应的程度，保证菜肴的鲜嫩和原料原有的风味。蛋白质水解是烹饪加工中重要的化学变化，蛋白质完全水解生成相应的氨基酸，最终产物是 α-氨基酸。温度高、时间长的烹调（如油炸）会使蛋白质分子通过其侧链上的特定基团联结在一起形成更大的分子，且温度越高，聚集越紧，蛋白质的消化率会大大降低，严重影响其营养价值。蛋白质中的氨基酸残基和游离氨基酸在强热、强氧化剂、强碱下都会发生裂解反应。如煸、爆等强热加工中会有这种反应，会促进一些易挥发且能进一步反应的物质的产生，致使食品散发出诱人的浓烈气味。但若是温度越过200℃以上的煎炸、烧烤食品，尤其是肉、鱼类等蛋白质含量高的食品，其氨基酸可发生一些环化反应，生成复杂的芳香杂环化合物，其中杂环胺是一种有强致突变作用的化合物。烹调过程中羰基反应可使菜肴色香俱佳，但同时会降低蛋白质含量，影响糖脂等营养含量，甚至产生一些慢性毒性产物。

（四）烹调对维生素的影响

维生素种类很多，分布很广，根据其溶解特性可分为脂溶性和水溶性两大类。脂溶性维生素对热稳定，动物性食物中的维生素 A 和维生素 D 相对稳定，一般烹调加工中不易破坏；生育酚（维生素 E）对氧敏感，易于被破坏。水溶性维生素中烟酸是最稳定的，维生素 B_2 对热稳定，维生素 B_1 在酸性条件下对热稳定。维生素 C 在水溶液中极易氧化，遇空气、热、光、碱等物质，尤其是氧化酶存在的情况下，更易被氧化，导致果蔬褐变。食品原料的清洗、修整等必然导致维生素的损失，盐水中烧煮时食品中的水溶性维生素损失最多，过分干燥也会造成对氧敏感的维生素的损失。因此在蔬菜加工中最好采用焯水、热烫等短时间热处理，使酶失活，减少微生物污染，排除空隙中的空气，维持维生素的稳定。

（五）烹调对矿物质的影响

膳食中矿物质的性质相对稳定，在烹调中一般不易流失。但不当的加工方式，如长时间浸泡、焯水、原料先切后洗、与空气接触面大等，都会造成矿物质的流失。

二、加工对食物营养价值的影响

（一）干燥

食品的干燥方法很多，按干燥方式可分为自然干燥（阴干、晒干）和人工干燥（箱式干燥、滚筒干燥、喷雾干燥、真空冷冻干燥等）。

1. 干燥对碳水化合物的影响

自然干制果蔬过程中，淀粉、纤维素和糖类都会发生不同程度的变化。一方面，干燥初期由于干燥缓慢，酶活性较高，呼吸作用仍在进行，会导致干制品内单糖的分解消耗，使糖的含量降低；另一方面，淀粉、纤维类在水解酶类的作用下产生糖类，最终结果是淀粉、纤维类等大分子多糖类含量降低，引起干制品中含糖量的升高。尤其是成熟度低的水果，纤维素、淀粉、生果胶含量高，口感差，甜度低，随着缓慢干燥的进行，水果的温度逐渐升高，淀粉酶、纤维素酶、果胶酶活性增加，催化水果熟化，水果中的大分子碳水化合物转化为糖，最终导致干制品的绝对含糖量高于鲜果。在干制过程中，水果蔬菜中的碳水化合物变化主要就是糖类的损失或增加；而动物性食物除乳、蛋制品外，碳水化合物的变化并不是干制过程中营养素变化的主要问题。

人工干制果蔬过程中，高温快速脱水工艺处理能很快地抑制酶的活性和呼吸作用，干制时间短。淀粉和纤维素在干制过程中相对稳定，不易损失，可减少糖分的损失，而糖类，尤其是水果中含量丰富的果糖和葡萄糖非常不稳定，易于分解，尤其是干燥温度较高时，还原糖含量较高的食品易发生焦糖化反应，导致糖严重损失。例如，大荔圆枣在70℃干燥10h糖分损失为12.3%，34h为16.4%；而在65℃时，干燥34h的糖分损失仅为6.5%。真空冷冻干燥过程中，酶的作用无法进行，因此碳水化合物一般维持原状。

2. 干燥对蛋白质的影响

干制过程中蛋白质会发生变性，一般有两种机制：一是热变性，在热的作用下，维持蛋白质空间结构稳定的氢键、二硫键等被破坏，蛋白质分子的空间结构发生变化导致变性；二是由于脱水作用使组织中溶液的盐浓度增大，蛋白质因盐析作用变性。在干制过程中氨基酸的损失也有两种机制：一是通过与脂肪自动氧化的产物发生反应而损失氨基酸；二是通过参与美拉德反应而损失氨基酸。喷雾干燥的全脂乳粉有效赖氨酸的损失率为3.6%，甲硫氨酸无损失；滚筒干燥的全脂乳粉有效赖氨酸损失率为18%~33%，甲硫氨酸损失率为0.5%~11%。由于赖氨酸不是乳粉或鱼粉中的非限制氨基酸，因此对其营养价值影响不大。焙烤和膨化一般用于谷物加工，因为受强热的影响，水分含量迅速降低。某些氨基酸也会损失，如面包在焙烤过程中赖氨酸损失率为10%~15%，饼干170℃焙烤5min，甲硫氨酸、色氨酸、赖氨酸分别损失18%、10%和32%。膨化谷物食品的蛋白质功效比（PER）也降低，如未煮大米蛋白质的PER为1.41，膨化大米降至0.55。冷冻干燥食品的营养价值损失最少，蛋白质只有轻微的损失。动物实验表明，冷冻干燥后的食品与其新鲜食品比较，二者的总能量和蛋白质的消化率、生物价等十分接近，如干冻鳕鱼必需氨基酸的可利用率为92%~100%。

3. 干燥对脂类的影响

干燥过程中，温度越高，脂肪越容易被氧化，若事先添加抗氧化剂则能有效地控制脂肪的氧化。干制品的水分含量低，由于缺乏水分的保护作用，含脂肪的食品，尤其是含不饱和脂肪酸高的食品极易发生脂肪的自动氧化，导致干制品变质。脂肪氧化不仅会影响干制品的色泽、风味，而且还会促进蛋白质的变性，使干制品的营养价值和食用价值降低，甚至完全丧失，这常成为影响干制品品质的重要问题。冷冻干燥后，必需脂肪酸的损失率均小于25%。喷雾干燥必需脂肪酸的损失率比冷冻干燥多30%~40%。

4. 干燥对维生素的影响

食品中大部分维生素的性质不太稳定，许多理化因素都可以引起维生素的损失。温度的变化，特别是较高的温度、氧气的存在、光线的照射，都可使维生素分子裂解、环键氧化、环状结构打开，从而丧失活性，造成损失。

对水溶性维生素，干制处理中最不稳定的是维生素C，由于维生素C对加工温度和氧非常敏感，因而易氧化而遭受损耗，但通常在迅速干燥时维生素C的保存量远大于缓慢干燥。在缓慢日晒干燥中，由于长时间与空气接触，某些容易被氧化的维生素其损失率大于人工脱水的损失率。如将杏用晒干、阴干和人工脱水法制成杏干，维生素C的损失率分别为29%、19%和12%，β-胡萝卜素的损失率分别为30%、10.1%和9.2%。B族维生素中维生素B_1的稳定性最差，通常对温度最敏感，预煮处理时，蔬菜中的维生素B_1损耗量达15%，高于维生素C和维生素B_2，它在中性和碱性环境下也不稳定；蔬菜烫漂后进行干燥时，维生素B_1的损失率，豆类为5%，马铃薯为25%，胡萝卜为29%；牛乳在喷雾干燥时维生素B_1的损失与成品水分含量有关，水分含量高则损失大；冷冻干燥的鸡肉、猪肉和牛肉的维生素B_1损失率平均为5%。维生素B_2在酸性或中性溶液中对热稳定，即使在120℃下加热6h也仅有少量被破坏，且不受空气中氧的影响，但是在碱性溶液中易被热分解。维生素B_2易被光破坏，尤其是紫外线。日光干燥脱水对这类食品中维生素B_2破坏严重，尤其是若在干燥前用碱性溶液烫漂，破坏更严重。维生素B_6是吡啶的衍生物，有3种活性存在形式：吡哆醛、吡哆醇、吡哆胺，广泛分布于动植物体内。3种形式的维生素B_6对热都很稳定，其中吡哆醇最稳定，脱水干燥过程中损失很少。维生素B_{12}主要存在于肉类、海产动物、蛋和乳类食品中，植物食品一般不含该种维生素。维生素B_{12}对热稳定，但是，遇到强光或紫外线不稳定。因此日光干燥时破坏严重，烘干脱水破坏少。维生素B_3是较稳定的一种维生素，耐热，即使在120℃下加热20min也几乎不被破坏，对光、氧、酸、碱也很稳定，因此在脱水过程中损失非常少。其损失主要发生在干燥前的烫漂和沥滤中。维生素 B_{11} 在无氧条件下稳定，可被日光分解，因此，日晒干燥对其影响较大。

与水溶性维生素相比，脂溶性维生素的稳定性要好一些。例如，乳类的维生素 A 和维生素 D 在喷雾干燥、滚筒干燥或蒸发浓缩时损失很少或没有损失；蛋类在喷雾干燥时维生素 A、维生素 D 损失也很小或没有损失。脱水过程中维生素 A 的破坏损失为 10%~20%，具体的损失数值随不同干燥方式而异，冷冻干燥的橘子汁、喷雾干燥的强化乳粉，其胡萝卜素和维生素 A 的损失可以忽略不计（<10%）。维生素 E 有天然抗氧化的性质，对其在脱水期间损失的研究不多，维生素 E 与乙酸反应酯化后形成生育酚乙酸酯，可极大地改善化合物的稳定性，所以被广泛用于食品强化和饲料的添加中。胡萝卜素是植物性食物中的维生素 A 原。据资料显示，β-胡萝卜素在冷冻干燥过程中的保留率为 85%，普通空气干燥的保留率为 80%，鼓风干燥效果较差，只保留 72%。

冷冻干燥后，食品中维生素的损失率都比较低，如青豆等蔬菜为 10%~30%，水果均低于 10%，其中胡萝卜素和维生素 A 的损失率一般低于 5%，维生素 B_1 的损失率小于 25%，维生素 B_2 损失率低于 10%，其他维生素的损失率未超过 20%。

5. 干燥对矿物质的影响

干制过程对食物中矿物质含量的影响比较小，一般可以忽略不计。只有两种情况下有所影响：其一，干燥前如果需要进行烫漂处理，则在烫漂过程中，一些水溶性较好的矿物质会溶于烫漂水中而流失掉；其二，一些还原性较强的微量金属元素，如二价铁离子等，在热干燥过程中因氧化作用而变为三价铁离子，降低了营养价值。

尽管干燥过程对矿物质含量的影响不大，但在干制品的复水过程中，矿物质的损失却不容忽视。因为干制过程中，尤其缓慢干燥过程对蔬菜的细胞损伤较严重，复水时，损伤细胞中的水溶性内容物将溶解而流失掉。

（二）生物发酵

生物发酵是指在有氧或缺氧条件下通过微生物的作用使糖类或近似糖类的物质分解的过程。发酵不仅提供花色品种繁多的食品，提高它的耐储性，而且对食品的营养成分也产生一定的影响。发酵能提高原有的未发酵食品的营养价值。伴随着微生物分解食品中大分子（如蛋白质、多糖），微生物的新陈代谢也会产生一些代谢产物，这些代谢产物有许多是营养物质，如氨基酸、有机酸等。有些人体不易消化的纤维素、半纤维素和类似的物质，在发酵过程中也被适当地分解而变成人类能够消化吸收的成分。此外，发酵菌特别是霉菌能使食品组织细胞壁分解，从而使得细胞内的营养物质更容易直接被人体吸收。

1. 生物发酵对碳水化合物的影响

在发酵过程中，食物中含有的人体不易消化的纤维素、半纤维素和类似的聚合物通过微生物酶的水解作用，裂解成为可以为人体吸收利用的简单糖类和糖的衍生物，从而增加了食物的营养价值。发酵还可以利用乳酸菌中的乳糖消化酶，消除牛乳中的胀气因子，增加牛乳的消化利用率。发酵使得食物中碳水化合物的含量降低。一方面，原料中的大分子碳水化合物如纤维素、淀粉等分别被相应的酶水解为可利用的单糖，多糖的含量减少；另一方面，发酵中的微生物需要的能量是由单糖产生，如果转化彻底，完全变成二氧化碳，如果不彻底，则变成其他非糖类物质，如酒精、有机酸等。

2. 生物发酵对蛋白质的影响

发酵可使大分子的蛋白质水解为胨、肽等更易消化吸收的短链成分，实际上起到一种预消化作用。虽然没有提高体系中的氨基酸含量，但提高了原有蛋白质的生物效价，如用蒸熟的小麦、大豆分别接种小孢根霉（Rhizopus oligosporus），发酵后再用蒸汽杀死霉菌制得发酵制品。以上述制品作大白鼠喂养实验，PER 值明显提高，而且饲料消耗量减少。

3. 生物发酵对脂类的影响

油脂等在各种微生物酶的催化作用下水解，随后生成甘油和有机酸等呈味营养物质。

4. 生物发酵对维生素的影响

发酵过程中微生物不只是将复杂物质进行分解，同时还进行新陈代谢，合成许多复杂的维生素和其他生长素，如生成维生素 B_1、维生素 B_2、维生素 C 的原始化合物等。如发酵的大豆制品维生素 B_2、维生素 B_6 和烟酸的含量均能增加到发酵前的 4~8 倍。但在发酵过程中，有些食品中的维生素也被微生物利用，使其含量大大降低，还有一些维生素，如维生素 C 在发酵过程中因被氧化而损失。

5. 生物发酵对矿物质的影响

生物发酵可提高部分矿物质的利用率，如红薯经乳酸发酵后制成蜜饯，其中含有的乳酸可提高钙、磷、铁的利用率，并且促进维生素的吸收。

（三）高压处理

高压处理就是将食品物料置于高压（100MPa 以上）装置中加压处理，以达到灭菌目的。一般来说，高压对食品中的风味物质、维生素、色素及各种小分子物质的天然结构几乎没有影响，因而高压技术处理与传统的食品热处理方法相比，能较好地保存食品原有的色、香、味及营养成分。

1. 高压处理对碳水化合物的影响

高压可使淀粉变性。常温下加压到 400~600MPa，可使淀粉糊化而呈不透明的黏稠糊状，且吸水量也发生改变，原因是压力使淀粉分子的长链断裂，分子结构发生改变。根据研究报道，对蜂蜜进行高压杀菌处理，结果发现在微生物致死的条件下，对糖类几乎没有影响。

2. 高压处理对蛋白质的影响

通常 100~300MPa 压力引起的蛋白质变性是可逆的，超过 300MPa 引起的变性是不可逆的。高压使蛋白质变性，是由于压力使蛋白质原始结构伸展，导致蛋白质体积的改变。使蛋白质发生变性的压力大小依不同的食品原料而不同。牛肉宰后需要在低温下存放 10d 以上才能成熟，若采用高压技术处理牛肉只需 10min。与常规加工方法相比，经过高压处理后肉制品改善了嫩度、色泽和成熟度，增加了保藏性。牛肉在常温下进行 250MPa 的处理，可使肉得到一定程度的嫩化。

3. 高压处理对脂类的影响

脂类耐压程度低，常温下加压到 100~200MPa，基本上变成固体，但解除压力后固体仍能恢复到原状。并且，高压处理对油脂的氧化有一定的促进。

4. 高压处理对维生素的影响

一般情况下，还原型维生素 C 的含量经高压处理后会出现下降和上升两种情况，氧化型维生素 C 可能会转变成还原型维生素 C。总体来看，无论上升还是下降，其幅度都很小，可以认为高压处理对维生素 C 的影响很小。

5. 高压处理对矿物质的影响

高压处理对矿物质几乎无影响。

（四）微波处理

微波一般是指波长在 0.1mm~1m 范围内（其相应的频率为 300MHz~30GHz）的电磁波。目前微波技术主要应用在食品的贮藏和加工中，如对肉、禽制品、水产品、果蔬、乳制品和面制品的杀菌、消毒、脱水、烫漂和焙烤处理等。

1. 微波处理对碳水化合物的影响

有实验比较胡萝卜混合餐对进食者饱腹感、葡萄糖及激素反应的影响，发现虽然食品中蔬菜纤维、能量组成、可消化碳水化合物、脂肪及蛋白质含量相近，但进食生胡萝卜混合餐者葡萄糖、胰岛素和 C 肽反应均明显低于微波烹调的胡萝卜混合餐；同时发现，提高蔬菜比例，即相应地增加可溶性膳食纤维和胶质的含量能够降低烹调因素的影响。研究微波处理对膳食纤维肠道内消化的作用发现，反复微波加热生青豆可使青豆中低分子质量可溶性多糖水平提高，经过不同处理的青豆中的膳食纤维均处于高可发酵状态，且不同处理之间无显著性差异。

2. 微波处理对蛋白质的影响

食物中蛋白质的存在形式、结构都影响其营养效价，而且食物中常含有不利于蛋白质吸收的因素，因此同一种食物经不同的加工处理，其营养效价可能发生改变。有报道含大豆水溶性提取物的豆奶，经微波处理240s，可得到最高的蛋白质化学评分和蛋白质功效比值。用经微波处理的大豆和未经微波处理的大豆喂食小鼠，发现经微波处理的大豆使小鼠体重增加明显加快，其中尤以微波加热12min的大豆使小鼠体重增加最快，加热15min增加较慢。其原因可能是微波加热引起大豆球蛋白四级结构发生不可逆的破坏，氮溶解率降低，随着处理时间的延长，美拉德反应产物增加，该物质具有抑制蛋白质水解的作用。同时微波加热也会使鹰嘴豆中赖氨酸、色氨酸、芳香族氨基酸和含硫氨基酸的浓度降低。

3. 微波处理对脂类的影响

在微波作用下，不饱和油脂因热氧化作用产生的环氧化合物可控制其水解作用的进程，故微波处理有利于保持不饱和脂肪酸的稳定性。微波加热后，大豆中的磷脂含量减少，但总脂类含量明显增加，微波加热8min后，含有4个以上双键的不饱和脂肪酸的种类减少，三酰甘油中二烯脂肪酸和三烯脂肪酸含量也明显减低。微波加热和传统加热均可使青豆中脂肪酸含量增加，但脂肪酸谱图无明显变化。使用微波处理青鱼，未见 $n-3$ 型多不饱和脂肪酸的比例下降。对微波炉烹调与传统电炉烹调对鳟鱼（淡水鱼）和鳕鱼（海水鱼）中脂肪酸的影响进行研究，证实微波烹调对保持不饱和脂肪酸的稳定性更为有利。米糠经微波（2450MHz）处理3min后，在不利条件下储存4周，其游离脂肪酸含量相当稳定（长颗粒米糠由4.0%上升到4.9%，中等颗粒米糠由4.6%上升到6.25%），远低于未处理的米糠（长颗粒米糠由4.0%上升到68.3%，中等颗粒米糠由4.6%上升到56.8%），有利于富含不饱和脂肪酸的米糠的储存。

4. 微波处理对维生素的影响

微波处理加热时间短，减少了高温对 B 族维生素的破坏。微波加工纸杯蛋糕需75s，维生素 B_1 保留率为100%，维生素 B_2 保留率为75%。但在微波炉中长时间焙烤也会引起维生素的大量损失，可能是长时间的微波处理造成水分过分蒸发，引起水溶性维生素破坏或流失。微波处理时加水量也会影响维生素 C、B 族维生素等水溶性维生素的损失率。传统烹调方式通常需要加水，造成水溶性维生素随汤汁大量流失；使用微波烹调无须加水或加过多的水，较好地保留了食品中的水溶性维生素。微波烹调蔬菜的维生素 C 保留率远高于煤气烹调。与水溶性维生素的流失不同，脂溶性维生素在烹调过程的损失多由破坏造成。微波可引起植物油中饱和脂肪酸水解、不饱和脂肪酸氧化，油中的游离基和过氧化物增加，维生素 E 分子中苯环上的羟基与之结合形成酯，失去抗氧化能力；且过氧化物分解产生的自由基和微波的选择加热效应加剧了维生素 E 分子中苯环、羟基等极性基团的降解，增加了维生素 E 的损耗。

（五）挤压膨化

1. 挤压膨化对碳水化合物的影响

淀粉的糊化程度对其酶解及肠内吸收来说是一个非常重要的检测标准。随着挤压强度的提高，淀粉糊化程度也会增加。这些大分子降解的程度也受挤压因素的影响（如温度、水分含量及螺杆转速），这些挤压因素导致最终产品发生一系列的物理化学变化，同时也导致其消化率的变化。研究证明，挤压膨化的小麦面粉会增加大鼠中相应的血糖含量，其效果比筒式干燥加热要好，而与湿法加热大致相同。膳食纤维经挤压膨化后可提高其溶解性，并改善其生理特性。在较剧烈的挤压条件下（高温、高转速、低水分含量），通常可观察到那些不可溶膳食纤维的溶解作用，这会增加其在大鼠肠道中的发酵降解作用；在较温和或中等剧烈挤压条件下，膳食纤维含量没有明显的改变，但仍有部分纤维组织溶解。

2. 挤压膨化对蛋白质的影响

一般挤压条件下（指低温、高含水量、低螺杆转速），植物蛋白的营养价值通常有所增加，这主要归功于对蛋白质三、四级高级结构的结构修饰和原存于植物性食物中的蛋白酶抑制剂的变性失活作用，如大豆中胰蛋白酶抑制剂的失活及棉籽中抗生长因子（棉籽酚）、菜豆类植物凝血素的失活等。在剧烈的挤压条件下（指高温、低含水量、高螺杆转速），蛋白质的消化率和氨基酸的利用率会降低。一个主要的原因就是美拉德反应导致氨基酸利用率的降低。赖氨酸是谷物中的限制性氨基酸，其利用率的降低会导致蛋白质营养价值的降低。实验研究表明，食品在挤压膨化过程中，营养素损失较少，而其消化率有所提高。例如，将沙丁鱼肉进行挤压膨化（含水量为50%，挤压温度为164℃，螺杆转速为50r/min），其蛋白质的消化率高于90%，只有少量的氨基酸和脂肪酸（饱和及不饱和）流失；挤压脱脂大豆粉和大豆蛋白浓缩物的消化率也分别达到66.3%和63.4%，牛肉蛋白质高达73.2%；挤压膨化大米与普通米饭相比，其蛋白质的消化率由76%提高到84%；用膨化大豆酿造的酱油与普通酱油相比，其蛋白质的利用率从65%提高到90%。

3. 挤压膨化对脂类的影响

挤压膨化可能会降低脂肪的营养价值，其机制包括氧化、氢化及顺反异构化作用。挤压膨化后，脂肪含量会随直链淀粉-脂复合物的形成而减少；不饱和脂肪酸与饱和脂肪酸的比例会有所降低，反式脂肪酸会有所增加。但这种变化微乎其微，以至于不会对营养价值造成显著影响。很明显，挤压膨化对脂肪组成、稳定性和营养特性的影响需进一步研究探索。

4. 挤压膨化对维生素的影响

在挤压膨化过程中，食品中的维生素会有所损失。维生素在挤压膨化过程中的存留研究大部分是以硫胺素和核黄素为对象的。在所应用的一系列条件下，物料水分含量是一个比温度更重要的因素。在14%水分含量下，硫胺素损失为60%~90%，与此相对照的是，在高水分含量下，即使在200℃，硫胺素含量也只有微小的变化。一般来说，高的进料速率会改善维生素的存留率。在挤压膨化之前加入到强化玉米大豆混合物中的维生素C会有大量的损失（57%~66%），但是，如果将维生素C在挤压后加入，则贮存期间的损失只有14%~20%。这说明维生素在挤压膨化食品中的有益作用与降低水分活度有一定的关联性。此外，与水煮相比，挤压膨化玉米、大豆、花生混合物会引起其中胡萝卜素的较大损失（53%和25%），所有维生素A的存在形式在较高螺杆转速下是比较稳定的，这可能归结于物料较短的滞留时间。众所周知，叶酸的损失主要是氧化作用，特别是在100℃以上的温度下；但在加热期间叶酸的损失可由维生素C的存在而防止。通常，B族维生素、叶酸、维生素C及维生素A等属于对挤压膨化较为敏感的维生素。这一结果是非常重要的，因为谷物是B族维生素的来源之一，而挤压膨化又广泛应用于婴幼儿食品的生产。

5. 挤压膨化对矿物质的影响

矿物质的生物可利用率受植酸盐的影响，谷物中富含植酸盐和细胞壁物质，它们与矿物质有整合作用。研究证明，高的植酸盐含量对人体矿物质的吸收是一个不利因素。但是在原料谷物中，植酸酶（EC3.1.2.26）的活性可消除植酸盐对矿物质吸收的不良作用。但是，通过挤压膨化，即使在温和的下也会使植酸酶失活。

（六）辐照处理

1. 辐照处理对碳水化合物的影响

碳水化合物在辐照过程中会发生降解，使其熔点降低和旋光性改变，吸收谱在260~280nm范围内的吸收强度也随时间降低，辐照降解产物有H_2、CO、CO_2、H_2O、CH_4、甲醛、乙醛、丙酮、丙醛等。固态的糖辐照后的辐解产物取决于晶体结构和水分含量，与辐照过程中的气体条件无关，辐照降解产生具有氧化性的化合物，这也能够说明在氧饱和的水中溶解辐照糖块其pH会降低。糖晶体对辐照极其敏感，辐解产物与传递的能量有直接关系，一旦辐照的局部能量传递到晶格，糖晶体就会辐解，使得晶体对光的散射和透射率降低。辐照单糖水溶液会产生H_2、CO、CO_2、甲醛、丙醛、乙二醛、醛糖糖酸、糖醛酸、糖聚合体、脱氧化合物，在有氧的情况下，羧酸的含量会增加，有些辐解产物的浓度增高会有一定的致癌性风险。辐照低聚糖和多糖时，除了上面的反应外，还会发生糖苷键的断裂，如淀粉被辐照后，黏度会降低，甚至无法形成凝胶，淀粉颗粒变得很脆易碎，使得α-淀粉酶的反应更易。因此，辐照富含糖类的食物有可能会形成少量的对人体有潜在危害的物质（如甲醛、丙醛、脱氧糖类），然而由于受辐照食物其他成分不断反应和相互保护作用，这些物质的含量是非常低的。在辐照加工中，由于辐照剂量大多控制在10kGy以下，所以糖类的辐照降解和辐解产物是极其微量的。

2. 辐照处理对蛋白质的影响

辐照后蛋白质的变化取决于辐照剂量、温度、pH、氧气、水的含量和食品的复杂体系。辐照电离会使蛋白质的末端氨基酸脱氨基和脱羧基，也会使蛋白质的肽链断裂，这些反应将导致酰胺类物质和相应的酸或酮类化合物的产生。因为在辐照作用下，蛋白质的氢键和二硫键容易断裂，导致蛋白质变性，空间构象破坏：一方面由于二硫键的减少或硫氢键的氧化，蛋白质分子的二级和三级结构受到破坏；另一方面由于在其他位置形成了新键，使蛋白质结构发生了变化，尤其在辐照球蛋白的过程中，分子间会形成加速辐解的二硫键。蛋白质对低剂量的辐照不敏感。当辐照纯的蛋白质固体时，辐照过程中不会产生自由基，也不会引起蛋白质分解；当辐照蛋白质的水溶液或含有蛋白质的混合物时，由于在辐照过程中产生了水或者混合物中其他物质的自由基，如水合电子和羟基自由基，会引起蛋白质的肽链断裂，产生氨基酸，自由基迁移到易激发的氨基酸侧链上，如胱氨酸、半胱氨酸、酪氨酸、甲硫氨酸、苯丙氨酸、组氨酸、色氨酸和赖氨酸。当辐照含硫的氨基酸（如甲硫氨酸、胱氨酸和半胱氨酸）时，会产生一些挥发性的物质，如硫醇和硫烷。但总体而言，因食品中成分复杂，它们各自对辐照又有相互保护作用，蛋白质产生的辐解产物在数量上很少，辐照并没有明显降低蛋白质的营养价值。大量的辐照实验也表明，辐照食品氨基酸的种类、含量均无明显的变化，一些氨基酸的含量还有所增加，但辐照后蛋白质的结构和功能都发生了变化，由此也引起了生物体（或生物组织）代谢的延缓或加强，或丧失代谢功能等过程的发生。

3. 辐照处理对脂类的影响

脂肪对辐照十分敏感，辐照可以诱导脂肪加速自动氧化和水解反应，导致令人不愉快的感官变化以及必需脂肪酸的减少。Ahn 等研究认为，辐照产生的令人不快的气味与脂肪氧化的程度没有直接关系，而是与辐照产生的挥发性成分有直接关系。辐照过程中脂肪的变化幅度和性状取决于被辐照食品的组成、脂肪的类型、不饱和脂肪酸的含量、辐照剂量和氧的存在与否等。辐照对饱和脂肪酸影响较小，不饱和脂肪酸容易发生氧化，辐照剂量越大氧化程度越高，当有氧存在时脂肪则发生典型的连锁反应。试验验证不同性状的动物和植物脂肪，发现某些动物脂肪对辐照表现出很高的抗性，这是通过测定过氧化值得出的。脂溶性维生素 A 对辐照和自动氧化过程比较敏感，一般将维生素 A 选为评判脂肪辐照程度的标准。此外，也可以用酸价和过氧化值的变化来评定。在剂量低于 50KGy 时，处于正常的辐照条件下，脂肪质量的指标只发生非常微小的变化。

4. 辐照处理对维生素的影响

维生素对辐照很敏感，其损失量取决于辐照剂量、温度、氧气和食物类型。一般说来，低温、密封、缺氧条件下辐照可以减少维生素的损失。辐照对不同种类的维生素影响程度也不同，水溶性维生素对辐照的敏感性从大到小依次为：维生素 B_1、维生素 C、维生素 B_6、维生素 B_2、叶酸、维生素 B_{12}、烟酸；脂溶性维生素对辐照的敏感性从大到小依次为：维生素 E、胡萝卜素、维生素 A、维生素 K、维生素 D。水溶性维生素对辐照的敏感性主要取决于它们所处的环境，如在食品中，它们受食品中其他化学物质所保护，其中包括维生素彼此的保护作用。0.50KGy 辐照维生素 B_1 溶液大约损失 50%，而用相同剂量辐照全蛋粉维生素 B_1 只损失 5%。辐照时维生素之间的协同保护作用也非常明显，维生素 C 和烟酸分别接受大剂量辐照后，90%维生素 C 破坏，而烟酸相当稳定；当两者在一起时，维生素 C 的损失不超过 30%，而烟酸破坏增大。

5. 辐照处理对矿物质的影响

辐照会使食品中高生物效价的二价铁或亚铁盐转化为不易为人体吸收、生物效价低的三价铁盐。

三、贮藏对食物营养价值的影响

（一）常温贮藏

常温贮藏一般用来保藏粮食、豆类等。影响粮食常温贮藏的因素有：种子细胞酶活性、微生物繁殖及仓库虫害等，而且新鲜的植物性食物在采收和贮藏过程中都会发生蒸腾和呼吸作用，蒸腾作用失去水分，对其营养价值影响不大，而呼吸作用可损失掉相当一部分可被利用的碳水化合物，而粗纤维含量有所增加。如刚收割的甜玉米，水分含量为72%，碳水化合物含量4%，若在30℃存放12h，碳水化合物含量损失50%，3d后损失90%，水分含量降至65%，不能消化的谷皮含量从1.8%增加至2.8%，但如果在2℃贮藏5d，则水分仅降低2%，碳水化合物降低1%。成熟度高的谷物如水稻、小麦只要是水分含量在适当的范围内，贮藏对碳水化合物的损失不大。因此在常温贮藏期间，控制粮食的水分含量是延长谷类粮食贮藏期的重要手段，水分含量一般控制在11%~14%，小麦、玉米的安全水分含量在13%以下。水分含量越低，贮藏时间越长；若水分含量高，环境相对湿度大，温度高时，种子呼吸作用加强，营养成分损失较多，同时容易引起霉菌生长繁殖，严重时导致腐烂变质。小麦常温下贮藏5个月，当水分含量在12%时，维生素B_1损失12%；当水分含量在17%时，维生素B_1损失30%。含油较多的作物如大豆、花生，由于含有丰富的蛋白质和脂肪，营养丰富，在常温贮藏过程中，除一般粮食常见的生虫、结露、发热之外，还易出现吸湿生霉，引起油料蛋白质变性、酸价增加和丧失发芽能力等问题，因此常温贮藏油料作物除了注意防潮散湿、防治虫害等问题外，还应有效地保持油料的水分含量，花生含水量必须降低到10%以下，大豆则在12%以下。

蔬菜中维生素C的损失与其存放时间和温度有关。在室温下贮存2~4d维生素C损失率约10%，随着时间延长，其损失率逐渐增加。芦笋青茎在20℃贮存7d，维生素C损失率为80%；但若在0℃贮存，其损失率仅为20%。水果中柑橘类的柠檬、葡萄柚若贮存在2~15℃下，维生素C的保存率几乎为100%，而橙子和红皮橘维生素C的保存率可达到90%。

畜牲在屠宰后的贮存过程中发生肉的僵直、解僵和自溶过程，使肉质变得柔嫩、风味增强。但在常温下贮存较长易受微生物污染而腐败变质。牛乳在室内光线条件下保存1d，维生素B_2损失30%，维生素B_1损失20%。蛋类食品在常温下只能贮存20~30d。

（二）冷藏

食品低温贮藏是利用低温技术将食品温度降低并维持在低温状态下，以阻止食品腐败变质，延长食品保存期的保存方法，一般按贮藏温度分冷藏和冻藏两种方式。食品低温贮藏不仅可以用于新鲜食品物料，也可以用于食品加工品、半成品。

冷藏是低温贮藏中一种常用的方法，它是将预冷后的食品在稍高于冰点温度（0℃）的条件下进行贮藏，冷藏温度一般为-15~-2℃，最常用的冷藏温度是4~8℃。对大多数食品来说，冷藏不能像热处理、脱水干制、发酵或冻藏那样长期而有效地阻止食品腐败变质，只能减缓食品的变质速度，但若冷藏处理妥当，在一定的储存期内，对食品风味、质地、营养价值等的不良影响比热处理、脱水干制、辐照等工艺的影响要小得多。因此，冷藏仅适用于食物的短期贮藏，对适当延长易腐食品及其原料的供应时间，缓解季节性产品的加工高峰起着一定的作用。此外，冷藏技术还用于干酪成熟、牛肉嫩化、肉类腌制、酒类陈酿等工艺处理中，以控制某些食品贮藏过程中一些化学和生物酶的反应率，降低有益微生物的新陈代谢速度。冷藏处理的新鲜果蔬食品，维生素C的损失比常温下储存的损失小，例如，菠菜在室温下储存，其维生素C的损失每天可高达50%；若在冷藏情况下，其损失则不会超过10%。

蛋类贮藏的适宜温度为1~5℃，相对湿度87%~97%，若同时注意贮藏的清洁条件，避免蛋类受到污染，在此环境中可贮藏4~5个月。水产品的贮藏可采用低温和食盐来抑制酶的活性和微生物的生长繁殖，延缓其贮藏期限。一般来说，冷藏的水产品可保存5~14d。

（三）冻藏

食品冻藏是低温贮藏的另一种方法，它是采用缓冻或速冻方法将食品冻结，然后在保持食品冻结状态的温度下贮藏食品的方法。常用的贮藏温度为-23~-12℃，其中以-18℃最为常用。冻藏又分为速冻冷藏法和缓冻冷藏法两种类型。速冻冷藏法是将新鲜原料或加工食品在短时间（30min以内）内快速冻结，特别是通过最大冰晶生成区（-5~-1℃）的速度要快，然后在-23~-12℃的低温下贮藏。速冻加工对制成品的细胞、组织破坏轻，对食用品质影响小，是对食品质地、结构、品质破坏最小，对感官质量影响最小的冷冻方式。相对而言，缓冻冷藏法是将新鲜原料或加工食品在相对较长的时间（大于30min）内冻结，然后在-23~

-12℃的低温下贮藏的方法，其对食品质地、结构、品质的破坏要大于速冻冷藏。冻藏期间对食物中的蛋白质、碳水化合物、脂肪、微量元素等的影响很小，几乎可以忽略不计。解冻期间，各种水溶性营养素，如碳水化合物、水溶性蛋白质、氨基酸、维生素和微量元素等容易溶出流失。冻藏是肉类保藏最好的方法。只是在解冻过程中，有极少量水溶性物质随汤液流失。如牛排-18℃贮藏半年，维生素 B_1、维生素 B_2、烟酸几乎无损失，维生素 B_6 的损失率少于10%。冷冻对牛、羊、猪肉蛋白质变性影响较小，但鱼肉蛋白质则会发生一定的变性，而且鱼肉在0℃以下仍发生糖的酵解。如-29℃冷藏鱼，在4~6周的冷藏期内，乳酸浓度仍明显上升，以后随时间延长酵解速度减慢。用冷冻贮藏真空小包装食品，由于温度而造成包装内有脱水作用，但不会影响制品的营养成分。

（四）气调贮藏

气调贮藏是通过改变贮藏环境中的气体成分（通常是增加二氧化碳浓度和降低氧浓度）来实现长期贮藏食品的一种方式。气调贮藏有快速降氧法（CA贮藏）和自然降氧法（MA贮藏）两大类：CA贮藏是用机械在库外制取所需的人工气体后送入冷藏库内，从而达到调节二氧化碳和氧浓度的目的；MA贮藏是在气密的库房或塑料膜帐里，利用果蔬本身的呼吸作用达到调节二氧化碳和氧浓度的目的。气调贮藏可用于果蔬、粮食、肉类和蛋的贮藏保鲜，尤其在果蔬贮藏中应用最为广泛。一般来说，气调贮藏对果蔬营养价值影响较小。例如，板栗在气调贮藏中，高二氧化碳和低氧环境对板栗的生理代谢起到一定的抑制作用，使得气调贮藏的板栗干耗率、淀粉的水解比冷藏低，其含糖量、蛋白质的保存率高于冷藏。

杨梅不耐贮藏，即使在低温条件下杨梅的营养物质分解仍较为迅速，果实品质在3~5d内迅速变劣。2℃下采后4d内杨梅的呼吸强度上升，并伴随着总糖、总酸和硬度的迅速下降，还原糖含量迅速升高。而气调贮藏对杨梅果实保鲜效果较好，采后8d内总糖和总酸含量的下降明显减缓，还原糖含量仅略有上升。中等成熟的荔枝经气调冷藏15~16d，果实含糖量和总酸各降低了3.3%和0.06%，维生素C损失2.26mg/100g，延长保鲜期14d。

（五）减压贮藏

减压贮藏又称低压贮藏，指的是在冷藏基础上将密闭环境中的气体压力由正常的大气状态降低至负压，一方面不断地保持减压条件，稀释氧浓度、抑制乙烯的生成；另一方面将果蔬已经释放的乙烯从环境中排除，从而达到贮藏保鲜的目的。减压贮藏作为新鲜园艺产品贮藏的一个技术创新，可视为气调贮藏的进一步发展。

以翠冠梨的贮藏为例，变压贮藏可以很好地保持翠冠梨的商品品质，特别是对保持翠冠梨的脆度有很好的效果。贮藏过程中变压处理可以明显降低果实的乙烯生成速率和呼吸强度，通过减少呼吸消耗，从而更好地保持了可溶性固形物、维生素和可滴定酸的含量。与常规减压贮藏相比，超低压减压贮藏更有利于减少翠冠梨贮藏期间果肉维生素等的损失，同时能更好地减少丙二醛的积累，延缓细胞膜透性的增大，有利于保持果实营养成分，显著减轻了果实褐变。与此同时，减压处理可以减慢琥珀酸脱氢酶、细胞色素氧化酶等酶活性的下降速度，从而保证了线粒体能量代谢的正常进行。因此，减压贮藏在长时间的贮藏中保鲜效果要好于其他方法。

❓ 思考题

1. 从哪些方面评价食物的营养价值？
2. 请简述烹调对食物营养价值的影响。

参考文献

REFERENCE

[1] 陈炳卿 . 营养与食品卫生学 [M] . 北京：人民卫生出版社，2000.

[2] 陈仁淳 . 营养保健食品 [M] . 北京：中国轻工业出版社，2001.

[3] 陈玉庆 . 葡萄酒的成分与营养价值 [J] . 酿酒，2004，31（5）：112-114.

[4] 陈湘霞 . 辐照对食品中营养成分的影响分析 [J] . 技术与市场，2017，24（9）：67-68.

[5] 邓泽元 . 功能食品学 [M] . 北京：科学出版社，2017.

[6] 中国营养学会 . 中国居民膳食营养素参考摄入量（2013版）[M] . 北京：科学出版社，2014.

[7] 霍军生，秦国疆 . 调味品的营养化技术 [J] . 中国酿造，2014，33（9）：1-4.

[8] 孔保华 . 肉制品工艺学 [M] . 哈尔滨：黑龙江科学技术出版社，1996.

[9] 李里特 . 食品原料学 [M] . 北京：中国农业出版社，2001.

[10] 任顺成 . 食品营养与卫生 [M] . 北京：中国轻工业出版社，2019.

[11] 孙长灏 . 营养与食品卫生学 [M] . 北京：人民卫生出版社，2017.

[12] 孙明远 . 食品营养学 [M] . 北京：科学出版社，2006.

[13] 孙远明，余群力 . 食品营养学 [M] . 北京：中国农业大学出版社，2001.

[14] 孙震，黄苓，赵金，等 . 三种香辛料水提物腌制对烤鸭腿脂质氧化和挥发性风味物质的影响 [J] . 食品工业科技，2019，40（23）：24-30.

[15] 诸琼妞，祝超智，赵改名，等 . 煮制过程中食盐引起肉汤成分含量变化的研究 [J] . 食品工业科技，2019，40（22）：7-12.

[16] 于功明，陆晓滨，王成忠，等 . 挤压膨化食品的营养学评价 [J] . 食品工业科技，2003，24（2）：78-81.

[17] 万国光 . 中国的酒 [M] . 北京：人民出版社，1996.

[18] 王春华 . 蜂蜜的医疗保健功效 [J] . 中国蜂业，2012，63（2）：29.

[19] 王锋，哈益明，周洪杰，等 . 辐照对食品营养成分的影响 [J] . 食品与机械，2005，21（5）：45-48.

[20] 王璋 . 食品科学 [M] . 北京：中国轻工业出版社，2002.

[21] 魏国生 . 动物生产概论 [M] . 北京：中央广播电视大学出版社，1999.

[22] 吴可 . 低盐酱油生产技术 [N] . 山西科技报，2019-06-13（B03）.

[23] 薛志勇 . 调味品的营养价值 [J] . 山东食品科技，2003（3）：26.

[24] 杨月欣，王光亚，潘兴昌，等 . 中国食物成分表标准版（第一册）[M] . 2版 . 北京：北京大学医学出版社，2009.

[25] 杨月欣 . 中国食物成分表标准版（第一册）[M] . 6版 . 北京：北京大学医学出版社，2018.

[26] 于观亭 . 茶叶加工技术手册 [M] . 北京：中国轻工业出版社，1991.

[27] 许女，张天震，樊玮鑫，等 . 山西老陈醋酿造过程中香气成分的动态变化 [J] . 中国食品学报，2018，18（11）：198-210.

[28] 中国食品工业协会营养指导工作委员会 . 公共营养师培训教材 [M] . 北京：军事医学科学出版社，2007.

第六章

CHAPTER

06

营养强化与保健食品

掌握内容：食品营养强化的含义；食品营养强化的基本准则；各类强化食品的强化技术；保健食品的概念；国家受理的保健食品申报功能范围；保健食品常用的功效成分；保健食品的安全性评价标准；保健食品安全性评价的四个阶段。

熟悉内容：食物的强化载体及其强化剂的选择；保健食品的分类方法；益生菌及其发酵制品；保健食品安全性评价的原则。

了解内容：营养强化食品的发展对食品工业的影响；营养强化食品对政府法律法规提出的新要求；营养强化剂的用量；强化食品生产的主要技术难题；保健食品的生产和发展；保健食品的管理；保健食品的申报。

第一节　营养强化食品的概念

根据国际食品添加剂法典委员会（CCFA）的规定，"为保持或改进食品营养价值而加入的物质"不属于食品添加剂。但是，包括美国、日本以及中国在内的很多国家都将用于强化食品营养价值的添加剂列入了食品添加剂的范畴。1986年底，中国国家卫生部首次公布了食品营养强化剂的卫生使用标准，11种食品添加剂被首次列入食品营养强化剂行列，在此之后，经过多次补充，截至2019年，100多种食品营养强化物被纳入食品营养强化剂范畴。

一、食品营养强化的含义

在讨论食品营养强化剂时，首先需要理解几个在食品生产和加工过程中有关营养素重组的术语。

为了维持食品原有的营养素种类和含量，在食品生产加工过程中往往需要重新组合或者添加流失的食品营养素成分，这个过程统称为食品营养素增强（enhancement）。营养素的增强又可细分为营养素的复原（restoration）、强化（fortification）和增补或富集（enrichment）。营养素复原是指部分或者全部补充食品在生产加工过程中损失的营养素，例如，在蔬菜加工过程中维生素C的损失，在谷类精加工过程中B族维生素和铁的损失。营养素强化是指向原有食品中添加不存在或者含量极低的营养素，一般是指维生素和矿物质等营养元素，此方法一般用于特定营养素缺乏地区。营养素强化的另一个目的在于赋予某种食品一种特殊的功能性。例如，过去向食盐中加入碘元素，已解决民众碘元素严重缺乏的问题；在早餐或谷物中添加B族维生素和铁，以补充谷物食品在加工过程中B族维生素和铁的损失。营养素增补或富集是指提高某种食品中一种或几种营养素的含量，使之成为富含营养素的食品。

然而，在一些发展中国家和地区，以上三个术语常常被混用，形成一个专业术语"食品强化"。

（一）食品营养强化剂的定义

根据GB 14880—2012《食品安全国家标准　食品营养强化剂使用标准》，营养强化剂是指为了增加食品的营养成分（价值）而加入到食品中的天然或人工合成的营养素和其他营养成分。根据此项规定，首先，使用营养强化剂的目的是为了增强食品中的营养成分；其次，加入食品中的营养成分必须是属于天然营养素范围内的食品添加剂，如维生素、矿物质、膳食纤维、蛋白质或者氨基酸以及脂肪酸等。

食品营养强化的真正意义是在于在食品中补充那些在食品生产加工过程中易损失的或常常需要依靠补充才能满足人体需要的营养素，而不是向食品中随意添加营养强化剂。例如，尽管碳水化合物被列为人体需要的一类功能营养素，但其在日常饮食中不易缺乏，因此一般不需要强化；又如，构成蛋白质的非必需氨基酸、构成脂肪的非必需脂肪酸等也很少用于食品的营养强化。

在美国，食品添加的范围往往更加广泛。根据《美国联邦法规》（CFR）的规定，其将直接向食品中添加的可食用物质，以及可能通过与食品表面接触的包装材料、胶黏剂和涂料等以间接方式迁移进入食品的物质，统称为"食品添加剂"，只要能够确定它们会成为食品的成分之一。根据美国《食品、药品与化妆品法》的规定，其中第20类被定义为"营养增补剂"，是指"人体营养和代谢过程所必需的物质"，与我国所界定的营养强化剂类似。

（二）食品营养强化的目的及意义

食品的营养强化最初是在提升公众健康的背景下提出的，旨在提高国民营养水平，消除某些特定的营养素缺乏症。

具体地说，食品强化就是向食品中添加某一种或多种食品营养素，由于强化食品的加工工艺不同，因此同一种食品营养素有不同的存在形式，即商品化的营养素，也称营养强化剂。在历史上，食品营养强化被视作一种有效的解决公众健康问题的技术，主要应用在预防脚气病、缺铁性贫血、甲状腺肿大、糙皮病等由于营养不良而导致的疾病。食品营养强化的主要目的一直延续至今。例如，为了降低脊柱裂和其他新生儿缺陷的发病率，1996 年，美国食品与药物管理局（FDA）颁布的法令要求在 1998 年 1 月份之前，必须向面包、面粉、面食以及其他谷物食品中添加叶酸（0.75~3.08mg/kg）。

从营养学角度看，向食品中添加营养强化剂或对食品进行营养强化的目的主要有三个：一是为了弥补天然食物中的营养素不足，使之达到营养均衡；二是补充食品生产加工过程中的营养素缺失，维持天然食品的营养特性；三是为了提高食品的营养价值，防止由于天然营养素的缺乏而导致的各种特定疾病。

迄今为止，尚未发现一种天然食品含有人体所需的全部营养素，所以食品的营养强化对人体健康起到重要的作用。由于生活方式、地理环境和饮食习惯等不同，也会导致相关人群缺乏相应的必须营养素。特别是对于长期摄入加工食品的人群来说，很难保证能获取所需的全部营养素，因为在食品加工过程中，由于加工条件的影响，如温度、湿度、酸碱度等，营养素的损失是不可避免的。此外，对于同一种食品而言，由于不同的生产厂家、不同的加工工艺参数和设备，加工过程中造成的营养素的损失量是存在一定差异的。

对于营养问题，还应考虑到人体在不同时期对于营养素的需求亦是不同的，如果只是单纯地强调膳食平衡或者避免偏食也是不能完全解决所有问题的。例如对于孕、产妇而言，对营养素的需求是大大高于常人的。而且在一些特定的情况下，必须依靠几种食品来提供人体所需的全部营养素，例如，非母乳喂养的 6 个月以内婴儿所需的营养素基本上来源于婴幼儿配方乳粉，又如宇航员由于条件的限制，所需的全部营养只来源于少数几种航天食品。

（三）营养强化的社会需求

随着社会的高速发展，特别是在一些发展中国家，消费者对营养强化食品的需求主要体现在两个方面：一是预防疾病；二是维持最佳健康状态和提升生活质量。

1. 预防疾病

随着消费者文化水平和科学知识水平的快速提高，人们对补充营养素在防止疾病方面的作用有了更加深刻的理解。例如，在美国，93%的人相信饮食与高胆固醇有关，83%的人相信饮食与高血压有关，69%的人相信饮食与中风有关，65%的人相信饮食与肥胖有关，60%的人相信饮食与结肠癌有关。男性有 35%的相信饮食与前列腺癌有关，女性有 30%的人相信饮食与乳腺癌有关。正因为如此，大约有 53%的消费者处于改善健康的目的改变了饮食习惯，并且 10 个人中就有 7 个人感觉仍需要进一步改进饮食。

2. 维持最佳健康状态和提升生活质量

随着消费者保健知识的快速增长和对健康重视程度的提高，使得消费者在近几年对维生素和矿物质制品的消费量迅速提升，越来越多的消费者表示使用这类产品的目的是为了预防疾病。在 1990 年前后，消费者摄取维生素和矿物质的目的只在于满足每日推荐量的要求。根据美国的一项调查，到 1992 年，消费者购买维生素和矿物质制品的目的从单纯的维持身体的基本需要发展成为改善健康或者精神状态以及美容或者其他非生理性目的，其中 74%的人是为了更好地工作，55%的人是为了延年益寿，30%的人是为了改善生活品质，27%的人是为了防止脱发，23%的人是为了提高智商，另外有 15%的人是为了显示其经济实力。

随着人口的日益增长，不少国家都在面临着社会老龄化问题。对老年人健康问题的重视直接推动了与其相关的保健食品和疾病预防食品的研究与开发，老年人的需求也成为推进营养强化食品的研究与开发的主要动力。如今，在发达国家，发展营养强化食品的主要内在动力已经转变为维持最佳的健康状况和提升生活质量，人们对饮食的要求已经从"满足需求"转变为达到"最佳饮食"。

在最近十几年中，消费者对于营养强化食品有了全新的认识和深刻的了解，这就极大地促进了营养强化食品的研究与开发。然而对消费者来说，应该以科学的态度看待营养强化食品。摄入足够多的营养素肯定是长期获得最佳健康状态的主要因素，但是仅仅通过改变饮食方式不足以克服其他不良生活习惯（如吸烟、缺乏锻炼、环境污染、工作和生活压力、睡眠不足等）带来的危害。因此，最佳健康状态和高品质的生活质量的获得依赖于各种生活方式因子，只是营养素占据了较主要的作用而已。

二、营养强化食品的发展对食品工业的影响

食品强化的主要目的已经从单一地解决营养素的缺乏转向促进最佳健康状态和提升生活品质，该变化将对食品工业的发展产生重大而积极的影响，因为"强化食品"的范围被大大地拓宽。与此同时，面对未来强化食品的新需求，各级政府部门需要对相关的法规和政策进行相应的调整和修改。

消费者对健康关注焦点的变化将为食品工业的发展提供许多新的机会，能够促进食品研究人员和食品企业开发出更多的能够促进公众接近最佳健康状态的新型营养强化食品。例如，目前"功能性食品"已经成为食品科学家热衷的一项研究内容。新型食品的研究与开发包括以下几个方面：对现有食品进行改良，去除食品中某些具有消极生理效应的部分；通过增加或者浓缩现有食品中的功能性营养素来增加其生理效应；向现有食品中添加一些营养成分以满足人体对该营养素的需求；利用有益效应组分代替有害组分。另外，根据特殊人群如老年人、孕妇、乳母以及婴幼儿等的营养需求，目的性更加明确地开发相关的营养强化食品。

经科学研究证实，营养强化可以阻止某些慢性疾病的发展。近几年，"药食同源"食品慢慢地进入大众的视野，食品研究人员也开始重视对"药食同源"食品的研究与开发。与此同时，"功能性食品"或者"保健食品"的概念也正在被越来越多的消费者所接受。以上这些现象都将极大地促进营养强化食品的发展。根据 2017 年在美国等发达国家的调查，消费者接受程度最高的生物活性组分维生素 C、维生素 A 和钙，以及接受程度较高的维生素 E 和叶酸等，都无一例外地被常用于食品的强化，由此可见，营养强化食品在功能性食品中占据着重要的地位。

由于我国已开放食品中的相关保健标识，加上功能性食品或者营养强化食品背后隐藏的巨大附加值效应，相信越来越多的食品企业会转型于营养食品的研究与开发，这将极大地促进营养强化食品的发展，并促进具有健康"附加值"产品的开发。

三、营养强化食品对政府法律法规提出新要求

随着"营养强化食品"和"功能性食品"的快速发展，以及消费者对于"维持最佳健康状态食品"的迫切需求，驱使食品生产企业开发新型功能性营养强化食品。在新型食品快速研究与开发的同时，也要求国家有关部门面对新形势快速拟订相关的法律法规来规范新型功能性营养强化食品的生产与销售。否则，在利益的驱使下，一大批对人体有害的"功能性营养强化食品"就会应运而生，给消费者带来无法挽回的损失，给国家和社会造成巨大的损失。

新型食品虽然给有关政府部门提出了严峻的监管课题，但是，从长远和全局来看，新型功能性营养强化食品的诞生将切实提高国民的健康水平，为社会节省大量资源，如食物资源、医疗资源、社会保障资源等，因此，政府有关部门应大力扶持，积极参与。在我国，各级政府部门大力提倡孕妇额外摄入强化叶酸的食品，以防止新生儿脊椎裂的产生就是一个很好的例子。

从法规角度看，过去食品强化的主要目的在于解决营养素缺乏问题，新型营养强化食品的发展并不排斥这个观点，例如叶酸缺乏与新生儿脊柱裂之间的关系，可被看作是新揭示的营养素缺乏症。在未来的营养学研究中，还会揭示更多的有关营养素与相关疾病之间的关系。预防人类营养素缺乏症是人类维持最佳健康状

态的基本需求。

当然，为了促进新型功能性营养强化食品的发展，放宽相关的食品标识法规也可能出现新的问题，面临新的挑战。例如，在如今高强度、快节奏的工作和生活状态下，国外一些谷类速食以及其他类型的快餐产品制造商为了减少人类的进食时间，试图通过营养强化的方法开发出能够完全满足推荐膳食允许摄入量（RDA）或膳食推荐摄入量（RDI）标准的食物。若每一种食物都被食品生产企业以最大允许摄入量进行营养强化，那么消费者将会面临某种或者多种营养素过量的危险。营养素的过量摄入也将会给消费者带来与营养过剩相关的疾病，例如，过多的钙元素摄入会导致高钙血症，以及由于人体无法自然代谢，过多维生素的摄入会导致维生素中毒等。

第二节 食物强化载体与强化剂的选择

随着人们生活水平的提高，越来越多的营养强化食品应运而生。对于强化食品而言，一般需要强化的为该食品中所缺乏的微量营养素如维生素、矿物质等。对于日常饮食中比较充足的营养素如碳水化合物、脂肪、蛋白质等不需要在食品中进行强化。例如，我国是以大米为主要食物的国家，由于大米中含有丰富的淀粉，因此一般不需要向我国居民的日常膳食中强化碳水化合物。

任何食物都可以作为强化载体，只是根据其自身的物理化学特性以及强化剂的物理化学特点来选择相应的强化剂以及加工工艺。目前，市面上主要销售的强化食品中强化载体主要有大米、面粉及其制品、调味品如食盐、食用油脂、鲜乳及乳粉、软饮料等，强化剂主要是一些人体必需的微量元素，如各种维生素、矿物质等。本节将主要介绍各种类型的食物强化载体及相应的强化剂。

一、大米及其强化剂

大米作为一些亚洲国家如中国、日本、泰国人民的主食，是非常重要的营养强化载体。但是由于一方面大米加工厂家众多，难以进行强制性规定，另一方面，大米并非西方发达国家人民的主食，因此，世界各国对大米的强化一般以自愿为原则。世界各国大米中强化的营养素主要有碘（I）、铁（Fe）、钙（Ca）、维生素 C、维生素 D、维生素 B_2、维生素 B_6 等。

二、面粉及其制品的强化剂

小麦作为世界上种植最为广泛的谷类，在很多国家和地区都作为主要的食品原料，对于人类的能量摄入具有很重要的意义。小麦面粉在世界各国也被用来制作面包、饼干、面条等面粉制品。小麦由于其种植分布广泛、加工稳定性好、接受范围广等特点，小麦面粉在食品加工中常被用作向人类提供微量元素的强化载体。

在世界各国，越来越多的国家对面粉进行二次强制性营养强化，目前共有十几个国家制定了相关的强制性营养素强化的法律法规，其他国家也正在考虑制定相关的强制性法规。由于面粉的强化成本较低，加之强化工艺较为简单，因此面粉强化已经成为世界各国解决微量元素缺乏问题的最佳选择之一。世界各国小麦面粉中强化的营养素主要碘（I）、铁（Fe）、钙（Ca）、维生素 A、维生素 B_1、维生素 B_2、维生素 C 等。

三、调味品的强化剂

调味品作为日常生活中使用量最大的促进食品风味及色泽进一步良好发展的食品添加剂，被世界各国人民广泛使用。因此，他们可以作为食品营养强化的良好载体。目前，食用比较广泛的调味品有食盐、味精、酱油、食糖等。食盐作为最早被强化的调味品载体，许多国家都立有相关的法规来规范食盐的强化。对于味精（谷氨酸钠）来说，目前主要是用维生素 A 对其进行强化。当用酱油和食糖作为食品强化载体时，铁和维生素 A 分别作为其强化剂进行食品强化。食盐的强化剂主要为碘和铁，近几年食品科学家也在进行碘-铁双重强化技术的研究，希望在食盐中可以同时进行这两种微量元素的强化。

四、食用油的强化剂

食用油作为世界各国人民日常使用的食品加工原料，应用范围极为广泛，因此其也可以作为食物营养强化的良好载体。但是，限于许多维生素是水溶性维生素，因此在食用油中所使用的强化剂一般为脂溶性维生素如维生素 A、维生素 D 和维生素 E 等。随着近年来食品工艺技术的发展，食品科学家已经可以将维生素 C、B 族维生素以及一些矿物质如铁和钙等水溶性物质强化到食用油中。

五、鲜乳和乳粉的强化剂

鲜乳及其制品是世界上大多数国家和地区的重要食品，特别是在发达国家。随着我国人民生活水平的不断提高，乳制品的消费量正在逐年快速上升。乳制品具有良好的营养价值，其不仅含有优质的蛋白质，还包含了人体所需的全部必需氨基酸。乳制品也是世界大多数国家人民日常饮食中能量的主要来源，提供的能量大约占每日膳食总能量供应的 32%。目前市面上销售的乳制品主要有液态乳和干酪或乳粉。鲜乳及乳制品作为人类日常饮食的主要食物，可以作为食品营养强化的主要载体。目前世界各国主要对乳及其制品进行维生素 A 和维生素 D 的营养强化。

六、软饮料的强化剂

随着人们生活水平的提高，软饮料的生产和销售量也在逐年升高，各种新型饮料如功能性饮料、电解质饮料应运而生。因此，软饮料也逐渐被开发成为食品营养强化剂的载体。作为营养素的载体，软饮料的优势在于适合饮用的人群比较广泛、销量大，缺点是成本较高、消费量受经济能力和生活方式的影响较大。例如，老年人消费很少，但是在年轻人中软饮料较为流行。目前在强化型软饮料中添加的强化剂主要为水溶性的维生素、氨基酸、矿物质等，一方面可以为人体补充水分，另一方面可以为人体补充所必需的营养元素。

第三节　营养强化剂的用量

为了保证食品营养强化剂使用的安全性，各国均对在食品中使用的营养强化剂的种类及其使用范围和最大使用量进行了立法规定。这些规定的制定均来自严谨、科学的毒理学评价试验，因此具有较强的参考价值，需要食品生产企业严格遵守。目前，我国实施的是 2012 年颁布的《食品安全国家标准　食品营养强化剂使用标准》（GB 14880—2012）。此标准代替了《食品安全国家标准　食品营养强化剂使用标准》（GB 14880—1994），增加了原卫生部 1997—2012 年 1 号公告及《食品添加剂使用卫生标准》（GB 2760—1996）附录 B 中营养强化剂的相关规定，增加了营养强化的主要目的、使用营养强化剂的要求和可强化食品类别的选择要求。在风险评估的基础上，结合本标准的食品类别（名称），调整、合并部分营养强化剂的使用品种、使用范围和使用量，列出了允许使用的营养强化剂化合物来源名单。同时，该现行标准还增加了可用于特殊膳食用食品的营养强化剂化合物来源名单和部分营养成分的使用范围和使用量，并且增加了食品类别（名称）说明。对于营养强化剂的允许使用品种、使用范围以及使用量可查阅《食品安全国家标准　食品营养强化剂使用标准》（GB 14880—2012）中附录 A。

一、每日允许摄入量（ADI）

每日允许摄入量的英文全称为 Acceptable Daily Intakes，缩写为 ADI，它是国内和国际上评价食品添加剂安全性的首要及最重要依据，单位是每日每千克体重允许摄入的毫克数，简写成 mg/kg 体重。

联合国粮食及农业组织（FAO）和世界卫生组织（WHO）食品添加剂联合专家委员会（JECFA）对 ADI 的定义是：根据人体的体重，终身摄入某一食品添加剂而未对人体造成显著的健康危害的每日允许摄入估算值，用 mg/（kg 体重·d）表示。此数值是根据试验大鼠、小鼠等动物一生的长期性毒理学试验中所得到的最大无副作用使用量（MNL），并取其 1/100~1/500 作为人体的 ADI 值。此外，各国往往根据本国人口的饮食习惯，在制定相关的食品添加剂使用标准时，取平均摄入量的数倍作为人体能够摄入某种食品添加剂数量的依据，可以最大限度地保证所制定的每日允许摄入量不会超过 ADI 所规定的标准值。

根据 FAO 和 WHO 在 1996 年的规定，如果某个食品体系中使用了两种或两种以上形式的营养强化剂，例如，在添加钙的营养强化食品中同时使用了碳酸钙和葡糖糖酸钙两种营养强化剂，则应要求两种钙营养强化剂中钙元素的添加总量满足 ADI 所限定的标准。

二、半数致死量（LD_{50}）

半数致死量作为反映食品添加剂急性毒性大小的指标，是判断食品添加剂安全性的第二个指标。由于人、动物以及同物种个体之间对同一种食品添加剂的耐受能力存在显著的差异，因此半数致死量（LD_{50}）一般只有参考意义。一般来说，任何食品添加剂都需要做第一阶段的急性毒性试验，偶一所有食品添加剂据可查到其 LD_{50} 数值。LD_{50} 与毒性强度之间的关系见表 6-1。

表 6-1　LD_{50} 与毒性强度之间的关系

毒性强度	LD_{50}	对人的推断致死量
极大	<1	−50mg
大	1~50	5~10g
中	5~500	20~30g
小	500~5000	200~300g
极小	5000~15000	500g
基本无害	>15000	>500g

注：大鼠试验，经口（mg/kg）。
资料来源：曹劲松、王晓琴，《食品营养强化剂》，2002。

三、一般公认安全的（GRAS）

"一般公认安全的"英文全称为 Generally Regarded as Safe，简称为 GRAS。美国食品与药物管理局（FAD）将很多食品香料和中草药列入了"一般公认安全的"目录。在 GRAS 所列的物质中，包括了 56 种营养强化剂和 16 种营养剂。

对于属于 GRAS 的物质，均应满足以下条件中的一种或多种：

①是某种天然食品中的成分；

②在一般正常使用范围内，其已被证实在人体内极易代谢；

③化学结构与某种已知安全的物质极为相似；

④在某些国家已经安全使用超过 30 年以上或符合下面第⑤条；

⑤同时满足下列条件的物质：a. 在某一国家最近已经使用 10 年以上；b. 在所有最终食品中其平均最高用量不超过 1/1000；c. 在美国的全年消费总量低于 454kg；d. 从化学结构、构成角度分析，以及实际应用均证明其安全无害。

随着人们生活水平的提高，消费者开始追求天然无毒害的食品添加剂，同时对于食品营养强化剂也提出了天然性的要求。但是，与天然物质相比，对于那些与其具有相同化学结构和纯度的化学合成食品添加剂而言，其往往在毒理学、营养学和感官特性上并无本质差别。

第四节　食品强化技术

实践证明，根据各国国情，对本国消费面较广的食品进行营养强化是解决国民营养素缺乏，提高国民整体健康水平的有效途径。例如，我国提倡向食盐中加入碘来预防缺碘性甲状腺疾病。但是，营养素强化食品的生产技术比较困难。首先，需要分析加入组分对原有组分的影响，即加入组分与原有组分之间是否会产生相关反应导致原有组分改变或者降低强化组分的生物利用率。其次，为了防止强化成分降解破坏、吸潮风化，延长强化食品的货架期，微胶囊技术常常被用来包埋食品营养强化成分。但是，包埋材料的研发是一项比较复杂的技术。在实践中，这是强化食品生产的难点。单纯地从技术角度考虑，几乎所有的食品都可以被强化，但是对于强化食品，在生产加工中应该遵循相关的原则。本节主要介绍食品营养强化的基本原则、主要技术难题，以及一些代表性食品的强化技术。

一、食品营养强化的基本准则

经过食品与营养科学家不懈的努力，为了基本保证营养强化食品的有效性和安全性，他们总结出了有关食品强化的十个基本准则：

（1）在考虑添加某种营养素之前，必须考虑该营养素在其他膳食中的来源，既要保证该营养素的添加不会导致该营养素的摄入过量，又要保证该营养素的添加是有意义的。例如，以大米为主要粮食的国家，碳水化合物的摄入是完全足够的，也就无须再进行特殊、普遍性的强化。

（2）一种营养强化元素的添加不得影响其他营养素的代谢，特别是对于一些矿物元素，因为该类元素一般具有拮抗作用。

（3）强化到食品中的营养素必须保证足够的稳定性，不能在包装、运输、销售和食用环节发生分解。

（4）确保强化到食品中的营养素对人体来说具有生物可利用性。

（5）强化营养素的添加不能改变原有食品的品质特性，如色、香、味、质构、烹调性质等，也不能过分缩短原有食品的货架期。

（6）强化营养素添加的工艺和设备必须经过实验验证，保证切实可行、已获得，以保证营养素能够顺利地添加到食品中。

（7）不得通过相关广告或者产品标签误导和欺诈消费者，不得宣传没有科学依据的营养和保健功能，保证产品的包装绝对正确。

（8）需要保证营养强化食品的价格在消费者的可接受范围之内，不可虚假提高营养强化食品的价格。

（9）对强化营养素必须有一整套测定和水平监控的技术方法。

（10）对食品进行营养素强化必须遵循相关的食品标准和政策法规，并需要指明所添加的营养素种类及名称，该营养素的添加量，以及摄入强化该营养素的食品后将达到怎样的预期效果。

二、强化食品生产的主要技术难题

由于食品加工的复杂化，向食品中进行营养素强化将面临一系列工艺技术难题，下面将介绍食品强化中所面临的主要技术难题。

（一）风味、色泽和质构问题

风味作为食品最主要的特征，很大程度上决定了消费者是否选择购买该产品。食品生产商为了追求营养而牺牲食品的风味是错误的选择。开发无脂食品的失败就是最好的例子。根据一项调查显示，食品的色香味仍然是消费者选择一种食品的最主要因素（90%），第二因素才是食品的营养价值（74%）。因此，食品科研人员在开发营养强化食品时，必须保证该食品原有的风味、色泽和质构基本不受影响或者不能带来不良的风味、色泽、颗粒感、沉淀等问题。

食品的一些物理化学特性，如温度、水分活度、含油量、pH 等都会影响营养素的稳定性和添加要求。此外、食品中的一些主要组分，如蛋白质、碳水化合物、脂肪等，也会影响营养素的稳定性及生物利用率。生物利用率的提高可以更经济地达到强化目标，但是这样的结果往往会导致食品组分间更容易发生相互反应，造成稳定性和感官品质的改变。

对食品进行强化会使食品的感官特性发生严重的变化。对于食品开发人员来说，在保证营养强化剂具有有效生物利用率的同时，保证原有食品的感官和质构特性，是进行食品营养强化的技术难点。例如，一些矿物元素铁、铜等，会催化食品产生一些导致食品腐败变质或者改变食品风味的化学反应，在添加这些矿物元素时，必须加以考虑。又如，一些维生素的添加也会给原有食品带来不良的风味，由于维生素 C 的抗氧化活性较差，极易被氧化，因此，维生素 C 的添加常常会使食品产生褐变反应，改变食品原有的色泽。

（二）营养元素的生物利用率和生物活性

在食品的生产加工、运输销售中，保持强化营养素的生物活性和生物利用率对于强化食品来说是至关重要的。一些维生素的稳定性较差，在整个生产加工，特别是运输保藏过程中极易变化，很难维持其生物活性。例如茶叶中的多酚类物质，在多酚酶存在时或者在空气中极易被氧化，要保证其生物活性和生物利用率就非常困难。

营养素之间的相互作用以及营养素和强化食品中原有组分间的相互反应也是食品营养强化中必须考虑的主要因素。例如，维生素 C 会改善铁的吸收，而铁也会加速食品中维生素 C 的降解，这种降解作用会导致食品的感官特性产生很大的变化。

（三）食品加工和贮藏稳定性

高温往往会破坏维生素的稳定性，而高温不会对矿物质造成影响。对于维生素来说，高温短时的热处理方式最有利于保持其原有的特性。漂白和洗涤往往会导致水溶性维生素的流失。

对于货架较长的食品来说，往往需要额外添加维生素 A 和维生素 C 这类易受外界环境影响的营养素，以保证在货架期的后期，其仍能保证能达到标签中所标注的营养素水平。但是，对于矿物质和某些维生素如维生素 E 和维生素 B_6 而言，在整个货架期中，其稳定性较好，不易发生变化。

保证强化食品中营养素的稳定性是强化食品生产加工和贮藏的技术难点。这需要食品从业人员对原有食品的特性以及所添加的营养素的特性有比较全面的了解，并且在实施强化的过程中，确保营养素各自的特性基本不变，并且在整个货架期内也不发生特性改变。

（四）控制成本

一方面营养强化食品中需添加价格高昂的一种或多种营养素；另一方面，为了保证营养强化食品的货架期以及不改变原有食品的感官特性，需要对营养强化食品的加工工艺做大量的技术研究。这两方面都会导致营养强化食品的成本大幅提升。由于成本的增加必将导致营养强化食品的价格增高，进而降低消费者对营养强化食品的接受程度。为了降低营养强化食品的成本，首先需要开发出价格低廉的营养素或者强化剂，其次才是采用最经济的食品加工工艺方法。

（五）控制质量参数

一些植物性的营养素或者强化食品添加剂的相关工业生产标准还未建立，这些植物性的营养素在植物生长阶段以及加工运输阶段，其化学组成均会受到影响。因此，需要食品研究人员建立相关的质量控制程序来解决这种新型食品强化剂的特有问题。获取一种稳定、可靠、卫生且生物活性标准化的营养强化基料是生产高品质强化食品的前提。

（六）采用新型包装材料

包装的选择主要取决于其使用目的和所包装产品的货架期，与此同时，还需要考虑到产品和所添加的营养强化剂的化学敏感性。例如，含油量较高的食品必须避免与氧气的接触。另外，设计精巧的新型包装材料也是食品生产商和消费者所追求的。为了保护新型的营养强化食品，根据特定营养强化剂的物理化学特性，越来越多的新型包装材料应运而生。

（七）专一性

不同的人群对营养素的需求不同。例如，孕妇在不同孕期需要补充不同种类和数量的微量元素，而老年人则需要补充更多的矿物元素。因此，目前国际上的强化食品市场在开发产品时会按照各种特定人群的需要去对产品进行分类和设计。

（八）功能性组分的释放时间

为了避免某些功能性组分在人体的胃肠道中被破坏，一般考虑用微胶囊技术对营养素进行包裹来控制其释放时间。

（九）正确的标识

营养强化食品要想顺利地在市场上销售，就必须根据所在国家或地区的相关法律法规对所添加的营养素及其功能性进行科学性的说明，并在产品包装上做好相关标识。

对于食品研发人员来说，当进行营养素强化食品的研究与开发时，需要综合考虑以上九个因素。

三、大米的营养强化技术

大米的强化工艺一般分为"外加法"和"内持法"两大类。其中后者是通过某种特殊的加工工艺来保存大米自身某一部分营养素来达到强化的目的，例如，蒸谷米就是采用这种技术生产的一种营养强化大米。本节主要对"外加法"进行简要介绍，即是将营养强化剂配成溶液后，通过吸收或涂抹的方法让米粒吸收，具体可以分为浸吸法、涂膜法、强烈型强化法等。

（一）浸吸法

浸吸法是目前国际上常用的强化米生产工艺，其能够强化的营养素范围较广，既可添加一种营养素，也可添加多种营养素。其生产工艺流程主要由以下步骤构成：浸吸与喷涂、二次浸吸、汽蒸糊化、酸液喷涂及干燥。

（二）涂膜法

涂膜法是通过在米粒表面涂上数层黏稠状物质以生产强化大米的方法。其主要步骤为：首先，对大米进行真空浸吸；然后通过蒸汽对大米进行糊化和干燥；最后，分别通过三次涂膜对大米进行营养强化。

（三）强烈型强化法

强烈型强化法是由我国食品技术人员开发的一种大米强化加工的工艺方法。与前两种方法相比，此方法工艺简单且所需设备的成本较低。在生产免淘洗米时，先将米粒置于强化机中，然后将赖氨酸、维生素 B_1、维生素 B_2 混合溶液加入强化机对米粒进行第一次强化。第一次强化完成后，将米粒置于缓苏仓静置一段时间，在此期间，营养素向米粒背部浸润，促使水分挥发。在进行第二次强化时，将钙、磷、铁等矿物元素加入强化机中，并在米粒表面涂抹一层食用胶，形成防水膜，起到防腐、防虫、防止营养损失的效果。在完成第二次强化后进入第二次缓苏阶段，此后经过筛分，去除碎米，包装后形成强化米产品。

四、面粉的营养强化技术

早在 20 世纪 30—40 年代，为了弥补制粉过程中铁的损失，面粉中铁的强化技术就已经得到了应用。面粉的强化工艺相对比较简单。首先将营养添加剂制成混合物，之所以制成混合物的原因有两个：一是确保各种营养添加剂的浓度精确；二是保证各营养素在强化产品中均匀分布。

面粉的强化工艺安排在磨粉工作完成以后，微量营养添加剂通过一个容量式供料器加入到面粉中。目前最常用的是旋转的螺旋送料器。螺旋杆在装有混合料的箱内旋转，将混合料从一个卸料口挤出。预混合的营养添加物可以直接通过重力或者采用鼓风机的方式添加到面粉中，复合强化添加物和面粉在旋转箱内被充分且均匀地混合，然后从卸料口挤出。螺旋送料器的旋转速度和挤出量可以通过螺旋电机调整，用以调整进料量和旋转转速。

五、玉米面粉与玉米粉的营养强化技术

对于向玉米面粉和玉米粉中添加营养强化剂，不仅需要考虑供料量，还需要考虑营养素在产品研磨加工、贮藏和烹调过程中的损失量。在对玉米面粉和玉米粉进行强化时，既可以单独添加某种营养素，也可以按照一定比例复配多种营养素制成混合物进行添加。预混合营养添加物的添加速率应该适配于玉米面粉和玉米粉在传输带上的传送速率。一般可通过调节供料器来控制速率在 10～60g/100kg 面粉，可采用容量式或者螺旋式自动供料器。当微量营养元素加入后确保其与面粉充分混合且均匀分布。

六、食盐中碘和铁的强化技术

众所周知，碘的缺乏会影响人体的身体和神经发育，导致甲状腺肿大，易导致儿童智力低下，学习能力差。因此，大约从 20 世纪 20 年代开始，世界各国都相继通过立法向食盐中强制性地进行碘的强化。经过多年的研究，碘的强化技术已经非常成熟，但是，由于各国的实际情况不同，碘的强化技术水平还是存在着一些差异。

由于缺铁性贫血的多发，特别是在一些发展中国家如印度，食盐的铁强化技术也开始被大量地进行研究。直到 1992 年，印度科学家发明一种新型的食盐铁强化技术，成功解决了原有食盐铁强化技术所面临的食盐变色问题。该方法采用硫酸亚铁作为铁强化剂，六偏磷酸钠作为螯合剂，按照 100kg 食盐加 0.5kg 六偏磷酸钠、0.5kg 硫酸亚铁的比例配料，相当于终产品中铁的浓度约为 0.5%。此方法采用批式工艺，先将硫酸亚铁和六偏磷酸钠充分混合均匀，再在不锈钢带式混合机中与食盐粉末充分混合 10min 以上，即"干混合工艺"。

七、食糖中维生素 A 的强化技术

食糖作为人类重要的能量来源，在世界上超过 100 个国家生产并食用。维生素 A 缺乏症是世界性的营养缺乏性问题，影响到少年儿童的健康。因此，对食糖进行维生素 A 强化是切实可行的。

食糖中维生素 A 的强化技术主要分为两部分：一是预混合料的配置；二是蔗糖强化工序位点的选择。由于维生素 A 的添加量很少，为了保证其可以被均匀的添加到蔗糖中，一般先将维生素 A 稀释与少量蔗糖中形成一种预混料。预混料制备完成后，可以通过手工操作或自动化操作将预混料添加到蔗糖中。采用手工操作，操作者直接将预混料加入离心机中，但是加量准确性较难控制。采用自动化添加方式，供料器可安排在生产线的不同位点。但是在实际生产过程中，最佳添加位点应该是湿度和温度最低，且靠近包装的位置。

八、食用油脂的营养强化技术

维生素 A 和维生素 D_3 液态混合物常常被添加到油脂中进行强化。在此混合液中，维生素 A 棕榈酸酯和

维生素 D_3 的浓度分别为 300000mg/g 和 2500mg/g。

进行油脂强化的关键步骤是在 45～50℃ 下，向澄清、脱臭的油脂中加入适量的维生素 A 和维生素 D_3 混合液。维生素 A 和维生素 D_3 混合液一般在植物性油脂中的溶解性较好。

为了保证维生素混合液与油脂进行充分的混合，添加强化剂后的油脂需要在带涡轮或者螺旋桨搅拌器的立式罐中充分搅拌。向该系统中加入食品级的抗氧化剂如丁基羟基茴香醚（BHA）/二丁基羟基甲苯（BHT）或其混合物或天然抗氧化剂如维生素 E 后，既可以维持维生素 A 的活性，又可以提升油脂产品的稳定性。维生素 A 强化油脂中的稳定性很大程度上取决于油脂本身的稳定性，在氧化值较高的油脂中，维生素 A 极易氧化失去其活性。为了维持强化油脂中维生素 A 的活性，一般需在包装容器顶端充入氮气，同时采用避光、密封贮存。

九、奶油的营养强化技术

强化奶油的生产一般采用批式或连续式生产工艺。在批式工艺中，根据奶油搅拌罐的加工容积预先确定维生素 A 和维生素 D_3 混合液的添加量，再按 1∶5 的比例与热油充分混合，得到均匀的混合物，再于乳化工艺前加入氢化油脂中。在制造人造奶油时乳化前，一般每吨产品需添加 15～20g 浓度 30% 的油状悬浮液以及 β-胡萝卜素。此做法的好处是一方面赋予人造奶油色泽，另一方面相当于增加了强化产品中维生素 A 的浓度，因为 β-胡萝卜素在一定条件下会转变为维生素 A。

十、大豆油的营养强化技术

我国是大豆种植大国，大豆油也是人们日常生活中时常消费的植物油，因此，对大豆油进行营养强化具有十分现实的意义。大豆油在常温下呈液态，但是在轻度加热条件下极易溶解一些脂溶性维生素如维生素 A、维生素 D 以及维生素 E 等。大豆油的营养强化技术关键是选用合适的强化剂，最好使用已经制备好的油状的营养强化剂预混合料。

十一、液态乳的营养强化技术

牛乳的营养强化工艺较为简单，几乎所有用于向牛乳中添加的维生素和矿物质均具有干粉形式，同时脂溶性维生素强化剂也可能呈油状物形式。

一般来说，向牛乳中添加的营养强化剂不止一种，因此常常预先制备混合料，使各种营养强化剂定量均匀地分布在少量待强化食品的混合物中。根据当地牛乳的物理化学特性、目标人群的营养需求、营养强化剂对牛乳感官特性的影响以及营养强化剂在牛乳加工贮藏过程中的稳定性，牛乳中营养素的添加量有很大差异。

在对液态乳进行强化时，水溶性维生素和矿物质以干粉状形式直接加入液态乳中，而脂溶性维生素则可以干粉或油状形式加入液态乳中。营养素一般在液态乳热处理前加入，即在巴氏消毒或超高温处理工序进行之前加入。对于脂溶性维生素而言，均质非常关键。

十二、乳粉的营养强化技术

乳粉的营养强化技术已经相当成熟，目前市面上的强化产品多种多样。最简单的乳粉强化技术是将维生素和矿物质的粉状混合物直接加入乳粉中，也可以向乳粉中加入油状强化剂，关键是保证其混合均匀。与液态乳不同，乳粉强化剂的加入可以安排在热处理前或后。对于目前比较常见的喷雾干燥脱脂乳粉强化技术，全脂乳粉也采用类似的强化工艺。需要注意的是：热稳定性相对较好的营养强化剂如铁盐、维生素 A、烟酸、维生素 B_{12} 和维生素 D，可以随糖类物质一起在原料乳标准化及配料工序，或者在均质前加入；而那些热稳定性较差的营养强化剂如维生素 B_1、维生素 B_6 和维生素 C，需在喷雾干燥、筛粉、晾粉后于过筛装罐前才能加入产品中。

第五节 保健食品的概念及保健食品的产生和发展

一、保健食品的概念

（一）保健食品的定义

根据 2014 年 12 月 24 日国家卫生和计划生育委员会发布的《食品安全国家标准 保健食品，GB 16740—2014》，保健食品的定义为："声称并具有特定保健功能或者以补充维生素、矿物质为目的的食品，即适用于特定人群使用，具有调节机体功能，不以治疗疾病为目的，并且对人体不产生任何急性、亚急性或慢性危害的食品。"这个概念明确地指出了保健食品既不是一般所谓的食品，但其也绝对不能被当作药品来使用，其与以往的"功能食品""疗效食品""药膳"等食品名称也有显著的区别。药品的定义为：用于预防、治疗、诊断人的疾病，有目的地调节人的生理功能并规定有适应证或者功能主治、用法和用量的物质。常规的食品是指各种能被人体食用并且能够为人体提供能量和营养素的物质。然而，对于某些食品而言，既可以当作食品食用，同时也可以被当作药品使用，即具有"药食同源"属性的物质，如小黄姜、甘草、蒲公英、大枣、蒲公英等，当这类物质被当作食品使用时，并不以治疗疾病为目的。随着食品加工科技的快速发展，许多以营养补充物质制成的制剂，如补锌、补铁、补钙、补维生素制剂等，被大批量地开发生产并投放市场。新的保健食品概念将这类营养补充制剂纳入保健食品的范畴，单以"功能食品"并不能概括此类物质。过去以"疗效食品"来代表保健食品，常常让消费者与药品的概念发生混淆，这就为不法企业误导消费者购买产品带来了可乘之机，损害了消费者的切身利益。而以"药膳"来定义的保健食品，其范畴、加工、使用方法均与具有产业化特征的现代保健食品有着显著的区别。就保健食品而言，其在研发、生产加工、销售、食用和管理方面，均与一般食品和药品有着明显的区别。

（二）保健食品的特性

保健食品的定义主要包含了以下三个要素：①保健食品是属于常规食品的范畴，是常规食品中的一个亚类，其应该具有一般食品所具有的营养功能和感官特性（如色、香、味等）；②保健食品除具有一般食品的特性外，还应该具有第三功能，即一般食品不具有的调节人体生理活动的功能；③保健食品不是药品，不能用来治疗疾病。从保健食品的定义可知，这类物质的本质还是食品，所强调的是其所具有的可以调节人体生理功能的功效成分，但不能作为药品使用，必须注意保健食品不是药品。

（三）一些发达国家关于保健食品的概念

对于保健食品的定义，目前国际上并没有一个统一的标准。目前保健食品在国际上的名称主要有功能性食品、健康食品、绿色食品以及营养增补剂等。

1. 功能性食品

"功能性食品"的概念最初是在 1989 年被日本人提出的，当时日本科学家将其定义为"能充分显示身体的防御功能，调节生理节律，以及预防疾病、促进康复等功能的工程化食品"。在 1990 年，日本厚生省提出将"功能性食品"改为"特殊保健用途食品"。

2. 健康食品

对于"保健食品"，欧洲国家普遍使用"健康食品"这一称谓（德国以前称之为"改善食品"）。在 1982 年，欧洲健康食品制造商协会联合会对健康食品作了有关规定：健康食品的研发必须以保证和增进健康为宗旨，应尽可能地以天然物为原料，必须在遵守健康食品的原则和保证食品质量的前提下进行开发生产。健康食品的特点主要包括：①含有足够的人体所需营养素；②可以用来补充膳食中所缺乏的营养素；③对于特定需要的食品或滋补食品，最好含有特殊的营养成分；④是以增强体质或美容为目的的食品；⑤是以天然原料为基础的并以维持和促进健康为目的的食品。

3. 营养增补剂

美国于 1994 年颁布了《营养增补剂、健康与教育法案》，以此来取代了以前的《健康食品法案》。关于营养增补剂的法规要求为：

①把中草药、植物活性物质与氨基酸、维生素、矿物质等均视为营养素增补剂，可以添加到食品中；

②这类物质只要按照使用说明去食用，必须对人体无毒无害；

③产品可以以任何形式，如片剂、胶囊、粉剂等上市销售；

④在产品说明中可以附有功能性成分说明，但这种说明不能用于疾病的预防、诊断及治疗。

产品在上市前必须提供相关资料证据证明其特有的功能特性，且须经过美国食品与药物管理局的认可。

尽管世界各国对保健食品都有其适合于本国的定义，但是其基本含义是一致的，即保健食品是不同于常规食品又有别于药品的一类具有特殊功能的食品。它们不仅具有一般食品的基本属性（如为人体提供能量和营养物质，具备其特殊的感官特性和安全性等），还应具有调节人体生理活动的功能。与常规药品相比，保健食品不宣传、不追求临床疗效，且对人体不产生毒副作用。"亚健康"的概念第一次被苏联学者 BreckMan 教授提出，即是在人类健康与疾病之间存在着的第三种状态，当第三状态累积到一定程度时，人体就会转变为病态。保健食品的特殊功效即是作用于人体的第三状态，促进机体向健康状态靠近。因此，有以上分析可以看出"保健食品"的称谓与其他称谓相比更为合适。

二、保健食品与普通食品的差异

保健食品作为食品的一个亚类，除应该具有一般食品的特性（既能为人体提供所必需的基本营养素和能量，又具备特定的食品感官功能如色、香、味、形等）外，还应具有一般食品所不具备或者非常有限的能调节人体生理功能的特殊功能。

虽然常规食品也含有一定量的生理活性物质，但是由于其含量较低，进入人体后难以达到调节人体生理功能的所需浓度，因此不能实现对人体生理功能进行有效调节的目的。对于具有调节人体生理功能作用的功能性食品而言，其生理活性物质通过特殊的技术处理达到应有的技术标准，从而具备对人体生理功能进行调节的作用。

普通食品的目标消费群体主要为一般消费者，没有特定的食用范围，但是保健食品的目标消费群体主要是一些特定的人群，其一般有特定的食用范围。虽然随着食品工艺的发展，某些保健食品所适宜的目标消费群体比较广，但是目前市面上还没有一种适宜任何人群的保健食品。

保健食品调节人体生理功能的作用必须是经过大量试验验证的，其具备特定的保健功能，因而同普通食品相比具有特殊性。保健食品的这些特殊功能在经过试验验证后经国家有关部门批准后，可以在其标签、说明书上标注出来，而普通食品不得标注任何保健功能。

保健食品具备双重的产品属性：一是传统的食品属性，如饮料、粥、酒、面糊等；二是新的食品属性，如胶囊剂、粉剂、口服液、休闲食品等。

三、保健食品与药品的差异

尽管世界各国对保健食品还没有一个统一的定义，但对保健食品不等同于药品这一观点却是非常统一的。保健食品与药品的差异主要表现在以下三个方面：

（1）保健食品不能等同于药品，其不具备任何治疗功能，但是可以标注其具有相关的保健功能，对人体的生理功能具有一定的调节作用。

（2）保健食品对于人体必须是无毒无害的，可以长期食用；药品为了满足其治疗功效，一般对人体有固定的毒副作用，在临床应用时需要做必要的取舍，药品应当具有其明确的治疗目的，需在说明书中标明确定的适应证和主治功能，人体服用后可以有不良反应，且须有规定的使用期限，不能长时间食用。

（3）保健食品在某些疾病状态下可以使用，但是不能代替药品的治疗作用。

保健食品还不能以药品名称或是类似于药品的名称来命名，必须按照各国对保健食品命名的规定经过有关部门审查批准后才能确定保健食品的名称，没有获得保健食品批准文号的产品不能进行生产和销售。

表6-2介绍了普通食品、保健食品及医药品在审批单位、批准文号、销售地点、宣传限制和企业认证这五方面的异同。

表6-2　普通食品、保健食品、医药品的主要区别

产品	审批单位	批准文号	销售地点	宣传限制	企业认证
普通食品	国家卫生健康委员会	各级卫食字	食品店	不能宣传功能	—
保健食品	国家市场监督管理总局	国食健字 卫食健字	药店或保健食品商店	可以宣传功能 但不能宣传疗效	GMP
医药品	国家市场监督管理总局	国药准字	药店或医院	可以宣传疗效	GMP

注：GMP是Good Mnufacturing Practice的缩写，译为"良好作业规范"。GMP认证是全面质量管理在制药行业的体现。

四、国家受理的保健食品申报功能范围

国家市场监督管理总局在2018年12月18日颁布了《保健食品原料目录与保健功能目录管理办法》明确规定纳入保健功能目录的保健功能应当符合下列要求：①以补充膳食营养物质、维持改善机体健康状态或者降低疾病发生风险因素为目的；②具有明确的健康消费需求，能够被正确理解和认知；③具有充足的科学依据，以及科学的评价方法和判定标准；④以传统养生保健理论为指导的保健功能，符合传统中医养生保健理论；⑤具有明确的适宜人群和不适宜人群。有下列情形之一的，不得列入保健功能目录：①涉及疾病的预防、治疗、诊断作用；②庸俗或者带有封建迷信色彩；③可能误导消费者等其他情形。与此同时，该管理办法规定任何单位或者个人在开展相关研究的基础上，可以向审评机构提出拟纳入或者调整保健功能目录的建议。国家市场监督管理总局可以根据保健食品注册和监督管理情况，选择具备能力的技术机构开展保健功能相关研究。符合要求的，技术机构应当及时提出拟纳入或者调整保健功能目录的建议。国家市场监督管理总局正在制定最新的《允许保健食品声称的保健功能目录》，并于2019年3月13日发布了《允许保健食品声称的保健功能目录（一）》，后续的相关目录文件会逐步完善并持续性地发布。

五、保健食品的分类方法

（一）按功能分类

保健食品在国家审批、市场销售和经营管理方面一般按照2018年12月18号发布的《保健食品原料目录与保健功能目录管理办法》和2019年3月13日发布的《允许保健食品声称的保健功能目录（一）》中规定的功能进行分类。

（二）按技术分类

根据保健食品的发展历程可以对不同时期开发的保健食品进行分类，同时保健食品的开发技术也可以为保健食品的保健功能提供理论支撑。

第一代保健食品被称为强化食品，其概念为根据人群的不同需要，如为消除营养缺乏症、为特殊人群（孕妇、乳母、婴幼儿等）提供营养支持或者为了提高某地区人群的营养水平，有针对性地将营养补充物添加到食品中去，使该食品的营养素得到强化。这类营养强化食品一般只根据食品中所含有的各类营养素以及所添加的营养补充剂来推断其特定的功能，而这些功能并没有通过相应的药效学试验予以证实。目前，欧美发达国家已经将这类食品归于一般性食品来进行管理。

第二代产品是保健食品的初级阶段，即具备某种调节人体生理功能特性的食品。该阶段的功能性食品须

经过人体及动物试验，证明该产品具备某种特殊的生理调节功能，该阶段的产品更具科学性和真实性。目前我国研发的保健食品主要是第二代产品。

第三代保健食品是保健食品的最高级阶段，即具备相关功能因子或功效成分的保健食品。该阶段的产品不仅需要经过动物及人体试验证明该产品具备某种特殊的生理调节功能，还需要分析具有该功效的相关功能因子，以及该功能因子的微观结构、含量、作用机制、在食品中的稳定性等。目前我国在此阶段的研究还处于初级阶段，产品的功效成分大部分需要依靠从国外进口。发展新技术开发此类产品是保健食品未来研究与发展的主要方向。

（三）按功能因子分类

保健食品中起到调节人体生理功能作用的物质被称作生物活性成分或功能因子等，他们是保健食品对人体生理起调节作用的主要物质。因此可以根据保健食品中的功效成分将其分为功能性碳水化合物、功能性脂类、功能性氨基酸类、功能性多肽类、功能性蛋白质类、功能性维生素及类似物类、功能性自由基清除剂、微量元素类、益生菌类、植物活性成分类等。

（四）按原料来源分类

目前，按原料来源可以将保健食品分为五类：①药食同源类保健食品，药食同源食品的划分是根据原卫生部发布的"卫生部关于进一步规范保健食品原料管理的通知"中公布的《既是食品又是药品的物品名单》，②中药材类保健食品，这类食品的原料主要来源于原卫生部颁布的"卫生部关于进一步规范保健食品原料管理的通知"中公布的《可用于保健食品的物品名单》，均是中药材；③益生菌类保健食品，这类产品的原料主要来源于原卫生部发布的"关于印发菌类和益生菌类保健食品评审规定的通知"中公布的《引用于保健食品的益生菌菌种名单》和《引用于保健食品的真菌菌种名单》；④其他原料类保健食品，如以小黄姜中的姜辣素为原料、以昆虫为原料、以超氧化物歧化酶（SOD）为原料等；⑤利用国内外新原料开发的保健食品等。与此同时，保健食品也可以根据其所用原料的来源划分为植物类、动物类和菌类。

（五）按保健食品的形式分类

按保健食品的形式可以分为酒类、片剂类、粉剂类、胶囊剂类、丸剂类、颗粒剂类、口服液类、饮料类等。

（六）按保健食品的目标消费人群分类

根据保健食品的目标消费人群可将保健食品分为适用于儿童、适用于妇女、适用于中老年人、适用于孕妇、适用于乳母以及适用于免疫力低下的人群等。

六、保健食品的生产和发展

（一）国外保健食品生产和发展概况

德国是对保健食品开发最早的西方国家之一，保健食品最初的生产是由"改善食品"专业生产厂和传统食品生产厂完成的。目前世界上从事保健食品开发的生产厂家近千家，其中20世纪50年代末创建于澳大利亚墨尔本的Swisse公司是世界上知名的生产保健食品的企业之一，其生产研发的产品超过上千种。

美国也是开发保健食品较早的国家之一，目前保健食品生产企业已有600余家，其中有180家较大的批发企业，在市场上销售的产品种类超过15000种，保健食品的年销售量超过500亿美元。

日本的保健食品市场相对于西方国家来说起步较晚，但其是亚洲最早开发保健食品的国家之一，发展速度很快，大有后来居上之形势。目前日本保健食品生产厂家达4000余家，产品有3000余种，市场年销售量达到500亿美元，已经远超德国。目前在日本上市的保健食品种类繁多，主要有蜂王浆、大麦胚芽油、维生素及其制品、小藻球、豆制品、海鱼油、植物蛋白、钙补充剂、软饮料等。

美国、日本、德国、法国等国家在保健食品的开发上投入较大，常常采用重点企业与著名高校联合开发的模式，主要开发第三代产品，拥有非常全面的基础理论知识和成熟的生产技术，因此这些国家在保健食品行业占据了垄断地位。

（二）我国保健食品生产和发展概况

1. 我国保健食品生产和发展概况

"药膳"作为我国最具特色的保健食品，在我国有着悠久的历史，目前以药膳为基本形式开发的保健食品已经从传统保健食品向产业化发展进行重大转变。新型的保健食品产业发展迅速，截至目前，通过国家保健食品 GMP 认证的企业上千家，保健食品的年销售总额超过千亿元。经过国家市场监督管理总（原卫生部）局批准注册的保健食品多达万余种。但是，在多达上千家的保健食品生产企业中，能形成规模的企业很少，其中中小型民营企业占 64%，投资总额超过 1 亿元的企业只占约 2%，大部分保健食品企业的投资额在100 万元以下甚至 10 万元以下。虽然保健食品的产业规模在迅速增长，但是大多数以微小型企业为主，缺乏市场竞争力，并且保健食品市场鱼龙混杂，因此我国的保健食品行业正面临着重新洗牌的考验。

对于我国开发的保健食品种类而言，目前主要以第一代和第二代保健食品为主，很少有第三代保健食品。对于第三代产品开发的基本理论和生产技术相较于西方发达国家还比较落后。为了加速发展我国保健食品的研发技术，尽快追上甚至超过世界先进水平，对保健食品中功能因子的结构和作用机制进行深入研究已经迫在眉睫。

另外，我国目前进口的保健食品多达千余种，在保健食品市场上占有很大比例。因此，我国保健食品具有良好的市场前景，这是由我国人口基数大、社会正在快速进入老龄化、国民的生活水平快速提升从而更加重视身体健康所决定的。

我国保健食品行业虽然在高速发展，但也面临着许多问题，保健食品处于严重的信誉危机中，因此出现了保健食品年销售额逐年下降的现象。我国保健食品目前所面临的问题主要有以下几方面。

（1）企业规模小、生产水平低　目前，我国保健食品生产企业多达千余家，但是企业资产投入超过1000 万元的不足 40%，即大多数企业投入较低，甚至有部分企业的资产投入少于 200 万元。企业生产规模小，产品的研发水平低，产品的质量难以保证。

（2）产品的科技含量低　保健食品的研发技术以及科技含量较低是我国保健食品行业长期处于低水平重复的一个重要原因。我国保健食品企业生产规模小，科技开发人员的比例较低，是制约保健食品健康发展的主要因素。近年来，我国保健食品从业人员超过 600 万人，其中参与科技研究与开发的人员只占 8%，远远低于一般高科技企业中主要科研人员的比例。保健食品企业科研经费的投入也只占销售总额的 2% 左右。多数企业在研发新产品前，没有对目标消费群体做过细致的调查，带有很大的盲目性；同时对产品没有进行必要的基础研究，开发的产品缺乏创新性，大量重复开发，浪费资源，这些都导致了部分保健食品的市场寿命短。对于一些不法企业而言，为了使其开发的保健食品具有与药物相同的治疗效果，在一些保健食品特别是具有减肥功能、辅助降低血压功能和辅助调节血糖功能的产品中加入违禁药物或临床用药，这对消费者的身体健康构成了极大的威胁。根据调查，我国从研究一种保健食品到批准生产，成本为 30 万~50 万元，但规模较小的企业仍没有足够的资金进行投入，因此有些生产商通过在普通食品中加入一些矿物质、维生素或者中草药，未按保健食品的研究程序开发、注册就冠以保健食品的名目投放到市场，造成很多伪劣产品在市场上泛滥。

（3）企业广告投入大，广告宣传违法严重　由于保健食品的高额利润，很多保健食品企业忽略了对产品的研发投入，而陷入了低研发、重广告的恶性循环中。据相关研究调查显示，保健食品企业的广告投入为销售额的 10% 左右，是科研投入的 4~5 倍。许多保健食品的广告夸大其词或者鼓吹产品的药理作用，混淆概念。

2. 我国保健食品产业未来的发展趋势

目前，随着我国国民生活水平的快速提高，人们越来越重视自身的身体健康，这为保健食品的研究与开发提供了巨大的活力，加快了保健食品的发展。同时，消费者对营养和健康的需求逐步体现出科学化、规范化和现代化。消费者从过去单纯地追求补充足够的营养元素逐步发展到追求保健产品的生理调节功能，对产品的功效成分、安全性以及作用机制提出了更高的要求。以天然原料为基础开发的保健食品备受青睐。在目标消费群体方面，保健食品消费市场的目标人群从以往的特殊患病人群、中老年人、孕妇以及儿童逐步转向妇女和年轻人，同时休闲食品的个性化设计也被市场的年轻人所接受。目前在我国保健食品市场上，备受青睐的产品主要有预防某种疾病发生的产品、改善身体功能的产品、辅助降低血脂的产品、辅助降低血糖的产品、辅助改善记忆的产品等。与此用时，功能性饮料和多样化糖果的开发也出现了比较好的市场前景。

目前我国的保健食品原料主要以具有滋补功能的药食两用植物为主，使用比较多的原料主要有枸杞、黄芪、西洋参、茯苓、当归、小黄姜、山楂、山药、决明子等，同时蜂胶提取物、茶树油籽提取物、茶叶提取物、大豆提取物等也得到了比较广泛的应用。然而保健食品未来的发展趋势将趋于细化保健食品的功能来有效地针对不同的目标消费群体，满足消费者的各种需求。在原料方面，提倡使用天然无毒无害的物质，并且不断地丰富原料的来源，同时使保健产品的科技含量得到进一步的提升。消费者也将对保健食品的安全性、功能性方面有更高的要求，具体表现如下。

（1）药食同源类保健食品具有独特的发展趋势　在世界各国都将以治疗为主转向以预防为主的健康理念的驱使下，中华文明几千年传承下来的养生概念"食补防病，病后调理"，得到了世界各国的广泛关注，因此药食同源类保健食品正逐步受到消费者的青睐，这极大地促进了该类保健食品开发技术、生产工艺、基础理论研究的快速发展。

（2）新资源保健食品的大力开发　随着食品科学技术的不断发展，保健食品的新资源原料正在不断的开发，目前保健食品原料的发展已经向昆虫和海洋微生物等方向发展。特别是昆虫资源，其体内含有丰富的蛋白质，并且氨基酸种类齐全，富含丰富的微量元素以及含有微生物活性成分，为保健食品的开发提供了新思路，促进了保健食品的研究与开发。目前我国昆虫类保健食品的研究与开发主要以蚂蚁、蜂蜜、蚕蛹等为原料。此外，由于我国有非常丰富的海洋资源，保健食品原料的开发正在逐步转向海洋类生物，除了目前市场行情较好的深海鱼油外，其他海洋生物如乌贼、海参、软珊瑚等都将成为新型的海洋类保健食品的基础原料。

（3）采用新技术生产　未来保健食品企业的核心竞争力必将是食品科学技术，因此对于保健食品企业而言，只有不断地更新现有技术，提高产品的科技含量，同时注重产品的安全性、功效性，创造新型保健食品开发工艺，开发第三代具备相关功能因子或功效成分的保健食品，才能在保健食品行业中立于不败之地。

（4）对目标消费人群进行细化　随着消费者对保健食品功能性及调节生理功能要求的不断提高，以及消费者健康基础知识的不断丰富，过去那种"包治百病"的、功能定位模糊的保健食品正在逐渐淡出人们的视线。不同年龄、不同性别、不同体质以及不同健康状况的人群对保健食品的需求有极大的区别。目前我国已步入老龄化社会，因此针对老年人开发的保健食品将具有很大的市场潜力。此外，由于我国的膳食结构特点，我国居民在营养结构上缺乏许多微量元素，如钙、铁及多种维生素的摄入量不足，需要通过营养补充才能满足人体的需要，尤其是孕妇、乳母、婴儿、青少年及老年人等特殊人群更需要补充这些微量元素。

第六节　保健食品常用的功效成分

近年来，随着食品科学技术的快速发展，促使食品科学家对食品中的一些生理活性成分或者含有这些成分的原料进行了比较深入的研究，然后通过一些先进的食品加工技术将这些有效成分添加到食品中，研发出了新型的具备调节人体生理功能或预防疾病功效的功能性保健食品。

经过研究，目前保健食品中的活性成分主要有以下几大类：多糖类、低聚糖、氨基酸、多肽、蛋白质、多不饱和脂肪酸、自由基清除剂、维生素类似物、植物活性成分以及益生菌及其制品。本节将对这些保健食品中常用的功效成分的生理调节功能进行简要介绍。

一、多糖类

许多来自于植物、真菌以及微生物的多糖，不仅具有调节人体免疫力的功能，还具有明显的抑制抗肿细胞生长和调节人体血糖水平的功能。

（一）真菌多糖

具有调节人体生理功能的真菌多糖主要可以增强人体免疫力、抑制肿瘤细胞的活性等共同特征，真菌多糖结构上的多羟基基团具有抑制肿瘤细胞活性的功能。真菌多糖抗肿瘤活性的能力主要与其初级结构、分子量的大小、水溶性和空间构象形态等有关。

目前，对真菌多糖的抗肿瘤作用机理的研究尚不明确。至今发现的具有抗肿瘤活性的多糖，只对移植性肿瘤具有较强的抑制作用，但是对原有的肿瘤缺乏明显的作用效应。因此，目前市面上还没有一种比较成熟的真菌多糖类保健食品可以应用于人类肿瘤的治疗上。

目前所研究的具有抗肿瘤活性的真菌多糖主要来源于香菇、灵芝、茯苓、冬虫夏草等，这些多糖的抗肿瘤活性的强弱由于其化学组成和空间结构的不同而存在显著的差异。有些真菌多糖除具有抗肿瘤的活性外，还具有其他功效，如抗衰老、调节血脂、调节血糖水平、抗血栓、保护肝脏等。

（二）植物中的活性多糖

植物中的活性多糖对人体的生理活性具备显著的调节功能和防病作用，因此，其越来越受到消费者的重视。由于其特殊的功能，近几年，越来越多的关于植物多糖的相关研究正在进行或已经发表。常见的植物多糖主要有茯苓多糖、灵芝多糖、香菇多糖、银杏叶多糖、枸杞多糖、茶多糖、魔芋甘露聚糖、海藻多糖、银耳多糖、黑木耳多糖等。

（三）动物中的活性多糖

动物中的活性多糖主要指从动物体内分离提取的且具备多种生物活性的一类多糖，主要有壳聚糖、海参多糖和透明质酸等。壳聚糖可以通过降低血清和肝脏组织中的胆固醇和甘油三酯水平来降低人体的血脂水平，同时其在减肥和预防高血压等方面也具有重要的保健作用；另外，壳聚糖的摄入也可以增强人体免疫力，帮助人体抑制肿瘤细胞的活性，促进人体对大肠杆菌和病毒感染产生非专一性的宿主抵抗性，促进抗体的生成，同时其可以诱导白介素、增殖因子和干扰素的生成，发挥调节人体免疫力的功能。海参多糖可以抑制人体多种肿瘤细胞的活性，并且能够提高机体的免疫能力，改善和增强人体因肿瘤或使用抗肿瘤药物引起的免疫力下降等问题。

一些动物性多糖还具有调节肠道健康、帮助肠道排除毒素，同时抵制重金属对人体的伤害、抗辐射、防龋齿等功能。壳聚糖因其含有碱性的游离氨基酸，因此可以中和胃中的胃酸，在胃中形成一层保护膜，用来辅助治疗胃酸过多或者消化性胃溃疡等疾病。透明质酸可以通过维持皮肤中的水分来保持皮肤的弹性，对皮肤有保湿作用。

二、低聚糖

低聚糖是指由 3~10 个单糖通过糖苷键的作用而形成的低聚合度的糖类，其又被称作寡糖。目前比较常见的功能性低聚糖主要有大豆低聚糖、低聚乳果糖、低聚异麦芽糖、低聚半乳糖、低聚果糖、低聚木糖等。由于人体的小肠没有分解这些低聚糖的酶，因此这些低聚糖进入人体后会保持其原有形式直接进入人体大肠，然后在大肠中被双歧杆菌所利用，促进双歧杆菌在人体中的繁殖，促进人体肠道健康。低聚糖通过促进人体肠道中益生菌的生产繁殖来抑制肠道中腐败细菌的生长，从而减少了肠道中毒素的形成，抑制肠道疾病的产生。低聚糖主要具有以下五种生理功能。

（一）促进双歧杆菌的生长繁殖

人体可以通过摄入低聚糖来促进双歧杆菌的生长繁殖，从而达到抑制有害细菌生长的目的。双歧杆菌通过对低聚糖的发酵，产生短链脂肪酸和一些抗生素，从而抑制一些外源性致病菌和肠道内固有的腐败菌的生长繁殖，降低有毒发酵产物和有害肠道菌的形成，抑制病原菌的生长，降低人体肠道的发病率。同时，低聚糖的发酵产物还可以改善肠道的菌群失调症，提升胃肠道的消化吸收能力，促进体内毒素的排出，增强机体的抵抗力。

（二）抑制肿瘤细胞生长，增强免疫力

由于低聚糖可以被双歧杆菌利用，因此低聚糖的摄入可以促进人体肠道中双歧杆菌的大量生长繁殖，双歧杆菌的细胞、细胞壁成分以及其细胞外的分泌物可以提升机体的免疫能力，从而抑制人体内肿瘤细胞的生长。此外，一些低聚糖对大肠杆菌有较强的抑制作用，从而阻碍人体肠道内病原菌的生长繁殖。

（三）降低人体能量的摄入，调节血糖水平，抑制龋齿的产生

低聚糖作为一种新型甜味剂，其口感柔和，甜度低，人体服用后不会产生大量能量。因此，功能性低聚糖的摄入不仅可以防止那些爱吃甜食的人群发胖，还可以作为糖尿病患者糖的来源。同时，低聚糖由于其结构较为复杂，不能被人体口腔内病原菌所利用，因此可以预防龋齿的形成。

（四）防止便秘

低聚糖在人体肠道中可以被双歧杆菌发酵形成大量的短链脂肪酸，刺激肠道的蠕动，维持肠道中粪便的湿度并保持一定的渗透压，促进人体排便，防止便秘的产生。

（五）合成维生素，促进钙的吸收

双歧杆菌在人体肠道中可以自然合成 B 族维生素如维生素 B_1、维生素 B_2、烟酸、叶酸、维生素 B_6 和维生素 B_{12} 等。在双歧杆菌发酵制品中，乳糖被发酵形成乳酸，不仅解决了乳糖不耐症患者对乳糖的耐受性问题，还增加了水溶性可吸收钙的含量，促进人体对钙元素的吸收，增加乳制品的消化吸收率。同时，低聚糖还可以调节人体胆固醇水平。低聚糖通过促进双歧杆菌在肠道中的生长繁殖，抑制了肠道有害细菌及其分泌毒素的产生，大大地减轻了肝脏分解毒素的负担，从而起到保护肝脏的作用。

三、氨基酸、多肽及蛋白质

人体除了不能合成必需氨基酸以外，在一些特殊的情况下如应激或者疾病状态下，也容易发生一些氨基酸的缺乏症，从而影响人体的健康。这些氨基酸被称作半必需氨基酸或者条件必需氨基酸。同时，近几年，科学家对于多肽和蛋白质对人体的机体调节功能研究也相对较多。下面主要介绍一些正在研究或者已经比较成熟的功能性氨基酸、多肽和蛋白质。

（一）牛磺酸

牛磺酸普遍存在于人体的乳汁、大脑和心脏中，在人体肌肉中的含量最高，主要以游离的形式存在，不参与蛋白质的代谢。

牛磺酸可以促进儿童的生长发育，特别是对婴幼儿的大脑、身高、视力的生长发育起到至关重要的作用。牛磺酸除了可以为人体补充营养外，其还具有比较广泛的药理作用，如调节血压、血脂和血糖水平、增强免疫力、保肝利胆、解热镇痛、抗血小板凝聚等。

（二）褪黑素

褪黑素是色氨酸的衍生物，主要由人体的松果体分泌，其化学名称为 N-乙酰-5-甲氧基色胺。褪黑素具有调节人体生物钟的功能，其在人体中的含量表现为昼低夜高。人体中的松果体通过分泌褪黑素向人体中的各个组织和器官传达指令。褪黑素作为一种激素，其功能不是直接作用于人体，而是通过调节内分泌和自主神经系统来调节人体的各项生理功能。

（三）大豆多肽

大豆多肽为高水溶性物质，其黏度随浓度的升高而变化较小，即便在 50% 的高浓度下也仍具有流动性。大豆多肽因其能够迅速通过小肠黏膜而不经肠道降解，因此其易于被人体消化吸收。由于多肽能够被人体快速吸收，因此其抑制或缩短了体内的"负氮平衡"过程。同时，大豆多肽作为人体中肌肉蛋白的主要来源，可以促进疲劳肌肉功能的快速恢复，增强肌肉的运动能力，加速肌红蛋白的形成。大豆蛋白还可以通过促进

人体能量代谢来促进人体对脂肪的代谢，从而可以帮助人体减肥。同时，大豆蛋白还可以抑制肠道对胆固醇的再吸收，从而降低人体中胆固醇的含量，起到调节血脂水平的作用。大豆蛋白因其低抗原性，使其成为易过敏人群摄入蛋白质类食物的主要来源。

（四）乳铁蛋白

乳铁蛋白主要存在于牛乳和母乳中，是一种天然蛋白质的降解产物。乳铁蛋白可以将铁元素转运到人体肠道中特殊的受体细胞后，再释放出铁，因此其可以增加铁元素在人体肠道中的吸收利用率。乳铁蛋白的生理活性受到多种因素的影响，如盐类、铁含量、pH、抗体或其他免疫物质等。乳铁蛋白中铁的含量对其抑菌效果的强弱起到决定性作用，碳酸盐的存在可以显著增强其抑菌能力，但柠檬酸盐的存在却显著地降低其抑菌能力。此外，乳铁蛋白的抑菌效果在 pH 为 7.4 时显著地高于 pH 为 6.8 时，当 pH 小于 6 时其抑菌作用消失。

（五）免疫球蛋白

免疫球蛋白（Ig）因其具有抗体活性可以与抗原进行特异性结合。主要的免疫球蛋白有以下五种：IgG、IgA、IgD、IgE 和 IgM。其中 IgG 在人体内起主要作用，而分泌型的 IgA 在局部免疫中起主要作用。免疫球蛋白作为人体体液内起免疫作用的主要物质，其可以与抗原特异性结合，从而导致排除或中和毒性等过程的发生，与补体结合后杀死细菌和病毒，因此其可以增强机体的免疫能力。

（六）超氧化物歧化酶（SOD）

超氧化物歧化酶（SOD）按其金属酶的特性主要分为以下三类：铜锌超氧化物歧化酶（Cu/Zn-SOD）、锰超氧化物歧化酶（Mn-SOD）和铁超氧化物歧化酶（Fe-SOD）。

超氧化物歧化酶能够通过帮助机体抵抗自由基的侵害而提高机体对疾病的抵抗能力，提高机体对自由基的清除能力，增强机体对外界环境的适应能力。超氧化物歧化酶具有消炎、抗病毒、抗辐射、抗衰老等作用，可消除机体疲劳，促进人体对大负荷运动的适应能力。目前，对超氧化物歧化酶的研究主要在自身免疫性疾病、心肌缺血、老年性白内障、心血管疾病、肿瘤、病毒性疾病的治疗和预防，以及提高人体寿命等领域，并且已经取得了突破性的进展。

四、多不饱和脂肪酸

目前，功能性油脂主要来源于水生动物油脂、植物油脂以及微生物油脂，油脂中主要的功能性成分为磷脂、功能性脂肪酸、二十八烷醇、角鲨烯等。市面上所销售的功能性多不饱和脂肪酸主要来源于海洋中的动物性油脂，植物性油脂以及微生物油脂的研究与开发还尚待提高。

五、自由基清除剂

人体中的自由基主要来源于新陈代谢中各种生化反应所产生的中间代谢产物，其具有高度的生物化学活性，是人体有效的防御系统，若不能保持其含量在一定水平上，将会对机体的生命活动带来很大的影响。但是，人体中过多的自由基若不能及时排除，将会导致机体中许多生命大分子物质及各种细胞器受到攻击，使机体在分子水平、细胞水平及组织器官水平上遭受各种损伤，加速人体的衰老并导致人体产生各种疾病。

自由基清除剂主要是指能够与自由基进行反应或者能够阻止自由基参与氧化反应的一类化学物质。自由基清除剂主要分为两大类：酶类清除剂和非酶类清除剂。酶类清除剂一般为抗氧化酶，如过氧化氢酶（CAT）、超氧化物歧化酶（SOD）、谷胱甘肽过氧化物酶（GPX）等，而非酶类自由基清除剂主要有黄酮类、维生素 C、维生素 E、β-胡萝卜素、多糖类和还原性谷胱甘肽（GSH）等。

六、维生素类似物

维生素类似物主要是指具有维生素的某些特性，但不是人体所必需的、不能完全符合维生素定义的一类物质。这些维生素类似物大多可以由人体自身合成，不过其合成数量是否能够满足机体所需，要根据机体的健康水平而定。这些物质的补充能够促进机体的某些生命活动。

（一）苦杏仁苷

人们对苦杏仁苷的研究已有两百多年的历史，苦杏仁苷是苦杏仁中主要的有效成分，其在传统中医学中具备祛痰止咳等功效。苦杏仁苷普遍存在于桃、李子、苹果、山楂等多种植物果实的种子中，其在苦杏仁中的含量最高。

但是也有研究表明，苦杏仁苷在酶的作用下被分解形成氢氰酸的同时，也形成苯甲醛，而后者可以抑制胃蛋白酶的活性，从而影响人体的消化功能。

（二）肌醇

肌醇又被称作肌糖或环己六醇，其主要有九种不同的存在形式，但是只有肌型肌醇具有生理活性作用。肌醇是维生素 B 复合体的一种，具有与生物素、维生素 B_1 相类似的作用。

七、植物活性成分

请参考本书第四章相关内容。

第七节　保健食品的安全性评价及保健食品的管理

一、保健食品的安全性评价标准

根据我国 2019 年最新颁布的《保健食品毒理学评价程序（征求意见稿）》，在对保健食品的功能进行评价之前，毒理学评价是必不可少的过程，其可以保证保健食品的食用安全。《保健食品及其原料毒理学评价程序（征求意见稿）》中所规定的主要毒理学实验项目包括急性经口毒性试验、遗传毒性试验、28d 经口毒性试验、致畸试验、90d 经口毒性试验、生殖毒性试验、毒物动力学试验、致癌试验及慢性毒性和致癌合并试验。

在实际操作中，保健食品一般应进行急性经口毒性试验、三项遗传毒性试验和 28d 经口毒性试验。根据实验结果和目标人群决定是否增加 90d 经口毒性试验、致畸试验和生殖毒性试验、慢性毒性和致癌试验及毒物动力学试验。

采用导致物质基础发生重大改变等非传统工艺生产的保健食品，应进行急性经口毒性试验、三项遗传毒性试验、90d 经口毒性试验和致畸试验，必要时开展其他毒性试验。

以普通食品、保健食品原料目录内的物质为原料，仅采用物理粉碎或水提等传统食品生产工艺生产、食用方法与传统食用方法相同，且原料推荐使用量为常规用量或符合国家相关食品用量规定的保健食品，一般可不开展毒性试验。

二、保健食品安全性评价的四个阶段

（一）毒理学评价第一阶段

毒理学评价的第一阶段为急性毒性试验，目的是为了了解保健食品的毒性强度、性质和可能作用的靶向器官，为下一阶段毒性试验提供相关依据，主要包括经口急性毒性试验（LD_{50}）、联合进行毒性试验以及一次最大耐受量试验。根据经口急性毒性试验（LD_{50}）的结果，可以对受试物的毒性进行分级。但是对于很多化学物质而言，其急性毒性虽然不大，但是长期食用会给人体带来一些慢性的危害，特别是一些致癌物质，长期少量的摄入能偶诱发癌症，因此，急性毒性试验不足以对这些化学物质的毒性进行全面性地评价。如 LD_{50} 小于人的推荐（可能）摄入量的 100 倍，则一般应放弃该受试物用于保健食品，不再继续进行其他毒理学试验。

（二）毒理学评价第二阶段

毒理学评价的第二阶段主要包括以下三种试验：遗传毒性试验、28d 经口毒性试验和致畸试验。

遗传毒性试验主要是对食品的遗传毒性和潜在的致癌毒性进行筛选。遗传试验主要是通过原核细胞与真核细胞、体内试验与体外实验相结合的方式来对受试物进行毒理学评价。

28d 经口毒性试验是在急性毒性试验的基础上对受试物的毒性进行进一步的了解，观察其对生长发育的影响，并且可以对其最大无作用剂量进行初步估计。如果受试物需要进行第三、四阶段的毒理学评价试验，即可不进行此项试验。

传统的致畸试验主要是了解受试物对胚胎是否有致畸作用。

（三）毒理学评价第三阶段

毒理学评价的第三阶段为亚慢性毒性试验，主要包括 90d 经口毒性试验、生殖毒性试验和生殖发育毒性试验。

对受试物进行亚慢性试验的目的主要有以下四个：一是确定受试物对动物的毒性作用及其靶向器官，初步确定其最大无作用剂量；二是了解受试物是否能导致生殖功能障碍以及影响胚胎的生长发育；三是为第四阶段慢性毒性试验包括致癌试验的剂量选择提供依据；四是评价受试物能否用于食品。对受试物进行代谢试验主要是对其在体内的代谢过程做出正确评价，为确定受试物的毒性作用性质和程度提供科学依据。

（四）毒理学评价第四阶段

毒理学评价的第四阶段为慢性毒性和致癌试验。其目的主要是了解受试物长期作用于动物后的毒性作用，特别是进行性或不可逆的毒性作用，以及其致癌作用，最后确定其最大无作用剂量，为受试物是否能应用于保健食品中做最终评价。

三、保健食品安全性评价的原则

（一）毒性试验原则

在对保健食品进行研究与开发的过程中，必须严格遵守保健食品的毒性试验原则，确保保健食品的安全性。其具体原则如下。

（1）以普通食品和原卫生部公布的"既是食品又是药品的物品""引用于保健食品的物品""引用于保健食品的益生菌菌种"以及"引用于保健食品的真菌菌种"以外的动植物或其提取物、微生物、化学合成物质为原料的保健食品，应对该原料及其所生产的保健食品分别进行安全性评价。原则上必须进行第一、二阶段的毒理学评价试验，必要时应该进行第三、四阶段的毒理学评价试验。

（2）以传统食品生产加工工艺进行生产且食用方式相同的保健食品，一般不需要进行毒理学评价试验。

（3）用水提物配制生产的保健食品，如果其用量未超过常规用量，且其不具有不安全性，一般不需要进行毒理学评价试验。但是，当其用量超过常规用量时，需对其进行经口急性毒性试验、遗传毒性试验、28d 经口毒性试验，必要时还应对其进行致畸试验。

（4）用水提物以外的原料配制生产的保健食品，如果其使用量未超过其常规用量时，应对其进行急性毒性试验和遗传毒性试验。如其使用量超过其常规用量时，需对其进行 28d 经口毒性试验，必要时还应对其进行致畸试验和第三阶段毒理学评价试验。

（5）用原卫生部所规定的营养强化剂或补充剂为原料生产的保健食品，如其原料来源、生产工艺和产品质量均符合国家有关要求，一般不需要进行毒理学评价试验。

（二）需进行第一、二阶段毒理学评价试验的保健食品

（1）以国内外均未有食用历史的原料生产的保健食品，应对其进行四个阶段毒理学评价试验。

（2）以仅在世界少数国家或地区有食用历史的原料生产的保健食品，原则上应对其进行第一、二、三阶段毒理学评价试验，必要时需对其进行第四阶段毒理学评价试验。

（3）根据相关文献资料，未发现有毒性或毒性极低且不至于对人体健康构成威胁的物质，以及已经有

较大数量人群食用历史的物质等，可以先对其进行第一、二阶段毒理学评价试验，经初步评价后在确定是否需要进行后续阶段的毒理学评价试验。

（4）凡是以已知的化学物质为原料生产的保健食品，国际上已对其进行过相关的系统性毒理学评价，同时又能证明我国产品的质量规格与国外产品一致的，原则上可以对该化学物质进行第一、二阶段毒理学评价试验，如果试验结果与国外一致，不需要对其进行进一步的毒理学评价试验，若结果不一致，则需对其进行第三、四阶段毒理学评价试验。

（5）在国外多个国家和地区广泛使用的原料，在提供安全性评价资料的基础上，只对其进行第一、二阶段毒理学评价试验，根据试验结果再确定是否对其进行进一步的毒理学评价试验。

（6）以原卫生部规定的允许使用的动植物或其提取物或微生物为原料的保健食品，应对其进行急性经口毒性试验、遗传毒性试验和28d经口毒性试验，必要时需对其进行致畸试验和第三阶段毒理学评价试验。

（7）针对不同人群和不同功能的保健食品，必要时应对其进行敏感性试验。

四、保健食品的管理

2016年7月1日，我国颁布了《保健食品注册与备案管理办法》，此办法对保健食品的审批、生产经营、商品标签、说明书、广告宣传以及保健食品的监管等各个方面做出了规范要求。2005年7月1日，国家食品药品监督管理局发布了有关《保健食品申报与审评补充规定（试行）》，该规定明确地指出了保健食品的申报功能，主要有27种，见表6-3。我国国家市场监督管理总局分别于2018年12月19日和2019年8月2日发布了《中华人民共和国食品安全法》和《保健食品原料目录与保健功能目录管理办法》，目前我国保健食品的管理主要依据以上两部法令来执行。

表6-3　国家食品药品监督管理局规定的保健食品申报功能

保健功能	适宜人群	不适宜人群
增强免疫力	免疫力低下者	
抗氧化	中老年人	少年儿童
辅助改善记忆	需要改善记忆者	
缓解体力疲劳	易疲劳者	少年儿童
减肥	单纯性肥胖人群	孕期及哺乳期妇女
改善生长发育	生长发育不良的少年儿童	
提高缺氧耐受力	处于缺氧环境者	
对辐射危害有辅助保护功能	接触辐射者	
辅助降血脂	血脂偏高者	少年儿童
辅助降血糖	血糖偏高者	少年儿童
改善睡眠	睡眠状况不佳者	少年儿童
改善营养性贫血	营养性贫血者	
对化学性肝损伤有保护功能	有化学性肝损伤危险者	
促进泌乳	哺乳期妇女	
缓解视觉疲劳	视力易疲劳者	
促进排铅	接触铅污染环境者	
清咽	咽部不适者	
辅助降血压	血压偏高者	少年儿童

续表

保健功能	适宜人群	不适宜人群
增加骨密度	中老年人	
调节肠道菌群	肠道功能紊乱者	
促进消化	消化不良者	
通便	便秘者	
对胃黏膜有辅助保护功能	轻度胃粘膜损伤者	
祛痤疮	有痤疮者	儿童
祛黄褐斑	有黄褐斑者	儿童
改善皮肤水分	皮肤干燥者	
改善皮肤油分	皮肤油分缺乏者	
营养素补充剂	需要补充者	

资料来源：王宇鸿，张海，《食品营养与健康》，2008。

从 2004 年起，我国就有国家食品药品监督管理局对保健食品进行管理，国家食品药品监督管理局对国产保健食品批准的文号格式为：国食健字（G）+4 位年份号+4 位顺序号；对进口保健食品的批准文号为：国食健字（J）+4 位年份号+4 位顺序号。此外，由原卫生部制定的有关保健食品的标签规定继续使用，保健食品的批准证书的使用有效期为 5 年。保健食品的批准证书期满需延长其使用期的，申请人应当在有效期届满前 3 个月进行申请再注册。

申请人在申报保健食品前，应对其进行安全性毒理学评价试验、功能性评价试验（营养补充剂除外）、稳定性试验、卫生学试验、功效成分鉴定试验等。根据产品的原料和功能特性，有时还需要对产品进行激素、兴奋剂检测、菌株鉴定试验、原料品种鉴定试验等。

国产保健食品的申请者需要将其产品送到国家卫生健康委员会认定的保健食品功能检验机构进行各种保健食品功能性检验，并且到个省级疾病预防控制中心或卫生监督所进行卫生学、稳定性、毒理学、功效成分鉴定试验。其他需要检测的项目可以到国家卫生健康委员会认定的保健食品相关产品检验机构进行。

目前我国对保健食品的管理审批机构为国家市场监督管理总局，该部门对保健食品主要实行审批制度。保健食品申报企业应该按要求提供其产品的相关证明材料，并符合《保健食品注册与备案管理办法》《保健食品注册检验复核检验管理办法》《保健食品检验与评价技术规范》《保健食品注册审评审批工作细则》等规章、规范性文件的规定。在通过行政审查后，进行技术审评，取得评审意见后进行修改。国家市场监督管理总局对审查合格的保健食品发给《保健食品注册证书》，该证书的有效期是 5 年。

五、保健食品的申报

（一）保健食品的申报范围

用于申报保健食品的产品必须具有以下三种属性：一是食品属性；二是功能属性；三是非药品属性。保健食品应该具有特定的保健功能且应适合特殊的人群食用，而不以治疗疾病为目的。

除了那些具有特殊的保健功能的食品可以申报保健食品外，营养素类产品也被纳入保健食品的申报范畴，其被称为营养补充剂，例如以矿物质或维生素为主要原料的产品，或以为人体补充营养素为目的的产品，也可以进行保健食品的申报。

（二）保健食品申报所需的相关证明材料

1. 国产保健食品申报所必需的相关证明材料

①保健食品注册申请表，以及申请人对申请材料真实性负责的法律责任承诺书；

②注册申请人主体登记证明文件复印件；

③产品研发报告，包括研发人、研发时间、研制过程、中试规模以上的验证数据，目录外原料及产品安全性、保健功能、质量可控性的论证报告和相关科学依据，以及根据研发结果综合确定的产品技术要求等；

④产品配方材料，包括原料和辅料的名称及用量、生产工艺、质量标准，必要时还应当按照规定提供原料使用依据、使用部位的说明、检验合格证明、品种鉴定报告等；

⑤产品生产工艺材料，包括生产工艺流程简图及说明、关键工艺控制点及说明；

⑥安全性和保健功能评价材料，包括目录外原料及产品的安全性、保健功能试验评价材料、人群食用评价材料，功效成分或者标志性成分、卫生学、稳定性、菌种鉴定、菌种毒力等试验报告，以及涉及兴奋剂、违禁药物成分等检测报告；

⑦直接接触保健食品的包装材料种类、名称、相关标准等；

⑧产品标签、说明书样稿，产品名称中的通用名与已注册的药品名称不重名的检索材料；

⑨3 个最小销售包装样品；

⑩其他与产品注册审评相关的材料。

2. 进口保健食品申报所必需的相关证明材料

申请首次进口保健食品注册，除提交国产保健食品申报所需的相关证明材料外，还应当提交下列材料：

①产品生产国（地区）政府主管部门或者法律服务机构出具的注册申请人为上市保健食品境外生产厂商的资质证明文件；

②产品生产国（地区）政府主管部门或者法律服务机构出具的保健食品上市销售一年以上的证明文件，或者产品境外销售以及人群食用情况的安全性报告；

③产品生产国（地区）或者国际组织与保健食品相关的技术法规或者标准；

④产品在生产国（地区）上市的包装、标签、说明书实样。

由境外注册申请人常驻中国代表机构办理注册事务的，应当提交《外国企业常驻中国代表机构登记证》及其复印件；境外注册申请人委托境内的代理机构办理注册事项的，应当提交经过公证的委托书原件以及受委托的代理机构营业执照复印件。

随着我国国民经济的快速发展，我国的保健食品行业也在迅速崛起，但是我国保健食品行业由于食品研发技术上的落后，主要还是以第一、二代保健食品为主，对第三代保健食品的研究与开发还有很大的进步空间。我国正处在从第一、二代保健食品向第三代保健食品转型的过程中，随着现代生物技术和基因工程技术的快速发展，保健食品的技术含量日益提高。据统计，在我国几个主要一线城市，如北京、上海、广州、深圳等，有超过80%的儿童、60%的中老年人和35%的年轻人正在使用不同类型的功能性保健食品（2019年数据）。保健食品生产企业、保健食品的品种数量以及保健食品的年产值正在迅速增长。

第八节　益生菌及其发酵制品

近年来，随着在食品科学领域中对有益于人体的微生物及其制品研究的快速发展，推动了益生菌类功能性食品的研发与生产。所谓的益生菌即是对摄入足够数量将促进人体身体健康的微生物的统称，常见的益生菌主要有三个大类：双歧杆菌类、乳杆菌类和革兰阳性球菌类。根据现有的研究发现，益生菌及其发酵制品具有多种可以调节人体功能向良好方向发展的功能，益生菌的摄入可以通过调节人体肠道菌群来改善人体的胃肠道功能，提高人体的免疫力。

益生菌通过对乳制品的发酵使乳糖转变为乳酸，同时使蛋白质发生水解，还提高了可溶性微量元素如钙、磷以及某些 B 族维生素的含量。另外，益生菌及其代谢产物可以通过促进人体消化酶的分解和肠道的蠕动来促进人体对食物的消化吸收。由于发酵乳制品中的部分乳糖被转化为了乳酸，因此患有乳糖不耐症的患者可以食用发酵型乳制品而不会导致胀气、腹泻及呕吐的症状。

益生菌通过其自身代谢产物在人体肠道中的作用，以及与肠道中其他细菌的相互作用，促进肠道中微生物趋于平衡，为人体肠道提供一个稳定的环境，保证了人体肠道的健康。由于益生菌在人体肠道中可以发酵糖类使其转化为醋酸和乳酸，因此可以抑制人体肠道中病原性微生物生长繁殖。与此同时，这些发酵产生的有机酸能促进人体的胃肠道蠕动，帮助人体排便，双歧杆菌的生长还可以提高人体大便的湿度，从而防止便秘的产生。

在提升人体免疫力方面，益生菌中的乳酸菌和双歧杆菌类及其代谢产物可以促进干扰素和促细胞分裂素的产生，从而使免疫细胞活化，增加免疫球蛋白的产生，提高人体免疫力、抑制肿瘤细胞的繁殖分化。此外，益生菌还可以调节人体的胆固醇水平，抑制人体高脂血症的产生，同时降低冠状动脉硬化和冠心病的发生率。

目前市面上销售的益生菌产品主要是益生菌类的酸乳、配方乳及饮料等。随着保健食品研发技术的快速发展，一些益生菌类的口服剂、片剂、胶囊剂、粉末剂等也在被逐渐推向益生菌类保健食品市场。

❓ 思考题

1. 食品营养强化的基本准则有哪些？
2. 请简述保健食品安全性评价的四个阶段。

参考文献
REFERENCE

[1] 曹劲松，王晓琴. 食品营养强化剂 [M]. 北京：中国轻工业出版社，2002.
[2] 王宇鸿，张海. 食品营养与健康 [M]. 北京：化学工业出版社，2008.
[3] 孔祥臣. 保健食品 [M]. 武汉：武汉理工大学出版社，2013.

第七章

CHAPTER

07

人群营养

掌握内容：能够根据各类人群（孕妇、乳母、特殊年龄人群、运动员、素食人群、特殊环境人群）的营养需求，提出膳食评价、建议或改善措施。

熟悉内容：熟悉各个年龄段，尤其是特殊生理状态下人群（婴幼儿、老年人、孕妇、乳母、运动员、素食者）营养膳食需求。

了解内容：了解各类人群（孕妇、乳母、特殊年龄人群，运动员、素食人群、特殊环境人群）的生理状况、特点和营养状况。

第一节　孕妇和乳母的营养与膳食

妇女在妊娠和母乳期间由于生理的变化必须从膳食中摄取足够的营养物质以满足其自身和胎儿的需求。当孕妇营养不良、缺少足够的营养储备时，胎儿要吸收母体供给自身的营养物质如蛋白质、钙、铁、锌等，导致孕妇发生营养缺乏症，容易引起流产、死胎和畸胎，还会增加新生儿的患病率和死亡率。据统计，我国新生儿出生缺陷率达 4%~6%，而其中大部分与妊娠期营养不良相关。同时，婴儿出生体重与母亲膳食中热量、蛋白质、脂肪、碳水化合物、铁、钙等营养素的摄入量呈正相关。掌握孕妇生理特点以及营养需求，即可以为孕妇提供充足的膳食营养支持，也有利于胎儿的生长发育，缓解孕妇的妊娠反应。

一、怀孕期间身体的变化

（一）妊娠期体重

怀孕期间需要增重来满足孕妇以及胎儿营养需求。孕妇体重在怀孕期间的增重以及分配为（图 7-1）：总体重增加为 10~13kg，妊娠期前 20 周增重 3~4kg，后 20 周 6~8kg，胎儿质量约为 3kg，胎盘及羊水等约为 2kg，其余为血液、细胞外液、脂肪等其他物质的质量。妊娠期间体重过低或过高都会对孕妇与胎儿造成不良影响，理想体重增长范围应与孕妇在妊娠前的身高体重成正比。

若怀孕期间增重过量，其潜在后果包括：妊娠期糖尿病和葡萄糖耐量降低，以及妊娠相关性高血压，增加分娩过程中并发症的风险，孕后体重难以恢复，泌乳能力下降和产后抑郁。产后体重增加使女性进入更高的 BMI 类别，从而增加女性患心血管疾病、2 型糖尿病的风险。

（二）消化系统

孕妇的消化系统在妊娠期间会发生变化，引起孕妇呕吐、食欲不振、恶心、肠胃蠕动速度减慢，称为早孕反应。同时子宫的增大压迫周围的消化器官导致孕妇常出现消化不良的症状。妊娠早期，约 50% 的妇女出现早孕反应，高峰期在 8~12 周，于妊娠 12 周左右自动消失。早孕反应具体表现为：晨起呕吐、食欲不振，恶心，肠蠕动减弱，肠胃胀气，胃排空及食物在肠道停留时间延长；孕妇出现饱胀感及便秘，孕期消化液和消化酶分泌减少。有很多孕妇喜欢吃酸食，这是由于胎盘在妊娠期间分泌的激素会抑制胃酸的分泌，多吃酸食会有效促进胃腺分泌胃酸，提高消化能力，促进食欲。对于某些营养素如钙、铁、维生素 B_{12}、叶酸等，吸收率会增加。

（三）泌尿系统

妊娠期间，孕妇需要排出自身以及胎儿的代谢物，所以肾小球的过滤功能相应增强，肾脏负担增加。尿中的蛋白质代谢物，如尿素、尿酸量会增加，尿中排出的水溶性维生素和各类营养物质也会增加（如葡萄糖、碘、氨基酸等）。但是孕妇需要大量的钙来供胎儿骨骼发育，所以尿液中钙的排出量会相应减少。

（四）血液循环系统

整个妊娠期中，孕妇的血容量随着妊娠月份的增加而增大，在 28~32 周时达到峰值，最大量可达到 50%（1.3~1.5L），平均增量为 30%~40%。与此同时红细胞和血红蛋白量也在增加，在分娩时达到最大，

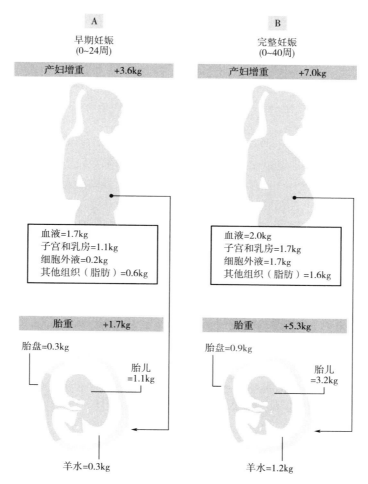

图 7-1　自最近一次月经期以来妊娠期增加体重的分布

A—代表早期（0~24 周）　　B—整个妊娠期总重增加（0~40 周）

约为 20%。但血浆增加量约为红细胞增加量的两倍，所以会引起贫血。不过相比较孕前，血红蛋白虽然浓度下降但是总量却有上升。

（五）水，电解质

妊娠期间，母体会储存大量的钠离子，一部分供给胎儿发育，另一部分分布在母体细胞外液中，所以母体的水分也大量增加，水含量为 6.5~7kg，为总体重增加量的 60% 左右。其中水的分布主要包括：母体血浆约 1.3kg，胎儿、胎盘以及羊水约 2.0kg，子宫和乳房约 0.7kg，组织间液约 2.5kg。

二、孕妇的营养与膳食

孕妇是指处于妊娠特定生理状态下的人群，孕期妇女通过胎盘为胎儿生长发育提供营养，经过 280d，将一个肉眼看不见的受精卵孕育成体重约 2.3~5.0kg 的新生儿。与非妊娠期同龄女性相比，妊娠期妇女的膳食应在非孕妇女的基础上，根据胎儿生长发育及孕妇本身生理和代谢的变化进行调整。

近年来研究证实，低出生体重与成年后高血压、糖耐量低、高胰岛素血症、冠心病发病率升高相关，而低出生体重与孕妇体重、身高不足，孕期蛋白质和能量摄入失衡、孕期贫血、吸烟和酗酒等都息息相关。

（一）孕妇膳食营养素参考摄入量

孕期总能量、碳水化合物、蛋白质、脂肪的摄入量与新生儿出生体重呈正相关。对于营养不良的妇女，给予蛋白质-能量平衡的膳食可降低死胎、低出生体重和早产的风险。孕期多种微量元素缺乏（如铁、锌、碘等）增加胎儿发育不良，甚至死胎的风险。

1. 能量

根据原卫生和计划生育委员会发布的《中国居民膳食营养素参考摄入量　第1部分：宏量营养素》（WS/T 578.1—2017）中国居民膳食能量需要量（EER），相较于非孕女性，孕妇在孕中期和孕后期能量摄入量应分别增加300kcal/d和450kcal/d。

2. 蛋白质

在妊娠期间补充足够的蛋白质对于孕妇增强自身免疫力、胎儿发育以及稳定孕妇情绪、助眠都至关重要。乳清蛋白中含大量免疫球蛋白、乳铁蛋白及多种生物活性蛋白等免疫物质，能有效促进体液免疫和细胞免疫，从而增强孕妇对疾病的抵抗力，还可通过胎盘传递给胎儿，提高胎儿的先天免疫力。孕期器官和组织中的蛋白质代谢较为旺盛，蛋白质的消耗增多。营养缺失造成的流产，主要是缺失的是蛋白质。

妊娠期间母体及胎儿生长蛋白质需求量总计925g，近半数在胎儿体内。在孕早期，蛋白质推荐摄入量（RNI）为55g/d；孕中期，蛋白质RNI为70g/d，孕晚期，蛋白质RNI为85g/d。

3. 脂类

脂肪是妊娠早期妇女体内不可或缺的营养物质。在妊娠过程中，脂肪的含量变化很大，总共增量为2~4kg。脂肪供胎儿组织形成，胎儿体内脂肪占胎儿自重的5%~15%，胎儿脑部脂质的质量约为脑干重的50%~60%。亚油酸、亚麻酸都是人体必需脂肪酸（仅存在于大豆油、亚麻籽油、低芥酸菜籽油中），在体内，亚油酸和α-亚麻酸可以分别衍生为花生四烯酸（ARA）及二十二碳六烯酸（DHA），后两者同时也是胎儿、婴儿的条件必需脂肪酸，是胎儿、婴儿脑及视网膜的结构和功能脂肪酸。孕期到达20周，胎儿脑细胞分裂开始加速，脑细胞、髓鞘、脑细胞壁的成长发育需要磷脂。脑和视网膜中主要是长链多不饱和脂肪酸如ARA、DHA，这些都是脑磷脂合成和视网膜正常发育所必需的物质。在孕26~42周，胎儿大脑、视网膜中长链多不饱和脂肪酸随胎龄而增加，其中DHA增加最显著。若缺乏脂类，胎儿脑细胞的增殖分裂将变缓，推迟。同时脂肪可用于固定子宫于盆腔中央，利于安胎，并协助脂溶性维生素的吸收。

根据《中国居民膳食营养素参考摄入量　第1部分：宏量营养素》（WS/T 578.1—2017）建议，由于怀孕期间血脂含量大于非孕状态，所以脂肪摄入也不应过高，一般占全天摄入总能量的20%~30%，还要保证一定比例的植物油。其中饱和脂肪酸、单不饱和脂肪酸、多不饱和脂肪酸（n-6，n-3）的摄入能量在全天摄入总能量中的占比分别为：<10%、2.5%~9.0%和0.5%~2.0%。亚麻油、花生油、动物油脂是供给脂肪的最好来源，摄入脂肪时最好是动物油和植物油搭配摄入。妊娠期间肠道吸收脂肪的能力加强，血脂增高。

4. 碳水化合物

根据《中国居民膳食营养素参考摄入量　第1部分：宏量营养素》（WS/T 578.1—2017）建议，孕妇的碳水化合物摄入能量占总能量的50%~65%，摄入量约为130g。近期研究表明，碳水化合物摄入量低的孕妇与正常碳水化合物摄入量的孕妇相比，生出具有神经管缺陷的婴儿的概率要多30%。这些缺陷包括脊柱裂（脊柱和脊髓畸形）和先天性无脑（大脑和颅骨部分的缺失）。因为限制碳水化合物摄入的女性，其叶酸摄入量也会比其他女性要少，而叶酸是一种将新生儿神经管缺陷的风险降低的重要维生素。

5. 矿物质

（1）钙　钙是孕妇需要补充的一种非常重要的营养素，它对胎儿骨骼和牙齿的构成十分重要。孕期妇女对钙的吸收远远大于非孕时期。整个妊娠过程中储钙量为50g左右，20g左右储存于母体用于后期哺乳，胎儿发育需要25~30g钙。胎儿所需的钙都来自母体，为了保证胎儿能够获取足够的钙，胎盘会逆浓度差对钙进行转运。若钙摄入不足，会导致孕妇骨质疏松和胎儿先天佝偻病概率上升。据调查显示，我国孕妇钙食用量为每天500~800mg/d。

尽管妊娠期钙代谢发生适应性变化，孕妇可通过增加钙的吸收率来适应钙需要量的增加。根据《中国居民膳食营养素参考摄入量　第2部分：常量元素》（WS/T 578.2—2018）以及《孕期妇女膳食指南》建议，孕中期妇女钙的RNI为1000mg/d，孕晚期为1000mg/d（维持母体钙代谢需要300mg/d，食物钙吸收率30%

左右）。

（2）铁　随着母体血容量和血红蛋白的增加，使铁的需求量增加（红细胞增加需要450mg，其余在胎盘和胎儿体内）。孕期母体体内铁储备量为1000mg，胎儿体内有300mg。分娩会导致铁损失量达到80%，仅有200mg左右保留在母体内。所以孕期妇女要保证铁的摄入充足，来供给孕妇和胎儿的需要。

根据《中国居民膳食营养素参考摄入量　第3部分：微量元素》（WS/T 578.3—2017）建议，孕妇孕早期铁的适宜摄入量（AI）为20mg/d，孕中期为24mg/d，孕晚期为29mg/d，可耐受最高摄入量（UL）为42mg/d。孕妇应多吃含铁量丰富的食物，如动物肝脏、海产品、动物血、瘦肉、坚果、豆制品都是铁的良好来源。在妊娠后期，主要以硫酸亚铁为补充剂。

（3）碘　由于甲状腺功能旺盛，孕妇对碘的需求大于非孕状态女性。碘缺乏会导致甲状腺功能减退，降低新陈代谢，以至于影响胎儿的营养摄入。

根据《中国居民膳食营养素参考摄入量　第3部分：微量元素》（WS/T 578.3—2017）建议，孕妇在孕期的碘摄入量应在230μg/d，UL为600μg/d。为了预防碘缺乏症状的泛滥，我国采用加碘盐来提高居民的碘摄入量，目前效果显著。在妊娠期间，多食用含碘高的食物如海带、紫菜等，同样可以改善缺碘的状况。

（4）锌　锌的摄入可预防胎儿天生畸形，妊娠期间留在胎儿和母体内的锌总量为100mg，半数以上储存在胎儿体内。由于母体和胎儿之间锌的运输是逆浓度差主动转运（转运量为0.6~0.8mg/d），所以孕期妇女体内锌的比例随着时间不断下降，在产前降至65%。

根据《中国居民膳食营养素参考摄入量　第3部分：微量元素》（WS/T 578.3—2017）建议，孕妇在孕期的锌摄入量应在9.5mg/d，UL为40mg/d。锌的主要来源是动物性食物，如牡蛎、虾、鲫鱼、牛肉、猪肝等。

6. 维生素

（1）维生素A　维生素A缺乏会导致胎儿发育迟缓，低出生体重。摄入过量会导致流产和胎儿先天性缺陷。根据《中国居民膳食营养素参考摄入量　第4部分：脂溶性维生素》（WS/T 578.4—2018）建议，怀孕中晚期维生素A的RNI为770μg RAE/d，UL为3000μg RAE/d。其主要食物来源是蛋黄、胡萝卜、动物肝脏等。

（2）维生素D　维生素D主要用来维持细胞内、外钙浓度，支持胎儿骨骼、牙齿的生长，促进钙的吸收、转化和利用。孕期维生素D缺乏会导致胎儿钙代谢紊乱、新生儿手足抽搐、牙釉质发育不良和母体骨质软化。根据《中国居民膳食营养素参考摄入量　第4部分：脂溶性维生素》（WS/T 578.4—2018）建议，孕期维生素D的RNI为10μg/d，UL为50μg/d。

（3）维生素K　维生素K与血凝有关，若维生素K含量下降，凝血会受影响。维生素K缺乏常见于服用阿司匹林，抗癫痫药等维生素K抑制者和早产儿（维生素K不易通过胎盘，胎儿肝储量少）、新生儿（肠道无法有效合成维生素K）。根据《中国居民膳食营养素参考摄入量　第4部分：脂溶性维生素》（WS/T 578.4—2018），孕期维生素K的AI为80μg/天。

（4）维生素B_1　维生素B_1缺乏会影响肠道功能。由于早孕反应，营养摄入不足导致维生素B_1缺乏，因此肠道功能降低，进而加重早孕反应。根据《中国居民膳食营养素参考摄入量　第5部分：水溶性维生素》（WS/T 578.5—2018）建议，孕早期、中期和晚期维生素B_1的RNI分别为1.2、1.4和1.5mg/d。

（5）维生素B_2　维生素B_2不足与缺铁性贫血有关。根据《中国居民膳食营养素参考摄入量　第5部分：水溶性维生素》（WS/T 578.5—2018）建议，孕早期、中期和晚期维生素B_2的RNI分别为1.2、1.4和1.5mg/d。

（6）维生素B_6　维生素B_6可用于辅助缓解早孕反应和预防妊娠高血压。根据《中国居民膳食营养素参考摄入量　第5部分：水溶性维生素》（WS/T 578.5—2018）建议，孕期维生素B_6的RNI为2.2mg/d。

（7）叶酸　叶酸是很重要的一种B族维生素，对于妊娠结局有着很重要的作用。叶酸摄入不足与低出生体重、胎儿神经管畸形相关。根据《中国居民膳食营养素参考摄入量　第5部分：水溶性维生素》（WS/T

578.5—2018）建议，孕期叶酸的 RNI 为 600μg/d。富含叶酸的食物包括动物肝脏、豆类、酵母、深绿色叶菜、水果及坚果类。由于食物叶酸的生物利用率较低，所以除常吃含叶酸丰富的食物外，还应口服叶酸补充剂 400μg/d 以满足需要。

（二）孕妇的膳食原则

妊娠期妇女的膳食应在非孕妇女的基础上，根据母体生理及代谢的变化和胎儿的发育速度进行调整。孕期妇女的膳食应是由多样化食物组成的营养均衡膳食，除保证孕期的营养需要外，还潜移默化地影响日后较大婴儿对辅食的接受和后续多样化膳食结构的建立。与此同时，良好健康的生活习惯对于妊娠的成功、提高生育质量同样至关重要。

《中国居民膳食指南（2016）》对孕期妇女在一般人群膳食指南的基础上补充以下内容：

（1）补充叶酸，常吃含铁丰富的食物，选用碘盐。

（2）孕吐严重者，可少量多餐，保证摄入含必要量碳水化合物的食物。

（3）孕中晚期适量增加奶、鱼、禽、蛋、瘦肉的摄入。

（4）适量身体活动，维持孕期适宜增重。

（5）禁烟酒，愉快孕育新生命，积极准备母乳喂养。

孕期膳食指南分为孕早、中、晚期三个阶段：

1. 妊娠早期

合理膳食和均衡营养在孕前和孕早期尤为重要。孕早期胎儿生长发育速度相对缓慢，所需营养素 RNI 与孕前相比无太大差别或略高。

怀孕早期会出现早孕反应，如呕吐、食欲不振等症状。为了缓解早孕状况，孕妇除了少吃多餐外，在饮食结构方面应挑选容易消化的、新鲜的食物，尽量避免吃油炸、辛辣的食物。同时孕期可多服用维生素 B_1、维生素 C、酵母片和开胃药来减轻妊娠反应。

妊娠早期应遵循以下建议：

（1）饮食清淡：清淡饮食可增进食欲，减少妊娠反应。尽可能摄取各种各样的食物，以满足营养需求。

（2）少食多餐：早孕反应明显时，不必过分强调平衡膳食，也无须强迫进食。可根据个人的饮食嗜好和口味选用容易消化的食物，少食多餐。进餐的时间可相对弹性，依据孕妇的个人反应以及需求来定，可清晨醒来起床前吃，也可在临睡前进食。

（3）充足的碳水化合物：保证摄入足够的碳水化合物，每天至少 150g，以预防酮体增加对胎儿神经系统的损害。

（4）补充叶酸：整个孕期应口服叶酸补充剂 400μg/d，每天摄入绿叶蔬菜。

（5）戒烟酒（包括被动吸烟）：烟草中的尼古丁、氰化物都会对胎儿有不良影响，酒精可通过胎盘进入胎儿血液造成宫内发育不良。

2. 妊娠中晚期

孕中期（4 个月）开始，胎儿生长发育逐渐加速，母体生殖器官的发育也相应加快，对营养的需要增大，应合理增加食物的摄入量。与此同时母体还需为后续的泌乳储备必要的能量和营养。

妊娠中晚期应遵循以下建议：

（1）增加鱼、蛋和瘦肉摄入：建议在孕中晚期，孕妇每天应增加鱼、蛋和瘦肉等食物的摄入量 50～100g。这些食物富含蛋白质和 n-3 多不饱和脂肪酸，这些都是保证胎儿正常发育的重要宏量营养素。

（2）增加铁摄入。由于妊娠期血容量和血红蛋白的增多，孕妇成为缺铁性贫血的高发人群，孕中晚期应每天增加 20～50g 红肉、动物肝脏（包括每周吃 1～2 次动物血）来储备足够的铁。

（3）增加乳类摄入。乳制品摄入量增加不仅可以保证优质蛋白质的供给，同时可以满足胎儿骨骼发育对于钙的需求。

（4）食用加碘盐和增加海产品的摄入：孕妇除坚持选用加碘盐外，还应常吃含碘丰富的海产食物，如海带、紫菜等以满足对碘的需要。

孕期不推荐孕妇减肥，因为节食会导致脂肪过度消耗而促进酮体的增加，这对胎儿的大脑发育不利。在怀孕前将体重控制到理想状态比较有利于受孕、胎儿发育以及妊娠期间体重管理。因为孕妇肥胖、超重也会增加胎儿神经发育缺陷的风险，而且容易导致产后感染、糖尿病和高血压。

三、乳母身体的变化

乳母多指处于分泌乳汁以及哺育婴儿生理状态下的女性人群，相对于一般女性，甚至孕妇，乳母需要更多的能量及各种营养素。乳母的营养不仅关系到自身的健康，对于婴儿的发育同样至关重要。胎儿分娩后，乳母需要补充营养以供产后的体力恢复和分泌营养充足的乳汁。

（一）内分泌及乳房变化

在妊娠期间，乳房会增大到正常时期的 2~3 倍。当到了孕 20 周以后，母体的乳房为哺育胎儿开始做初期准备，如乳腺腺泡、导管已经处于分泌乳汁的预备状态（此为泌乳一期：孕 20 周至产后 48h）。分娩时，当胎盘从子宫中剥离后，黄体酮也被移除（黄体酮会抑制泌乳素的产生，泌乳素是泌乳启动的关键激素），激活体内的泌乳二期（分娩后 48~72h），泌乳二期来临会引起体内催乳素分泌的增加。泌乳的过程取决于母体内分泌调节和乳腺组织的相互作用，当婴儿开始吮吸乳头时，刺激乳母垂体产生催乳素引起乳腺腺泡分泌乳汁，同时还会刺激乳母脑垂体产生催产素，引起乳腺腺泡周围的肌肉收缩，为乳汁流向乳头引流。催产素还可以促进子宫收缩，帮助停止产后出血。

（二）营养对泌乳的影响

孕末期临近分娩时，乳房会开始分泌少量乳汁，产后当婴儿开始吮吸乳头，乳汁量会增大，分泌加快。分娩后的第二天，泌乳量在 100mL 左右。分娩后第二周，泌乳量在 500mL/d 左右。分娩后第 10~14d 以内，泌乳量会保持稳定。两周后，泌乳量会持续增加，在一个月的时候达到 650mL/d，三个月的时候达到 800~1000mL/d。泌乳量少是母亲营养不良的一个表征，若乳母的营养不足，泌乳量会显著下降，其中对泌乳量影响最大的营养素是蛋白质。

（三）营养对乳汁成分的影响

乳母营养不良，那么乳汁中的蛋白质和脂肪含量会下降，其中水溶性维生素随食物变化大，而脂溶性维生素变化小。而乳糖含量基本稳定，不会随乳母营养的变化而改变。

四、乳母的营养与膳食

（一）乳母膳食营养素参考摄入量

乳母需要的能量以及各种营养素实际多于非孕妇女甚至孕妇。胎儿分娩后，乳母需要大量的营养以供产后体力恢复和分泌乳汁。乳汁的形成取决于母体的营养，哺乳期食物的摄入、分解母体储备的组织（如消耗自身妊娠期储备的脂肪）都决定了乳汁的营养成分。若乳母膳食中营养摄入不足，则将利用母体中的营养素储备来维持乳汁营养成分的恒定，甚至分解母体组织来保证乳汁的营养。如果母体长期营养不良，母体体重减轻，出现营养缺乏症的症状，乳汁的分泌量也将减少。所以，为了保护母亲，保证婴儿营养及乳汁分泌的质量，乳母的营养需要得到重视。

1. 能量

哺乳期女性对于能量的需求高于妊娠期，乳母泌乳所需的能量与泌乳量成正比。乳汁的能量为 670~700kcal/kg，乳母产乳的效率仅有 80%（76%~94%），母亲授乳时也会耗费能量，所以合成 1kg 母乳至少要消耗 900kcal 热量。哺乳期（0~6 个月）平均泌乳量为 750~800mL/d，6~12 个月时约为 600mL/d。为了保证泌乳质量，乳母每天应供能量 2800kcal，其中脂肪占 20%~25%，主要来自妊娠期所储存的脂肪（哺乳期妇女体脂丢失率为 0.5~1.0kg/月），蛋白质应占 15%~20%，其余由碳水化合物提供。如果热量不足，将消耗乳母自身机体蛋白质作替代，导致乳汁的质量降低。

根据《中国居民膳食营养素参考摄入量 第1部分：宏量营养素》（WS/T 578.1—2017）中国居民膳食能量需要量（EER），乳母能量摄入量应在2300~2900kcal/d。

2. 蛋白质

按照850mL/d的泌乳量计算，乳母需要消耗约13g蛋白质。考虑到蛋白质的利用率不同、个体差异以及我国居民膳食蛋白质主要以植物蛋白为主等各类因素，相较于妊娠期女性，中国营养学会推荐乳母多摄取蛋白质20g/d，且应多食用优质蛋白质，如蛋、乳、瘦肉、鱼类等。

根据《中国居民膳食营养素参考摄入量第1部分：宏量营养素》（WS/T 578.1—2017）中国居民膳食蛋白质参考摄入量，乳母蛋白质的RNI为80g/d。

3. 脂类

乳母能量的摄入和消耗相等时，乳汁中脂肪酸的组成与膳食中脂肪酸的组成相似，因此膳食脂肪的摄入会直接影响乳汁的质量。脂肪种类对婴儿脑部发育有着重要的影响，特别是不饱和脂肪酸，如二十二碳六烯酸（DHA）。同时脂类也协助脂溶性维生素的吸收。

乳汁的脂肪含量在一天之中会发生变化，哺乳时，后段乳中脂肪含量比前段高，以控制婴儿食欲，保证婴儿的睡眠质量。根据《中国居民膳食营养素参考摄入量第1部分：宏量营养素》（WS/T 578.1—2017）中国居民膳食脂肪参考摄入量，乳母的脂肪摄入量与孕妇相同。

4. 矿物质

（1）钙 根据《中国居民膳食营养素参考摄入量 第2部分：常量元素》（WS/T 578.2—2018）建议，乳母钙的（RNI）为1000mg/d，UL为2000mg/d；除多食用含钙丰富的食物（豆类豆制品）外，每日饮奶至少250mL，可补充300mg的优质钙。若还有钙摄入量不足的情况，增加饮奶量，食用钙剂、骨粉等也可补充乳母所需的钙。

（2）铁 铁几乎不能通过乳腺输送到乳汁（母乳中铁含量为0.05mg/100mL），但分娩时，铁会随着大量血液的流失而丢失。根据《中国居民膳食营养素参考摄入量 第3部分：微量元素》（WS/T 578.3—2017）建议，乳母铁AI为24mg/d，UL为42mg/d。膳食中铁的吸收率为10%左右，因此每日从膳食中或铁补充剂中摄取的铁量至少应在4mg以上，以预防缺铁性贫血。

（3）锌 根据《中国居民膳食营养素参考摄入量 第3部分：微量元素》（WS/T 578.3—2017）建议，乳母锌的RNI为12mg/d，UL为40mg/d。

5. 维生素

（1）维生素A 在脂溶性维生素中，只有少量的维生素A能通过乳腺进入乳汁。乳汁中维生素A的含量与乳母膳食中维生素A的含量成正比。但膳食中维生素A转移至乳汁中的数量有一定限度，超过这个限度，则乳汁中维生素A的含量不再按比例增加。根据《中国居民膳食营养素参考摄入量 第4部分：脂溶性维生素》（WS/T 578.4—2018）建议，乳母维生素A的RNI为1300μg RAE/d，UL为3000μg RAE/d。

（2）维生素D 维生素D几乎不能通过乳腺进入乳汁，乳汁中维生素D的含量很低，但乳母仍需要补充维生素D来促进钙的吸收与平衡。由于富含维生素D的食物很少，建议乳母和婴儿多进行室外活动，或者食用维生素D补充剂。维持乳汁中维生素D的含量恒定有利于婴儿骨骼、牙齿发育。根据《中国居民膳食营养素参考摄入量 第4部分：脂溶性维生素》（WS/T 578.4—2018）建议，乳母维生素D的RNI为10μg/d，UL为50μg/d。

（3）维生素E 维生素E可以促进乳汁分泌。根据《中国居民膳食营养素参考摄入量 第4部分：脂溶性维生素》（WS/T 578.4—2018）建议，乳母维生素E的RNI为17mgα-TE/d，UL为700mgα-TE/d。

（4）水溶性维生素 水溶性维生素随膳食变化较大，且可通过乳腺进入乳汁，但其含量在乳汁中达到一定程度后即不再增加。

维生素B_1：维生素B_1可促进母体消化和泌乳。每100mL母乳中维生素B_1的含量为0.02mg。乳母膳食中

维生素 B_1 转化为乳汁的比例为 50%。根据《中国居民膳食营养素参考摄入量 第 5 部分：水溶性维生素》（WS/T 578.5—2018）建议，乳母膳食中维生素 B_1 的 RNI 为 1.5mg/d。维生素 B_1 含量较高的食物有瘦猪肉、粗粮和豆类等。

维生素 B_2：乳汁中维生素 B_2 的浓度也与乳母膳食中的摄入量成正比。根据《中国居民膳食营养素参考摄入量 第 5 部分：水溶性维生素》（WS/T 578.5—2018）建议，乳母膳食中维生素 B_1 的推荐摄入量为 1.5mg/d。维生素 B_2 含量较高的食物有肝、奶、蛋以及蘑菇、紫菜等。

维生素 C：据世界卫生组织（WHO）数据显示，母乳中维生素 C 的含量平均为 5.2mg/100mL。乳汁中维生素 C 含量与母亲摄入的维生素 C 量相关。根据《中国居民膳食营养素参考摄入量 第 5 部分：水溶性维生素》（WS/T 578.5—2018）建议，乳母维生素 C 的 RNI 为 150mg/d，UL 为 2000mg/d。

（二）乳母的膳食原则

对于乳母的膳食，很多地方有一些特定的风俗习惯，比如"坐月子"，只鼓励乳母进食鸡鸭鱼肉蛋，很少吃蔬菜水果，会导致纤维素、维生素摄入不足，蛋白质摄入过剩，加重肾脏负担。

乳母均衡膳食有以下几个基本原则：

（1）保证供给充足的能量 美国饮食营养协会和 WHO 均建议纯母乳喂养至少需要 6 个月，以此计算，每日由贮存的脂肪提供的能量至少为 200kcal。根据我国推荐膳食营养素供给量建议，乳母能量每日应增加 800kcal，故每日还需从饮食中补充 600kcal。

（2）增加鱼、瘦肉、蛋、乳、海产品的摄入 动物性食物是优质蛋白质的主要来源，乳母每天应增加鱼、蛋、禽和瘦肉等食物的摄入量 100～150g。大豆制品也是优质蛋白质的主要来源之一。建议乳母膳食蛋白质每日应增加 25g。乳母应多增加海产品的摄入，例如，鱼脂肪中富含二十二碳六烯酸（DHA）、海带、紫菜富含碘，这些营养素都有益于婴儿的生长发育。

（3）增加饮奶，喝汤 乳制品摄入量增加不仅可以保证优质蛋白质的供给，同时可以满足胎儿骨骼发育对于钙的需求；同时乳母应多喝富含各类营养素的汤，如鸡汤、鸭汤、鲫鱼汤、排骨汤等，都有促进泌乳的作用。

（4）忌烟酒 乳母直接或者间接吸烟都对婴儿有害，为了婴儿的健康，哺乳期应继续禁烟酒，同时避免食用刺激性食物、饮浓茶等。

（5）锻炼身体，保持体重 产后 1 年内是体重恢复的关键时期，产后体重滞留会导致生育性肥胖。因此，哺乳期妇女应增加运动，合理膳食，控制体重，以便加速机体恢复。

五、孕妇及乳母营养不良的影响

孕妇营养不良通常会导致妊娠反应，如恶心、呕吐、没有食欲，加之没有额外营养的及时补充，常常会导致如下情况发生。

（1）妊娠合并症 其症状有高血压综合征、妊娠期糖尿病。怀孕期间营养缺失或者过剩均有可能导致妊娠合并症的发病率增高。

（2）孕妇营养缺乏症 足够的营养补充以及储备在妊娠期间尤为重要，膳食中营养缺乏或者摄入量不够引起的营养障碍性疾病称为孕妇营养缺乏症。孕妇营养缺乏症主要包括：由于孕期低钙或维生素 D 摄入量不足而引起的骨密度低下、骨质软化和骨质疏松；由于孕期缺铁导致的缺铁性贫血，会增加孕妇围产期死亡率，以及流产和早产的风险；由于缺乏叶酸和维生素 B_{12} 而引发的巨幼红细胞性贫血；由于维生素 B_1 和蛋白质摄入量重度匮乏而导致的孕期水肿，尤其是在妊娠中后期。

（3）妊娠反应加重 通常妊娠反应出现在妊娠初期，在第 8～12 周达到高峰。在此期间，妊娠反应会造成孕妇肠道蠕动缓慢，食欲减退，消化不良，从而导致营养缺乏。

（4）增加孕妇感染和产伤概率 长期缺乏蛋白质供给，人体血浆蛋白质水平会因此下降，影响免疫细胞和抗体的形成，从而导致孕妇免疫力下降，机体抗病能力减弱，产伤发生概率增高。

孕妇营养不良对胎儿也会有诸多不良影响，例如：

（1）先天性缺陷、畸形、疾病　孕妇营养不良导致胎儿细胞分化迟缓或停滞，进一步引起细胞数目的减少和某些器官分化不全，最终导致器官变小甚至畸形。我国是出生缺陷的高发国之一，每年约有 1600 万左右的新生儿，其中有 80 万~120 万是肉眼可见的缺陷婴儿（包括先天畸形与出生后数月才显现出来的），其比例约在 5.6%。造成新生儿先天畸形的原因多种多样，但多与孕妇营养不足相关，比如叶酸缺乏可导致婴儿神经管畸形、唇裂、腭裂，碘缺乏引发脑缺损和胎儿甲状腺功能低下，维生素 A 缺乏或过剩分别会引起婴儿角膜软化，或者中枢神经畸形和面部异常，孕妇早期血糖过高和酗酒均会提高胎儿和新生儿畸形的概率。

（2）脑发育受阻　妊娠期 3 个月到出生后一年是脑部发育的关键时期，同时脑细胞的增殖具有一次性完成的特点，若在增殖时期蛋白质与能量储备和供给匮乏，胎儿脑内 DNA 合成速率、脑细胞数目、质量以及脑中各种活性酶的含量都会降低，从而影响脑细胞增殖和脑髓鞘的形成，导致子代的脑部智力发育受到阻碍，且成为无法弥补的终身缺陷。具体表现为：智力不正常，记忆力差且反应迟钝等。

（3）中枢神经发育受损　叶酸和维生素 B_{12} 是生成正常红细胞和协助合成 DNA 必需的营养素。叶酸也是脊髓液的组成部分，是胎儿神经系统正常发育的必需营养素，如果孕妇叶酸缺乏，胎儿可能发生脊髓或脑部的先天性缺陷（神经管缺陷）。

（4）新生儿低出生体重与早产儿比例、胎儿死亡率、新生儿死亡率上升　低出生体重儿的定义为新生儿足月体重<2500g，早产儿的定义为分娩时未满 37 周的新生儿。孕妇营养不良会造成新生儿体重低下和早产，两者均是新生儿死亡率增高的重要原因。研究显示，叶酸、维生素 A 和蛋白质缺乏、孕期增重不足、孕前体重低均会导致流产、死胎或者新生儿体重低。

孕妇体重过低（孕前过低或孕期增重不足）同样会影响胎儿发育。研究显示，孕前低体重组中胎儿生长受限的发生率为 14.9%，高于孕前正常体重组（8.7%）；孕期增重不足组中胎儿生长受限的发生率为 17.9%，高于孕期增重适宜组（11.8%）。

（5）骨骼发育受阻　胎儿的骨骼以及牙齿在妊娠期开始钙化，胎儿生长发育所需要的维生素 D 完全来源于母体。研究显示，胎儿及新生儿的骨骼和大脑发育不良可能与孕妇维生素 D 缺乏相关。

第二节　特殊年龄人群的营养与膳食

人的一生按照年龄和生理可分为以下几个重要阶段：婴幼儿时期（0~2 岁）、儿童时期（学龄前期：2~5 岁，学龄期：6~12 岁）、青少年时期（12~18 岁）、成年时期（18~60 岁）、老年时期（60 岁以上）。

探讨不同年龄人群膳食以及营养状况可科学地引导居民合理饮食，不断改善其膳食结构，以有效预防营养性疾病的发生，提高健康水平。

一、婴儿（0~1 岁）的营养与膳食

（一）婴儿的生理特点

婴儿时期是一个人一生中生长最快的时期，在这段时间内，婴儿要适应从母体内到母体外的生存环境，从被动喂养到主动摄入。

1. 生长迅速

婴儿时期是一个人一生中生长最快的时期，1 周岁时体重可增长到出生时的 3 倍（从 3.25kg 到 9.75kg），尤其是前 6 个月，每月增重 0.6kg；身长可增加至 1.5 倍（从 50cm 到 75cm）。随着时间发育，婴儿渐渐可以进行活动，需要的能量和营养也不断增加。同时，其视觉、听觉、触觉、嗅觉、味觉和语言、情

绪、社交等方面会慢慢发展起来。

2. 脑细胞增长

脑组织增殖从出生前会持续到 1 岁，脑细胞增长和脑功能发育可持续到 2 岁。婴儿期头围每月增长 1cm，到 6 个月时，脑重增加至出生时的 2 倍，1 岁时质量达到将近 1kg，此阶段对于蛋白质的需求很大。同时母乳中的脂肪酸（DHA）和乳糖都会促进脑组织发育。

3. 消化功能差

婴儿消化功能不成熟，容易发生消化紊乱和营养不良。新生儿食管的弹力纤维和肌肉发育不全，易发生呕吐。胃容量小，平滑肌发育不完整，腺体少，分泌的胃酸和各种酶较少，易发生消化不良。同时婴儿唾液腺直到 3~4 个月才能发育完整，唾液淀粉酶量会逐渐增加，提高消化淀粉的能力。

（二）婴儿营养参考摄入

婴儿营养的摄入决定了一生的体格和智力发育，在此期间母乳仍然是重要的营养来源，但单一的母乳喂养已经不能完全满足其对能量以及营养素的需求，必须引入其他营养丰富的食物。

1. 能量

能量消耗的方式主要有：①基础代谢（占能量总消耗的 60%），年龄越小基础代谢越高；②食物特殊动力作用（占能量总消耗的 7%~8%）；③婴儿日常活动，包括吃奶、啼哭等；④生长需要；⑤排泄需要。根据《中国居民膳食营养素参考摄入量 第 1 部分：宏量营养素》（WS/T 578.1—2017）居民膳食能量需要量（EER），0~6 个月的婴儿能量摄入为 80~90kcal/（kg·d），1 岁左右时为 800~900kcal/d。婴儿每天所需要的能量是成年人的 3~4 倍，成年人为 30~40kcal/（kg·d）。

2. 蛋白质

蛋白质用于维持婴幼儿新陈代谢、身体的生长及各种组织器官的成熟，所以这一时期婴儿需要大量的优质蛋白质，母乳可以为新生儿提供高生物价的蛋白质。根据《中国居民膳食营养素参考摄入量 第 1 部分：宏量营养素》（WS/T 578.1—2017）中国居民膳食蛋白质参考摄入量，新生儿蛋白质的 AI 为 9g/d，6 个月的婴儿和 1 岁左右的婴儿蛋白质的 RNI 分别为 20g/d 和 25g/d。

3. 脂类

母乳中的脂肪为大脑的发育和激素以及维生素的生成提供最基本的组成部分。从母乳中获得的脂肪量为 27.7g/d（每日母乳摄入量 800mL），占总能量的 47%。根据《中国居民膳食营养素参考摄入量 第 1 部分：宏量营养素》（WS/T 578.1—2017）中国居民膳食脂肪、脂肪酸参考摄入量建议，新生儿膳食脂肪 AI 占总能量百分比为 48%，6 个月的婴儿和 1 岁左右的婴儿分别为 40% 和 35%。亚油酸可以衍生为，花生四烯酸（ARA），α-亚麻酸可以衍生为二十二碳六烯酸（DHA）和二十碳五烯酸（EPA），这些脂肪酸都是婴儿的必需脂肪酸，对婴儿脑发育和智力发育都有促进作用。

4. 碳水化合物

母乳中的碳水化合物主要为乳糖，母乳中的乳糖则可以经过分解产生半乳糖，对脑组织的发育极为有益。母乳喂养的婴儿碳水化合物摄入约为 12g/kg·d（占总能量摄入的 37%）。根据《中国居民膳食营养素参考摄入量 第 1 部分：宏量营养素》（WS/T 578.1—2017）中国居民膳食碳水化合物参考摄入量建议，新生儿和 6 个月的婴儿膳食碳水化合物适宜摄入量（AI）分别为 60g/d 和 85g/d，1 岁左右的婴儿碳水化合物可接受的宏量营养素的分布范围（AMDR）为 50%~65%。婴儿在 4 个月后才能较好地消化淀粉，若膳食中碳水化合物含量过多，容易在肠道内发酵产气，引起腹泻。

5. 矿物质

（1）钙 婴儿成长过程中需要储存大量的钙，新生儿体内钙的含量约占体重的 0.8%，而成年人为 1.5%~2%。乳汁每天可提供钙 280mg 左右，可充足供应 0~6 个月的婴儿。牛乳钙含量很高，但磷钙比是不合适的。根据《中国居民膳食营养素参考摄入量 第 2 部分：常量元素》（WS/T 578.2—2018）建议，6 个月以内的婴儿钙的 AI 为 250mg/d，6 个月到 1 岁左右需要摄入钙 600mg/d。

（2）铁　婴儿出生时体内储存了大量的铁，可供婴儿头 4 个月的铁需求，但后期需要从膳食中补充足够的铁。根据《中国居民膳食营养素参考摄入量　第 3 部分：微量元素》（WS/T 578.3—2017）建议，1 岁左右需要摄入铁 9mg/d。

（3）锌　根据《中国居民膳食营养素参考摄入量　第 3 部分：微量元素》（WS/T 578.3—2017）建议，1 岁左右需要摄入锌 4mg/d。

（4）碘　根据《中国居民膳食营养素参考摄入量　第 3 部分：微量元素》（WS/T 578.3—2017）建议，1 岁左右需要摄入铁 90μg/d。

6. 维生素

正常母乳含有婴儿所需的各种维生素，但是维生素 D、维生素 K 供给量较低。1 岁以内的婴儿维生素 A 的供给量为每天 200μg。维生素 B_1、维生素 B_2 和烟酸的量是随热量供给量而变化的，维生素 B_1 和维生素 B_2 的供给量为 0.5mg/1000kcal，烟酸的供给量为其 10 倍，即 5mg/1000kcal。1 岁以内的婴儿每天需摄入维生素 D 10μg，但其膳食摄入量随日照的多少而有所不同。据《中国居民膳食营养素参考摄入量　第 4 部分：脂溶性维生素》（WS/T 578.4—2018）和《中国居民膳食营养素参考摄入量　第 5 部分：水溶性维生素》（WS/T 578.5—2018）建议，0.5~1 岁的婴儿各类维生素摄入量如下：维生素 A RNI 为 310μg RAE/d；维生素 D RNI 为 10μg/d；维生素 E AI 为 6mgα-TE/d；维生素 K AI 为 30μg/d；维生素 C RNI 为 40mg/d。

（三）母乳喂养

母乳的缺点：母乳中维生素 D 和维生素 K 的含量较低，所以需要补充适量的维生素 D 和维生素 K，并常带婴儿到户外活动。

母乳的优点：营养对婴儿和儿童的健康和发育至关重要。对于婴儿来说母乳是最天然的食物，不含过敏物质。母乳喂养优于婴儿配方乳粉喂养，因为母乳除了可以供给各类营养素外，还可以提供特异和非特异性免疫因子，帮助婴儿建立早期的免疫系统。与此同时，母乳喂养可以提高婴儿的新陈代谢，增强抵御疾病的能力。所以，WHO 建议纯母乳喂养时间至少需要 6 个月。

1. 蛋白质

母乳蛋白质都为优质蛋白，含量约为 1.2%，以 α-乳清蛋白为主，乳清蛋白与酪蛋白的比例为 70：30。乳清蛋白易于消化，促进乳糖合成。且母乳中的氨基酸与婴儿的需求一致。

2. 脂类

母乳中脂肪的种类及能量都较高，适合给婴儿哺乳。以亚油酸、α-亚麻酸及其衍生物，如二十二碳六烯酸（DHA）为主，可促进婴儿脑和视网膜的发育。

3. 碳水化合物

母乳中乳糖含量为 7%，有益于婴儿大脑发育，并且可被乳酸菌利用，产生乳酸抑制大肠杆菌生长。

4. 矿物质

婴儿肾脏功能较弱，母乳中的矿物质不宜过多或过少，以保证母乳的渗透压。4 个月以内的婴儿应限制钠的摄入以免加重肾负担，诱发高血压。母乳中钙含量较低，但钙磷比例恰当，有利于钙吸收。同时母乳中铁的吸收率很高，达 50%。

5. 维生素

好的乳汁中的维生素含量应足够供应婴儿的营养需求，无须特别补充。但维生素 D 需要额外补充，特别是少日照的地区。

6. 免疫活性物质

产后前 3~4 个月分泌的母乳中有白细胞和淋巴细胞。初乳中含有很多抗体，以分泌性免疫球蛋白为主（占初乳免疫球蛋白的 90%）。IgI、IgM 和 IgA 都可以随乳汁进入婴儿体内。但 IgM 持续时间较短，在产后 7d 下降到微量。

对于喂养时间，只要孕妇精力允许，一般分娩后半个小时内就可以采取母乳喂养。这种方式可以促进乳汁分泌，有利于子宫收缩，稳定产妇情绪。

（四）人工喂养

由于生理或者条件限制无法用母乳喂养婴儿时，可用婴幼儿配方乳粉等替代品喂养婴儿，称为人工喂养。

新生儿第一周的能量需求为 60kcal/（kg·d），第二周为 95kcal/（kg·d），根据能量需求，确定需要的量。开始喂养频率为 6~8 次/d，喂养频率可随婴儿长大而减少。

（五）混合喂养

分娩后，若乳母经过努力仍然无法保证充足的母乳喂养，只能选择混合喂养，即在坚持母乳喂养的同时，用婴儿配方乳粉补足。对于较为忙碌的乳母，需要将乳汁及时挤出，用消毒瓶冷藏，喂前隔水加热。若乳母不能及时为婴儿哺乳，可由他人在每天特定时间喂哺。

婴儿配方乳粉是母乳的一种替代品。根据《食品安全国家标准　婴儿配方食品》（GB10765—2010）定义，"婴幼儿配方乳粉是以乳类及乳蛋白制品（乳基）和/或大豆及大豆蛋白制品（豆基）为主要原料，加入适量的维生素、矿物质和/或其他成分，仅用物理方法生产加工制成的粉状产品"。其成分，绝大多数是在牛乳基础上，降低蛋白质的含量，调整蛋白质配比以满足婴儿需求（将乳清蛋白比例增至 60%，酪蛋白减少至 40%），利于消化。脂肪方面，脱去脂肪和奶油，代之以富含多不饱和脂肪的植物油，并且改变其配比以更加接近母乳营养组分，来满足婴儿需求，例如 $\omega3:\omega6$ 的比例，同时可以添加 DHA，有助于婴儿大脑发育。对于矿物质而言，整体含量需要降低，但相应增加铁、锌、维生素 A 和维生素 D 的浓度。

婴儿配方乳粉主要分三类：起始婴儿配方（适于 0~6 个月婴儿），后继配方或较大婴儿配方（适于大于 6 个月婴儿）和医学配方（适用于早产儿、先天代谢缺陷婴儿）。

（六）辅助食品

从 6 个月到 12 个月，光吃母乳已不能满足婴儿的营养需求，除了原有的母乳外，需要加入一些固体食物，称之为辅助食品（辅食）。此时母乳喂养加辅食是婴儿最理想的喂养方式。

2~3 个月的婴儿：可添加鱼肝油和户外活动，以补充维生素 A 和维生素 D。

4~6 个月的婴儿：可添加米粉糊、麦粉糊、粥等淀粉类，以补充足够的能量；蛋黄、无刺鱼泥、动物血、肝泥、乳类、大豆蛋白粉、豆腐花或嫩豆腐，以补充蛋白质、铁、锌、钙等矿物质和 B 族维生素。

7~9 个月的婴儿：可添加蔬菜泥、水果泥，以补充维生素 C、矿物质和纤维素。

二、幼儿（1~2 岁）的营养与膳食

（一）幼儿的生理特点

幼儿期是由婴儿食品过渡到普通食物的阶段。幼儿生长速度很快，体重每年增加约 2kg，1 到 2 岁身高增长为 11cm 左右。这一时期身体发育不完全，抵抗力低，易生病，对于食物的消化、吸收能力仍然有限，所以幼儿阶段的食物种类需要更加全面，同时要培养良好的饮食习惯。

（二）幼儿营养参考摄入

幼儿处于发育的旺盛期，所以对蛋白质、脂肪、碳水化合物及各类营养素的需要相对量高于成年人。

1. 能量

（1）基础代谢（占能量总消耗的 60%）　年龄越小基础代谢越高。

（2）体内新组织的增加　每增加 1g 需要 4.4~5.7kcal 的热量。

（3）日常活动啼哭多的幼儿需要的能量是相对安静的幼儿的 3~4 倍。

根据《中国居民膳食营养素参考摄入量　第 1 部分：宏量营养素》（WS/T 578.1—2017）中国居民膳食能量需要量（EER），1 岁左右时能量摄入为 800kcal/d（女）和 900kcal/d（男）；2 岁左右时为 1000kcal/d（女）和 1100kcal/d（男）；3 岁左右时为 1200kcal/d（女）和 1250kcal/d（男）。

2. 蛋白质

这一时期婴儿需要大量的优质蛋白质（至少一半）。根据《中国居民膳食营养素参考摄入量　第1部分：宏量营养素》（WS/T N578.1—2017）中国居民膳食蛋白质参考摄入量建议，1~2岁幼儿蛋白质的AI为25g/d。

3. 脂肪

根据《中国居民膳食营养素参考摄入量　第1部分：宏量营养素》（WS/T 578.1—2017）中国居民膳食脂肪、脂肪酸参考摄入量建议，1岁幼儿膳食中脂肪供能占总能量的AI为35%，其中亚油酸（n-6多不饱和脂肪酸）占膳食能量AI为4%，α-亚麻酸（n-3多不饱和脂肪酸）占膳食能量AI为0.6%。

4. 碳水化合物

幼儿身体消耗的能量较多，对碳水化合物的需求也会增加。根据《中国居民膳食营养素参考摄入量　第1部分：宏量营养素》（WS/T 578.1—2017）中国居民膳食碳水化合物参考摄入量建议，1岁左右的幼儿碳水化合物AMDR为50%~65%。虽然幼儿对于碳水化合物的消化能力相对于婴儿有显著提高，但富含碳水化合物的食物营养密度较低，所以对于2岁前的幼儿，过多的能量摄入来自糖和淀粉是不合适的。但2岁以后可以适当增加淀粉摄入，减少脂肪能量的摄入。

5. 矿物质

（1）钙　根据《中国居民膳食营养素参考摄入量　第2部分：常量元素》（WS/T 578.2—2018）建议，1岁幼儿膳食中钙的RNI为600mg/d。膳食中钙的吸收率为35%，乳制品是钙的最好来源。

（2）铁　根据《中国居民膳食营养素参考摄入量　第3部分：微量元素》（WS/T 578.3—2017）建议，1岁幼儿膳食中铁的RNI为9mg/d。营养性缺铁贫血是幼儿贫血中最常见的一种，主要致病原因是体内贮铁不足，摄入量不足。肝脏和动物血都是良好的铁的膳食来源。

（3）锌　缺锌会导致嗜睡、食欲不振、厌食、味觉减退、贫血、消瘦、体格生长迟缓、伤口愈合不良等现象。根据《中国居民膳食营养素参考摄入量　第3部分：微量元素》（WS/T 578.3—2017）建议，1岁幼儿膳食中锌的RNI为4mg/d。海产品，如生蚝、牡蛎、蚌肉、龙虾、蟹、扇贝等都是锌的良好的食物来源。

（4）碘　根据《中国居民膳食营养素参考摄入量　第3部分：微量元素》（WS/T 578.3—2017）建议，1~2岁幼儿膳食中碘的RNI为90μg/d。

6. 维生素

（1）维生素A　根据《中国居民膳食营养素参考摄入量　第4部分：脂溶性维生素》（WS/T 578.4—2018）建议，1~2岁幼儿膳食中维生素A的RNI为310μg RAE/d。维生素A过量容易出现中毒，所以幼儿服用需谨慎。

（2）维生素D　根据《中国居民膳食营养素参考摄入量　第4部分：脂溶性维生素》（WS/T 578.4—2018）建议，1~2岁幼儿膳食中维生素D的RNI为10μg/d。维生素D的膳食来源少，所以幼儿需要增加户外运动与日照来促进维生素D的合成。

（3）维生素B，C：根据《中国居民膳食营养素参考摄入量　第5部分：水溶性维生素》（WS/T 578.5—2018）建议，1~2岁幼儿膳食中维生素B_1、维生素B_2、维生素B_{12}和维生素C的RNI分别为0.5、0.5、1和40mg/d。

（三）幼儿的膳食原则

幼儿膳食的食物选择，牛奶仍是优先选项，其中高含量的钙元素可供幼儿牙齿和骨骼的发育，同时乳制品中的蛋白质是粮谷类蛋白质的良好补充。粮谷类以大米、面制品为主，加入适量的杂粮和薯类。鱼、肉、禽、蛋及豆类食品不仅能提供大量的优质蛋白质，同时也是维生素A、维生素D及B族维生素和大多数微量元素的主要来源。

膳食中蛋白质、脂肪和碳水化合物的质量比应为1:1:4~5，其提供的能量占总能量比分别为12%~15%、25%~35%和50%~60%。

1～2 岁幼儿应注意少食多餐，每日三餐基础上可再加 2 餐。

三、学龄前儿童（2~5 岁）的营养与膳食

（一）学龄前儿童的生理特点

学龄前儿童是指 2～5 岁的儿童。

学龄前儿童身高每年增长 5～7cm，体重增加为 2kg/年，但是生长发育速度相对于婴儿时期较慢。此时的儿童神经细胞分化基本已完成，但各器官发育仍在持续。

这个阶段的儿童户外活动增加，需要的单位能量增加，同时各类矿物质如钙、铁、锌、碘的单位摄入量都较成年人高。

由于咀嚼能力有限，在烹调时要注意进行特殊处理，比如，菜应切碎、煮软，保证营养素可以释放、被吸收。

学龄前儿童膳食应在婴儿膳食的基础上加入一些粗粮，但粮食摄取量仍比成年人少。

同时学龄前是儿童培养良好饮食行为和习惯最重要的阶段，帮助儿童养成良好的饮食习惯可降低儿童寄生虫病发病率。

（二）学龄前儿童营养参考摄入

1. 能量

（1）基础代谢　占能量总消耗的 60%，为 44kcal/（kg·d）。

（2）生长相对减慢，用于生长的能量为 5～15kcal/（kg·d）。

（3）日常活动多的儿童需要的能量是相对安静的儿童的 2～4 倍〔20～30kcal/（kg·d）〕。

根据《中国居民膳食营养素参考摄入量　第 1 部分：宏量营养素》（WS/T 578.1—2017），2～5 岁儿童膳食能量需要量（EER）为 1000~1500kcal/d，且男孩高于女孩，详情见表 7-1。

表 7-1　2~5 岁儿童膳食能量需要量

年龄/岁	能量（EER）/（kcal/d）		蛋白质（RNI）/（g/d）	脂肪（ZZR）和蛋白质脂肪参考摄入量（AMDR）/%E
	男	女		
2	1100	1000	25	35（AI）
3~	1250	1200	30	35（AI）
4~	1300	1250	30	20~30
5~	1400	1300	30	20~30

注：%E 为能量百分比。

资料来源：WS/T 578.1—2017《中国居民膳食营养素参考摄入量　第 1 部分：宏量营养素》。

2. 蛋白质

学龄前儿童这一时期需要大量蛋白质（体重每增加 1kg 需要 160g 蛋白质积累，详见表 7-1）。婴儿出生时脑重约为成年人脑重的 1/4，长到 6 周岁时有 1200g，为成年人脑重的 90%，此阶段需注意蛋白质的摄入量，以及动物蛋白、植物蛋白摄取的均衡（各 50%，且必需氨基酸需要量占总氨基酸需要量的 36%），以保证儿童的智力发育。

3. 脂类

学龄前儿童生长发育所需的能量、神经组织的构成、免疫功能的维持和必需脂肪酸的提供均离不开脂类（表 7-1），故对脂类的需要量高于成年人。根据《中国居民膳食营养素参考摄入量　第 1 部分：宏量营养素》（WS/T 578.1—2017）中国居民膳食脂肪、脂肪酸参考摄入量建议，学龄前儿童膳食中每日每千克体重需要脂肪 4～6g。占每日摄入总能量的 20%～30%。亚油酸（n-6 多不饱和脂肪酸）占膳食能量 AI 为 4%，

α-亚麻酸（n-3 多不饱和脂肪酸）占膳食能量 AI 为 0.6%。

4. 碳水化合物

对于学龄前儿童，谷物类碳水化合物变成了主要的供能来源，占每天总能量供应的 50%~65%。除了谷类，薯类、根茎作物、水果和蔬菜等也都是好的选择。同时，增加适量的纤维素有益于儿童肠道。各类粗粮、蔬菜、水果均为纤维素的主要来源，但纤维素摄入过量容易引起腹泻和胀气，影响营养素的吸收。

5. 矿物质

（1）钙　根据《中国居民膳食营养素参考摄入量　第 2 部分常量元素》（WS/T 578.2—2018）建议，学龄前儿童每日推荐钙摄入量 800~1000mg。乳制品是钙的最好来源，芝麻、虾皮、海带、小鱼和豆类等也是钙的良好来源。

（2）铁　缺铁引起的缺铁性贫血是学龄前儿童的常见病。儿童缺铁的主要原因有：生长过快，铁供给量不够体重增长（每千克体重需要 1mg 铁）；儿童体内可利用的铁较少，高度依赖外界食物中的铁。根据《中国居民膳食营养素参考摄入量　第 3 部分：微量元素》（WS/T 578.3—2017）建议，学龄前儿童铁的 RNI 为 10mg/d。铁主要存在于动物内脏、血、畜禽肉类、黑木耳等食物中。

（3）锌　缺锌会引起生长发育迟缓、味觉迟钝、食欲缺乏、伤口不易愈合和容易感染等。根据《中国居民膳食营养素参考摄入量　第 3 部分：微量元素》（WS/T 578.3—2017）建议，学龄前儿童膳食中锌的 RNI 为 5.5mg/d。锌在海产品和畜、禽、鱼类等动物性食品中含量较高，利用率也高。

（4）碘　根据《中国居民膳食营养素参考摄入量　第 3 部分：微量元素》（WS/T 578.3—2017）建议，学龄前儿童膳食中碘的 RNI 为 90μg/d。

6. 维生素

（1）维生素 A　我国学龄前儿童维生素 A 处于一个较低水平。缺乏维生素 A 会导致抵抗力下降、贫血发生率增高；长期摄入不足可引发夜盲症、干眼症、生长发育迟缓等问题。根据《中国居民膳食营养素参考摄入量　第 4 部分：脂溶性维生素》（WS/T 578.4—2018）建议，学龄前儿童膳食中维生素 A 的 RNI 为 360μgRAE/d。儿童可考虑食用富含维生素 A 的动物肝脏，或者深色蔬菜。

（2）维生素 B_1　维生素 B_1 缺乏会导致儿童食欲不振，消化功能减弱。根据《中国居民膳食营养素参考摄入量　第 4 部分：脂溶性维生素》（WS/T 578.4—2018）建议，学龄前儿童膳食中维生素 B_1 的 RNI 为 0.8mg/d。

（3）维生素 C　根据《中国居民膳食营养素参考摄入量　第 5 部分：水溶性维生素》（WS/T 578.5—2018）建议，学龄前儿童膳食中维生素 C 的 RNI 为 50~65mg/d。

（三）学龄前儿童的膳食原则

（1）每日饮奶（300~400mL）。

（2）儿童食物选择应多样且全面，保证易消化，增加优质蛋白质、鱼类脂肪、维生素 A 和铁在膳食中的比例。

（3）饮食安排定时、定量，有规律，不偏食或挑食。

（4）食物要精加工，应小、碎、软，以便咀嚼。

（5）多进行户外运动，以促进维生素 D 的合成，避免肥胖。

（6）多喝水，帮助代谢，但减少糖的摄入。

（7）确保饮食卫生。

四、学龄儿童和青少年（6~18 岁）的营养与膳食

（一）学龄儿童和青少年的生理特点

学龄阶段的儿童指 6~12 岁小学阶段的孩子，其生理特点包括：

（1）体格维持稳定增长。

（2）可接受大部分的成年人饮食。

（3）除生殖系统外其他器官皆接近成年人状态。

（4）每天有2~3餐在家。

青少年指12~18岁中学阶段的孩子，包括少年期以及青春发育期（初中和高中），其生理特点包括：

（1）身高平均增加30cm，体重增加20~30kg。

（2）发育期的第二高峰，出现第二性征，女生为月经初潮，男生为胡须、喉结、声音低沉。

（3）男女生对营养的需求出现差异。

（4）随着青春期到来的早晚、持续时间差异，每个个体对营养的需求也不一样，例如女生进入青春期较早，持续时间较短。

（5）心智、情志突增，思维活跃，追求独立愿望强烈，心理变化会导致饮食行为习惯的改变，例如女生过度减肥、节食。

（二）学龄儿童和青少年的营养参考摄入

1. 能量

学龄儿童和青少年膳食能量需要量（EER）见表7-2。

表7-2 6~18岁学龄儿童和青少年膳食能量需要量（EER） 单位：kcal/d

年龄/岁	能量（EER）					
	男			女		
	轻（Ⅰ）	中（Ⅱ）	重（Ⅲ）	轻（Ⅰ）	中（Ⅱ）	重（Ⅲ）
6~	1400	1600	1800	1250	1450	1650
7~	1500	1700	1900	1350	1550	1750
8~	1650	1850	2100	1450	1700	1900
9~	1750	2000	2250	1550	1800	2000
10~	1800	2050	2300	1650	1900	2150
11~	2050	2350	2600	1800	2050	2300
14~	2500	2850	3200	2000	2300	2550
18~	2250	2600	3000	1800	2100	2400

资料来源：WS/T 578.1—2017《中国居民膳食营养素参考摄入量 第1部分：宏量营养素》。

2. 蛋白质

学龄儿童和青少年膳食蛋白质参考摄入量见表7-3。蛋白质提供的能量占每日摄入总能量的12%~14%。动物蛋白是最好的来源，如肉类、蛋类、乳类。植物蛋白也同样提供优质蛋白质，如大豆。

表7-3 6~18岁学龄儿童和青少年膳食蛋白质参考摄入量 单位：g/d

年龄/岁	蛋白质（RNI）	
	男	女
6~	35	35
7~	40	40
8~	40	40
9~	45	45
10~	50	50

续表

年龄/岁	蛋白质（RNI）	
	男	女
11~	60	55
14~	75	60
18~	65	55

资料来源：WS/T 578.1—2017《中国居民膳食营养素参考摄入量　第1部分：宏量营养素》。

3. 脂类

青少年时期为生长发育高峰期，所以对脂肪摄入不做过多限制，与学龄前儿童脂肪摄入比例相同。根据《中国居民膳食营养素参考摄入量　第1部分：宏量营养素》（WS/T 578.1—2017）中国居民膳食脂肪、脂肪酸参考摄入量建议，6~18岁的学龄儿童和青少年膳食中，脂肪提供的能量占每日摄入总能量的20%~30%。亚油酸（n-6多不饱和脂肪酸）占膳食能量AI为4%，α-亚麻酸（n-3多不饱和脂肪酸）占膳食能量AI为0.6%。

4. 矿物质

学龄儿童和青少年膳食钙、铁、锌、铁等矿物质参考摄入量见表7-4。此阶段的孩子应多吃含钙的食物，以保证骨骼的发育（骨密度和骨健康）。乳制品、大豆和海产品都是好的膳食选择。

表7-4　7~18岁学龄儿童和青少年膳食矿物质参考摄入量

年龄/岁	钙（RNI）/（mg/d）	铁（RNI）/（mg/d）		碘（RNI）/（μg/d）	锌（RNI）/（mg/d）	
		男	女		男	女
7~	1000	13	13	90	7	7
11~	1200	15	18	110	10	9
14~	1000	16	18	120	12	8.5
18~	800	12	20	120	12.5	7.5

资料来源：WS/T 578.2—2018《中国居民膳食营养素参考摄入量　第2部分常量元素》，WS/T 578.3—2017《中国居民膳食营养素参考摄入量　第3部分：微量元素》。

铁是造血原料，对于青春期的女性尤为重要。由于月经，女性会流失大量的铁，从而导致贫血，因此青春期女性应注意铁的补充。动物肝脏、血、瘦肉等都是良好的铁的膳食来源。

5. 维生素

学龄儿童和青少年膳食维生素参考摄入量见表7-5。

表7-5　7~18岁学龄儿童和青少年膳食维生素参考摄入量

年龄/岁	维生素A/（μg RAE/d）		维生素B₁/（mg/d）		维生素C/（mg/d）	
	男	女	男	女	男	女
7~	500	500	1	1	65	65
11~	670	630	1.3	1.1	90	90
14~	820	630	1.6	1.3	100	100
18~	800	700	1.4	1.2	100	100

资料来源：WS/T 578.4—2018《中国居民膳食营养素参考摄入量　第4部分：脂溶性维生素》，WS/T 578.5—2018《中国居民膳食营养素参考摄入量　第5部分：水溶性维生素》。

（三）学龄儿童和青少年的膳食原则

①注意新鲜蔬菜、水果和蛋白质的供应；②食物选择应多样且全面，增加钙、铁和脂溶性维生素的摄入；③三餐定时、定量，有规律，避免盲目节食，重视早餐；④少吃零食，少吃糖，降低龋齿概率；⑤多进行户外运动，控制体重，避免肥胖；⑥不抽烟，不喝酒。

五、老年人（60岁以上）的营养与膳食

（一）老年人的生理特点

1. 代谢减慢

随着年龄增长，代谢减慢。与中年人相比，老年人的代谢率下降15%~20%。

2. 形体和身体成分的变化

外形上，老年人会皱纹增多，变矮，头发变白，行动迟缓。内脏功能的衰退会引起肌纤维体积数量减少，一般70岁老人的肌肉强度仅相当于30岁时的一半，导致老年人无法承受大幅度的剧烈运动。毒害物质积累（如自由基、脂褐质、肠道内毒素），会导致系统生理功能失调。

3. 器官功能的变化

消化功能减退，由于牙齿脱落、味觉、嗅觉不再灵敏，胃酸和胃蛋白酶分泌变少、肠胃蠕动缓慢等会导致各种消化功能的衰退，如出现胀气和便秘。

心肺功能降低，呼吸系统、血管弹性变弱。

免疫功能下降，免疫细胞数量减少且活性下降，导致易患感染性疾病。

（二）老年人的营养参考摄入

1. 能量

45岁以后，每天热量摄入要减少，否则易导致"发福"。根据《中国居民膳食营养素参考摄入量 第1部分：宏量营养素》（WS/T 578.1—2017）中国居民膳食能量需要量（EER），老年人的能量摄入详情见表7-6。

表7-6 老年人膳食能量需要量（EER） 单位：kcal/d

年龄/岁	能量（EER）			
	男		女	
	轻（Ⅰ）	中（Ⅱ）	轻（Ⅰ）	中（Ⅱ）
65~	2050	2350	1700	1950
80~	1900	2200	1500	1750

资料来源：WS/T 578.1—2017《中国居民膳食营养素参考摄入量 第1部分：宏量营养素》。

2. 蛋白质

老年时期分解蛋白质的能力大于合成能力，但对蛋白质的吸收利用率较低，同时随着肝肾功能的衰退，蛋白质摄入过多反而会加重肝脏负担。所以老年人更加需要优质蛋白质，以减少肌肉流失，且动物蛋白的量要相对减少，以减少脂肪摄入量。蛋白质提供的能量应占每日摄入总能量的12%~14%。

3. 脂类

由于每天需要的能量减少，消化能力减弱，脂肪的摄入也应减少。同时要减少胆固醇的摄入，相较于动物脂肪，老年人更适宜多摄取植物油中的脂类。根据《中国居民膳食营养素参考摄入量 第1部分：宏量营养素》（WS/T 578.1—2017）中国居民膳食脂肪、脂肪酸参考摄入量建议，60岁以上的老年人每日每千克体重需要脂肪4~6g，占每日摄入总能量的20%~30%。亚油酸（$n-6$多不饱和脂肪酸）占膳食能量AI为4%，α-亚麻酸（$n-3$多不饱和脂肪酸）占膳食能量AI为0.6%。

4. 碳水化合物

对于老年人，由于胰岛素分泌减少，组织对糖的耐量降低，所以高血糖高血脂发病率升高。根据《中国居民膳食营养素参考摄入量　第 1 部分：宏量营养素》（WS/T 578.1—2017）中国居民膳食碳水化合物参考摄入量建议，60~65 岁的老年人膳食中碳水化合物提供的能量占每日摄入总能量的 50%~65%（约为 120g）。同时建议老年人多食用果糖丰富的水果，多吃蔬菜，增加适量的纤维素。

5. 矿物质

（1）钙　随着肝脏功能的减弱，老年人对钙的吸收利用能力下降，同时由于老年人缺乏日照，对维生素 D 的转化率越来越低，所以很容易导致骨质疏松。根据《中国居民膳食营养素参考摄入量　第 2 部分常量元素》（WS/T 578.2—2018）建议，65 岁以上的老年人钙的 RNI 为 1000mg/d。乳制品是钙的最好来源，其次是豆类等。

（2）铁　老年人缺铁易引起缺铁性贫血。主要原因有：对铁的吸收利用能力下降，造血功能减弱，血红蛋白含量减少。根据《中国居民膳食营养素参考摄入量　第 3 部分：微量元素》（WS/T 578.3—2017）建议，50 岁以上的中老年人铁的 RNI 为 2mg/d。铁主要存在于动物内脏、血、禽畜肉类、黑木耳等食物中。

6. 维生素

老年人维生素的摄入量基本与成年人相同，但要特别注意补充维生素 A、维生素 D、维生素 E、维生素 C、维生素 B_1 和维生素 B_2。

（三）老年人的膳食原则

（1）粗粮细粮合理搭配，粗粮富含 B 族维生素，增加纤维素、钾和钙的摄入，以减少便秘和糖尿病的风险。

（2）食物选择应多样且全面，增加钙、铁和脂溶性维生素的摄入。

（3）合理安排饮食。

（4）食物以清淡为宜，少吃肥肉、零食、糖，以降低龋齿、高血压和高血脂的风险，烹饪建议以植物油为主，控制胆固醇的摄入量在 300mg/d 以下。

（5）适当进行户外运动，控制体重，有利于合成维生素 D 以预防骨质疏松。

第三节　运动员的营养与膳食

合理的膳食营养是运动员从事训练和比赛最基本的保障，有利于机体代谢和功能调节，也是保持运动员良好的竞技状态和运动能力的物质基础。营养膳食作为训练外的强力手段之一，能够满足运动员赛后机体组织生长和修复的需求。

通过科学的膳食搭配，在提高运动成绩的同时保证运动员机体得以恢复，使运动员尽量保持在最适身体条件下进行训练和比赛。

一、生理特点

运动员在比赛时属于高度应激状态，大脑的紧张活动和肌肉的强烈收缩使得机体的能量消耗骤然增多。由于代谢旺盛，身体会积累很多代谢产物，如乳酸。所以根据运动量、强度、运动种类的不同，以及运动员自身身体素质的差别，运动员的膳食也应适应个体。

二、代谢特点

碳水化合物是运动员最理想的能量来源，结构简单、易被氧化，最终产物是二氧化碳和水，身体的 pH

不会有大量浮动。蛋白质供能较少，占 6%～7%，在储备的糖原耗尽时，氨基酸功能可达到 10%～15%。在剧烈运动初期，机体属于应激状态时，会消耗大量蛋白质，但经过一段适应期后，氮平衡会得到改善，因此训练初期应加强蛋白质供应。

三、营养需要

运动员的营养需要跟妊娠期妇女一样精细，需要根据代谢能量的关系来安排。同时应根据运动员个人的身体素质、营养需求和运动强度、时间、种类以及频率来定制具体的膳食建议和规划。

（一）能量

运动员的能量消耗除了运动消耗外，其他代谢与常人并无太大差异。运动的热量消耗主要取决于运动强度、频率和持续时间，同时也受运动员个人的身体素质，如体重、年龄、训练水平、营养状况及比赛时的投入状态和精神状态等因素影响。运动员全天因运动所消耗的热量在 300～2600kcal，约占一天总能量消耗的 40%～50%。但是高水平运动员在训练中每天所需要的能量一般在 5000kcal 以上。除了体力消耗外，运动员神经系统的高度兴奋也要消耗一部分能量，特别是在备赛过程中。耐力型运动一天的能量消耗可达到 7000～8000kcal 或更多。

（二）蛋白质

蛋白质在运动员的饮食中起着重要作用，因为它有助于修复损伤的肌肉、促进血红蛋白合成和加强肌肉组织。

运动员的蛋白质需求量普遍大于非运动员。运动员每天蛋白质提供的能量应为每日摄入总能量的 12%～15%，摄入量为每千克体重 1.2～2.0g，但这也取决于训练种类和强度。蛋白质摄入应在锻炼后或一整天间隔开。例如，研究表明蛋白质摄入的时间很重要，运动后 2h 内吃高质量的蛋白质（如肉、鱼、蛋、乳制品或大豆食品），无论是单独食用还是掺入适量的碳水化合物，都能帮助肌肉修复和生长。

由于需要建立更多的肌肉，力量型运动员比耐力型运动员需要的蛋白质更多，所以应选择蛋白质密度较高的食物。

机体蛋白质的合成与分解存在着动态平衡。近年发现，中强度运动使某些氨基酸代谢增强，但蛋白质终究不是运动员的主要能源，故不宜过多摄入。

（三）碳水化合物

碳水化合物是为大脑和身体提供能量的主要来源。碳水化合物在体内被消化并分解成较小的糖分子——葡萄糖。这些葡萄糖分子存储在肝脏和肌肉中，用于产生能量，特别是在运动过程中其作用更明显。碳水化合物还可以通过延缓疲劳来改善运动员在比赛中的表现。当体内没有储存足够量的葡萄糖，其他营养素，如脂肪和蛋白质，会被消耗用来产能。但当肌肉中有适量的碳水化合物时，蛋白质可以保证不被消耗以用来修复和重建肌肉组织，最大限度地增加肌肉量，即体现了碳水化合物的节约蛋白质作用。

运动员体内储存有三类碳水化合物：肌糖原（250g），肝糖（100～120g）和血糖（5～6g），总量为 350～450g。当运动时间大于 1h，体内储备的糖原会耗竭，从而影响到运动员的体力、耐力。为维持正常血糖水平，应给予碳水化合物占总热量 50%～60% 的膳食，耐力项目应提升到 70%。

运动员应专注于提高身体中的碳水化合物比例，包括在比赛之前（1～4h）和比赛期间摄入富含碳水化合物的小体积高能食品作为能量补充或糖原储备，以及在比赛或训练结束之后（2h 补糖 50g）摄入碳水化合物以促进肌糖原和能量的恢复。

（四）脂类

脂肪是运动员较为理想的贮能形式，是长时间持久性运动的重要能源。目前的共识是，脂肪应该为普通人群提供 30% 的能量摄入量，运动员的脂肪摄入量可能更高或更低，这取决于训练负荷，因此也取决于能量需求。在非常低的脂肪摄入量下，难以吸收脂溶性维生素 A、维生素 D、维生素 E 和维生素 K，它们与脂肪消化产物一起被吸收。在轻、中度运动时，脂肪约提供 50% 的能量需要。但膳食中脂肪比例过高，对运动反而不利。故膳食脂肪提供的热量占每日摄入总热量的 25%~30% 为宜。当运动员脂肪摄入量过多时，由于脂肪不易消化，代谢耗氧量增多，会影响氧的供给，且脂肪的代谢产物属于酸性，容易降低运动员的耐力，导致体力恢复慢。所以运动员脂肪摄入量应控制在一定范围内，不能超过 35%。

膳食脂肪的类型也很重要，饱和脂肪酸：单不饱和脂肪酸：多不饱和脂肪酸 = 1：1：（1~1.5）。

（五）矿物质和水

运动期间补水至关重要。中高强度、大运动量的训练可导致失水 2~7L，同时汗液中的钠、钾、镁等电解质也随之流失，血清中的铜、钙离子浓度升高，为此，运动员应在运动中适量多次饮用预防性补液，总补液量不超过 800mL/h，少量多次；在赛前 0.5~1h 饮 400~600mL 运动饮料；赛后 2h 内应分次补充液体，以恢复水、电解质平衡，避免身体虚脱、身体过度疲劳的发生。

（1）铁　铁是血红蛋白的主要成分，它能够将氧气输送到周围组织。长期运动可以加快铁在机体内的代谢速率，会使组织内储存的铁含量明显下降。建议男运动员铁摄入量为 20mg/d（高温下 25mg/d），女运动员为 25mg/d（高温下 30mg/d）。

（2）钾　肌肉神经的兴奋需要足够的钾离子；同时钾作为细胞内液中的主要离子，其功能包括维持细胞内外液差。运动中汗液中的钾以 5~10mmol/L 的速度流失，这比平时细胞外液中钾的流失速度快（4~6mmol/L）。因此食用含钾丰富的食物，如香蕉、牛肉、蔬菜等对于运动员尤为重要。

（3）锌　锌参与体内 200 多个催化反应，其中许多与能量代谢和抗氧化相关。运动对锌的代谢有显著的影响，短时间、高强度的无氧运动可以使血清锌含量降低（由于肝脏和骨髓对锌的摄取增加，用于合成蛋白质）。长时间的大运动量可使运动员血清锌浓度下降，这与锌的代谢速率较快、排汗和排尿增多、吸收率下降有关。

（六）维生素

运动员的维生素需要量较一般成年人高一倍。运动员常存在维生素缺乏的现象，主要原因是：维生素在体内的储存量一般很少；长期训练导致肠胃功能下降；失水过多导致水溶性维生素流失；代谢旺盛以至于对营养素消耗增多；训练时膳食的特殊要求引起的营养不良。因此，运动员应注意维生素的补充。

为使运动员竞赛时体内有充足的维生素，可于赛前 1~2 周每日补充维生素 A 2200μgRAE（或胡萝卜素 4mg）、维生素 B_{12} 5mg、维生素 C 100mg、维生素 B_3 25mg。

虽然补充高剂量的抗氧化剂（维生素 C、维生素 E 和 β-胡萝卜素）正在成为一种运动员之间的流行做法，但几乎没有证据表明抗氧化补充剂可以提高运动员的赛场表现。运动员应谨慎食用这些维生素，大剂量使用甚至可能会有危害作用。

素食运动员可能面临铁、钙、维生素 D、核黄素、锌以及维生素 B_{12} 摄入不足的风险。建议素食者多咨询运动营养师，以确保摄入足够的营养成分。

各类维生素的作用：

维生素 A：对于需要视力集中的运动项目，应及时补充维生素 A。

维生素 B_1：缺乏维生素 B_1 会导致疲劳，肌肉痉挛。

维生素 B_2：缺乏维生素 B_2 会导致耐力下降。

维生素 C：抗氧化，提高免疫力。

维生素 E：抗氧化，防止自由基对骨骼肌的损害。

四、膳食需要

1. 运动前的膳食需要

运动前的膳食应含有少量的脂肪和脂肪纤维，以促进快速消化，并尽量减少潜在的胃肠道不适。碳水化合物含量高，蛋白质含量适中。在运动前 3~4h 前食用 200~300g 碳水化合物可提高运动员在比赛中的表现。在运动前至少 4h，运动员需饮用适量水或运动饮料。为了达到最好的比赛状态，推荐饮用量为 5~7mL/kg 体重。

2. 运动期间的膳食需要

饮用含有 6%~8% 碳水化合物的运动饮料有利于超过 1h 的持续运动。对于长时间的锻炼或活动，建议运动员消耗 0.7g 碳水化合物/kg 体重（约 30~60g/h）。运动员过夜禁食后肝糖原储量很低，补充运动饮料可以缓解糖原消耗。补充碳水化合物也有益于没有食用运动前餐的和那些限制能量摄入的运动员。每隔 15~20min 饮用运动饮料，可以最大限度地改进运动员的比赛表现。葡萄糖、果糖或其他单糖的液体混合饮品具有同样的效果。然而，单独的果糖不是那么有效，并且可能导致腹泻。食用含有电解质的运动饮料将有助于及时补水和保持体液的电解质平衡。含有钠和钾的饮料有助于补充在汗水中流失的电解质。汗液损失超过总体重的 2% 会对运动表现产生负面影响，因此运动时补充充足的水分是首要任务。

3. 运动后的膳食需要

运动后的膳食应根据运动的长度、强度、时间以及下一次练习来安排。当预计在同一天进行多次训练时，碳水化合物应在运动后 30min 内食用，以便补充足够的糖原。建议每间隔 2h 补充 1.0~1.5g 碳水化合物/kg 体重（持续 6h）。运动后及时补充蛋白质可以帮助建立和修复肌肉组织。运动过程中的失水需要通过补充水分（450~675mL）来缓解。同时摄入一定量的盐有助于恢复电解质平衡。

对于不同种类的运动，静态运动的运动员需要增加蛋白质摄入，动态运动和耐力运动的运动员需要增加碳水化合物摄入。

（1）力量型运动 需要爆发力和神经协调性，如举重、投掷、短跑、跳高、跳远、跳水、武术、柔道和摔跤等项目。这类运动短时间内缺氧严重，含氮物质代谢加强，需要大量的蛋白质供给（占总热量的 15%~20%，高达 2g/kg 体重），其中优质蛋白质应占 50%。运动过程中代谢出大量的酸，所以需要碱和矿物质的储备。

（2）灵敏性和技巧性运动 运动中神经活动异常活跃，如击剑、射击、乒乓球、羽毛球、网球、花样游泳和体操等项目。此类项目消耗总热量不太高，但神经高度紧张。所以食物中蛋白质、维生素和钙、磷等矿物质应当充分，有助于精神功能调节。击剑、射击、乒乓球等运动期间，视力活动紧张，应补充足够的维生素 A。

（3）耐力性运动 热量消耗量较大，如马拉松、自行车、摩托车拉力赛、长跑、竞走、游泳和滑雪等项目。其特点是持续时间长，耗能大，代谢以有氧氧化为主，但在后期中枢神经疲劳，耐力下降，代谢的稳定性容易受到破坏。对于这类运动，需要摄取足够的优质蛋白质，因为耐力性运动使蛋白质分解加速，合成速度减慢。同时，膳食要适当提高脂肪含量（占总热量的 32%~35%）、以减轻胃肠道负担。

第四节 素食人群的营养与膳食

在 20 世纪的最后几十年，植物营养正式成为科学探究的主题。对于生活在非洲、亚洲和地中海地区的人群而言，与饮食相关的非传染性疾病的发病率最低，并且寿命相对较长。传统的亚洲和地中海饮食主要基于植物性食物，这表明以植物为基础的饮食除了提供足量的营养外，还能提供健康益处。这提供了素食饮食概念的理论基础。如今，素食越来越受到国际社会的关注。素食者人数的增加可归因于健康问题，也可归因于道德、环境和社会问题。同时素食者的膳食种类会因地域和文化的差别而不同。

素食膳食是指饮食中不包含肉类、家禽和鱼类的膳食类型。根据是否进食蛋类及乳制品，素食人群可进一步区分为严格素食者（Vegan，拒绝任何动物来源的食物）、奶素（LactoVegetarian，动物来源的食物中只食用乳制品）、蛋素（OvoVegetarian，动物来源的食物中只食用蛋类食物）和蛋奶素（Ovo-LactoVegetarian，动物来源的食物中只食用蛋类食物和乳制品）。数据显示，虽然仅有 10% 的素食者是严格素食者，但严格素食者的数量增长速度超过整体素食者的增长速度。

素食可以带来许多健康益处，因为其含有较高含量的膳食纤维、叶酸、维生素 C 和维生素 E、钾、镁等许多营养素，不饱和脂肪酸的含量也较高。与其他素食饮食相比，严格素食者更倾向于提供更多膳食纤维，同时可减少饱和脂肪酸和胆固醇的摄入。纯素食者往往更瘦，血清胆固醇更低，而且血压更低，患心血管疾病和糖尿病的风险也降低。但是研究发现，素食者的蛋白质、饱和脂肪酸、B 族维生素和锌元素等相对缺乏；严格素食者尤其缺乏维生素 B_{12} 和钙元素的摄入。但是经过精心设计，营养均衡的素食或纯素饮食可以补充足够的营养，适合各个生命周期及特殊人群，包括孕期、哺乳期、婴儿期、儿童期、青春期以及运动员。

本章讨论了素食饮食的膳食营养以及对健康的影响。

一、类型和趋势

素食主义者在中国所占比例较小，但从全球范围看，素食人口正在快速增加，并且已经形成了流行的趋势。从消费者角度看，基于植物食品的创新正在蓬勃发展，因为消费者对健康、可持续性发展的需求日益增长，这是植物衍生产品受欢迎程度的主要驱动因素。从产品角度看，由于素食产品变得更加主流，所以食品公司更加热衷于推行素食产品。2013—2017 年，全球植物/素食产品增加了 62%，植物蛋白、活性植物、甜味剂、草药和调味料以及着色食品等迅猛增长。

表 7-7 总结了素食者的种类及其膳食特点。并非所有动物性食物都要被避免，有些素食者在选择食物方面可能比其他素食者更谨慎，有更多的限制。除了避免食用肉类和/或其他动物产品外，素食者还可能限制食用含有咖啡因、酒精的、非有机的食品和饮料。此外，素食者在生活的其他方面与食肉者也存在差异，例如，素食者可能更抗拒吸烟和运动，较少食用处方药，不穿毛皮或皮革，经常拒绝在动物身上测试产品或实验，更愿意尝试替代性的疗法。因此，在进行素食者与食肉者研究结果的比较时，饮食模式和生活方式的差异两者都需要考虑进去。

表 7-7　素食者种类及其膳食特点

素食者的种类	膳食特点
果食主义（Fruitarian）	纯素食主义中的一种。饮食通常基于新鲜水果、干果、坚果、种子等。饮食通常只吃果实，不杀死植物，主张植物同样具有不可践踏的生命。
长寿饮食（Macrobiotic）	通常是素食，但可能会吃少量的肉或鱼。饮食通常基于糙米，含有一些水果、蔬菜、豆类和全麦食物。
严格素食者（Vegan）	避免食用任何动物来源的食物。
奶素（LactoVegetarian）	不食用任何肉食和鸡蛋，但可食用乳制品。
蛋素（OvoVegetarian）	不食用任何肉食和乳制品，但可食用鸡蛋。
蛋奶素（Ovo-LactoVegetarian）	不食用任何肉食，但可食用鸡蛋和乳制品。
鱼素者（Pesco-vegetarian）	不食用任何红肉、禽类，但仍可进食鱼类。
半素食（semi-vegetarian）	偶尔吃肉、家禽或鱼类。

资料来源：Philips，*Vegetarian nutrition*，2005。

人们选择素食饮食有多重原因，但是对于世界上大多数素食者来说，以植物为基础的饮食主要还是归因于经济和地域原因。素食的原因通常包括：道德和保护生态环境的原因（如动物保护组织）；健康问题；感官和味觉偏好；宗教原因（例如，佛教吃斋）；成本；家庭教育；或出于对食品安全的恐慌，如因疯牛病，以及在肉类生产过程中大量使用抗生素或生长激素而拒食肉类。

二、素食人群的营养

（1）维生素 D　据报道，一些纯食素组（没有服用维生素 D 补充剂或摄取牛乳、酸乳、豆浆、橙汁、早餐麦片和人造黄油等强化食品）维生素 D 摄入量较低，因此血清中 25-羟基维生素 D 水平降低，骨量减少。素食者可通过食用暴露于紫外线的蘑菇（在某些特定的条件下）来获得维生素 D_2（每 85g 蘑菇 400IU）。严格素食者的维生素 D 摄入量往往大大低于奶蛋素食者和非素食者。维生素 D_2 和维生素 D_3 一般都更常见于食品补充剂和强化食品。维生素 D_2（其侧链 C_{22} 含有双键，D_3 的侧链缺乏类似特征）似乎与维持血清 25-羟基维生素 D 水平的维生素 D_3 有一样的效果。

（2）维生素 B_{12}　相当一部分素食者的维生素 B_{12} 摄入不足，虽然乳制品和鸡蛋是奶蛋素食者维生素 B_{12} 的良好来源，但素食主义者仍需经常食用维生素 B_{12} 强化食品，如富含维生素 B_{12} 的大豆和大米饮料、早餐谷物、肉类替代品或维生素 B_{12} 补充剂来补充足够的维生素 B_{12}。没有经维生素 B_{12} 强化的植物性食物（如海藻）不含任何活性的维生素 B_{12}。维生素 B_{12} 的含量通常需要通过测量甲基丙二酸或同型半胱氨酸的血清水平来确定。在怀孕和哺乳期间，摄入足够的维生素 B_{12} 尤为重要。

（3）脂肪　与非素食者相比，素食者（特别是纯素食者）血液中长链 ω-3 脂肪酸、二十碳五烯酸（EPA）和二十二碳六烯酸（DHA）的浓度往往较低，在他们的饮食中应增加一些富含 EPA 和 DHA 的鸡蛋。对于素食主义者来说，某些微藻是 DHA 的良好来源，褐藻（海藻）中的油脂富含丰富的 EPA。亚麻籽、核桃、菜籽油、奇亚籽和大豆含有丰富的 α-亚麻酸（ALA）和 EPA。然而，ALA 向 EPA 或向 DHA 的生物转化率相对较低，与此同时，转化率随个体健康状况而变化，并且相较于男性，女性对 ALA 转化效率更高。如孕妇和哺乳期妇女，对 ω-3 脂肪酸需求量更高，需要更多 DHA 强化食品（如豆浆）和微藻衍生的 DHA 补充剂，它们可被更好地吸收，提高 DHA 的浓度。

（4）钙　奶素素食者的钙摄入量与非素食者的钙摄入量相似，或者可能略高于非素食者的摄入量，而素食主义者的钙摄入量往往低于前面两类人群。素食主义者通常需要食用钙强化食品，如果汁、大豆和米浆，以及早餐谷物，来满足他们的钙需求。盐的摄入量也相应减少，以降低与高钠摄入相关的尿钙损失。草酸盐含量低的绿色蔬菜（白菜、西蓝花、大白菜和大豆）以及富含果酸钙的果汁是钙（生物利用率较高的钙）的良好来源，豆腐、碳酸钙强化的牛奶和豆浆、芝麻、杏仁和干豆中也含有大量生物利用率较高的钙。

（5）铁　素食者的铁摄入量通常与非素食者相似或略高，因此确保铁的生物利用率高更为重要。缺铁性贫血的发病率在素食者和非素食者中都较高。虽然成年素食者的铁储备量低于非素食者，但他们的血清铁蛋白水平通常在正常范围内。非血红素铁对抑制剂和增强剂敏感。水果和蔬菜中的维生素 C 和其他有机酸大大增强了非血红素铁的吸收，降低了植酸盐的抑制作用（植酸盐抑制非血红素铁吸收）。

三、素食饮食对身体健康的影响

（1）心血管疾病　与非素食者相比，即使在调整 BMI 和吸烟习惯后，素食者（奶素食者和纯素食者）缺血性心脏病的死亡风险仍然较低。死亡风险降低的部分原因可能是素食者血脂水平较低。素食饮食中对血脂平衡有益的成分包括植物油、可溶性纤维、坚果和大豆。水果和蔬菜、全谷物、大豆蛋白和坚果还可以通过降低血脂水平以外的因素降低心血管疾病的风险。素食者也比非素食者摄入更多的黄酮类物质，这些抗氧化剂通过减少血小板聚集和血液凝固来为心血管功能提供保护。保守的素食饮食已成功用于辅助治疗心血管疾病。

（2）肥胖　与素食者相比，非素食者的 BMI 值更高，无论男性或女性，随着肉类进食频率的增加，BMI 值也会增加。素食主义者中严格素食主义者的 BMI 值最低。但人们必须遵循素食饮食大约 5 年才能看到显著的好处。当人们选择素食或饮食中含有较少动物性食物时，体重管理效率增加。

（3）糖尿病　素食者发生 2 型糖尿病的比率明显低于非素食者，这可能部分归因于非素食者的 BMI 与素食者相比更高。然而，即使在调整 BMI 之后，肉类和加工肉类摄入仍是糖尿病发病率升高的重要因素。较高比例的植物性食物摄入，如蔬菜、全谷类食物、豆类和坚果，与 2 型糖尿病发病率降低有着正相关关系。

（4）癌症　经常食用植物性食物，如水果和蔬菜，与降低患癌风险密切相关。与普通人群相比，素食者的癌症发病率往往更低。肥胖是导致癌症的一个重要危险因素，素食者的 BMI 较低可能解释了素食者患癌症的风险较低的原因。与非素食者相比，素食者患结肠癌、直肠癌和前列腺癌的风险明显降低。水果、蔬菜、全谷物和豆类含有抗氧化物质，其抗癌活性较强；富含膳食纤维和维生素 C 的水果和蔬菜可抗击肺癌、口腔癌、食道癌、结肠癌和胃癌以及其他一些部位的癌症；另据报道，富含番茄红素的水果可预防前列腺癌；此外，豆类的定期食用提供了对胃、前列腺癌和结肠癌的预防作用，而大量摄入全谷物可预防结肠癌和直肠癌。

第五节　特殊环境人群的营养与膳食

特殊环境人群是指处在特殊的自然环境或者工作环境中的人群。包括高温环境、低温环境、职业性接触有毒有害作业环境、高原环境以及运动员和脑力工作者等。此类人群长期处于生理应激状态或长期受到物理或化学因素的不良刺激，机体代谢过程与普通人群相比有一些差异。因此针对该类人群的营养供应以及膳食也应根据环境和工种的不同而做出相应的调整，以提高其抵抗力来适应这些不利或者特殊的环境，同时提高工作效率。

一、高原环境人群的营养与膳食

海拔 3000m 以上的地区称为高原。高原地区通常有低气温、低湿度、低气压、低含氧量、强太阳辐射和电离辐射等气候特点。在高原地区影响健康的主要因素是缺氧，具体表现为：血中氧饱和度低于 80%，出现心悸、气短、恶心、头晕、食欲不振等症状。尤其在最初进入高原阶段，缺氧症状较严重。对于长期在高原地区生活的人群来说，高原反应主要表现为慢性缺氧、心脏肥大、血压异常等。

（一）缺氧对人体的影响

高原反应以及代谢：当人类暴露于低氧环境时，经常会导致身体组分的变化和体重减轻。造成这些变化的机制是由于基础代谢率增加，身体活动量增多，能量摄入不足，体液流失以及胃肠道吸收不良等。缺氧的严重程度以及持续时间似乎也在起着至关重要的作用。

缺氧机制：低压缺氧可导致血液和组织中氧分压较低。此时，高海拔地区作业或活动的人群会呼吸增加，交感神经激活，从而心输出量（血量）和肺通气量增加。深度呼吸（通气过量）是确保组织供氧充足最重要的因素之一。

（二）高原环境工作人群建议营养素需求

（1）**热量**　高原地区人体的一系列适应性行为增强了人体的基础代谢，活动的能量消耗量也有所增加。所以，在同样劳动量情况下，高原地区的能量消耗要高出平原地区 3%～5%。因此要补充足够能量，来减少线粒体功能的紊乱和细胞色素 C 氧化酶活性，来提高机体对抗缺氧环境的能力。

曾有研究表明，登山者在高海拔地区过度减肥可能会影响表现和攀爬成功。低氧条件在进行超重、肥胖人群的体重管理计划和执行中有一定作用，与运动相结合时效果更佳。

（2）**碳水化合物、蛋白质和脂肪**　在高原环境中，碳水化合物的摄入对维持体力很重要，低氧环境下，葡萄糖吸收减慢，血糖低，糖原分解加快，合成变慢。同时，无氧反应加强，乳酸含量增加。所以碳水化合物功能比可高达 65%～75%。

此外，高原缺氧初期，蛋白质的分解代谢加强，因而会出现负氮平衡的现象，因此提高蛋白质摄入有助于负氮平衡恢复。在适应高原环境的过程中，脑蛋白、心肌蛋白、肌红蛋白和血红蛋白含量会增加。

在低氧环境下，机体利用脂肪的能力仍保持活跃，有实验表明，脂肪酸合成糖原的作用可加强，所以在高原地区有较高的脂肪消化利用率。

（3）维生素、矿物质、水　在低氧环境下，水、维生素代谢会发生紊乱，导致细胞水肿，电解质代谢容易紊乱，维生素消耗量增加，从而影响机体对缺氧和恶劣环境的适应性。因此，在急性低氧的环境下应多食用富含钾的食物，但是要限制钠的摄入，对于缺氧初期少尿的人尤为重要。增加维生素摄入量，可加速对高原环境的适应。

（三）高原环境工作人群的膳食原则

（1）由于高原反应，食欲往往会降低，摄入食物总量随之减少，所以，提高食欲、保证食品质量在高原环境里较为重要。

（2）多食用米，代替面，因为米可以抑制呕吐、恶心等反应。

（3）多食酸、甜食物，如果汁，有利于补充热量、水分，纠正碱中毒。

（4）在高原环境作业的人群应少吃多餐，摄入能量适度增加，蛋白质：脂肪：碳水化合物比例保持在 1：1.1：5 较为适宜。

（5）增加维生素（大剂量补充水溶性维生素）和矿物质的摄入。

（6）避免大量纤维素的摄入。

二、辐射性工作人群的营养与膳食

（一）辐射对人体的影响

从事放射作业的人群由于经常接触放射线照射，易发生机体损伤。有害辐射效应包括：晶状体受损、免疫系统紊乱，中枢神经系统受损，以及癌症发生率升高。除了对细胞中生物分子的直接损害外，辐射暴露还会引起氧化损伤。许多天然抗氧化剂，无论是在辐射暴露之前还是之后摄入，都能够赋予人体一定程度的辐射防护。

常常接触辐射的人群代谢容易紊乱，营养素遭到过度消耗，易发生营养不良、免疫力低下等情况。

（二）辐射环境工作人群建议营养素需求

除了从长期已知的抗氧化剂如维生素 E 和维生素 C 以及叶酸中获得有益效果之外，一些最近发现的抗氧化剂分子（如黄酮类、表没食子儿茶素和其他多酚）也可以赋予人体一定的保护作用。

1. 能量

放射性工作人员应摄取更多的能量，以防能量不足造成辐射敏感性增加。

2. 蛋白质

有一些数据表明饮食中蛋白质缺乏会导致脑内蛋白质和核酸的减少，同时会增加辐射暴露产生的氧化损伤。高蛋白膳食可以减轻机体的辐射损伤，一些研究报道发现，确保摄入足够的膳食蛋白质可以帮助改善辐射暴露引起的神经损伤；补充胱氨酸、甲硫氨酸和组氨酸可减少电离辐射对机体的伤害。

3. 脂肪

由于辐射可引起血脂升高，总体脂肪供给不宜过高，但需增加必需脂肪酸和油酸的摄入，降低辐射带来的损伤。据报道，含有较多 ω-3 多不饱和脂肪酸的饮食也可提供必要的保护。

4. 矿物质

从水果和蔬菜中摄取的多酚类物质是有效的抗氧化物质，可以保护红细胞，提高其携氧能力，从而保护放射性工作人员的神经组织。其他研究表明，蔬菜水果中的姜黄素可降低辐射诱导的乳腺肿瘤发生率。

5. 维生素

辐射损伤主要是自由基引起的，因此在接受照射之前和之后，应该补充大量的维生素 C、维生素 E 和 β-胡萝卜素，以及维生素 K、维生素 B_1、维生素 B_2 和维生素 B_6。研究表明，补充 β-胡萝卜素可减少太阳辐射后人体皮肤的红斑；维生素 D 和钙也可减少因辐射而导致的结肠癌发病率。

（三）辐射环境下工作人群的膳食原则

除供给足够的能量外，辐射环境下工作人群膳食中的蛋白质需至少占总能量的 12%～18%，应以优质蛋白质为主，用来改善辐射后产生的负氮平衡。膳食中要有适量的脂肪，脂肪选用植物油为最佳，如葵花籽油、大豆油、玉米油、茶籽油或橄榄油。还应选用富含维生素、矿物质和抗氧化剂的蔬菜，如卷心菜、马铃薯、番茄，来补充足够的维生素 C、维生素 B_2、维生素 B_6、维生素 B_{12}、叶酸等，以改善机体代谢。

三、噪声与振动环境下工作人群的营养与膳食

日常生产和生活中，振动与噪声是两种较为常见的职业性有害因素。

不同噪声强度对机体的影响：

（1）60 分贝　抑制胃蠕动。

（2）80 分贝　胃肠蠕动减慢，消化液分泌减少，听力损伤。

振动对机体的影响：

（1）局部振动。

（2）全身振动，引起内脏共振。

长期或过度暴露于振动或者噪声环境已被证明会导致一系列健康问题，包括压力、注意力不集中、易激动、情绪不稳定、反应迟缓、生产力下降、沟通困难和睡眠不足；还会导致头痛、眼睛疲劳、心血管疾病、内分泌紊乱、消化障碍、认知障碍、耳鸣和听力损失等更严重的问题。

（一）噪声与振动环境下工作人群建议营养素需求

（1）蛋白质　在噪声与振动环境下，血液中的蛋白质含量会下降，球蛋白的含量增高。氨基酸代谢变化，色氨酸、赖氨酸、组氨酸、谷氨酸消耗会增多。所以补充优质蛋白质（富含谷氨酸）很重要，因为蛋白质对振动以及噪声都有防护作用。

（2）维生素　噪声与振动工作环境中的人 B 族维生素消耗较大，多摄入维生素 B_6、维生素 C 可提高噪声环境中工作人员的劳动能力、肌肉耐力并减轻疲劳感。

（二）噪声与振动环境下工作人群的膳食原则

（1）应多供给些营养素如氨基酸与维生素，特别是水溶性维生素。增加脂肪的供给量，可减轻噪声、振动对内耳的损伤。

（2）促进食欲，因为噪声和振动都会抑制肠道运动消化腺分泌，甚至会使人产生烦躁、恶心、呕吐和腹泻等症状。

四、接触微波人群的营养与膳食

（一）微波对人体的影响

微波辐射对人体的影响是多方面的。例如：①对中枢神经的危害：中枢神经系统功能在微波辐射下会发生改变，出现神经衰弱症候群，具体表现有头疼、乏力、记忆力减退、睡眠障碍、多汗、心悸、脱发等；②对免疫系统的危害：身体抵抗力下降，人体白细胞吞噬细菌的能力下降，抗体形成受到抑制；③对心血管系统的影响：血液动力学失调，血管通透性和张力降低，长期受到微波辐射影响的工作人员会患心血管系统的疾病；④对生殖系统的危害：女性出现月经紊乱，卵细胞出现变性，使女性失去生育能力，同时，在妊娠早期接触过多微波辐射，会使得子代出现畸形儿；而男性睾丸血液循环不良，精子形成受到抑制。

（二）接触微波人群建议营养素需求

因为体能消耗的增加，微波作业人员应摄取更多的能量。由于微波辐射，会加速蛋白质的分解，减慢蛋白质的合成，组织中氨基酸的含量也会随之降低，但是血液中的氨基酸含量会升高，导致大量氨基酸随尿液排出。高蛋白膳食可以减轻机体的微波辐射损伤。微波辐射会导致自由基的产生，而脂类氧化会产生多不饱和脂肪酸自由基，同时诱发蛋白质产生蛋白质自由基，从而导致生物膜的破坏。因此总体脂肪供给不宜过高，但需增加必需脂肪酸和油酸的摄入，以降低微波带来的损伤。微波辐射损伤主要是自由基引起的，因此

应该补充大量的维生素 C、维生素 E 和 β-胡萝卜素，以及维生素 K、维生素 B_1、维生素 B_2 和维生素 B_6。

（三）接触微波人群的膳食原则

（1）保证足够的能量摄入。

（2）少吃多餐，摄入充足的蛋白质（占全天能量的 12%～18%）。

（3）控制脂肪摄入。

（4）增加维生素（大剂量补充水溶性维生素）和矿物质的摄入。

（5）碳水化合物能量占比为全天的 60%～70%。

五、接触化学毒性物质人群的营养与膳食

（一）化学毒性物质对人体的影响

有些人群的工作常常会接触到化学品，会对人体生殖系统和生长发育造成不利影响。我国接触职业病危害因素的人群约 2 亿，长期暴露于化学毒性物质可能会对成年人一生的健康产生负面影响，由于接触化学毒性物质而造成的相关职业病的危害已成为影响成年人健康的重要因素。因此，预防以及减少接触环境化学品带来的危害对于长期接触化学毒性物质的工作人群很重要。

有毒物质分为很多种：铅、砷、氟、四氯化碳、三氯甲烷、苯、甲醛、硝基苯、农药、添加剂、粉尘、棉尘、激素和瘦肉精等。

（二）营养对于接触化学毒性物质人群的作用

1. 营养素对造血系统的保护

血液性毒物包括蛇毒、亚硝酸盐、一氧化碳等。

（1）蛋白质的充足摄入有益于血红蛋白（由球蛋白和铁构成）的制造。

（2）补充足够的铁对于造血系统至关重要，可预防缺铁性贫血。

（3）补充足够的叶酸、维生素 B_{12} 以预防巨红细胞贫血。

（4）维生素 E 和维生素 C 是长期已知的抗氧化剂，同时可调节造血干细胞功能。

（5）维生素 A 的摄入会影响造血干细胞的产生。

2. 营养素对神经系统的保护

神经性毒物包括砷、汞等重金属，以及醇类、麻醉药、烟碱、苯丙胺等。

（1）蛋白质对于中枢神经有影响。

（2）维生素 B_1、维生素 B_2、维生素 B_6、维生素 E 和维生素 C 都对神经功能的保护有明显的作用。

3. 营养素对肝脏的保护

（1）维生素 E 可调节脂肪氧化、清除氧化自由基。

（2）维生素 B_1、维生素 B_6、维生素 B_{12} 和维生素 C 都对肝脏有保护作用。

（3）高脂膳食可能会促进毒素吸收。

（4）碳水化合物可保护肝脏。

（5）蛋白质和核苷酸有利于损伤组织修复。

（三）接触化学毒性物质人群的膳食原则

1. 铅作业工作人员

铅接触方式：①吸入由于燃烧含铅材料所产生的铅颗粒，如冶炼；②摄入受到铅污染的尘埃、水以及食物。

铅摄入会通过血液进入到骨髓，对神经、造血、消化、肾脏、心血管和内分泌等多个系统和器官造成危害，可引起贫血、高血压、肾功能损害、免疫毒性以及生殖器官毒性；可抑制血红蛋白的合成从而导致贫血；抑制消化系统，导致吸收障碍、食欲不振等。

对于铅作业的人群，除供给足够的能量外，要多摄入蛋白质、维生素 B_1、维生素 B_6、维生素 B_{12}、叶酸、铁、钙等以促进血红蛋白的合成，保护神经系统；酸性和碱性食物交替食用；膳食中要有适量的脂肪，但不可过多，因为脂肪会促进铅的吸收，尤其是有机铅。还应选择富含维生素、矿物质和抗氧化剂的蔬菜来补充足够的维生素 C 以改善机体代谢，维生素 C 可帮助解毒，可与铅结合形成抗坏血酸铅，使其溶解度降低，减少肠壁对其的吸收。

2. 汞作业人员

汞是环境中毒性最强的金属之一，微量的汞在人体内不致引起危害，可经尿、粪和汗液等途径排出体外，但是当汞积累的数量过多时，即可对人体造成严重的损害，例如：汞盐中毒会破坏人体内脏功能，伤害大脑，具体的表现为呕吐、牙床肿胀、心脏功能衰退。氯化汞的致死剂量很低，仅为 0.3g；甲基汞能通过人体血脑屏障对人的中枢神经系统产生影响，出现共济失调、下肢肌肉萎缩。

对于汞作业的人群，要多摄入优质蛋白质，补充维生素 C 和维生素 E，还有硒和膳食纤维，多补充造血的营养素、生物素等，同时要限制脂肪的摄入，因为脂肪会促进汞的吸收。

3. 苯作业人员

苯中毒主要是苯对皮肤、眼睛和上呼吸道有刺激作用。我国易发生苯中毒的职业多为制鞋业、箱包、玩具、电子、印刷、家具等行业，空气中低浓度的苯经呼吸道吸入，或直接与皮肤接触。

短时间内大量吸入苯可造成急性轻度中毒，出现兴奋感，伴随黏膜刺激症状，表现为头痛、咳嗽、恶心、呕吐、胸闷等。长期低浓度吸入苯可导致血液系统和神经衰弱症候群，表现为血液白细胞、血小板和红细胞减少，导致头晕、记忆力下降、失眠等。严重者会患障碍性贫血、白血病甚至死亡。

对于苯作业的人群，要多摄入优质蛋白质，尤其是含硫的氨基酸；限制脂肪摄入，因为脂肪会增加苯的吸收；碳水化合物可提高机体对于苯的耐受性；维生素 C 能促进苯的代谢，有解毒功能；同时要摄入提高造血功能的营养素。

❓ 思考题

1. 请简述孕妇营养不良会导致孕妇发生哪些后果。
2. 请简述素食对身体健康的影响。

参考文献
REFERENCE

[1] Chiu T H T, Huang H Y, Chiu Y F, et al. Taiwanese Vegetarians and Omnivores: Dietary Composition, Prevalence of Diabetes and IFG [J]. PLoS ONE, 2014, 9 (2): 88547.

[2] Chiu T H T, Pan W H, Lin M N et al. Vegetarian diet, change in dietary patterns, and diabetes risk: a prospective study [J]. Nutrition & Diabetes, 2018, 8 (1): 12.

[3] Key T J, Appleby P N, Rosell M S. Health effects of vegetarian and vegan diets [J]. Proceedings of the Nutrition Society, 2006, 65 (01): 35-41.

[4] Lamni-Keefe C J, Couch S C, Philipson E H. Handbook of Nutrition and Pregnancy [J]. Journal of Nutrition Education & Behavior, 2009, 41 (4): 305.

［5］Camilia M，Pei－Ra L，George B. Review of Infant Feeding：Key Features of Breast Milk and Infant Formula ［J］. Nutrients，2016，8（5）：279.

［6］Oddy W H. Breastfeeding protects against illness and infection in infants and children：a review of the evidence ［J］. Breastfeeding Review. 2001，9（2）：11.

［7］Phillips，F. Vegetarian nutrition ［J］. Nutrition Bulletin. 2005，30（2）：132－167.

［8］Sree K K，Srinivasan V，Toles R，et al. Nutritional Approaches to Radioprotection：Vitamin E ［J］. Military Medicine，2002，167（suppl_ 1）：57－59.

［9］Turner N D，Braby L A，Ford J ，et al. Opportunities for nutritional amelioration of radiation－induced cellular damage.［J］. Nutrition，2002，18（10）：904－912.

［10］池美珠，朱琳，金芳芳，等. 孕妇维生素 D 水平与婴幼儿神经发育影响的初步研究 ［J］. 中国实用医药，2017，12（15）：25－27.

［11］蒋艳敏，金慧，许岚，等. 早期生活方式干预可降低高危人群妊娠期糖尿病发病率 ［J］. 第三军医大学学报，2019，41（06）：594－599.

［12］李冬秀，陈敬林，黄湘，等. 中山市新生儿常见出生缺陷的流行病学调查 ［J］. 实用预防医学，2015，22（8）：924－926.

［13］李京东. 食品营养与卫生 ［M］. 北京：中国轻工业出版社 . 2011.

［14］李菊花. 公共营养学 ［M］. 北京：浙江大学出版社 . 2005.

［15］毛绚霞，沈秀华，唐文静，等. 上海素食人群构成及素食者健康和饮食行为调查 ［J］. 卫生研究，2015，44（2）：237－241.

［16］施梦瑶，王雅斐，黄锟，等. 孕前体重和孕期增重对胎儿生长受限影响的队列研究 ［J］. 中华预防医学杂志，2017，51（12）：1074－1078.

［17］石建文. 体育基础理论教程 ［M］. 北京：北京大学出版社 . 2005.

［18］苏钰. 新生儿耳郭畸形的早期认识和无创矫治 ［J］. 中华耳科学杂志 . 2018，16（1）：38.

［19］扬长平. 公共营养学与特殊人群营养 ［M］. 北京：清华大学出版社 . 2012.

［20］中国营养学会膳食指南修订专家委员会妇幼人群膳食指南修订专家工作组. 孕期妇女膳食指南 ［J］. 临床儿科杂志，2016，34（11）：877.

［21］中华人民共和国国家卫生和计划生育委员会. 中国居民膳食营养素参考摄入量　第 1 部分：宏量营养素 WS/T 578. 1—2017 ［S］. 北京：2015.

［22］中华人民共和国国家卫生和计划生育委员会. 中国居民膳食营养素参考摄入量　第 2 部分：常量元素 WS/T 578. 2—2018 ［S］. 北京：2018.

［23］中华人民共和国国家卫生和计划生育委员会. 中国居民膳食营养素参考摄入量　第 3 部分：微量元素 WS/T 578. 3—2017 ［S］. 北京：2017.

［24］中华人民共和国国家卫生和计划生育委员会. 中国居民膳食营养素参考摄入量　第 4 部分：脂溶性维生素 WS/T 578. 4—2018 ［S］. 北京：2018.

［25］中华人民共和国国家卫生和计划生育委员会. 中国居民膳食营养素参考摄入量　第 5 部分：水溶性维生素 WS/T 578. 5—2018 ［S］. 北京：2018.

公共营养

第八章

CHAPTER

08

掌握内容：公共营养的基本概念、特点和内容；运用膳食营养素参考摄入量（DRIs）进行个体/群体膳食计划和评价；食谱编制的基本原则，理解食谱编制的步骤，能对成年人（或给定条件的进餐对象）进行食谱编制；可运用《中国居民膳食指南（2016）》主要推荐、膳食宝塔和膳食餐盘提出膳食建议；食品成分以及营养标签解读；运用营养调查的基本方法记录以及分析调查对象的营养摄入。

熟悉内容：理解推荐膳食营养素供给量（RDA）与膳食营养素参考摄入量（DRIs）的关系；《中国居民膳食指南（2016）》主要推荐、膳食宝塔和膳食餐盘；各国膳食结构类型及其特点；熟悉食品营养标签的内容。

了解内容："平衡膳食"的概念，中国居民膳食营养指导和管理模式；食谱编制理论和方法；营养调查以及营养监测的定义及基本方法。

第一节　概　　述

公共营养立足于从宏观上解决居民合理营养与膳食的相关问题，为政府部门制定人群干预政策提供了依据，也是营养理论与实践结合最为紧密的学科。

公共营养的具体学科目标是将营养膳食原则应用于为居民设计编制膳食计划与食谱，进行营养监测、营养教育、营养咨询，以及制定膳食结构和膳食指南，旨在改善或维持大众或目标群体的营养状况。本节将介绍公共营养的研究内容、基本理论和特点。

一、公共营养的概念

公共营养是一个较为宽泛的概念，其含义包括社会人群营养问题的研究，并通过干预政策控制和缓解这些问题；它超越了公共卫生领域，包括经济和人道主义援助等方面。如何将相关知识应用于计划以及如何最有效地促进政策改善是关键问题。

早期对于"公共营养"的定义为："公共营养是研究饮食与营养的社会动态的科学，也可称之为营养生态科学，也称营养生态学。"此外，公共营养还被定义为"是通过营养监测、营养调查发现人群中存在的营养问题，又利用营养研究的科学理论来改善人群中存在的营养问题"。

二、公共营养的特点

（1）实践性　公共营养是一门实践性很强的学科，是用营养知识来改善人群营养状况，转化成为社会效益的一门学科。公共营养一方面需要基础的营养学知识，另一方面，需要研究饮食习惯、社会资源、经济体制与国家政策，并综合分析，寻找解决问题的方法，应对社会中复杂或紧急的营养不良情况（具体包括食物配给，轻中度营养不良的预防和治疗，儿童和成年人严重营养不良的治疗，微量营养素缺乏症的预防和治疗，以及对高危人群的营养支持，如婴儿、孕妇和哺乳期妇女、老年人等）。

（2）宏观性　公共营养是一种基础且应用范围较广的解决问题的方法，是将营养分析方法用于战略性的营养评估，分析营养与社会、文化、经济和政治"环境"的关系。它不仅影响营养学的发展，并且决定着相关法律框架和政策的建立和调整。

（3）社会性　公共营养的社会性取决于它可以对人群营养问题做出思考和研究。目前，以社区为基础的营养干预方案和措施已被证实很成功，这让大众认识到公共营养有能力解决社会营养问题和干预公共/社区营养政策。

（4）多科学性　公共营养的范围不仅仅包括营养相关的知识和研究，它还结合了经济学、人类学、社会学和环境学等学科。营养工作者需要与其他更多的专业团队合作，以加速解决居民营养不良问题，特别是贫困人口、特殊人群的营养缺乏问题。

三、公共营养的研究内容

公共营养旨在阐述和研究以人群为基础的膳食以及营养问题，并解释这些问题的严重程度、营养因素、结果以及如何制定政策、采取措施予以解决。针对我国目前的国情，制定合理的营养政策，科学调整食物结构，不仅能有效地控制以及预防由于营养不良引发的各类病症，而且能促进我国的食品生产，帮助居民形成良好的饮食习惯。

公共营养具体的讨论内容为：①中国居民推荐膳食营养素供给量（RDA）或膳食营养素参考摄入量（DRIs）的修订与执行；②膳食指导和管理（如膳食指南的制定）；③营养监测与改善；④营养教育；⑤食物营养规划与营养改善；⑥食品营养政策与法规。

第二节　膳食营养素参考摄入量

中国居民推荐膳食营养素供给量（RDA）或膳食营养素参考摄入量（DRIs）的修订与执行是公共营养研究的主要内容之一。RDA 在制定之时主要是为了居民保持健康而对所需的各类营养素的摄入量做出了规范化的设定，并且为人群是否得到了良好的膳食提供了依据。随后根据社会发展和社会需求，RDA 被修订了很多次。

在 RDA 应用的方面，需要对推荐值提出更加具体的说明。而中国居民膳食营养素参考摄入量（DRIs）则是在 RDA 基础上发展起来的一组营养参考值的总称，包括 4 项内容：平均需要量（EAR）、推荐摄入量（RNI）、适宜摄入量（AI）和可耐受最高摄入量（UL）。DRIs 是公共营养的基础，在膳食安排中用这些指标作为营养状况适宜的目标，对合理摄取食物提出建议，以保证人体获得安全、足量、优质、均衡的各种营养素。

DRIs 2013 年修订版又加入了与非传染性慢性病（NCD）相关的三个指标：宏量营养素可接受范围（AMDR）、预防非传染性慢性病的建议摄入量（PI-NCD）和特定建议值（SPL）。AMDR 是指脂肪、蛋白质和碳水化合物理想的摄入量范围，该范围可以提供这些必需营养素的需要，并且有利于降低慢性病的发生危险，常用占能量摄入量的百分比表示；PI-NCD 是以 NCD（如肥胖、高血压、血脂异常、中风等）的一级预防为目标，提出的必需营养素的每日摄入量；SPL 可用于一些营养素以外的膳食成分，这些膳食成分（大豆异黄酮、叶黄素、番茄红素、植物甾醇、氨基葡萄糖、花色苷、原花青素等）具有改善人体生理功能的作用，当摄入量达到该建议水平时，有利于维护人体健康。

对个体膳食评价的核心是比较其日常摄入量和需要量，但需注意的是对个体膳食适宜性评价的精确度均较低，需结合个体其他方面材料，如体格测量或生化测定等综合评价。

一、应用 DRIs 评价个体和群体营养素摄入量

可以使用 DRIs 来帮助个体和群体评估和计划饮食（表 8-1）。

表 8-1　DRIs 在个体和群体中的应用

	用于个体	用于群体
计划	RNI——摄入目标	
	AI——作为限制过多摄入的标准，长期摄入此量会产生不利影响	EAR——结合摄入量的变异值，确定一个特定群体的平均摄入量
评价	EAR——检查摄入不足的可能性	
	UL——检查过量摄入的可能性	EAR——评估一个群体摄入不足发生率

资料来源：王其梅，《营养配餐与设计（第二版）》，2014。

对于个体，DRIs建立的值域可作为最佳摄入量的指导。此外，这些数值旨在评估和计划一段时间内的平均摄入量。也就是说，个体不需要每天都满足这些建议的摄入量，在随机取样的几天内的平均值满足它们就足够了。

群体中的个体对营养素摄入量的需求不尽相同，只有将群体中所有个体的营养摄入量与需求量都收集后做出比较计算才能得出有多少个体营养摄入不足，但此方法不够实际，只能用适当的方法来评估摄入不足的概率。

（一）平均需要量

平均需要量（estimated average requirement，EAR）是指某一特定性别、年龄以及生理状况群体中对营养素需要量的平均值。按照EAR水平摄入某一营养素，根据某些指标可以判断，其能满足某一特定性别、年龄及生理状况群体中50%个体需要量的摄入水平，不能满足另外50%个体对该营养素的需要。

群体膳食评估：EAR也可作为指定人群推荐摄入量的基础。群组的目标摄入量可以根据EAR和摄入量的变异量来估计。用EAR来评价群体营养素摄入量，有以下方法可供选择：

（1）概率法（Probability method） 这是一种统计学方法，在群体内确定营养素的摄入量和需要量之间没有相关性的情况下，将群体内需要量的分布和摄入量的分布结合起来。此法会产生一个估测值，用来估计个体面临摄入不足的风险概率有多大。概率法是由日常摄入量的分布获得群体内不同的摄入水平及其发生频率。有了人群需要量的分布数据以后，对每一摄入水平都可以计算出一个摄入不足危险率，再加权平均即可得到人群摄入不足的概率。

（2）平均需要量切点法（EAR cut-off method） EAR切点法比概率法简单，本法要求：①确定营养素的摄入量和需要量之间没有相关性；②需要量可以被认为是正态分布；③摄入量的变异要大于需要量的变异。此时，我们可以假定凡已制定了EAR和RNI的营养素都符合上述条件，都可以用本法进行评价。

EAR切点法不要求计算每一摄入水平的摄入不足危险率，只需计数在调查人群中有多少个体的日常摄入量低于EAR，即可得出该人群摄入不足的个体的比例。

群体膳食计划：为了保证摄入量低于EAR的人群数少于2%～3%，推荐摄入量的平均值应在EAR+2个标准差以上。

个体膳食评估：由于在一般的调查中只能收集一个人有限的几天的膳食资料，所以实际上只能评估在一段时间内观察到的摄入量是高于还是低于相应人群的平均需要量。当观测到的摄入量低于EAR时可以认为必须提高，因为摄入不足的概率高达50%；当观测到的摄入量高于EAR，达到RNI（EAR+2个标准）时，可以认为摄入量是充足的；但是当摄入量在EAR和RNI（EAR+2个标准）之间时，就难以确定摄入量是否适宜（建议适当改善）。

（二）推荐摄入量

推荐摄入量（recommended nutrient intake，RNI）相当于传统使用的RDA，可以满足某一特定性别、年龄及生理状况群体中绝大多数（97%～98%）人的需要。

个体膳食计划：RNI是健康个体每日对于营养素摄入的目标值，其主要用途是为个体制定目标营养值。长期摄入量达到RNI水平，可以满足身体对该营养素的需要，保持健康和维持组织中有适当的储备。RNI是以EAR为基础制定的，RNI=EAR+2SD（SD为EAR的标准差），若数据量不充足，计算不了SD时，RNI=1.2×EAR。RNI这个指标在食品中经常被当作参照值来显示产品的营养状况。

不建议用RNI来评估人群摄入不足的比例，如果将摄入量低于RNI的个体判断为摄入不足，结果会高估摄入不足的比例。

（三）适宜摄入量

适宜摄入量（adequate intake，AI）是营养素的一个安全摄入水平，是通过观察或实验获得的健康人群某种营养素的摄入量。

个体膳食计划：用于确定个体营养素摄入量的目标。能够满足人群中几乎所有个体的需要。当个体需要量的研究资料不足时，没有办法计算EAR，因而不能得出RNI，此时应用AI来替代RNI。但是AI的准确性不如 RNI，明显偏高。

由于 AI 没有办法推算出 EAR，所以 AI 不能被用于群体膳食评估或者计划。

（四）可耐受最高摄入量

可耐受最高摄入量（tolerable upper intake levels，UL）为平均每日可以摄入营养素的最高量。此量对一般人群中的几乎所有个体都不至于造成损害。

个体膳食评估：用于检测个人摄入量过高的可能性，避免中毒。当摄入量低于 UL 时，可以肯定不会产生毒副作用。超过 UL 的这一部分人可能面临健康风险。进行 UL 评估时，有的营养素需要准确获得各种来源的摄入总量，有的营养素只需考虑通过强化、补充剂和作为药物的摄入量。

（五）DRIs 与 RDA 的关系

DRIs 是在 RDA 基础上发展起来的，并拓展了已有的 RDA 系统。RDA 代表每日平均摄入量应满足几乎所有（97%~98%）健康人的营养需求，旨在制定人群食物供给计划、评价个体和群体的食物消费程度，制订营养教育计划，以及促进食品加工和营养标签的规范化。但是 RDA 的缺陷在于，其应用往往有针对性不强的问题。而 DRI 系统恰好可以相对弥补 RDA 的缺陷。DRIs 分为四个方面内容，是用于计划和评估健康人群营养摄入量的一组参考值的总称。这些值可以针对不同群体，因年龄、体重和性别而异。

膳食参考摄入量与营养素缺乏的风险以及营养素对健康造成不良影响的风险的关系如图 8-1 所示。

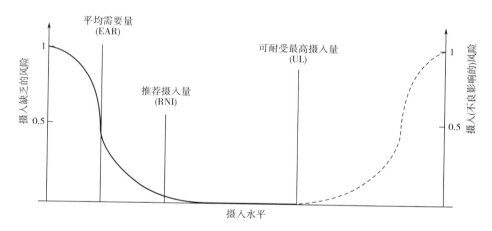

图 8-1　膳食参考摄入量与营养素缺乏的风险以及营养素对健康造成不良影响的风险的关系

二、应用 DRIs 为个体和群体制订膳食计划

（一）设定营养素摄入目标

设定适宜的营养素摄入目标要考虑已经建立了 DRIs 的所有营养素。应当使各种营养素的摄入量都在安全摄入范围之内：都能达到各自的 RNI 或 AI，而又不超过各个营养素的 UL。

（二）制订膳食计划

1. 个体膳食计划制订

在制订膳食计划的实际工作中常常使用《中国居民膳食指南》和《平衡膳食宝塔》作为基础来编制，然后再根据食品的营养成分数据来检查计划的膳食是否满足了 RNI 和 AI 而又不超过其 UL。如果食物成分表的标注较为规范，则可以直接根据食物营养成分表来验证计划的膳食能否提供充足的营养素。在特定的情况下，也可能需要用强化食品或者营养补充剂来保证营养素的供给。

2. 群体膳食计划制订

为群体制订膳食计划是确定一种日常摄入量的分布，在这种分布状态下摄入量不足或者摄入过量的概率都很低。膳食计划需要根据人群的具体特点来制订，主要看群体是否是一个均匀的群体（如年龄、体重、性别、工作负荷等差别相对较小），还是一个由营养素需求水平不同的人群组成的群体。

（1）为均匀性群体计划膳食 主要分为4步。

①确定计划目标：确定人群中可以允许有多大比例的摄入不足和摄入过量的潜在危险。一般来说，人群中允许有2%~3%摄入不足的危险，另有2%~3%有因摄入过量而产生不良后果的危险。

②设置"靶日常营养素摄入量分布"（Target Usual Nutrient Intake Distribution）：计算每一种营养素的"靶日常营养素摄入量分布"。

③根据"靶日常营养素摄入量分布"来编制食谱：（ⅰ）确定提供什么样的食物或食物强化剂和补充物能够最大可能地实现"靶日常营养素摄入量分布"营养素含量目标；（ⅱ）确定要购买的各种食物数量。

④评估计划膳食的结果或进行修改。

（2）为不均匀性群体计划膳食 若群体对营养素和能量的需求是不一致的，那么将人群中最脆弱的亚健康人群的营养需求作为膳食制定的目标。若不能将最脆弱的人群作为目标，膳食计划制订应采用简单营养素密度法：先确定人群中一个亚健康人群，其营养素摄入目标中值与平均营养素需求量之比最高。用这个亚健康人群的营养素摄入量作为整个人群食谱的营养素密度目标。举例：由男、女混合组成的人群，男性的维生素 E 摄入量目标中值为 760mg/d，平均能量需要量为 2750kcal/d；女性的维生素 E 摄入量目标中值为 600mg/d，平均能量需要量是 1700kcal/d。男性维生素 E 摄入量目标中值为 276mg/1000kcal，女性维生素 E 摄入量目标中值为 353mg/1000kcal，采用 353mg/1000kcal 作为计划食谱的依据。

三、各个年龄人群的代表体重

为个体计划膳食的目的是使个体的营养素摄入量接近其推荐摄入量（适宜摄入量），但由于性别、体重和生命阶段的差异，对于营养素需求量也有所差别。当用一个群体的 DRIs 推导到另一个群体的 DRIs 的时候，往往还要考虑人群体重的因素。中国居民的 DRIs 需要根据"中国居民体重代表值"计算得出，具体见表 8-2。

表 8-2　中国居民体重代表值　　　　　　　　　　单位：kg

年龄/岁	体重	
	男	女
0~	6	6
0.5~	9	9
1~	13.5	12.5
4~	19	18.5
7~	28.5	25.5
11~	42	41
14~	56.5	50
18~	63	56
50~	65	58
60~	65	58
70~	62	54
80~	57	50

资料来源：中国营养学会，《中国居民膳食营养素参考摄入量（2013 版）》，2014。

DRIs 是根据某一特定人群中体重在正常范围内的个体需要量而设定的，对个别身高、体重超过参考范围较多的个体（偏离标准体重±5%），可能还需要按每千克体重的需要量调整其营养素需求。

第三节 中国居民膳食指南与平衡膳食模式

一、膳食指导

（一）平衡膳食

平衡膳食的概念：平衡膳食旨在提供营养配比适宜、必需营养物质含量充足的膳食。这种膳食既要能满足各类人群对于各类营养素的生理需求，有利于工作效率的提高，又要能防止由于某些营养素摄入不足导致的机体负担和代谢紊乱。其原则为：

（1）摄入的总能量能维持身体的生理需求、生长发育需求和活动需要。

（2）食物构成要多样化，各种营养素应品种齐全。

（3）蛋白质、碳水化合物和脂肪为产热营养素，在人体中都具有特定的功能，因此优质膳食要保证三大产热营养素比例适当，其中蛋白质供能占热量总量的 10%~20%，脂肪供能占热量总量的 20%~30%，碳水化合物供能占热量总量的 50%~65%。

（二）膳食营养管理和指导

膳食营养指导和管理是通过对大众的膳食指导和对集体供餐单位的膳食管理，帮助人群实现健康的饮食模式，养成良好的饮食习惯，从而达到帮助个人改善或维持健康状态，预防与饮食有关的慢性病，为健康饮食的选择提供指导。其工作内容包括正确的选择食物，合理的计划膳食，评价膳食的营养价值和提出改进膳食质量的措施等。膳食营养指导和管理的主要内容是：

（1）食物选择　食物的选择应多样化，不同食物的口味和营养特点不同，所以选择食物的时候要根据膳食推荐来搭配，以便制作出可口且营养全面的膳食。

（2）计划膳食　指的是为个人或者群体设计食谱，使其能够满足居民的营养需求，同时能被进餐者接受。因此食谱编制要在遵循营养素充足的同时，还要考虑到食物的多样性以及文化、经济、宗教信仰等各类因素。

（3）膳食评价　包括膳食能量评估和膳食结构评估。用适合的方法收集消费者的膳食资料，再与居民膳食宝塔或者膳食指南进行比对，发现实际膳食中的缺陷。同时可以根据收集的资料计算出能量的摄入和营养素的摄入量，依照进食者的生理特点、活动强度选择合适的膳食营养参考摄入指标进行比对，诊断出营养摄入是否过量或者不足。此评价结果可作为膳食改善的具体依据。

（4）膳食改善　膳食改善的目的是为了纠正目前饮食中的缺陷，使其营养更为均衡。简单的方法就是根据膳食评价的结果采取适当干预措施，进行相应的调整。

二、膳食结构类型及其特点

膳食结构是指膳食中各类食物的数量和占比。其形成与生产力发展水平、文化、科技以及自然环境等多方面的因素有关。膳食结构反映了人群的饮食习惯、生活水平以及社会的经济水平。目前划分膳食结构的主要依据是动物性食物和植物性食物在膳食中的比例，以此作为依据，目前世界各国的膳食结构被分为以下 4 种类型。

（一）欧美模式（以动物性食物为主的平衡膳食结构）

以西方发达国家为代表的膳食结构中，粮食占有量高［800kg/（人·年）以上］，但是粮食消耗量少［60~75kg/（人·年）］，而动物性食物占比较多、消耗量大［肉类 100kg/（人·年）］，乳制品消耗量为 100~150kg/（人·年），蛋类 15kg/（人·年），食糖 40~60kg/（人·年），谷类 60~70kg/（人·年），蛋白质人均摄入量为100g/d，脂肪为150g/d，因而膳食结构具有高热量（每人平均能量摄入3500kcal/d）、高脂肪（胆固醇）、高蛋白质的"三高"特点。这种膳食结构的优点是动物性食物占比大，蛋白质摄入量大，优质蛋白质在膳食结构中占的比例高，同时，钙和B族维生素与脂溶性维生素含量也较高。但是此类膳食结构总体上纤维素摄入不足，且容易导致肥胖类疾病。相比以植物性食物为主的饮食，营养过剩是西方国家因饮食模式而面临的膳食问题。心脏病、脑血管病和恶性肿瘤已在西方国家盛行，尤其是心脏病的发病率远远高于发展中国家。因此美国已对膳食结构做出相应调整，提高碳水化合物的供能比例，将食糖供能比控制在10%以内，大量减少脂肪摄入，将胆固醇摄入量限制在300mg/d以下。

（二）发展中国家模式（以植物性食物为主的平衡膳食结构）

以中国为代表的东方膳食结构是以植物性食物为主，动物性食物为辅。

该膳食结构中，人均粮食占有量在400kg/年左右，谷类消费量为239kg/（人·年），而动物性食物占比较多，消耗量小［肉类20kg/（人·年）］，蛋白质人均摄入量为70g/d，脂肪为57g/d，每人平均能量摄入2680kcal/d。这种膳食结构的优点是：

（1）膳食结构以谷类为主，食品多不做精细加工。

（2）粗粮和蔬菜丰富，纤维素摄入多，消化系统疾病及肠癌的发病率低。

（3）饮茶、水果多、甜食少，减少了糖的含量，降低了总热量的摄入。

（4）丰富的调料，具有杀菌、降脂、增加食欲、助消化等功能。

（5）高脂高热量的问题较少，有利于预防冠心病、高血脂等疾病。

其缺点为：蛋白质摄入少，优质蛋白质缺乏，钙含量少，脂溶性维生素供给不足，乳制品过少。营养缺乏是以这类饮食为主的国家的常见现象，此外还有人群体质较弱、健康状况差等问题。

（三）日本模式（动物性食物和植物性食物平衡的膳食结构）

日本模式介于欧美模式与发展中国家模式之间。新加坡、中国台湾、中国香港与其相似。其特点为动物性与植物性食物的比例适当，人均谷类消费量为94kg/年，而人均动物性食物消耗为63kg/年（其中海产品占到一半），动物蛋白占蛋白质总量43%左右；能量和脂肪摄入远低于以动物性食物为主的饮食的国家，每人平均能量摄入2000kcal/d。

此类膳食能够满足能量需求，蛋白质供给充足，尤其是优质蛋白质，脂肪和碳水化合物配比均衡，膳食纤维、铁、钙、维生素等各类营养素摄入量均能够满足人体需求。日本模式的膳食结构现已成为世界较为推崇的膳食模式。

（四）地中海膳食结构

地中海饮食是一种基于地中海沿岸国家传统美食的饮食模式。虽然地中海饮食没有确定的定义，但它通常含有丰富的蔬菜、水果、谷物、豆类、坚果和种子以及橄榄油。地中海饮食的特点包括：

（1）以植物为主，不以肉类为主　地中海饮食的基础是蔬菜、水果、坚果、豆类和全谷物，餐食围绕这些植物性食物建立，配以适量的乳制品。

（2）每周摄入鱼、家禽、豆类和鸡蛋　海鲜、家禽和鸡蛋也是地中海饮食的核心。鱼在地中海饮食中很重要，如鲭鱼、鲱鱼、沙丁鱼、长鳍金枪鱼、鲑鱼和湖鳟鱼都含有丰富的 $\omega-3$ 脂肪酸（典型的不饱和脂肪酸），有助于降低血脂，减少血液凝固，并可降低中风和心力衰竭的风险。

（3）健康的脂肪　健康的脂肪是地中海饮食的支柱。橄榄油是地中海饮食中脂肪的主要来源，橄榄油提供单不饱和脂肪酸，可显著降低胆固醇水平；坚果类食物也含有大量单不饱和脂肪酸。

（4）摄入红肉有限。

（5）地中海饮食的重要元素是饮用红葡萄酒和锻炼身体。

地中海地区居民心脑血管疾病发病率低已得到广泛重视，这与其饮食结构有很大的关联，因此地中海膳食结构也纷纷被全世界其他地区的人群不断效仿和参考。

三、我国的膳食结构

（一）中国居民传统膳食结构的特点

中国居民传统膳食以植物性食物为主，谷类、薯类和蔬菜的摄入较多，肉类较少，豆制品和乳制品总量不高，但随地区不同而不同。我国传统膳食结构的特点为：

（1）高碳水化合物含量　北方以小麦为主食，南方以稻米为主食，谷物类的供能比为70%以上。

（2）膳食纤维含量高　谷类食物和大量蔬菜的摄入使得传统膳食的纤维素含量摄入量很大。

（3）低脂肪和低能量密度　动物脂肪供能比普遍在10%以下。

（二）中国居民膳食结构的现状

目前中国居民的膳食结构仍是以谷类和植物性食物为主，但某些地区的膳食有高热量、高脂肪和高糖摄入的趋势。2010—2012年全国营养调查表明，我国居民膳食质量明显提高。2010—2012年中国居民平均每人每日膳食总能量摄入量为2172kcal，碳水化合物为301g，蛋白质为64.5g，脂肪为80g。膳食能量的53%来源于谷类，17%和15%来源于食用油和动物性食物。相较于2002年第四次全国营养调查的数据，碳水化合物供能比由61%下降为55%，脂肪供能比由28%上升为33%，蛋白质供能比为12%，优质蛋白质占蛋白质总量达到了45%（大城市居民）。

但是我国居民膳食还存在很多问题，城市居民膳食中，油脂消耗过多，谷类消费偏低；大城市居民膳食中谷类和碳水化合物的供能比均不足50%，而中小城市居民膳食中谷类食物供能比不足50%，城市和普通农村居民膳食中脂肪供能比均超过了30%，动物性食物、食用油和糖的供能比均有上升。建议在中国传统膳食结构基础上优化膳食结构，提倡增加海产品、豆类和乳制品的生产消费，对于不同地区制定可针对解决当地膳食问题的指导策略。

四、中国居民膳食指南及其应用

（一）《中国居民膳食指南（2016）》主要内容

1989年，中国营养学会制定了我国第一个膳食指南。随后在2008年，卫生部根据之前的全国营养调查和有关卫生统计资料结果对膳食指南作了修订，颁布了新一版的中国居民膳食指南。

2014年，中国营养学会的膳食专家总结食物与人类健康关系的科学依据，梳理出目前我国居民膳食营养和健康的主要问题，对部分食物日摄入量进行调整，提出了更符合我国居民营养健康状况和基本需求的膳食指导建议。经过两年努力，于2016年5月推出了最新的膳食指南——《中国居民膳食指南（2016）》，其中提出了适用于2岁以上健康人群的六条核心推荐，如下。

1. 食物多样，谷类为主（Eat a variety of foods, cereal based）

平衡膳食模式是最大程度上保障人体营养需要和健康的基础，食物多样是平衡膳食模式的基本原则。每天的膳食应包括谷薯类、蔬菜水果类、畜禽鱼蛋奶类、大豆坚果类等食物。建议平均每天摄入12种以上食物，每周25种以上。谷类为主是平衡膳食模式的重要特征，每天摄入谷薯类食物250~400g，其中全谷物和杂豆类50~150g，薯类50~100g；膳食中碳水化合物提供的能量应占总能量的50%以上。

2. 吃动平衡，健康体重（Be active to maintain a healthy body weight）

体重是评价人体营养和健康状况的重要指标，吃和动是保持健康体重的关键。各个年龄段人群都应该坚持天天运动、维持能量平衡、保持健康体重。体重过低和过高均易增加疾病的发生风险。推荐每周应至少进行5d中等强度身体活动，累计150min以上；坚持日常身体活动，平均每天主动身体活动6000步；尽量减少久坐时间，每小时起来动一动，动则有益。

3. 多吃蔬果、奶类、大豆（Eat plenty of vegetables, fruits, dairy products and soybeans）

蔬菜、水果、奶类和大豆及制品是平衡膳食的重要组成部分，坚果是膳食的有益补充。蔬菜和水果是维生素、矿物质、膳食纤维和植物化学物的重要来源，乳类和大豆类富含钙、优质蛋白质和B族维生素，对降低慢性病的发病风险具有重要作用。提倡餐餐有蔬菜、推荐每天摄入 300~500g，深色蔬菜应占 1/2。天天吃水果，推荐每天摄入 200~350g 的新鲜水果，果汁不能代替鲜果。吃各种乳制品，摄入量相当于每天液态乳 300g。经常吃豆制品，相当于每天大豆 25g 以上，适量吃坚果。

4. 适量吃鱼、禽、蛋、瘦肉（Eat moderate amount of fish, poultry, eggs and lean meats）

鱼、禽、蛋和瘦肉可提供人体所需要的优质蛋白质、维生素 A、B 族维生素等，有些也含有较高的脂肪和胆固醇。动物性食物优选鱼和禽类，鱼和禽类脂肪含量相对较低，鱼类含有较多的不饱和脂肪酸；蛋类各种营养成分齐全；吃畜肉应选择瘦肉，瘦肉脂肪含量较低。过多食用烟熏和腌制肉类可增加肿瘤的发生风险，应当少吃。推荐每周摄入水产类 280~525g，畜禽肉 280~525g，蛋类 280~350g，平均每天摄入鱼、禽、蛋和瘦肉总量 120~200g。

5. 少盐少油，控糖限酒（Limit salt, cooking oil, added sugar and alcohol）

我国多数居民目前食盐、烹调油和脂肪摄入过多，这是高血压、肥胖和心脑血管疾病等慢性病发病率居高不下的重要因素，因此应当培养清淡饮食习惯，成年人每天食盐不超过 6g，每天烹调油 25~30g。过多摄入添加糖可增加龋齿和超重发生的风险，推荐每天摄入糖不超过 50g，最好控制在 25g 以下。水在生命活动中发挥重要作用，应当足量饮水。建议成年人每天 7~8 杯（1500~1700mL），提倡饮用白开水或茶水，不喝或少喝含糖饮料。儿童少年、孕妇、乳母不应饮酒，成年人如饮酒，一天饮酒的酒精量男性不超过 25g，女性不超过 15g。

6. 杜绝浪费，兴新食尚（Develop healthy eating habits, avoid food waste）

勤俭节约，珍惜食物，杜绝浪费是中华民族的美德。按需选购食物、按需备餐，提倡分餐不浪费。选择新鲜卫生的食物和适宜的烹调方式，保障饮食卫生。学会阅读食品标签，合理选择食品。应该从每个人做起，回家吃饭，烹受食物和亲情，创造和支持文明饮食新风的社会环境和条件，传承优良饮食文化，树健康饮食新风。

（二）中国居民膳食宝塔（2016）

根据平衡膳食原则，指南修订专家委员会将推荐的各类食物质量和膳食比例转化为宝塔图形（图 8-2）来表示，便于教育人民群众平衡膳食的构成，同时方便记忆和执行。

《中国居民膳食指南（2016）》推荐了在营养上比较理想的膳食模式，它所建议的各大类食物的每日平均摄入量、运动量和饮水量构成了平衡的膳食模式，这个模式能最大限度地同时满足对能量和营养素需要量的要求。膳食宝塔共分 5 层，各层中具体食物种类为：第一层为谷薯类食物，第二层为蔬菜水果类食物，第三层为鱼、禽、肉、蛋等动物性食物，第四层为乳类、豆类和坚果，第五层为烹调油和盐。

宝塔各层面积不同，这是由五类食物推荐量的多少决定的；宝塔旁边的文字注释，提示了能量在 1600~2400kcal 时，一段时间内健康成年人平均到每天的各类食物摄入量范围。膳食宝塔还包括身体活动、饮水的图示，以及强调增加运动和饮水的重要性。

（三）平衡膳食餐盘（2016）

1. 美国平衡膳食盘

2010 年美国农业部（USDA）推出"我的餐盘"（MyPlate）营养示意图——一个由五种颜色组成的"餐盘"（图 8-3），已成为美国人健康膳食的新指导，并取代了已经沿用 19 年的"食物金字塔"。

"我的餐盘"具体要求为：

（1）蔬菜和水果至少占到盘子的一半（土豆不算健康蔬菜，因为其对血糖有负面影响）。

（2）全谷物占到盘子的 1/4（如全麦、大麦、小麦浆果、藜麦、燕麦、糙米和用它们制成的食物，如全麦面食比白面包、白米饭等精致谷物对血糖和胰岛素有更温和的影响）。

（3）蛋白质占到盘子的 1/4（鱼、鸡肉、豆类和坚果都是优质蛋白质来源，将它们加在沙拉里，与蔬菜搭配。限制红肉摄入量，并避免加工肉类，如培根和香肠）。

（4）健康植物油适量（选择健康的植物油，如橄榄油、油菜籽油、大豆油、玉米油、葵花籽油、花生

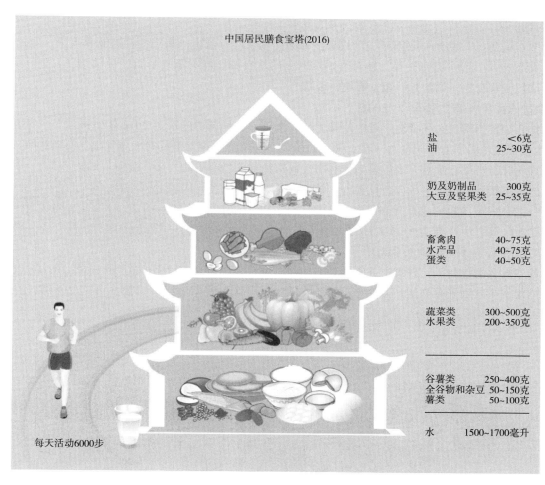

中国居民膳食宝塔(2016)

盐	<6克
油	25~30克
奶及奶制品	300克
大豆及坚果类	25~35克
畜禽肉	40~75克
水产品	40~75克
蛋类	40~50克
蔬菜类	300~500克
水果类	200~350克
谷薯类	250~400克
全谷物和杂豆	50~150克
薯类	50~100克
水	1500~1700毫升

每天活动6000步

图 8-2　中国居民膳食宝塔

资料来源：中国营养学会，《中国居民膳食指南（2016）》，2016。

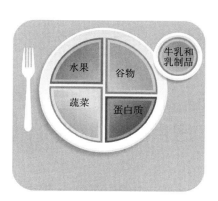

图 8-3　"我的餐盘"（MyPlate）

资料来源：http://www.choosemyplate.gov。

油等，并避免使用含有不健康反式脂肪酸的油类，但低脂肪并不意味着"健康"）。

（5）多喝水、咖啡或茶（减少饮用含糖饮料，将牛乳和乳制品限制在每天一至两份，并将果汁限制在每天一小杯）。

（6）保持身体活跃（多锻炼对于控制体重很重要）。

推出"我的餐盘"的主要原因是，自从膳食宝塔（金字塔）推出以来，一直被专业人士认定过于复杂，不便于向大众推广。而"我的餐盘"针对当下美国人的饮食健康问题重新修订，简洁明了，便于实践，以帮助人们选择健康食物，遏制肥胖相关疾病的流行。

2. 中国居民平衡膳食餐盘（2016）

为了推广膳食指南，实践膳食宝塔中的具体膳食推荐，中国营养学会于2016年也推出了"平衡膳食餐盘"，作为膳食宝塔图形的补充说明。膳食餐盘描述了一餐膳食的食物组成和大致比例，直观地展现了平衡膳食的合理组合与搭配。餐盘分成谷薯类、动物性食物和富含蛋白质的大豆、蔬菜、水果四部分，其中所占面积最大的是蔬菜和谷薯类，鱼肉蛋豆类占比较少。餐盘的面积主要代表了食物的分量：①蔬菜和谷物比重所占的面积大，蔬菜占膳食总质量的34%～36%；②谷薯类占膳食总质量的26%～28%；③水果占20%～25%，提高蛋白质的动物性食物和大豆占13%～17%。餐盘旁的一杯牛奶提示其重要性，一天牛奶摄入300g，平均每餐100～120g。此餐盘适用于2岁以上的健康人群。

平衡膳食餐盘的优势是：餐盘中各类食物的比例简单、直观，便于指导日常膳食搭配，居民可直接按照膳食餐盘的比例来规划膳食并达到营养需求，还有助于居民认识到相对健康的膳食中应以谷物、蔬果为主，同时帮助消费者意识到乳制品的重要性。

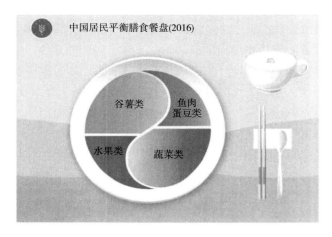

图8-4 中国居民平衡膳食餐盘

资料来源：中国营养学会，《中国居民膳食指南（2016）》，2016。

第四节 居民营养状况调查与监测

进行居民营养状况调查（nutritional survey）与营养状况监测（nutritional surveillance），可以起到如下作用：

（1）是全面了解全国居民营养膳食结构和状况的重要手段，可对不同经济发展时期人的膳食结构和营养状况进行全面了解。

（2）确切了解、掌握社会各人群某一时间断面的营养状况，及其连续的动态变化。

（3）反映营养干预措施对于居民饮食生活的影响。

（4）根据调查和监测资料纠正现存问题。

（5）为更好改善居民营养状况提供实际的和理论的根据。

（6）为食品生产、加工以及对人民群众的消费引导提供依据。

一、营养调查的定义及其功能

营养调查是为了掌握居民营养状况并对其做出改善，运用各种手段准确了解某一人群各种营养指标的水平来判断当前的居民营养状况。

营养调查的目的包括了解个体或者群体营养需要的满足程度，为国家制定膳食营养相关政策提供依据，引导食品工业的产品研发方向，同时为营养教育部门提供基础资料以及数据。

根据目的不同，营养调查规模有所不同，一般全国性营养调查规模较大，覆盖全国范围。我国曾于1959、1982、1992、2002、2010—2013年分别开展了5次全国性营养调查工作，历次调查样本均在10万人以上，其结果对了解中国城乡居民食物摄入、膳食结构和营养水平、评价城乡居民营养健康水平、制定相关政策和疾病防治措施发挥了积极的作用。2002年开展的营养调查中，营养相关慢性疾病，如肥胖、糖尿病、高血压都被涵盖在了调查范围内。

最近的一次全国大规模营养调查是2010—2013年中国居民营养与健康状况监测的调查，其内容涉及食物与营养素摄入、体格与营养状况、行为和生活方式及血脂和血压等营养相关性指标。

二、营养调查的常用方法

营养调查的工作内容一般包括膳食调查、体格测量、营养缺乏病的临床检查、营养状况实验室检测四个主要方面。但在实际工作中根据调查目的的不同，调查包含的内容也会做相应调整。

（一）膳食调查

膳食调查（dietary survey）是营养调查的重要组成部分，其目的是预测营养对机体健康的影响，判断个体营养状况，以及帮助治疗因食物摄入不当而引起的某些疾病。一般膳食调查的内容包括调查每人每日所食用的食物品种、数量、烹调方法、饮食制度、分配、个人的膳食习惯和被调查对象的基本信息。

1. 称重法

称重法即为对调查对象一日各餐食物食用量进行称重，计算每日的营养素摄入量。称重法准确性高，可作为膳食调查的"金标准"，用以衡量其他方法的准确性。但是缺点是较为麻烦，而且工作量大。其方法的粗略版为采用食堂的总食物量和进餐人数来计算。此调查法时间不宜过长，一般3~6d为宜。调查前需要了解就餐时间、烹调时间，调查清楚当天的食谱，准确记录各种食品、调味品名称，准确称量，询问生熟比例，将调查期间所使用的食物进行品种分类、综合，求得平均每人每日的食物消耗量，最后按食物成分表计算平均每人每天营养素摄入量。

若是对群体进行调查，应根据年龄、性别、劳动强度构成不同，制作个人进餐记录，并使用加权法进行平均供给量标准计算。

（1）生熟比的计算　由于我国目前食物成分表以食物原料为基础，因此称重记录时调查多数食物要利用生熟比值换算成原料量，以便计算各种营养素摄入量。生熟比计算方法为：

$$生熟比 = 食物生重/食物熟重 \tag{8-1}$$

（2）计算实际摄入食物的生重　每餐用餐结束后称量剩余食物的质量（熟重），先计算实际摄入食物的熟重，再由生熟比折算出实际摄入食物的生重。即：

$$实际摄入食物的熟重 = 烹调后熟食重 - 剩余熟食重 \tag{8-2}$$

$$实际摄入食物的生重 = 实际摄入食物熟重 \times 生熟比 \tag{8-3}$$

（3）计算总人日数　记录每日每餐人数，按记账法中的方法计算总人日数。若年龄、劳动强度相差很大，亦需将各类别的总人数分别登记。

（4）计算平均每人每日各类食物的摄入量　每人每日生食的平均摄入量为：

$$平均摄入量=各种食物实际摄入量（生重）/就餐总人数 \tag{8-4}$$

然后进行膳食调查结果计算及评价。

2. 24h 回顾法（询问法）

询问调查对象在一天 24h 内各种主副食的摄入。一般调查持续 3d，然后计算平均每天营养素的摄入。得出的数据与 RDAs 和 DRIs 比较。此法简单易行，但是调查对象若缺乏经验，易发生遗漏、记忆偏差等问题，导致数据粗糙、不准确。所以调查对象需要进行相对专业的训练，掌握相应的专业知识技巧。"询问法"是目前比较常用的一种膳食调查方法，适用于群体营养调查，以便及时发现问题。

该法经常要建立一种特定的引导方法以帮助被调查者记住一天内所消耗的所有主副食，因此调查者必须接受专门的培训掌握询问的技巧与方式，以鼓励和帮助调查对象对膳食进行回顾；此外调查者还必须借助食物模型（或实物）和测量工具，对食物摄入量定量核算（表 8-3）。调查表格可根据调查者的具体年龄、劳动强度、职业等做出设计。

计算平均每日各类食物摄入量，适用于称重法和询问法：

$$m=\frac{M}{V} \tag{8-5}$$

式中　m——调查对象平均每日各类食物摄入量，g；

　　　M——调查对象在调查期间各类食物摄入量之和，g；

　　　V——调查对象进餐日数之和。

计算平均每日各类食物能量或者营养素摄入量：

$$I=\frac{\sum_{i=1}^{w}(m_i \times A_i)/100 \times B_i}{V} \tag{8-6}$$

式中　I——调查对象平均每日能量或营养素摄入量，g；

　　　m_i——调查期间调查对象摄入某类食物的原料质量，g；

　　　B_i——每 100g 该食物中能量或者营养素含量，g；

　　　A_i——该食物可食部分比例；

　　　V——调查对象进餐日数之和。

表 8-3　食物质量折算参照表

食物名称	单位	质量（生重）/g	备注
大米饭	1 小标准碗	75	碗直径 12cm
	1 大标准碗	150	碗直径 16cm
大米粥	1 小标准碗	30	
	1 大标准碗	50	
馒头	1 个	100	自制品需看大小折算
面条（湿切面）	1 小标准碗	30	每斤湿面折合面粉 0.4kg，3 两湿面折合面
	1 小标准碗	50	粉 1.2kg
面条（干切面）	1 大标准碗	75	干面条按面粉质量计算
	1 小标准碗	100	
包子	1 个	50	小笼包：6~8/100g
饺子	平均 6 个	50	面粉质量，不包括馅
馄饨	9~10 个	50	面粉重量，不包括馅

续表

食物名称	单位	质量（生重）/g	备注
油条	1 根	50	
油饼	1 个	70~80	
炸糕	1 个	50	糯米粉 35g，红小豆 15g
豆包	1 个	50	面粉 35g，红小豆 15g
元宵	3 个	50	每个含糖 3g
烧饼	1 个	50	
香肠（广式）	1 根	约 27	
炒蔬菜	1 标准盘（9 寸盘）	约 500	指白菜、油菜、豆角、藕片等蔬菜的生重
牛乳	1 标准杯	约 250	不包括含乳饮料
酸乳	1 标准杯	约 250	指固体类发酵乳，非酸乳饮料
乳粉	1 标准勺	10	
鸡蛋	1 个	60	
鸭蛋	1 个	70	
鹌鹑蛋	5 个	50	
豆腐脑、豆浆	1 小标准碗	约 250	
	1 大标准碗	约 300	
啤酒	1 标准杯	250	
花生（带壳）	1 小标准碗	约 120	
花生仁	1 小标准碗	约 200	
栗子	10 个	50	

资料来源：中国就业培训技术指导中心，《公共营养师（国家职业资格四级，第二版）》，2014。

3. 记账法

根据该单位或家庭在一定期限内各种食物的消耗总量和就餐者的人次数，计算出平均每人每日的食物消耗量，再根据食物成分表计算每人每日能量和营养素的摄入量。其优点是不需要具体称量，迅速简洁，但不准确。适用于有详细伙食账目的集体单位或家庭。具体方法是一定时期内，例如一周，根据被调查单位每天购买食物的发票（账目）、人数记录，获得各种食物的消耗总量和用餐的人（和天）数，依据食物成分表计算出每人平均的食物消耗以及各类营养素的摄入。记账法的准确性主要取决于记账的精确、细致以及连贯程度。具体步骤如下：

（1）记录调查期间各种食物的消耗总量 调查开始时先对库存食物的种类和数量进行清查，并记录在调查表（表 8-4）中；然后详细记录整个调查期限内购入的食物种类和数量以及每日就餐现场的食物丢弃量；调查结束时需清查食物的剩余量。

表8-4 食物消耗量登记表

被调查单位： 记录人： 记录单位：kg

食物名称	食物1		食物2		食物n	
结存数量						
购量与弃量	购量	弃量	购量	弃量	购量	弃量
月　日						
⋮						
月　日						
购量/弃量合计						
剩余数量						
实际总消耗量						

其中：某食物的消耗总量＝该食物的库存量+该食物的总购入量−该食物的总丢弃量，作为该食物消耗总量的估计值。

（2）总人日数的估算　登记每日各餐的就餐人数，然后根据主食的消耗量折合成总人日数。人日数代表调查对象用餐的天数，一个人吃早、中、晚三餐为1个人日。例如，某食堂三餐能量分配为早餐30%，中餐40%，晚餐30%，某天三餐各有130人、150人、140人用餐，那么该天的总人日数为：

$$130×20\%+150×40\%+140×40\%＝142 人日$$

总人日数计算方法为调查期限内每天的人日数之和。若用餐者生理状况、劳动强度差异较大，则需分别登记、分别计算总人日数，以便根据其不同需要量计算出每人每日平均供给标准，然后与实际量比较，做出合理评价。

（3）计算平均每人每日各种食物消耗量

$$某食物平均每人每日消耗量＝该食物的消耗总量/总人日数 \tag{8-7}$$

根据食物成分表进一步计算出平均每人每日各种营养素的摄入量。

4. 化学分析法

化学分析法是通过实验室化学分析方法，测定调查对象在一定时间内所摄入食品的能量和营养素的数量及质量。这种方法很精准，但是对于食物的成分进行化学分析较为耗时耗力，投入很大，不推荐家庭或者集体单位采用，一般适用于相对专业的营养机构，或者科研、医疗机构。收集样品的方法是双份饭菜法（最准确的方法）：制作两份完全相同的饭菜，一份供调查对象食用，另一份作为分析样品。此法要求收集的样品在数量、质量上一定与摄入的食物一致，所以对测试者要求较高，要密切配合。

尤其对于疾病研究，食物中的活性物质，如胡萝卜素、类黄酮、激素等这些成分在成分表中是缺乏数据和具体说明的，化学分析法为这些物质的测定提供了很大的帮助。

此法的优点是容易收集样品，但是对质量、数量的一致性要求甚高，且代价高，操作复杂，只适用于小规模的调查，如营养代谢试验。目前很少使用，一般与其他方法结合来用。

5. 食物频率法（食物频数法，QFF）

这种方法以问卷形式进行膳食调查，记录调查者在指定的一段时期（一般时间较长，数周、数月或数年）内食用或消费某些食物的频率，以此来评价膳食营养状况。食物频率法近年来被应用于了解一定时间内各类食物的摄入量，反映长期膳食行为，以研究个体的膳食习惯和某些慢性病的关系，也可供膳食咨询指导使用。

调查问卷应包括两方面：①食物名单：该名单的确定需根据调查目的，选择被调查者常食用的、含所要研究营养成分的食物或与被调查者摄入状况差异较大的食物；②食物频率：即一定时期内所食某种食物的次数。

各类膳食调查方法的比较见表8-5。

表8-5 各类膳食调查方法对比

方法	优点	缺点	应用
称重法	精准	耗时耗力，不适用于大规模膳食调查	家庭，个体，团体
记账法	简单，省时省力	时间段不够精确，代表性受影响	账目较为清晰的单位
24h 回顾法	简单，省时省力	主观，受记忆力影响较大，不太精准	家庭，个人
化学分析法	精准	耗时耗力，需要资金支持	科研或者膳食机构
食物频率法	应答轻松，效率高，经济方便，可做长期调查	不够量化，有遗漏现象	个人，膳食习惯，或由于膳食导致的慢性病

（二）体格测量

体格大小、生长速度都是反映机体营养状况的指标，是评价群体或者个体营养状况的重要项目之一。体格测量包括：身高、体重、头围、胸围、坐高、上臂围、腿围等，取得这些测量资料并运用这些资料以及由此算出来的指数和比值以评价人体发育（例如，可评价蛋白质、能量摄入以及其他营养素的供给、利用和储备是否充足）。其中，体重和身高是最基本的数据。

身高：指从足底到颅顶的高度。

体重：指人体各个部分的质量之和，是反映蛋白质和能量营养状况的重要指标。Broca 公式（国内改良版）是计算理想体重的公式：

$$成年人理想体重参考值（kg）= 身高（cm）-105 \tag{8-8}$$

身体质量指数 BMI 指数是目前国际上常用的衡量人体胖瘦程度以及是否健康的一个标准。国外常用的未成年人 BMI 计算和评价标准中，主要有适用于学龄前儿童的 Kaup 指数（考普指数）和适用于学龄儿童（小学、初中）的 Rohrer 指数（罗尔指数）。

$$BMI 指数 = 体重（kg）/身高（m）^2 \tag{8-9}$$

WHO 建议：BMI<18.5 为消瘦，18.5~24.9 为正常，25.0~29.9 为超重，≥30.0 为肥胖；

亚洲标准：BMI<18.5 为体重过低，18.5~22.9 为正常，23.0~24.9 为超重，≥25.0 为肥胖；

我国标准：BMI<18.5 为体重过低，18.5~24.0 为正常，24~28 为超重，≥28.0 为肥胖。

$$Kaup 指数 = 体重（kg）/身高（cm）^2 \times 10^4 \tag{8-10}$$

Kaup 指数适用于学龄前儿童，Kaup 指数<10 为消耗症，10~13 为营养不良，13~15 为瘦弱，15~19 为正常，19~22 为良好，22 以上为过胖。

$$Rohrer 指数 = 体重（kg）/身高（cm）^3 \times 10^7 \tag{8-11}$$

Rohrer 指数为身体充实指标，适用于学龄后各年龄段的人，Rohrer<92 为过度瘦弱，92~109 为瘦弱，110~139 为中等，140~156 为肥胖，>156 为过度肥胖。

皮褶厚度测量：皮褶厚度是衡量个体营养状况和肥胖程度的较好标准。人体脂肪大约有 2/3 储存在皮下组织，因此皮褶厚度和体脂含量有一定相关性。可通过测量皮下脂肪的厚度来判断人体的肥瘦程度，WHO 推荐选用的三个测量部位是上臂（肱三头肌）、背部（肩胛下角部）和腹部（脐部），可分别代表个体肢体、躯干、腰腹部的皮下脂肪堆积情况，对人体营养状况的判定有重要价值。瘦、中等和肥胖的界限：男性分别为小于 10mm、10~40mm 和大于 40mm，女性分别为小于 20mm、20~50mm 和大于 50mm。

上臂围：上臂围是指上臂自肩缝到尺骨鹰嘴连线中点的维度。上臂围测量分为上臂紧张围和上臂松弛围。两者差值越大说明肌肉发育状况越好；反之说明脂肪发育状况越好。

腰围：腰围测量是指在人体肋下缘与髂钱上嵴连线的中点做标记，用塑料软尺通过该中点测量。腰围可反映腹部脂肪分布，对于成年人超重和肥胖的判断尤为重要，特别是判定腹部肥胖。腰围可以很好地预测腹部脂肪是否堆积过多，可以作为预测代谢综合征的指标。

臀围：臀围是臀部的最大围度（即耻骨联合和背后臀大肌最凸处），是反映臀部脂肪分布的重要指标。同时配合测量腰围可以用来判断腹型肥胖，腰臀比越大，腹型肥胖程度越高。

三、营养监测的定义及其功能

营养监测又称食物营养监测（food and nutrition surveillance，FNS），即为了长期监测人群的动态营养状况，同时收集影响人群营养状况的有关社会经济方面的资料，探讨从措施和政策上改善营养状况的方法。营养监测与营养调查的区别在于：营养监测主要运用自然科学手段调查研究以个体为基础的人群膳食摄取情况和人体营养水平，因而可以说是微观的人群营养状况的了解分析，而营养调查偏向于环境、社会性的营养措施的制定与推行。

（一）营养监测的类型

（1）长期营养监测　是为了长期监测人群的动态营养状况，来做出规划和制定政策。

（2）规划效果评价性监测　评价和管理有关营养膳食改善具体项目的执行，以完善现有的政策。

（3）及时预警和干预　及时发现或缓解区域性、季节性的营养失调问题。

（二）营养监测的特点

（1）以需要保护的重点人群为主要对象，分析社会因素和探讨能采取的社会性措施。

（2）研究营养政策的实施和干预是营养监测的主要任务。

（3）营养监测通常以一个国家或一个地区的全局作为研究对象，但以有限或较少的投入来掌握人群常年的营养状况。

（4）同时检测经济、农产品、商业和医疗状况指标。

（5）尽可能用现有数据分析，直观发现问题。

（三）营养监测的功能

（1）制定国家以及相关部门的规划及政策，以帮助处理营养问题。

（2）项目监控与评价，评价和管理有关营养膳食改善具体项目的执行。

（3）避免食物短缺，防止由于自然环境导致的食物危机，并帮助决策，以及时做出应对。

（4）宣传动员。

（5）监测结构调整政策的效应。

四、营养监测的内容

研究营养政策或者实施营养干预是营养监测的重要任务。营养监测具体步骤为：

（一）确定监测目的

任何营养监测的目的都是为政府有关部门决策、制定实施步骤提供信息，例如：长期监测，了解人群中某些病症的发病率，评价干预措施的效果。

（二）选择监测方式

营养监测方式有主动监测、被动监测、人群监测和哨点监测等。

（三）选择监测点和人群

选择有代表性的人群，避免过度消耗人力财力。例如：选择学校和学生作为监测点和检测人群。

（四）选择监测指标

营养监测是有规律或定期地收集数据，对其进行评价，以说明人群当前或将来的营养状况。调查收集所得的测量数据需要与参考数据进行比较，来说明数据揭示的问题和价值，此参考数据为评价收集数据和制定营养政策的指标。例如：老年人体重是一个测量数据，所得的体重数据与参考体重进行比较说明其营养健康状况。若体重数值低于某一个参考值（临界值），那么其营养状况堪忧，则此参考值可作为营养状况的指标。

1. 人群健康状况指标

（1）人均动物性食物增长率或销售额。

（2）居民蛋白质、能量平均摄入量。

（3）营养调查结果分析评价各项指标均有参考值。

2. 社会经济指标

人群营养会受到当下生态环境变化的影响，其中经济变化是可以测量的，所以社会经济指标可以用来揭示经济收入对营养的影响。

（1）恩格尔系数（Engel 指数）　恩格尔系数是指食品支出总额占家庭总收入的比重。

$$恩格尔系数 = \frac{用于食物的总支出}{家庭总收入} \times 100\% \tag{8-12}$$

恩格尔系数是衡量一个家庭或一个国家富裕程度的主要标准之一。虽然恩格尔系数受到社会环境、福利、价格政策等各类因素的影响，不同地域、不同社会制度的国家之间不能简单地做比较，但是在上述因素可控制的一个国家内，此系数是有参考价值的。世界粮食及农业组织（FAO）用恩格尔系数划分的贫富标准是：此比例大于60%为贫困，50%~60%为温饱；40%~50%为小康；30%~40%属于相对富裕；20%~30%为富足；20%以下为极其富裕。

（2）收入弹性

$$收入弹性 = 食物购买增长率（\%）/收入增长（\%） \tag{8-13}$$

收入弹性是指在价格和其他因素不变的条件下，由于消费者的收入变化所引起的需求量的相对的比值的关系。因此收入弹性常用于衡量物品需求量对于收入的敏感程度。比值越小越富裕。经济落后地区为0.7~0.9。

（3）人均收入增长率

$$人均收入增长率 = \frac{第二年人均收入 - 第一年人均收入}{第一年人均收入} \times 100\% \tag{8-14}$$

人均收入增长率决定了收入弹性。

（五）明确工作程序

营养监测工作的工作程序包括资料收集、资料核对、质量控制工作、资料上报及分析和结果公布。例如，指定保健以及发展计划的监测系统中监测内容之间的关系如图8-5所示。

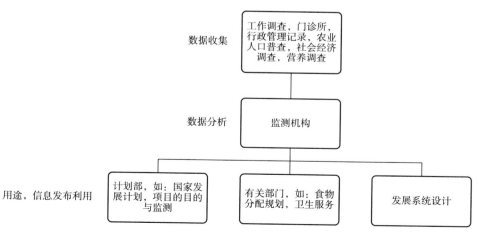

图 8-5　用于指定保健以及发展计划的监测系统的示意图

如图 8-5 所示，工作调查、门诊所、行政管理记录、农业人口普查、社会经济调查、营养调查均为营养监测的数据来源，在对其进行收集后，由指定的数据机构进行核对和分析，最后分析结果将公布在指定的机构，如计划部。

（六）营养监测人员的资格认定和培训

要求从事营养监测工作的人员具备很强的信息管理和分析能力，并经过统一培训。

第五节　营养配餐及食谱编制

一、食谱编制的理论依据、原则及评价

编制食谱是以人体的能量需求为基础，根据食物中各类营养素的含量，设计一天、一周或一段时间内的食谱，使人群摄入的碳水化合物、脂肪、蛋白质、维生素和矿物质等营养素配比适宜，达到平衡膳食的要求。食谱应包括进餐的日期、餐次、饭菜名称、食物名称和进食数量。

编制食谱以及营养配餐的目的是将各类膳食营养素参考摄入量落实到膳食中，结合实际情况，选择食物，保证营养需求，防止营养过剩，同时指导集体、家庭或者个人的膳食。目前我国有计划安排膳食较好的地方有幼儿园、医院及一些特殊行业（航天）等。

（一）食谱设计的理论依据

食谱设计实践性较强，要做到营养科学配制，需要一系列营养理论为指导，理论基础为：中国居民膳食营养素参考摄入量（DRIs）、中国居民膳食指南和平衡膳食宝塔、中国食物成分表及营养平衡理论。

DRIs 可以更好地指导人们合理膳食，食谱编制好后，需以各营养素的 RNI 为参考判断是否合理，若与 RNI 相差不超过 ±10%，则说明食谱编制合理，否则需要调整。

中国居民膳食指南的原则即为食谱编制的原则，食谱编制需根据指南的要求考虑食物种类、数量合理搭配；平衡膳食宝塔为膳食指南的量化及形象化表达，它提出了实际应用的具体建议，如同类食物交换的方法等，对制定食谱有指导作用。

中国食物成分表是中国疾病预防控制中心营养与食品安全所于 2002 年发布的，最新版本于 2013 年公布，其中所列食物以原料为主，各项食物都列出了产地及可食部。编制食谱时可根据该表将营养素需要量转换为食物需要量，从而确定食物的品种和数量。

营养平衡理论主要包括以下几方面：①膳食中三大产能营养素需要量保持一定比例平衡；②膳食中油脂、蛋白质所占比例合适；③饱和脂肪酸、单不饱和脂肪酸和多不饱和脂肪酸之间比例适宜。

（二）食谱编制原则

编制食谱的目的是为了保证用膳者对能量和各种营养素的需要，合理地将全天的能量和营养素分配到三餐中去。具体原则如下（由于医院不同的患者对营养有不同的需求，故下列原则不适用于医院患者）。

1. 保证营养平衡

编制食谱首先需保证营养平衡：①满足人体能量和营养素的需求；②三大产能营养素比例应适当；③蛋白质和脂肪来源与食物构成合理：动物性食物及大豆蛋白应占食物总量 40% 以上，至少要达到 1/3 以上，为保证摄入足够的不饱和脂肪酸，需保证 50% 油脂源于植物油；④每日三餐能量分配合理：早晚餐能量较少，占一天总能量 30% 左右，午餐较多，占总能量 40%。具体配餐时，根据用餐人群的具体状况可做适当调整。

2. 考虑市场供应情况和季节

根据食物的生产供应情况和用膳者的经济条件，在供给量规定的范围内选择食物，还应考虑到季节因素尽量选择应季的食物。

3. 注意食物的适口性

食物具有适口性，可引起就餐者食欲才能达到补充营养的效果。因此需注意食物颜色、营养素的搭配，并适当变换烹调方法避免口味单调，做到色香味形俱全，以刺激就餐者食欲，同时注意油盐不过量。

（三）食谱的评价

食谱的评价应包括：食谱中五大类食物是否齐全（谷类、蔬菜水果类、乳类豆制品类、油脂类、家禽类鱼虾类蛋类），是否做到了食物种类的多样化；各类食物的量是否充足（请依据膳食宝塔对各类食物量的推荐作出判断）；全天能量和营养素摄入是否适宜（详情参考食物成分表、《中国居民膳食指南（2016）》以及《中国居民膳食营养素参考摄入量（2013版）》）；三种产能营养素的供能比是否适宜（推荐蛋白质占10%~20%，脂肪占20%~30%，碳水化合物占50%~65%）；优质蛋白质占总蛋白质的比例是否恰当。

二、食谱编制方法

（一）计算法

用计算法编制食谱的步骤主要如下。

1. 确定用餐对象全日能量供给量

根据用餐者的年龄、性别、劳动性质和强度、自身的身体状况和其他因素确定 RNI 标准。

2. 计算早餐、午餐、晚餐应提供的能量

能量分配比较合理的应是午餐较多，早晚餐较少。通常早晚餐摄入能量各占全天总能量的30%，午餐占40%。若某成年男性每日需要能量2700kcal，则其早餐所需能量为：

$$2700kcal \times 30\% = 810kcal$$

3. 计算宏量营养素全日应提供的能量

提供能量的三大营养素为碳水化合、脂肪和蛋白质，这三种产能营养素比例应恰当，一般各自提供的能量比例为：蛋白质10%~20%，脂肪20%~30%，碳水化合物50%~65%，由此可求得三种产能营养素的一日能量供给量。例如，蛋白质、脂肪、碳水化合物的供能比分别为15%、25%、60%，则三大营养素每餐（以早餐为例）提供能量如下：

$$蛋白质：810kcal \times 15\% = 121.5kcal$$
$$脂肪：810kcal \times 25\% = 202.5kcal$$
$$碳水化合物：810kcal \times 60\% = 486kcal$$

4. 计算三大营养素每餐需要量

计算出三大营养素每餐提供的能量后，需将其折算成具体质量。根据三大产能营养素在体内氧化分解时所产生的能量（蛋白质、碳水化合物均为4kcal/g，脂肪为9kcal/g）计算每餐（以早餐为例）需要蛋白质、脂肪和碳水化合物的量。

$$蛋白质：121.5kcal \div 4 = 30.4g$$
$$脂肪：202.5kcal \div 9 = 22.5g$$
$$碳水化合物：486kcal \div 4 = 121.5g$$

5. 确定主食的种类与数量

主食是碳水化合物的主要来源，因此主食的品种和数量应根据各种主食原料中碳水化合物的含量来确定。若上述例子中早餐吃300g大米粥和馒头，计算该餐主食数量的步骤如下。

由食物成分表可知100g大米中含碳水化合物77.9g，300g大米粥含大米30g，则300g大米粥提供的碳水化合物质量为：

$$30g \times 77.9\% = 23.4g$$

则馒头提供的碳水化合物质量为 121.5g - 23.4 = 98.1g，由食物成分表可知 100g 馒头含碳水化合物 44.7g，则早餐需要食用的馒头的质量为：

$$98.1g / 44.7\% = 219.5g$$

6. 确定副食的种类与数量

副食可提供丰富的蛋白质、脂肪和维生素、矿物质等营养素，对人体健康有重要作用。副食的种类包括肉、蛋、乳、禽、鱼、豆类和蔬菜等。在确定主食种类和数量的基础上，依据蛋白质的质量进一步确定副食的种类与数量。具体步骤如下：①计算主食中蛋白质质量；②副食提供的蛋白质质量=应摄入蛋白质质量-主食提供的蛋白质质量；③副食中蛋白质的 1/3 由豆制品提供，剩余部分由动物性食物提供，计算出各自蛋白质质量；④计算豆制品和动物性食物供给量；⑤设计蔬菜品种和数量。在蛋白质选择方面，应尽量选择优质蛋白质，或根据就餐者身体状况对蛋白质类型进行选择。根据膳食宝塔建议，每天应食用 300~500g 蔬菜及 200~350g 水果。蔬菜应尽量选择深色蔬菜水果则应选择时令、新鲜水果。

7. 纯能量食物量的确定

油脂摄入以植物油为主，有一定动物脂肪摄入，因此植物油应作为纯能量的主要来源。由食物成分表可知每日摄入各类食物的脂肪含量，用每日脂肪总摄入量减去各类食物提供的脂肪量，即为植物油的摄入量。

8. 形成食谱

制定食谱时，每种营养素的摄入量不需要与 DRIs 完全一致。对食谱中各种营养素含量核算与 DRIs 进行比较，上下波动不超过 10% 即可认为科学合理。

在一天食谱的基础上进一步制定一周食谱，应注意每天菜肴的变化，也可以参考食品交换单位，以粮换粮，以菜抵菜来更换一天的食谱内容，同时注意经常改变烹调方法。

该法进行食谱编制的优点在于比较精细，但计算量较大，因此还可采用食物交换份法。

（二）食物交换份法

该法是将常用食物按其所含营养素的量的近似值进行归类，计算出每类食物每份所含的营养素和食物质量，然后将每类食物列出表格供交换使用。根据就餐者不同的能量需求，按三大营养素的合理分配比例计算出各类食物的交换份数和实际质量，并按每份食物等值交换表选择食物。该法对正常人和疾病患者均适用，简单易行，易被掌握。编制步骤如下。

1. 计算每类食物每份所含营养素值和食物质量

将常用食物按其所含营养素的量的近似值归类，计算出每类食物每份所含营养素值和食物质量。根据膳食指南，可按照所含营养素的特点分为 5 类食物：谷薯类，动物性食物，豆类及豆制品，蔬果类，纯能量食物。

2. 列出各类食物的每单位食物交换代量表

（1）谷薯类　每份可提供能量 756kJ（180kcal）、蛋白质 4g、碳水化合物 38g。根茎类一律以净食部分计算。谷薯类食物的每单位食物交换代量表见表 8-6。

表 8-6　谷薯类食物的每单位食物交换代量表　　　　　　　　　单位：g

食物名称（可食部）	质量	食物名称（可食部）	质量
面粉、米粉	50	大米、小米、糯米、薏米	50
高粱米	50	玉米面、挂面、龙须面	50
面包、窝窝头	75	干粉丝（皮粉、条粉）、干莲子	40

续表

食物名称（可食部）	质量	食物名称（可食部）	质量
土豆（可食部）	250	湿粉皮	150
通心粉	50	油条、油饼、苏打饼干	50
绿豆/红豆/芸豆/干豌豆	50	烧饼、烙饼、馒头	75

资料来源：胡秋红，谢玮，《食品营养与卫生》，2017。

（2）蔬菜、水果类　每份蔬菜可提供能量336kJ（80kcal）、蛋白质5g、碳水化合物15g，蔬菜一律以净食部分计算；每份水果可提供能量376kJ（90kcal）、蛋白质1g、碳水化合物21g。蔬菜、水果类食物的每单位食物交换代量表见表8-7。

表8-7　蔬菜、水果类食物的每单位食物交换代量表　　　　单位：g

食物名称（可食部）	质量	食物名称（可食部）	质量
蔬菜		水果	
大白菜、油菜、圆白菜、菠菜、韭菜	500~750	香蕉、柿子、鲜荔枝	150
芹菜、莴笋、雪里蕻、空心菜	500~750	橙子、橘子、柚子	200
西葫芦、茄子、西红柿、苦瓜、冬瓜	500~750	苹果、桃、梨	200
菜花、绿豆芽、茭白、鲜蘑菇	500~750	李子、杏	200
柿子椒	350	葡萄	200
鲜豇豆	250	草莓	300
鲜豌豆	100	西瓜	500
蒜苗	200	猕猴桃	200

资料来源：胡秋红，谢玮，《食品营养与卫生》，2017。

（3）动物性食物　肉蛋奶类，每份动物性食物可提供能量376kJ（90kcal）、蛋白质10g、脂肪5g、碳水化合物2g。除蛋类为食物质量外，其余一律以净食部分计算。肉蛋奶类食物的每单位食物交换代量表见表8-8。

表8-8　肉蛋奶类食物的每单位食物交换代量表　　　　单位：g

食物名称（可食部）	质量	食物名称（可食部）	质量
瘦猪牛羊肉	50	热火腿	20
带骨排骨	50	肥瘦猪牛羊肉	25
鸡鸭鹅肉	50	午餐肉、熟叉烧肉	35
带鱼	80	草鱼、鲤鱼、甲鱼	80
对虾、青虾、鲜贝	80	蟹肉、水发鱿鱼	100
鸡蛋（1个，带壳）	60	水发海参	350
鸭蛋、松花蛋（1个，带壳）	60	无糖酸乳	200
鹌鹑蛋（6个，带壳）	60	牛乳	250
干酪	25	乳粉	30

资料来源：胡秋红，谢玮，《食品营养与卫生》，2017。

（4）豆类及豆制品类食物　每份豆类及豆制品类食物可提供能量188kJ（45kcal）、蛋白质5g、脂肪

1.5g、碳水化合物 3g。豆类及豆制品类食物的每单位食物交换代量表见表 8-9。

表 8-9 豆类及豆制品类食物的每单位食物交换代量表　　　　单位：g

食物名称（可食部）	质量
豆浆	125
豆腐（南）	70
豆腐（北）	42
腐竹	5
豆腐丝	25
油豆腐	20

资料来源：胡秋红，谢玮，《食品营养与卫生》，2017。

（5）纯能量食物　主要为油脂类，每份纯能量食物可提供能量 188kJ（45kcal）、脂肪 5g。纯能量食物的每单位食物交换代量表见表 8-10。

表 8-10 纯能量食物的每单位食物交换代量表　　　　单位：g

食物名称（可食部）	质量	食物名称（可食部）	质量
菜籽油、玉米油（1汤匙）	5	豆油、棉籽油（1汤匙）	5
花生油、芝麻油（1汤匙）	5	红花油（1汤匙）	5
牛羊猪油（未炼）	5	黄油	5

资料来源：胡秋红，谢玮，《食品营养与卫生》，2017。

3. 各类食物的分配数量

各类食物的分配数量应根据个人年龄、性别、身高体重、身体状况、劳动强度及季节等情况适当调整。办公室职员等轻体力劳动者可按中等能量膳食安排进食量；农田劳动者等中等以上强度体力劳动者可按高能量膳食安排。女性需要的能量一般比同等劳动强度男性低 200kcal 或更多。不同能量水平建议的食物摄入量见表 8-11。

表 8-11 不同能量水平建议的食物摄入量　　　　单位：g/d

食物	能量水平						
	1600kcal	1800kcal	2000kcal	2200kcal	2400kcal	2600kcal	2800kcal
谷类	225	250	300	300	350	400	450
豆类	30	30	40	40	40	50	50
蔬菜	300	300	350	400	450	500	500
水果	200	200	300	300	400	400	500
肉类	50	50	50	75	75	75	75
乳类	300	300	300	300	300	300	300
蛋类	25	25	25	50	50	50	50
水产	50	50	75	75	75	100	100
油脂	20	25	25	25	30	30	30
食盐	6	6	6	6	6	6	6

资料来源：胡秋红，谢玮，《食品营养与卫生》，2017。

4. 确定食物交换份数

根据对不同能量食物的需要量，参照食物交换代量表，确定不同能量供给量的食物交换份数。假设某人需要能量为 2600kcal，膳食中各类食物参考量为谷类 400g、豆类及豆制品 50g、蔬菜 500g、水果 400g、肉类 75g、乳类 300g、蛋类 50g、水产 100g、油脂 30g 和食盐 6g，则相当于 8 份谷薯类食物交换份、1 份果蔬类食物交换份、1 份豆类及豆制品类食品交换份、4~8.5 份肉蛋奶等动物性食物交换份和 6 份油脂。需要注意的是，食物交换代量表的交换单位不同，折合食物的交换份数也不同。

该法较为粗略，实际应用中，可将计算法与食物交换份法结合使用，具体步骤为首先用计算法确定食物需要量，然后用食物交换份法确定食物的种类及数量。

（三）营养配餐系统软件

由于上述方法均较为烦琐，随着科学技术发展，目前食谱编制与评价可通过计算机实现。膳食营养管理系统软件可完成的操作主要包括：①根据原有数据自行设计食谱并计算；②分析计算食谱营养成分，并根据计算结果进行适当调整；③分析膳食食物结构，并分析各营养素摄入量、能量和蛋白质、脂肪食物来源等。许多软件还可对个体和群体膳食营养状况进行综合评价，特殊营养配餐软件还可对常见疾病膳食进行设计。

第六节　食品营养标签

一、食品营养标签的概念

根据定义"食品营养标签是向消费者提供食品营养信息和特性的说明，也是消费者直观了解食品营养组分、特征的有效方式"，食品营养标签包括：①营养成分表；②营养声称；③营养成分功能声称。营养标签法规在世界各国不同。本节重点讨论中国的营养标签法规、营养标签内容以及解读。

在许多国家法律中对营养标签的信息有明确要求，同时，出于对健康和保健的重视，食品的营养信息和化学成分对消费者的重要性也日益增加。

世界卫生组织（WHO）2004 年调查的 74 个国家中，没有食品营养标签管理法规的国家只有 19 个（占25.7%），有法规的国家为 55 个（74.3%），其中 10 个国家强制性执行。在国际食品营养标签制度已经确立的大背景下，我国《食品营养标签管理规范》（以下简称《规范》）的制定应运而生。《规范》的起草主要基于以下目的："一是指导消费者平衡膳食，当前我国居民存在营养不足和营养过剩的双重问题，这些与每日的膳食营养状况密切相关，在食品标签中标注营养信息将有效预防和减少营养性疾病；二是满足消费者知情权，当前越来越多的消费者将食品营养标签作为选购食品的重要参考和比较依据，食品营养标签也有助向公众宣传和普及营养知识；三是规范企业正确标注，促进食品贸易。"由卫生部组织制定的《食品营养标签管理规范》于 2008 年 5 月 1 日起施行。

2009 年 6 月 1 日，随着《中华人民共和国食品安全法》（以下简称《食品安全法》）的发布和实施，食品安全标准的定义得以明确，食品营养标签的规范化成为食品安全标准的一部分。根据《食品安全法》有关规定，为指导和规范我国食品营养标签标示，引导消费者合理选择预包装食品，促进公众膳食营养平衡和身体健康，保护消费者知情权、选择权和监督权，原卫生部在参考《食品营养标签管理规范》规定及其实施情况基础上，于 2011 年 12 月发布了第一个食品营养标签标准：《食品安全国家标准　预包装食品营养标签通则》（GB 28050—2011，以下简称"营养标签标准"），于 2013 年 1 月 1 日起正式实施。

根据国家营养调查结果，我国居民既有营养不足，也有营养过剩的问题，特别是脂肪和钠（食盐）的摄入较高，是引发慢性病的主要因素。通过实施营养标签标准，要求预包装食品必须标示营养标签内容，有利于：①宣传普及食品营养知识，指导公众科学选择膳食；②促进消费者合理平衡膳食和身体健康；③规范企业正确标示营养标签，科学宣传有关营养知识，促进食品产业健康发展。

《食品安全国家标准　预包装食品营养标签通则》（GB 28050—2011）规定，预包装食品营养标签应向消费者提供食品营养信息和特性的说明。其中，反式脂肪酸含量为强制标识内容。

二、食品营养标签的基本要求及营养素参考值

（一）基本要求

1. 营养成分

营养成分应以一个"方框表"的形式表示，方框可以为任何尺寸，并与包装的基线垂直，标题为"营养成分表"。营养成分表包括营养成分名称、含量值和占营养素参考值（Nutrient Reference Values，NRV）的百分比。营养素参考值指可用于食品营养标签，用于比较食品营养成分含量的参考值。

营养成分应该以具体数值标示，各类营养成分的营养素参考值见表8-12。

表8-12　营养素参考值（NRV）

营养成分	NRV	营养成分	NRV
能量①	8400kJ	泛酸	5mg
蛋白质	60g	生物素	30μg
脂肪	≤60g	胆碱	450mg
饱和脂肪酸	≤20g	钙	800mg
胆固醇	≤300mg	磷	700mg
碳水化合物	300g	钾	2000mg
膳食纤维	25g	钠	2000mg
维生素A	800μgRE	镁	300mg
维生素D	5μg	铁	15mg
维生素E	14mgα-TE	锌	15mg
维生素K	80μg	碘	150
维生素B_1	1.4mg	硒	50
维生素B_2	1.4mg	铜	1.5mg
维生素B_6	1.4mg	氟	1mg
维生素B_{12}	2.4μg	铬	50μg
维生素C	100mg	锰	3mg
烟酸	14mg	钼	40μg
叶酸	400μgDFE		

注：①能量相当于2000kcal，蛋白质、脂肪、碳水化合物供能分别占总能量的13%、27%与60%。

资料来源：GB 28050—2011《食品安全国家标准　预包装食品营养标签通则》。

2. 强制标识内容

强制标识内容包括能量、核心营养素（蛋白质、脂肪、碳水化合物、钠）的含量及其占NRV的百分比。

3. 可选择性标识内容

营养成分表中还可以标识其他营养成分的名称、含量以及其占 NRV 的百分比。

4. 免除强制标识营养标签的预包装食品范围

某些食物可以不标识营养标签：

（1）生鲜食品，如包装的生肉、生鱼、生蔬菜水果、禽类、鸡蛋等。

（2）乙醇含量≥0.5%的饮料酒类。

（3）包装总面积≤100cm² 或最大表面积≤20cm² 的食品。

（4）现制现售的食品。

（5）包装饮用水。

（6）每日食用量≤10g 或者≤10mL 的预包装食品。

（7）其他法律法规标准规定可以不标识营养标签的预包装食品。

（二）标示内容具体说明

营养成分表由三列内容组成，分别为营养成分名称、含量、占营养素参考值百分比（简称 NRV%）。在阅读时一定要注意营养成分含量值是按照每100g（mL）食品给出的，还是按每份食品可食部分给出的。

中国食品标签 NRV 是食品营养标签上比较食品营养素含量多少的参考标准，已成为消费者选择食品时的营养参照标准。NRV 是依据我国居民膳食营养素推荐摄入量（RNI）和适宜摄入量（AI）制定的。

1. 强制标示

所有预包装食品强制性标示的内容包括能量、核心营养素（蛋白质、脂肪、碳水化合物、钠）的含量（"4+1"强制标示内容）及其占 NRV 的百分比。若是使用了营养强化剂的预包装食品，还应该标示强化后的食品中被强化营养素的含量及其占 NRV 的百分比。对于食品生产过程中使用的氢化油脂，需要标示出反式脂肪酸的含量。对于 NRV 未规定的营养成分，仅需要标示含量。

仅标识能量和核心营养素的营养标签格式如图8-6所示。

营养成分表

项目	每100克（g） 或100毫升（mL） 或每份	营养素参考值%或 NRV%
能量	千焦（kJ）	%
蛋白质	克（g）	%
脂肪	克（g）	%
碳水化合物	克（g）	%
钠	毫克（mg）	%

图8-6 营养标签格式——仅标示能量和核心营养素（"4+1"强制标示内容）的格式

注：（1）"项目"中蛋白质、脂肪、碳水化合物和钠 4 种核心营养素和能量属于强制标示的内容。

（2）在"每 100 克（g）或每 100 毫升（mL）或每份"一栏，应以食品可食部分的具体数值来标示。

（3）"营养素参考值%或 NRV%"代表该营养成分的含量占每日所需营养素参考值（NRV）的百分比。

资料来源：GB 28050—2011《食品安全国家标准　预包装食品营养标签通则》。

2. 可选择性标示内容

同时标识除能量和核心营养素外的其他营养素的营养标签格式如图8-7所示。

当某些营养成分标示值符合含量声称（描述食品中能量或营养成分含量水平的声称，声称用语包括"含有""高""低"或"无"等）和比较声称（与消费者熟知的同类食品的营养成分含量或能量值进行比较以后的声称。声称用语包括"增加"或"减少"等）的条件，可以同时使用两种声称方式，或仅使用含量声称的相应功能声称标准用语，但是对功能声称标准用语不得进行任何形式的删改、添加和合并，且字号不得超过食品名称和商标。营养含量声称和比较声称的要求和条件可以参考《食品安全国家标准 预包装食品营养标签通则》（GB 28050—2011）。

营养成分表

项目	每100克（g） 或100毫升（mL） 或每份	营养素参考值%或NRV%
能量	千焦（kJ）	%
蛋白质	克（g）	%
脂肪	克（g）	%
——饱和脂肪	克（g）	%
胆固醇	毫克（mg）	%
碳水化合物	克（g）	%
——糖	克（g）	
膳食纤维	克（g）	%
钠	毫克（mg）	%
维生素A	微克视黄醇当量（μg RE）	%
钙	毫克（mg）	%

图8-7 营养标签格式——含其他营养成分（企业可自主选择标示）

注：核心营养素应采取适当形式使其醒目。

资料来源：GB 28050—2011《食品安全国家标准 预包装食品营养标签通则》。

？ 思考题

1. 请简述以下各类膳食结构及其特点：①欧美模式；②日本模式；③地中海膳食结构。
2. 请标出强制标示内容和可选择性标示内容。

营养成分表

项目	每100克（g） 或100毫升（mL） 或每份	营养素参考值%或NRV%
能量	千焦（kJ）	%
蛋白质	克（g）	%
脂肪	克（g）	%
——饱和脂肪	克（g）	%
胆固醇	毫克（mg）	%
碳水化合物	克（g）	%
——糖	克（g）	
膳食纤维	克（g）	%
钠	毫克（mg）	%
维生素A	微克视黄醇当量（μg RE）	%
钙	毫克（mg）	%

参考文献

REFERENCE

［1］ Post, R. C. A new approach to Dietary Guidelines communications：make MyPlate, your plate ［J］. Childhood Obesity（Formerly Obesity and Weight Management），2011. 7（5）：349-351.

［2］ USDA-ChooseMyPlate. https：//www. choosemyplate. gov/WhatIsMyPlate. 2019-7-10.

［3］ 杜小亮. 营养风险筛查方法的临床应用研究 ［D］. 陕西：第四军医大学，2010.

［4］ 韩斌如，应波，寇京莉，等. 首次入院患者营养风险筛查与营养支持的回顾性研究 ［J］. 上海护理，2019，19（3）：5-8.

［5］ 胡秋红，谢玮. 食品营养与卫生 ［M］. 北京：北京理工大学出版社，2017.

［6］ 纪桂元，等. 膳食模式与健康 ［J］. 华南预防医学，2018，44（2）：191-194.

［7］ 琚腊红，等. 2010—2012 年中国居民膳食结构状况 ［J］. 中国公共卫生，2018，34（10）：1373-1376.

［8］ 雷敏，王大维，田秀丽，等. 实用临床营养治疗与护理 ［M］. 河北：河北科学技术出版社，2014

［9］ 李菊花，等. 公共营养学 ［M］. 浙江：浙江大学出版社，2005.

［10］ 王建杰，等. 4094 名中学生机能发育状况及 Vervaeck 指数的相关评价 ［J］. 中国校医，2000，14（6）：452-452.

［11］ 吴亚飞，孙晓洁. 临床营养学 ［M］. 河南：郑州大学出版社，2014.

［12］ 扬长平，等. 公共营养学与特殊人群营养 ［M］. 北京：清华大学出版社，2012.

［13］ 翟凤英. 公共营养 ［M］. 北京：中国轻工业出版社，2009.

［14］ 中国就业培训技术指导中心. 公共营养师（国家职业资格二级） ［M］. 北京：中国社会保障出版社，2014.

［15］ 中国就业培训技术指导中心. 公共营养师（国家职业资格四级）［M］. 2 版. 北京：中国社会保障出版社，2014.

［16］ 中国就业培训技术指导中心. 公共营养师（基础知识）［M］. 2 版. 北京：中国社会保障出版社，2012.

［17］ 中国医师协会. 临床诊疗指南—临床营养科分册 ［M］. 北京：人民军医出版社，2011.

［18］ 中国营养学会. 中国居民膳食指南（2016）［M］. 北京：人民卫生出版社，2016.

［19］ 周洁. 食品营养与安全 ［M］. 北京：北京理工大学出版社，2018.

第九章

营养与营养相关疾病

CHAPTER

09

掌握内容：糖尿病的分类、营养治疗原则及方法；痛风的营养治疗原则及方法；肥胖症的分类、营养治疗原则及方法；急性胃炎、慢性胃炎、消化性溃疡营养治疗原则及食物选择；原发性高血压、高脂血症、冠心病、脑卒中的营养治疗原则；急性病毒性肝炎、慢性病毒性肝炎、胆囊炎与胆石症、急性胰腺炎的营养治疗原则。

熟悉内容：各种内分泌代谢性疾病、消化系统疾病、心脑血管疾病、肝胆胰疾病的营养代谢特点。

了解内容：各种内分泌代谢性疾病、消化系统疾病、心脑血管疾病、肝胆胰疾病的病因、临床表现及诊断标准等。

第一节　内分泌代谢性疾病

一、概述

内分泌系统（endocrine system）由内分泌腺和分散在某些组织脏器中的内分泌细胞组成。其功能是合成和分泌各种激素，与神经系统、免疫系统共同调节人体的新陈代谢、生长发育、脏器功能、生殖和衰老等活动，以适应不断变化的外环境，保持机体内环境的相对稳定。具有内分泌功能的主要器官包括：下丘脑神经核、垂体、甲状腺、甲状旁腺、胰岛、肾上腺、性腺等。

内分泌代谢性疾病是由内分泌腺功能紊乱导致激素分泌过多或不足，物质代谢失调所引起的。这类疾病大多为慢性过程，对机体的神经调节、生长发育、营养代谢有明显影响。代谢疾病已成为当今流行病，糖尿病、痛风、肥胖症等与碳水化合物、蛋白质、脂肪等营养素的摄入有密切关系，糖尿病的发病与高糖饮食，痛风与高嘌呤饮食，肥胖症与高能量饮食相关。在临床上仅重视药物治疗而忽视饮食治疗，往往会影响到治疗效果。

二、糖尿病

糖尿病（diabetes mellitus，DM）是一种常见的内分泌代谢性疾病，是胰岛素分泌绝对不足或相对不足，或者外周组织对胰岛素不敏感，引起机体对碳水化合物代谢紊乱，包括脂肪、蛋白质、水和电解质的代谢发生异常的一种全身性疾病。其主要特点为持续的高血糖状态、尿糖阳性和糖耐量减低。糖尿病的发病特点是中老年人高于年轻人，脑力劳动者高于体力劳动者，超重和肥胖者发病率较高，富裕地区高于贫困地区，城市高于农村。

患者若患糖尿病时间较久可引起多系统损伤，出现心血管、肾脏、眼、神经等组织慢性进行性病变，最终导致脏器功能缺陷或衰竭。病情严重或应激时可发生急性代谢异常，如酮症酸中毒、高渗性昏迷等，甚至威胁生命。近年来有研究认为糖尿病与阿尔兹海默症也有一定关联性。若能及早干预、控制病情，可明显减少慢性并发症，延长患者生命。

（一）糖尿病分类

1. 1 型糖尿病

1 型糖尿病原名胰岛素依赖型糖尿病（Insulin-dependent diabetes mellitus，IDDM），此型糖尿病患者胰岛 β 细胞发生破损，导致胰岛素分泌缺乏或分泌不足，一般发病较急，易发生酮症酸中毒，血浆胰岛素水平低于正常值低限。此型病人不包括由于非自身免疫的特异性原因引起的 β 细胞破坏或衰竭，如囊性纤维化病。一般青少年多见，胰岛素疗效较好。1 型糖尿病有 2 种亚型：①免疫介导糖尿病；②特发性糖尿病。该型糖尿病的特点是某些自身抗体，如胰岛细胞抗体（ICA）、胰岛素自身抗体（IAA）和谷氨酸脱羧酶抗体（GAD）呈阳性。

2. 2 型糖尿病

2 型糖尿病以前称为非胰岛素依赖性糖尿病（Non-insulin-dependent diabetes mellitus，NIDDM）或成年型糖尿病，包括有胰岛素抵抗（Insulin resistance，IR）和胰岛素分泌缺陷的患者，也有部分发生 β 细胞功能受损。该型糖尿病发病隐蔽，患者血浆胰岛素水平可正常或升高，很少自发性发生酮症酸中毒，但在应激（如感染）情况下可诱发酮症酸中毒。此型糖尿病的危险性随年龄、肥胖和缺乏体力活动而增加，遗传易感性较 1 型强，且更为复杂，是最常见的糖尿病类型。该类糖尿病患者无须胰岛素维持生命，数量约占糖尿病患者总数的 80%～90%。

3. 妊娠期糖尿病（Gestational diabetes mellitus，GDM）

妊娠期糖尿病即妊娠中晚期诊断出的糖尿病，妊娠前不呈现明显的糖尿病症状。

4. 其他特殊类型糖尿病

其他特殊类型糖尿病包括单基因突变糖尿病综合征［如新生儿糖尿病（Neonatal diabetes mellitus，NDM）和青年人的成年发病型糖尿病（Maturity-onset diabetes of the young，MODY）］、胰腺外分泌病变（如胰腺炎、胰腺囊性纤维化）、药物或化学品诱导糖尿病（如糖皮质激素、甲状腺激素等的使用）等。

（二）糖尿病的危险因素

1. 遗传因素

糖尿病是多基因疾病，临床表现差别较大，主要是由于其遗传易感性和广泛的遗传异质性。带有糖尿病基因的人群，当食物摄入充足或消耗减少时，易产生肥胖，导致胰岛素分泌缺陷和胰岛素抵抗，成为诱发糖尿病的潜在危险因素之一。

2. 饮食因素

膳食营养不平衡，长期摄入高能量、高脂肪、低膳食纤维的食物，或者某些维生素、矿物质摄入不足，易诱发糖尿病。此外，超重和肥胖也是糖尿病的重要危险因素。孕妇子宫内营养不足可致胎儿生长不良，而低体重儿在成年后肥胖、糖尿病及胰岛素抵抗发生的概率明显增加。

3. 生理因素

年龄增大或妊娠等。

4. 病理因素

高血脂、高血压、肥胖（尤其是中央型，即腹内型或内脏型肥胖）、感染、应激、化学毒物等。

5. 社会因素

轻体力劳动者、生活富裕、享受增多等使能量消耗减少；社会竞争激烈、思想负担加重，应激增多等。

（三）主要临床表现及诊断标准

糖尿病的典型症状被总结为"三多一少"，即多尿、多饮、多食和体重降低。造成原因主要是：糖尿病患者血液中含有大量葡萄糖、酮体及蛋白质分解代谢产物，经肾脏排出时，超过肾糖阈值时，出现尿糖阳性，同时因渗透性利尿引起多尿；而大量水分以尿的形式排出，使机体细胞内脱水口渴，因而多饮；大量产能物质（葡萄糖）的损失，造成患者体内可利用能源缺乏，因此食欲亢奋，引起多食。此外，糖尿病患者葡萄糖利用不良，只能利用肌肉和脂肪分解，导致机体负氮平衡，患者逐渐消瘦，容易疲惫无力，儿童则生长发育不良。

其他症状还有皮肤瘙痒（尤其外阴瘙痒）、四肢酸痛、麻木、腰疼、性欲降低、便秘、视力障碍等，男性勃起功能障碍，女性月经失调、闭经，儿童夜间遗尿。所有患者在应激状态下都可产生酮症酸中毒。早期轻症患者大多无明显体征，久病者常因代谢紊乱、继发感染引起眼、肾、心血管、神经、皮肤、肌肉等器官和组织并发症而出现相应体征。

1 型糖尿病患者大多起病较快，病情较重，症状明显和严重。2 型糖尿病患者多数发病缓慢，病情相对较轻，常在出现并发症时才被发现。成年患者在发病的早期或发病前可有餐前低血糖反应，表现为饥饿感、多汗、乏力、颤抖，进食后即可缓解，症状有轻有重，病程可持续几年、十几年，出现明显的糖尿病症状后，低血糖症状随之减轻或消失。因此，对高危者应进行糖尿病和糖尿病前期筛查。糖尿病诊断标准见表9-1。

表9-1 糖尿病诊断标准

空腹血浆血糖 FPG（fasting plasma glucose）≥7.0mmol/L（126mg/dL），空腹是指至少8h没有能量摄入
或者
口服葡萄糖耐量试验中2h血浆血糖 OGTT 2h PG（oral glucose tolerance test 2h plasma glucose）≥11.1mmol/L（200mg/dL），OGTT测试应按WHO标准进行：清晨进行，测试者需在5min内饮完75g葡萄糖溶于250~300mL水的溶液，2h后测定静脉血糖，需重复一次确认，诊断才能成立
或者
糖化血红蛋白（H6A1C）≥6.5%（48mmol/mol），试验应在实验室中以经美国国家糖化血红蛋白标准化计划（National Glycohemoglobin Standardization Program，NGSP）认证和标准化的糖尿病控制和并发症试验（diabetes contral and complications trial，DCCT）分析方法进行检测
或者
具有糖尿病典型症状（指多尿、多饮、多食和原因不明的体重减轻）患者，随机时间血浆葡萄糖≥11.1mmol/L（200mg/dL），随机是指一天中任意的时间

注：在没有明确的高血糖症状情况下，需要同一样本或两个单独样本测试结果异常才能诊断为糖尿病。

资料来源：American Diabetes Association，*Standards of medical care in diabetes-2019*。

（四）营养代谢特点

胰岛素的主要生理功能是促进合成代谢、抑制分解代谢，它是体内唯一促进能源贮备和降低血糖的激素。一旦胰岛素不足或缺乏，或组织对胰岛素的生物反应性减低，可引起碳水化合物、脂肪、蛋白质、水与电解质等物质代谢紊乱。长期的代谢紊乱可导致糖尿病并发症，出现酮症酸中毒，甚至昏迷和死亡。

1. 能量代谢

糖尿病患者体内因胰岛素缺乏，或胰岛素受体数目减少，组织对胰岛素不敏感，易发生能量代谢紊乱。能量摄入过低，机体处于饥饿状态，易引发脂类代谢紊乱，产生过多的酮体，出现酮血症；能量摄入过高易使体重增加，血糖难以控制，加重病情。故应根据糖尿病患者的年龄、性别、活动状况和体重来确定合适的能量供给量。

2. 碳水化合物代谢

碳水化合物是主要能源物质和构成机体组织的重要成分。中枢神经系统几乎只能依靠碳水化合物（葡萄糖）供能。糖尿病患者摄入碳水化合物过高时，因调节血糖的机制失控，极易出现高血糖；但碳水化合物摄入不足时，体内需动员脂肪和蛋白质分解供能，易引起酮血症。

3. 脂类代谢

正常人的脂类代谢处于动态平衡状态。正常人血液循环中仅有微量酮体，并不积聚为酮血症。糖尿病患者脂质代谢紊乱，促进肝脏胆固醇合成，形成高胆固醇血症，且常伴有高甘油三酯血症，游离脂肪酸、低密度脂蛋白、极低密度脂蛋白增高，形成高脂血症和高脂蛋白血症，成为引起糖尿病血管并发症的重要因素。过多的脂肪自脂肪组织转入肝脏沉积，导致脂肪肝。此外，因胰岛素不足所致酮体氧化利用减慢，过多的酮体积聚而产生酮血症和酮尿。严重者表现为酮症酸中毒、高渗性昏迷。

为防止酮血症和酮症酸中毒，需要适量地供给碳水化合物，减少体脂被过多动员氧化。为防止和延缓心脑血管并发症，必须限制饱和脂肪酸的摄入量。

4. 蛋白质代谢

糖尿病患者碳水化合物代谢异常，能量供应不足，利用蛋白质分解供能；由于胰岛素不足，肝脏和肌肉中蛋白质合成减慢，分解代谢亢进，易发生负氮平衡。由于蛋白质代谢呈负氮平衡，使儿童生长发育受阻，患者消瘦，抵抗力减弱，易感染，伤口愈合不良。严重者血中含氮代谢废物增多，尿中尿素氮和有机酸浓度增高，干扰水和酸碱平衡，加重脱水和酸中毒。此外，蛋白质代谢紊乱还会影响免疫球蛋白产生，故糖尿病患者细胞及体液免疫能力降低，易发生各种感染或出现伤口不愈。

5. 维生素代谢

维生素是调节机体生理功能和物质代谢的重要酶类的辅酶，B 族维生素（维生素 B_1、维生素 B_2、维生素 PP）参与糖类代谢。糖尿病患者葡萄糖和糖基化蛋白质易氧化而产生大量自由基，而体内具有抗氧化作用的维生素 E、维生素 C、β-胡萝卜素和微量元素硒能帮助消除积聚的自由基，防止细胞膜及其功能受损。此外，维生素 C 还有清除过氧化脂质的作用。因此，充足的维生素对调节机体的物质代谢有重要作用。

6. 矿物质代谢

糖尿病患者的多尿引发锌、镁、钠、钾等从尿中丢失增加，可出现低血锌和低血镁。缺锌会引起胰岛素分泌减少，组织对胰岛素作用的抵抗性增强，但锌过多也会损害胰岛素分泌，导致葡萄糖耐量降低，并可加速老年糖尿病患者的下肢溃疡。低镁血症会引起 α 型糖尿病患者组织对胰岛素不敏感，并与并发视网膜病变和缺血性心脏病有关。三价铬是葡萄糖耐量因子的组成成分，是胰岛素的辅助因素，有增强葡萄糖利用和促进葡萄糖转变为脂肪的作用。锰是羧化酶的激活剂，参与碳水化合物和脂肪的代谢，锰缺乏可加重糖尿病患者的葡萄糖不耐受。

（五）营养治疗原则

目前，糖尿病的发病机制尚未充分明确，因此尚不能根治。近年来根据实践经验总结，公认糖尿病综合治疗措施包括：①教育与心理治疗；②运动治疗；③药物治疗，包括口服降糖药、注射胰岛素；④饮食治疗；⑤手术治疗（胰腺移植，基因治疗）；⑥自我监测。临床强调早期治疗、综合长期治疗和治疗措施个体化。其中营养治疗对任何类型的糖尿病都是行之有效、最基本的治疗措施，无论采用上述哪一种方法都必须长期坚持营养治疗。部分轻型病人（空腹血糖≤11.1mmol/L）单纯采用营养治疗即可。

1. 营养治疗的目标

（1）通过饮食合理搭配，科学控制能量、蛋白质、脂肪和碳水化合物的摄入，保证各种营养均衡，以减少胰岛细胞负担，减少或不再使用药物，使患者达到并维持理想血脂、血压，减少急、慢性并发症发生的危险，改善或稳定病情。

（2）维持或达到理想体重，使儿童和胎儿能正常生长发育。

（3）通过合理的营养干预，使患者保持正常生长发育和新陈代谢，从事日常生活、工作和劳动，提高生活质量。

2. 营养治疗原则

（1）合理控制能量摄入量　合理控制能量摄入量是糖尿病营养治疗的首要原则。能量的供给根据病情、血糖、尿糖、年龄、性别、身高、体重、活动量大小以及有无并发症确定。能量摄入量以维持或略低于理想体重（又称标准体重）为宜。尤其是超重或肥胖个体，适度减轻体重（比初始体重降低 5%~7%）可改善血糖、血脂和血压异常，减轻胰岛素抵抗，降低心血管疾病发病率，标准减重饮食每天所提供的总能量比维持理想体重所需要的能量应减少 500~1000kcal（2092~4184kJ），但由于不易坚持，易出现体重回升。儿童、孕妇、乳母、营养不良及消瘦者，能量摄入量可适当增加 10%~20%，以适应患者的生理需要和适当增加体重。表 9-2 所示为成年糖尿病患者的能量需要推荐量。临床一般不主张轻易采用极低能量饮食（very low caloric diet，VLCD，<800kcal/d）。

表 9-2 成年糖尿病患者每日能量供给量

单位：kcal/(kg·d) [kJ/(kg·d)]

劳动活动强度	体重过低	正常体重	超重/肥胖
休息状态（如卧床）	25~30（104~125）	20~25（84~104）	15~20（62~84）
轻体力劳动（如坐式工作）	35（146）	25~30（104~125）	20~25（84~104）
中体力活动（如电工安装）	40（167）	30~35（125~146）	30（125）
重体力活动（如搬运工作）	40~50（188~209）	40（167）	35（146）

注：（1）标准体重参考 WHO 1999 计算方法：（男性）标准体重（kg）=［身高（cm）-100］×0.9；（女性）标准体重（kg）=［身高（cm）-100］×0.9-2.5。

（2）根据体质指数（BMI）判断体重状况：BMI≤18.5 为体重过低，18.5~24.0 为正常体重，24~28 为超重，≥28.0 为肥胖。

资料来源：《成人糖尿病患者膳食指导》（WS/T 429—2013）。

（2）保证碳水化合物的摄入 长期以来，糖尿病患者对碳水化合物的摄入一直存在顾虑，认为应严格限制。近年来研究结果表明，在合理控制总能量的基础上适当摄入碳水化合物，不会影响患者的血糖值。碳水化合物摄入量应以占总能量的 50%~60% 为宜，甚至可以高达 65%，但不宜超过 70%。目前不推荐采用低碳水化合物饮食（<130g/d）来控制糖尿病患者的超重或肥胖。此外，餐前胰岛素的使用剂量应考虑到餐中碳水化合物的含量，对于接受固定剂量胰岛素治疗的患者，每天每餐碳水化合物摄入量也应一致。

尽管碳水化合物摄入量是餐后血糖的主要决定因素，但食物种类、淀粉类型、食物制备方式（如烹调方法和时间、加热程度或用水量等）、生熟度、加工程度等对餐后血糖也有重要影响。不同种类碳水化合物的影响程度可用血糖生成指数（glycemic index，GI）来衡量。

而餐后血糖除与 GI 值高低有关外，还与所含碳水化合物的含量密切相关，即 GI 值仅仅反映了碳水化合物的质，并没有反映出碳水化合物的实际摄入量。将质与量结合，产生新的概念，即血糖负荷（GL）。GL值的大小为食物 GI 值与其碳水化合物含量两者的乘积：

$$血糖负荷（GL）= GI×CHO\%×100 \tag{9-1}$$

此外，进食速度、食物中水溶性膳食纤维和脂肪的含量、胃排空速度、胃肠道的消化功能、膳食中食物的种类及食物中是否有阻碍消化吸收的因子等，都会影响 GI 及 GL。一般规律是粗粮的 GI 值低于细粮，复合碳水化合物低于精制糖，多种食物混合低于单一食物。故糖尿病治疗膳食宜多用粗粮和复合碳水化合物，食物品种尽量多样化，少用富含精制糖的甜点，如蜂蜜、蔗糖、麦芽糖等纯糖食品。食用水果，也应适当减少部分主食。必要时，为了改善食品的风味，可选用甜叶菊、阿斯巴糖等甜味剂代替蔗糖。糖醇是一种低能量甜味剂，如赤藓糖醇、木糖醇、甘露醇等，平均能量含量为 2kcal/g，但并无证据显示其使用可降低血糖、能量摄入或体重，儿童摄入可能会引起腹泻。

（3）限制脂肪和胆固醇 膳食脂肪摄入量应适当限制，尤其是饱和脂肪酸不宜过多。一般膳食脂肪占总能量的 20%~30%，其中饱和脂肪酸摄入量不应超过饮食总能量的 7%，尽量减少反式脂肪酸的摄入；因糖尿病机体抗氧化能力减弱，虽然多不饱和脂肪酸有降血脂和预防动脉粥样硬化的作用，也不宜过多，不宜超过总能量的 10%；单不饱和脂肪酸是较好的膳食脂肪来源，可占总能量的 10%~20%，或饱和脂肪酸、单不饱和脂肪酸、多不饱和脂肪酸的比值为 0.8:1:1.2，而 $n-3$ 和 $n-6$ 多不饱和脂肪酸的比例应为 1:（4~6）。此外，食物中胆固醇摄入量应<300mg/d，合并高脂血症者，应低于 200mg/d。有研究报道，植物甾醇和植物甾醇酯可阻断肠道对膳食和胆汁中胆固醇的吸收，每天摄入 2g 植物甾醇/甾醇可降低血浆总胆固醇和低密度脂蛋白胆固醇（LDL-C）。

（4）适量的蛋白质 肾功能正常的糖尿病患者的蛋白质供给与正常人接近，为 0.8g/(kg·d) 左右，占总能量的 15%~20%，保证优质蛋白质摄入超过三分之一。因糖尿病患者糖异生作用增强，蛋白质消耗增加，易出现负氮平衡，此时应适当增加蛋白质供给量，成年人 1.2～1.5g/（kg·d），儿童、孕妇、乳母、营养不良的患者，可供给 1.5～2.0g/（kg·d），蛋白质可达到或高于总能量的 20%。而伴有肾功能不全时，应限蛋白质摄入量，根据肾功能损害程度而定，一般为 0.5～0.8g/（kg·d）。此外，目前不建议用高蛋白饮食（>能量摄入的 20%）来减轻体重，单纯摄入蛋白质不易引起血糖升高，但可能增加胰岛素分泌反应。

（5）充足的维生素　糖尿病患者因高血糖的渗透性利尿作用易引起水溶性维生素流失，发生维生素缺乏。补充 B 族维生素（包括维生素 B₁、维生素 B₂、烟酸、维生素 B₁₂等）可改善患者的神经系统并发症；补充维生素 C 可防止微血管病变；供给足够的维生素 A 可以弥补患者难以将胡萝卜素转化为维生素 A 的缺陷。此外，充足的维生素 C、维生素 E 和β-胡萝卜素能加强患者体内已减弱的抗氧化能力。需要注意的是，对于限制能量摄入的患者，补充多种维生素制剂是有益的，但如果膳食均衡，则无须额外补充，如果剂量过大则存在潜在毒性。

（6）合适的矿物质　补充血镁可改善患者的视网膜病变并发症；补钙可改善骨质疏松并发症；锌与胰岛素的分泌和活性有关，并帮助人体利用维生素 A；锂能促进胰岛素的合成和分泌；三价铬是葡萄糖耐量因子的成分；锰可改善机体对葡萄糖的耐受性。因此，应保证矿物质的供给量满足机体的需要，适当增加镁、钙、铬、锌等元素的供给。但应注意锌铜比值不宜过高，以 6：1 为宜。以上微量元素对血糖控制的有益效果虽有报道，但其安全性和长期有效性仍需大量研究证实，因此补充时需慎重。此外应限制钠盐摄入，要求<2.4g/d（相当于 6g 食盐），以防止和减轻高血压、高脂血症、动脉硬化和肾功能不全等并发症；若患者伴有高血压更应严格限制摄入量。

（7）丰富的膳食纤维、限酒　膳食纤维能有效地改善糖代谢，降血压、降血脂、减肥和防止便秘等，具有较好的防治糖尿病的作用。但膳食纤维过多也会影响矿物质及维生素的吸收。建议膳食纤维供给量 10～14g/1000kcal。

饮酒时会减少进食量，酒精会抑制肝内葡萄糖释放入血，导致低血糖，若服用磺脲类降糖药物时更易发生心慌气短等不良反应，因此糖尿病患者最好不要饮酒，或在血糖控制良好的前提下，少量饮用低度酒，并将酒精能量 7kcal/g 计入饮食总能量中。

（8）合理的餐次与营养分型治疗　为减轻胰岛负荷、控制血糖水平，糖尿病患者至少一日 3 餐，定时、定量，可按早、午、晚各占 1/3，或 1/5、2/5、2/5 的能量比分配三餐食物。口服降糖药或注射胰岛素后易出现低血糖的患者，可在三个正餐之间加餐 2～3 次；某餐后血糖过高或某个时间易发生低血糖甚至出现酮症的也应增加餐次（4～6 餐或更多），加餐方法是从正餐中匀出 25g 主食及一部分含蛋白质高的食物作为加餐。加餐时间一般在上午 9 点、下午 3 点和晚间临睡前这三个时间段。根据患者病情轻重、是否用降糖药、并发症情况等可做针对性调整。在不违背营养原则的条件下，选择的食物与烹调方法应尽量顾及患者的饮食习惯。

（六）食物选择

1. 推荐摄入食物

（1）粗杂粮　如荞麦面、筱麦面、燕麦面、玉米等，富含矿物质、维生素和膳食纤维，有助于改善葡萄糖耐量。

（2）优质蛋白质　如瘦肉、鱼、乳、蛋、豆制品等，此外大豆及其制品还富含多不饱和脂肪酸，有降血脂作用。

（3）蔬菜　新鲜蔬菜富含维生素、膳食纤维及矿物质。

2. 限制摄入食物

（1）精制糖　如白糖、红糖、甜点心、蜜饯、雪糕、甜饮料等（当出现低血糖时例外）。

（2）高碳水化合物低蛋白质的食物　如马铃薯、芋头、藕、山药等，食用时应减少主食摄入量。甜的水果：含果糖和葡萄糖高的水果应限量，若食用应相应减少主食摄入量。

（3）动物油脂　如猪油、牛油、奶油等，鱼油除外。应避免进食富含胆固醇的食物，如动物脑和肝、肾、肠等动物内脏，以及鱼子、虾籽、蛋黄等食物。

（4）酒 长期饮酒会损害肝脏，易引起高甘油三酯血症，故少饮为宜。

三、痛风

痛风（gout）是嘌呤合成代谢紊乱和（或）尿酸（uric acid）排泄减少、血尿酸增高所引起的一组异质性疾病。其临床特点为高尿酸血症（hyperuricemia）及尿酸盐结晶沉积所致的特征性关节炎、痛风结石、痛风结石性慢性关节炎、间质性肾炎和尿酸肾结石，严重者可致关节活动功能障碍和畸形。以上临床表现可以不同组合方式出现，但仅有高尿酸血症，即使合并尿酸性尿路结石也不称之为痛风。

根据导致血尿酸升高的原因，痛风可分为原发性和继发性两大类。原发性痛风除少数（1%~2%）由于嘌呤代谢的一些酶的缺陷引起外，大多病因未明，属遗传性疾病，患者常伴有高脂血症、肥胖、原发性高血压、糖尿病和动脉粥样硬化等。继发性痛风主要由高嘌呤食物、肾脏病、血液病、药物等多种因素引起。

痛风多见于体型肥胖的中老年男性（40岁以后），女性很少发病，如有发病多在绝经期后，发病性别比约为20∶1；常有家族遗传史，发病多与膳食结构、生活方式相关。

（一）主要临床表现及诊断标准

典型痛风主要表现如下。

1. 无症状性高尿酸血症

无症状性高尿酸血症是指血清尿酸升高，但无关节炎发作，因此与有症状的痛风是有区别的，不是痛风的同义词。血液中尿酸钠的饱和度约为404μmol/L（68mg/L）。其诊断标准为：通常饮食状态下，2次采集非同日空腹血，以尿酸酶法测定血尿酸值，男性>420μmol/L或者女性>360μmol/L者即为高尿酸血症，该值越高，则发展为痛风的趋势越大。当痛风性关节炎第一次发作后，无症状性高尿酸血症即宣告结束。从血尿酸增高到痛风性关节炎症状出现，期间时间可达数年至数十年，有些患者也可能终生不出现症状，确切转变机制尚未明确。

2. 急性痛风性关节炎

急性痛风性关节炎是尿酸盐以晶体形式沉积引起的急性炎症反应，常是痛风的首发症状，四季均可发病，但以春、秋季多发，促发因素为过度饮酒、高蛋白饮食、脚扭伤、劳累、受寒、饥饿及感染、创伤、手术等。典型发作起病急骤，患者常在午夜（1~2点）痛醒。多数（85%~90%）为单一关节受影响，受累关节常为第一跖趾，反复发作则受累关节增多。几小时内，受累关节肿胀、暗红、发热、剧痛，活动受限，可伴发热、白细胞数增多等全身反应，疼痛高峰在24~48h；初次发作具自限性，病程持续时间一般数小时至数日不等，个别患者终生仅发作一次。发作缓解后，关节功能恢复，受累关节可出现脱屑和瘙痒，为本病特有症候，但并非经常出现。若急性发作治疗不当，可迁延不愈或转移至踝、跟、膝、腕、指、肘等关节。

3. 痛风结石与慢性痛风性关节炎

痛风结石是由尿酸盐结晶沉积于结缔组织而形成的异物结节，是痛风特征性损害。除中枢神经系统外，痛风结石可累及任何部位，常见于耳郭、关节内及附近，甚至可累及心脏。结石形成时间在痛风首次发病后3~42年不等，平均11.6年，其发生率与高尿酸血症持续时间、严重程度呈正相关。痛风结石呈黄白色，为大小不一的隆起，初起质软，随着纤维组织的增生渐变硬如石，核心是尿酸钠结晶。发生于关节附近的痛风结节，表皮磨损易溃疡和形成瘘管，排出白色尿酸钠结晶。

由于痛风石沉积不断扩大增多，关节周围结缔组织及其软组织尿酸盐沉积，纤维组织和骨质增生会导致关节僵硬、畸形，可出现假性类风湿关节炎样关节，使得活动受限、功能丧失。

4. 痛风性肾病

由于血尿酸增高，尿酸盐结晶在肾组织沉积可引起慢性间质性肾炎，20%~40%痛风患者有慢性肾脏病变。患者早期有腰痛、水肿、轻度蛋白尿、镜下血尿、等渗尿，进而发生高血压、氮质血症等肾功能不全症状群，患者可因尿毒症而发生死亡。肾小管急性、大量、广泛的尿酸盐结晶阻塞，可产生急性肾功能衰竭。

与不可逆肾病不同的是，这种肾病若能早期诊断并治疗，可减轻或停止发展。

5. 尿酸性尿路结石和肾结石

尿酸性尿路结石和肾结石是由于尿酸结晶沉积在尿路和肾而形成的大小不一的结石，小的如沙砾状，大的则如黄豆或甚至呈鹿角状巨大结石。尿酸排出量及尿 pH 会影响结石形成，当 pH 为 8.0 时，尿酸溶解度提高 100 倍左右。痛风患者中，肾结石发生率占高尿酸血症患者的 40%，占痛风患者的 25%。绝大多数为纯尿酸结石，较小呈沙砾状结石常随尿排出，基本无症状，较大的结石造成输尿管梗阻时有肾绞痛、血尿，巨大结石会引起肾盂肾盏变形、肾盂积水。

典型的痛风容易诊断。多为 40 岁以上男性，有肥胖、嗜酒等诱发因素，部分有家族史。有典型的关节炎发作现象，秋水仙碱试验性治疗对急性关节炎期诊断有意义，此外伴随高尿酸血症和高尿酸尿症。慢性痛风的诊断依据是病史和痛风史。美国风湿协会（ACR）给出的痛风诊断量化赋分建议如表 9-3 所示。

表 9-3 ACR 痛风诊断量化赋分建议表

标准		分类	得分
临床表现	受累关节部位和数目	踝关节/足中段（单关节或寡关节）	1
		第一跖趾关节（单关节或寡关节）	2
	特异性症状数目（个） （红肿、明显疼痛、活动受限）	1 个	1
		2 个	2
		3 个	3
	典型发作次数 （符合 2~3 条为典型发作：1. 疼痛达峰时间<24h；2. 症状缓解时间<14d；3. 间歇期）	单次典型发作	1
		多次典型发作	2
	痛风结石	有	4
实验室指标	血尿酸水平（未使用降尿酸药物；急性发作 4 周后；任意时间的最高值）	360~479μmol/L	2
		480~599μmol/L	3
		≥600μmol/L	4
影像学	超声或双能 CT 发现尿酸盐沉积	有	4
	X 线显示痛风骨侵蚀表现	有	4

注：诊断标准平衡了敏感性和特异性，总分≥8 分可诊断为痛风。

资料来源：*2012 American College of Rheumatology Guidelines for Management of Gout*。

（二）营养代谢特点

高尿酸血症与代谢综合征（metabolic syndrome，MS）常结伴出现，并已成为 MS 的一部分。MS 是伴有胰岛素抵抗的一组疾病的集合，包括糖耐量异常、高血压、中心性肥胖、脂质代谢紊乱及微量蛋白尿等代谢异常。临床上一半以上的原发性痛风患者伴发一种或数种上述疾病。

1. 嘌呤代谢

从食物摄取或体内合成的嘌呤的最终代谢产物是尿酸。尿酸来源分为内源性（80%，体内氨基酸、磷酸核糖等分解所得）及外源性（20%，核蛋白或含嘌呤食物消化代谢而得）。高尿酸血症主要是内源性嘌呤代谢紊乱、尿酸生成增多而排出减少所致。原发性痛风 80%~90% 的发病直接机制是肾小管对尿酸的清除率下降。尽管高嘌呤饮食并不是痛风的主要致病原因，但该类饮食可使胞外尿酸值迅速增高，诱发痛风发作。停止摄入嘌呤，可使痛风患者血尿酸减低 29.5~89.3μmol/L（0.5~1.5mg/dL）。

2. 宏量营养素代谢

饮食中碳水化合物过多会增加 5′-磷酸核糖，它可转化为嘌呤合成的底物磷酸核糖焦磷酸（phosphoribosyl

pyrophosphate，PRPP）。有报道称糖类可减少脂肪氧化产生的酮体，还可增加尿酸排泄，因此可作为主要能量来源，但果糖会促进核酸分解增加尿酸的生成，应尽量减少摄入；脂肪过多会增加血酮浓度，酮体会与尿酸竞争并抑制尿酸排泄；蛋白质多与嘌呤共存，高蛋白饮食还可促进内源性嘌呤合成及核酸分解。

3. 维生素

B族维生素和维生素C均可促进组织沉积的尿酸盐溶解，有利于缓解痛风。

（三）营养治疗原则

营养治疗原则是在平衡膳食的基础上，限制外源性嘌呤的摄入，减少尿酸的来源，并增加尿酸的排泄，以降低体内尿酸水平，从而预防发作、缓解症状、减少急性发作的频率和程度、缩短病程、防止并发症。

1. 限制总能量摄入

痛风患者多伴有超重或肥胖，应控制能量摄入刚好达到或稍低于理想体重应摄入的能量，以减轻体重。超重者减少能量应循序渐进，若实际体重与理想体重差距较大，可每阶段减少500kcal（2092kJ），逐步达到正常体重，切忌猛减，否则引起体脂分解产生大量酮体，抑制尿酸的排出，造成血尿酸升高，诱发痛风症急性发作。成年痛风患者能量供给情况如表9-4所示。

表9-4　成年痛风患者每日能量供给量　　　　　单位：kcal/（kg·d）

劳动活动强度	体重过低	正常体重	超重/肥胖
轻体力劳动（如坐姿工作）	35	25~30	20~25
中体力活动（如电工安装）	40	30~35	30
重体力活动（如搬运工作）	45~50	40	35

注：采用体质指数（BMI）判断体重状况，其标准为：BMI<18.5为体重过低，18.5≤BMI<24.0为体重正常，24.0≤BMI<28.0为超重，BMI≥28.0为肥胖。

资料来源：WS/T 560—2017《高尿酸血症与痛风患者膳食指导》。

2. 合理供给碳水化合物

碳水化合物可作为能量的主要来源，有抗生酮作用和增加尿酸排泄的倾向。在限制总能量前提下，碳水化合物一般占总能量的50%~60%。但果糖可增加腺嘌呤核苷酸分解，加速尿酸的生成，应减少其摄入量。全天膳食纤维摄入量达到25~30g。

3. 低蛋白质

蛋白质摄入量应占总能量的10%~20%，供给量为0.8~1.0g/（kg·d）或50~70g/d。在痛风性肾病时期，应根据尿蛋白的丢失和血浆蛋白质水平适量补充蛋白质；但在肾功能不全，出现氮质血症时，应严格限制蛋白质的摄入量。

4. 低脂肪

脂肪提供的能量占全天总能量的20%~30%。若为合并肥胖或代谢综合征者，应严格限制每日脂肪摄入总量占全天总能量不超过25%，且饱和脂肪酸占全天总能量不超过10%；若为合并血浆低密度脂蛋白胆固醇升高（≥2.59mmol/L）者，饱和脂肪酸摄入量应小于总能量的7%。反式脂肪酸应小于全天总能量的1%。亚油酸与α-亚麻酸的每日摄入量应分别占全天总能量的5%~8%和1%~2%。单不饱和脂肪酸每日摄入量应占总能量的10%~15%。脂肪摄入量可采用低量或中等量，为40~50g/d，其中饱和脂肪酸、单不饱和脂肪酸、多不饱和脂肪酸比例约为0.8：1.2：1，并建议用蒸、煮、炖、卤、煲、灼等用油少的烹调方法。

5. 充足的维生素和低盐

由于长期忌嘌呤或低嘌呤饮食，限制了肉类、内脏等摄入，因此要适当补充各种维生素，尤其是B族维生素和维生素C应足量供给，以促进组织内尿酸盐溶解。多供给富含矿物质的蔬菜和水果等碱性食物，有利于尿酸的溶解与排出。但由于痛风患者常伴有高血压、高脂血症和肾病，应限制钠盐摄入，通常用量为 2~5g/d。

6. 避免高嘌呤饮食

痛风患者应长期控制嘌呤摄入。一般人膳食嘌呤摄入量为 600~1000mg/d，根据痛风患者病情，限制膳食中嘌呤的含量：急性期应严格限制嘌呤摄入低于 150mg/d，可选择嘌呤含量低的食物（<50mg/100g）；缓解期，视病情可限量选用嘌呤含量中等的食物（50~150mg/100g），其中肉、鱼、禽肉用量 60~90g/d，用煮过去汤的熟肉代替生肉。另外可自由选用含嘌呤低的食物，禁用含嘌呤高的食物（>150mg/100g）。

7. 水分摄入要充分

痛风患者只要肾功能正常，入液量应保持 2000~3000mL/d（约 8~10 杯水），以维持一定的尿量，促进尿酸排泄，防止结石生成；伴肾结石者最好达到 3000mL/d；但若伴有肾功能不全，水分摄入应适量。可在睡前或半夜饮水，以防止夜尿浓缩。此外，应多选用富含水分的碱性食品，以使尿液呈碱性。

8. 限制刺激性食物

酒精可使血液乳酸浓度升高，抑制尿酸排出，并促进嘌呤分解使尿酸增高，诱发痛风发作，故不宜饮酒。痛风不仅与饮酒量相关，与酒的类型也相关：啤酒相关性最强，烈酒次之，中等量以下红酒不增加痛风危险性。此外，强烈的香料和调味品，如辣椒、胡椒等能兴奋自主神经，诱导痛风急性发作，故也不宜食用。茶、可可和咖啡可适量食用。

（四）食物选择

1. 推荐摄入食物

痛风患者宜选用嘌呤含量少于 50mg/100g 的食物。以含嘌呤少的谷类、蔬菜类为主；还可选用不含或少含核蛋白的乳类、干酪、鸡蛋等优质蛋白质及植物蛋白，需注意的是酸乳中乳酸含量较多，乳酸可与尿酸竞争从肾脏排出，故不适合痛风患者食用；尽量不食用肉、鱼、禽类等，如一定要食用，可经煮沸弃汤后食少量。这类食物如表 9-5 所列。

表 9-5 嘌呤含量低（<50mg/100g）的食物

类别	品种
谷类	大米、小米、米粉、小麦、大麦、荞麦、玉米、面粉、麦片、马铃薯、芋头、通心粉、面包、馒头、苏打饼干、蛋糕等
蔬菜类	白菜、卷心菜、芹菜、空心菜、茼蒿、苦瓜、冬瓜、丝瓜、南瓜、西葫芦、茄子、青椒、萝卜、黄瓜、甘蓝、莴苣、番茄、洋葱、胡萝卜等
水果类	橙子、橘子、苹果、桃、西瓜、香蕉、哈密瓜等
干果类	核桃、花生、葡萄干、栗子、瓜子、杏仁等
乳类	牛乳、乳粉、炼乳、干酪、冰淇淋
蛋类	鸡蛋、鸭蛋
其他	海参、海藻、猪血、枸杞、木耳、茶等

资料来源：蔡威，《临床营养学》，2012。

2. 限制摄入食物

在缓解期可按个人情况限量选用嘌呤含量中等（50~150mg/100g）的食物；禁用嘌呤含量高于 150mg/100g 的食物。一般食物嘌呤含量为：内脏、鱼>干豆、坚果、肉>叶菜>谷类>淀粉类、水果。蜂蜜含果糖较高，不宜食用。蔗糖和甜菜糖分解后会产生果糖，也应少食。嘌呤含量中等（50~150mg/100g）及高（>150mg/100g）的食物如表 9-6 和表 9-7 所示。

表 9-6　嘌呤含量中等（50～150mg/100g）的食物

类别	品种
肉类	猪牛羊肉、兔肉、牛舌等
禽类	鸡、鸭、鹅、鸽等
水产类	鲤鱼、鳗鱼、鳕鱼、草鱼、鲈鱼、金枪鱼、鱼卵、龙虾、螃蟹等
干豆及其制品	黄豆、红豆、黑豆、青豆、菜豆、豆腐干、豆腐等
谷类	米糠、麦胚、麦麸等
蔬菜类	芦笋、蘑菇、菠菜等

资料来源：蔡威，《临床营养学》，2012。

表 9-7　嘌呤含量高（＞150mg/100g）的食物

类别	品种
内脏	牛肝、猪肝、胰脏、脑等
水产类	小鱼干、牡蛎、蛤蜊、凤尾鱼、鲱鱼、鲢鱼等
肉汤	各种肉禽制的浓汤和清汤

资料来源：蔡威，《临床营养学》，2012。

四、肥胖

肥胖症（obesity）是由于遗传、环境等特定的生物化学因子引起的一系列进食调控和能量代谢紊乱，使机体长期摄入能量大于消耗能量，体内脂肪聚集过多、体重过度增加所导致的一种常见的营养与代谢性疾病。肥胖者不仅体内脂肪细胞数量增多、细胞体积增大，且体内脂肪分布明显异常，主要集中在腹腔和内脏器官。按发病机制，肥胖症可分为单纯性肥胖（simple obesity）和继发性肥胖两类。单纯性肥胖是慢性代谢异常疾病，是遗传和环境因素共同作用的结果，常与高血压、高脂血症、冠心病、2 型糖尿病等相伴出现，也是导致这些疾病的重要危险因素；而继发性肥胖是甲状腺功能减退症、性功能减退症、下丘脑-垂体炎症、肿瘤、库欣综合征等某些疾病的临床表现之一。本节主要讨论单纯性肥胖。

轻度肥胖症患者无症状或症状较轻，中重度肥胖症患者因体重负荷增大，出现体力活动减少、关节痛、气急、肌肉酸痛等。通常男性肥胖症患者脂肪主要分布在腰部以上，集中在腹部，称为男性型、苹果型肥胖，即"将军肚"；女性肥胖症患者脂肪主要分布在腰部以下，如下腹部、臀部、大腿，称为女性型、梨型肥胖。苹果型比梨型肥胖患者更易发生代谢综合征。患者常因体型而有自卑感、焦虑、内向、抑郁、孤独等心理问题，此外，肥胖患者可伴发高血压、高脂血症、糖尿病、胆石症、胆囊炎等。目前生活方式现代化、膳食摄入不平衡和体力活动减少等问题，在世界各国不仅成年人中，甚至儿童中，均在迅速增长，肥胖症已成为世界性健康问题之一。

（一）主要临床表现及诊断标准

正常成年男子的脂肪组织占体重的 15%～20%，超过 20% 即为肥胖；而正常成年女子脂肪组织占体重的 20%～25%，超过 30% 即为肥胖。肥胖症的常见临床评价指标如下。

1. 人体测量法

（1）身高标准体重　为 WHO 推荐的传统常用肥胖衡量指标，计算公式为：

$$身高标准体重（kg）= 身高（cm）-100（适于身高<155cm 者） \qquad (9-2)$$

$$身高标准体重（kg）= 身高（cm）-105（适于亚太地区） \qquad (9-3)$$

$$身高标准体重（kg）= [身高（cm）-100]×0.9（适于身高>155cm 者） \qquad (9-4)$$

$$肥胖度（\%）= \frac{实际体重（kg）-身高标准体重}{身高标准体重（kg）} \times 100\%$$ (9-5)

判断标准：肥胖度≥10%为超重；20%~29%为轻度肥胖；30%~49%为中度肥胖；≥50%为重度肥胖。

（2）体质指数（Body mass index，BMI）

$$BMI=体重（kg）/[身高（m）]^2$$ (9-6)

WHO推荐判断标准（西方国家）：BMI≥25为超重；BMI≥30为肥胖。

WHO推荐判断标准（亚太地区）：BMI≥23为超重；BMI≥25为肥胖。

我国判断标准：BMI≥24为超重；BMI≥28为肥胖。

（3）腰围（waist circumference，WC）和腰臀比（waist to hip ratio，WHR）　腰围与身高无关，但与BMI和腰臀比紧密相关。该值可反应腹部脂肪分布引起肥胖病以及相关疾病的危险度，是衡量腹内脂肪量和总体脂肪的一个近似指标。

WHO推荐判断标准：男性腰围≥102cm，女性≥88cm；男性腰臀比≥0.9，女性腰臀比≥0.8均可定义为中心性肥胖。

我国推荐判断标准：男性腰围≥85cm，女性≥80cm；男性腰臀比≥0.95，女性腰臀比≥0.85均可定义为中心性肥胖。

（4）皮褶厚度　一般不单独作为肥胖判断标准，而与身高标准体重结合判定。有胛下和上臂肱三头肌腹外两处皮褶厚度相加即为皮褶厚度。

判断标准：凡肥胖度<10%，无论两处皮褶厚度如何，均为体重正常；肥胖度≥20%，两处皮褶厚度≥80百分位数或其中一处皮褶厚度≥95百分位数者为肥胖。

2. 物理测量法

物理测量法是指根据物理学原理测量人体成分，从而推算出体脂含量。可用方法有生物电阻抗分析、全身电传导、双能X射线吸收、计算机控制的断层扫描和磁共振扫描。后三种方法可测量骨骼质量和体脂在体内和皮下分布，能精确测定体脂百分含量，但费用较昂贵。

3. 化学测量法

化学测量法是依据中性脂肪不结合水和电解质，因此机体组织成分可用无脂的成分为基础来计算。假定人体去脂体质（fat free mass，FFM）的组成是恒定的，那么通过分析其中一种组分（如水、钾或钠）的量就可估计FFM的值，然后用体重减去FFM的质量就是体脂。具体测定方法包括^{40}K计数法、尿肌酐测定法、稀释法等。

（二）营养代谢特点

1. 能量

肥胖症患者长期处于能量摄入大于能量消耗状态，来源于脂肪、碳水化合物、蛋白质等能源物质的多余能量均可转变成脂肪储存在体内，从而引起肥胖。大多数肥胖者与非肥胖者基础代谢率无差异，少数可略降低。暴露在同样寒冷的环境中，非肥胖者代谢增加33%，而肥胖者仅增加11%。肥胖症患者常体力活动不足，造成能量储存增多。成年患者多为脂肪细胞体积增大，而幼年患者则为脂肪细胞数量增多和体积增大，更不易控制。

2. 蛋白质

肥胖症患者蛋白质代谢基本正常，尽管蛋白质不是主要供能物质，但过多摄入也会促使肥胖。研究表明，肥胖症患者血浆总蛋白、白蛋白、球蛋白通常在正常范围，而如精氨酸、亮氨酸、异亮氨酸、酪氨酸、苯丙氨酸等可能增加。嘌呤代谢也会发生异常，血浆尿酸增加，从而影响成年人痛风、高血压、冠心病发病率。与正常体重者相比，进食低能量膳食治疗肥胖症时，患者不易出现负氮平衡，可能是由于患者机体脂肪含量较多。

3. 脂肪

大量流行病学研究提示膳食脂肪与肥胖关系密切。脂肪形成的能力具有弹性，以适应人体能量的平衡。

脂肪细胞以肥大和增生两种形式进行调节。肥胖症患者将过剩能量以甘油三酯形式储存于脂肪细胞，其脂肪细胞体积增大，数目增多，脂肪组织的脂蛋白酯酶活性升高，促使甘油三酯进入细胞能力提高，脂肪合成加强。肥胖症患者体内均存在不同程度的脂肪代谢紊乱，此外其体内多种参与脂肪代谢调节的激素或酶也发生变化，共同加重了体内脂肪代谢紊乱，出现血浆游离脂肪酸浓度过高、胆汁代谢异常等症状。

4. 碳水化合物

肥胖症的直接起因与长期能量、碳水化合物摄入密切相关。过多的碳水化合物除以少量糖原形式储存外，大多数最终变为脂肪，堆积在体内。部分中重度肥胖症患者会有空腹血浆胰岛素水平升高及餐后高胰岛素血症，而血糖正常，这可能是对碳水化合物过量摄入的代偿反应。随着病情发展，最终会导致糖尿病的发生。而胰岛 α 细胞分泌的胰高血糖素与胰岛素作用相反，可抑制体内脂肪合成，肥胖者一般均具有较高的胰高血糖素水平，且肥胖程度越高胰高血糖素水平越高。

（三）营养治疗原则

肥胖是长期能量正平衡的结果，营养治疗的目的是通过改变不良生活方式与习惯，有计划地减少能量摄入并保持营养素间平衡，使机体在一定时期内处于负平衡，同时结合增加运动，借以消耗体脂，以减轻体重，也能维持患者身心健康。

1. 限制总能量摄入量

能量供给量应低于能量消耗量。成年轻度肥胖症，每月减轻体重 0.5~1.0kg 即可，即比平日减少能量摄入 125~250kcal（0.523~1.046MJ）/d；成年中重度肥胖症，可每周减轻体重 0.5~1.0kg，即每日摄入能量减少 500~1000kal（2.092~4.184MJ）/d，但每人能量摄入量不应少于 1000kcal（4.184MJ）/d，这是较长时间能坚持的最低水平。减少能量摄入量应循序渐进，切忌骤然降至最低水平以下。

2. 限制脂肪摄入

脂肪应占总能量的 20%~25%，不宜超过 30%。食物宜以蒸、煮、炖、拌等少油烹调方法制备为主，以减少用油量。膳食胆固醇供给量以少于 300mg/d 为宜。饮食中以控制肉、蛋、全脂乳等动物性脂肪为主，烹调宜用植物油，控制在 10~20g/d，以便提供脂溶性维生素和必需脂肪酸。

3. 适当减少碳水化合物摄入

膳食碳水化合物占总能量 45%~60% 为宜，过低易产生酮症，过高会影响蛋白质的摄入量。应以复合碳水化合物为主，如谷类，有维持血糖水平的作用，不致使进食后血糖升高太快，也不至于很快出现低血糖。尽量少用或不用富含精制糖的食品，如甜的糕点。主食一般控制在 150~250g/d。

4. 蛋白质供给要满足需要

一般蛋白质占总能量的 20%~30% 为宜，每千克理想体重 1g/d 以上，其中至少有一半为优质蛋白质，来自肉、蛋、奶和豆制品。低能量膳食主要是控制脂肪和碳水化合物摄入量，不仅会促使体脂消耗增加还会导致机体组织蛋白丢失，因此需保证膳食蛋白质供给充足，但蛋白质摄入过多也会增加能量摄入，不利于减重。

5. 充足的维生素、无机盐和膳食纤维

膳食除通过调整三大宏量营养素来限制能量摄入量外，其他营养素，包括各种无机盐和维生素应供给充足，且比例要均衡。新鲜蔬菜和水果是无机盐和维生素的重要来源，且富含膳食纤维和水分，属低能量食物，故应多选用。必要时可适量补充维生素和无机盐制剂，以防缺乏。因肥胖常伴高血压等，为了减少水潴留，应限制食盐摄入量，为每人每天不宜超过 5g。

6. 养成良好的饮食习惯和积极运动

进食应有规律，宜一日三餐、定时定量，不宜过饱或漏餐；吃饭应细嚼慢咽，可延长用餐时间；可先吃些低能量的蔬菜类食物，然后再吃主食；少吃油腻食物、零食、甜食和含糖饮料；应尽量少饮酒。

采用增加体力活动与限制饮食相结合的减脂措施，总体效果优于单独限制饮食。有氧活动或运动可增加能量消耗，减少体脂，还可保持肌肉组织强健。因此，建议降低能量摄入并积极参加体力活动，双管齐下是

减肥的最佳方法。

需要指出的是儿童肥胖症治疗方面最重要的两点是：禁用药物治疗；儿童在不断生长发育中，维持原体重即为减重，因随着其身高增加，其 BMI 百分位值在下降。应鼓励家长培养儿童良好的饮食及生活习惯，增加儿童运动时间。

（四）食物选择

1. 推荐摄入食物

谷类、各种瘦肉、鱼、豆、奶、蛋类均可选择，但应限量。蔬菜和水果可多选用。低能量膳食食物见表9-8。

表9-8 低能量膳食食物汇总表

热量/kcal	食物量/g							
	谷类	鱼肉类	蛋类	豆腐干①	蔬菜类	水果类	牛乳	植物油
1100	150	70	40	40	400	100	250	10
1300	200	80	50	50	400	100	250	14
1500	240	90	50	60	400	100	250	16
1700	280	90	50	60	500	100	250	18
1900	320	90	50	60	500	100	250	20
2100	350	90	50	60	500	100	250	20

注：①其他豆制品按水分含量折算，如豆腐干50g=素什锦50g=北豆腐65g=南豆腐120g。

2. 限制摄入食物

富含饱和脂肪酸的各类食物，如肥肉、猪牛羊油、椰子油、可可油等，以及各类油炸、煎的食品；富含精制糖的各种糕点、饮料、零食和酒类。

第二节 消化系统疾病

一、概述

营养素的消化、吸收和利用与消化系统有着密切的关系。不良的生活方式和不良的饮食习惯及膳食营养的失衡均会影响消化系统的健康，严重者导致消化系统疾病。胃肠道的主要生理功能是摄取、转运和消化食物，吸收营养后将废物排出体外。食物成分在胃肠道内的消化吸收是一个十分复杂的过程，需要各种消化酶参与，并涉及胃肠道的外分泌和内分泌、神经体液调节、血液和淋巴循环以及互相之间的联系和配合。以上任何环节受损均可引起急性胃炎、慢性胃炎、消化性溃疡等消化系统常见疾病和多发疾病，进而导致营养不良。消化系统疾病通过营养预防和营养治疗能较好地促进其康复或治愈。

二、急性胃炎

胃炎（gastritis）是指任何原因引起的胃黏膜炎症，按临床发病缓急一般分为急性和慢性两种。此外，还有其他特殊类型胃炎，如病毒性胃炎、慢性淋巴细胞性胃炎等。

（一）病因及临床表现

急性胃炎（acute gastritis）是指由不同病因导致的胃黏膜的急性炎症，多数起病急，症状轻重不一，其病因多为各种急性刺激，如饮食过量、食物过冷、过热、过粗；茶水过浓、调味品过刺激；咖啡与酒精饮料饮用过量、某些对胃黏膜有刺激与不良的药物如非甾体抗炎药物（non-steroidal anti-inflammatory drugs，NSAIDs）过量以及水生贝壳类食物过敏引起的变态反应所致等。外伤、外科手术、烧伤及放射治疗后应激反应在某些情况下也可引起急性胃炎；此外，细菌感染和毒素如葡萄球菌性食物中毒、肺炎等也会引发急性胃炎。

主要临床症状为患者食欲减退、中上腹部疼痛，隐痛或剧痛，多伴有恶心、呕吐，呕吐物为食物和大量胃液，常伴有腹泻、畏寒、头痛和肌肉痉挛等症状。通过饮食营养的调理，以及适当合理的药物治疗，预后一般较好。由于呕吐、出血，急性胃炎可导致脱水和贫血，但因病程较短，一般不会造成明显营养不良。

（二）营养代谢特点

1. 能量

急性胃炎患者胃部不适或疼痛，严重者在短期内需禁食，使胃黏膜得到休整，待病情减轻或好转后，要采取少量多餐，从流质、半流质到软食按序逐步提供能量。根据不同患者的病情，合理补充能量，不可过早、过量补充能量，以避免加重胃的负担。

2. 维生素、矿物质及水

患者初期一般进食较少，且胃消化吸收营养素的能力有限，比较容易发生水溶性维生素 B_1、维生素 B_2、维生素 C 与脂溶性维生素 A 和维生素 E 的缺乏；还很容易出现矿物质种类和数量的缺乏而致人体内电解质紊乱，常见有低钠和低钾情况，少数患者有低钙症状。如病前有缺铁性贫血，在病后有可能加重。

此外，急性胃炎患者由于进食少及呕吐，较易发生失水或脱水，因此在临床经过血液检查后，在必要时及时通过静脉补充营养，不仅补充水，同时还可补充维生素和矿物质。经营养支持缓解症状后，鼓励患者喝温开水。

（三）营养治疗原则

急性胃炎营养治疗十分重要，在尽早查清病因后采取卧床休息，通过合理的饮食营养调理，能减轻胃的负担，促进胃黏膜修复。根据急性胃炎的临床症状做相应的药物治疗。

1. 去除致病因素

通过致呕吐反应将胃排空，必要时可采用冲洗结肠或服用轻泻药。为保证胃黏膜修复，通常禁食24~48h或更长。

2. 合理补充能量

在急性胃炎初期，原则上要安排少量多餐的流质，除起到补充一定能量作用外，还可中和胃酸，调整胃部功能，减轻胃黏膜负担。可设计每天5~7餐，每餐少于300mL。最初可选用清流食，待症状缓解后酌情选用乳类、蒸蛋羹等。然后再用少渣清淡半流食，其量从少到多，其质从稀到稠。根据患者的个体状况选择主食的补充方式和内容。待临床症状消失进入康复期，可配少渣软食，如软饭、面条、米线等。暂时不能提供富含膳食纤维的食物，如番薯和玉米等。此外若伴有肠炎、腹泻、腹胀，要尽量减少产气及含脂肪多的食物，如豆奶、牛奶、蔗糖等。

3. 补足饮水量

因呕吐、腹泻失水量较多，患者可能会出现血容量不足，故在发病后鼓励喝温开水，宜少量多次饮水，从少量约50mL开始，每隔2h补充100~150mL左右。根据患者的情况可饮糖盐水以补充水和钠，有利于毒素排泄；若失水或酸中毒应静脉补充葡萄糖盐水及碳酸氢钠溶液。切忌酒、咖啡或含碳酸饮料，避免增加胃酸分泌与干扰胃的功能。

4. 重视微量营养素

在补充能量时，选用米汤、牛奶、豆奶、蛋汤与果汁均可补充部分的微量营养素，如维生素 B_1、维生素 B_2、维生素 C、钙、铁及蛋白质等。要注意每天选多种类、多品种、多颜色的食物，且要注意食物的温度，保持约30℃为好。不宜过热或过冷，这对胃黏膜修复不利。要十分注意患者的个性化需求。烹调方法宜选用蒸、煮、烩、炖等。

（四）食物选择

1. 推荐摄入食物

急性期以清流食为主，如蛋汤、米汤、清红枣汤、过滤的清肉汤、骨头汤、豆奶、牛奶、新鲜果汁等；待病情缓解后可选用无渣或少渣半流食，如大米粥、黑米粥、皮蛋粥、蒸蛋羹、面糊等，在粥中可加少量菜末、鱼末、肉末等；待病情进一步好转时，可选用普通主食类，如软面条、软饭、馒头、花卷等，配以蒸鱼、鸡丁、鱼丸、肉丸、牛肉羹及各种颜色的新鲜果蔬类，以蒸、炒、煮、炖的烹调方法，尽量做到多样化、多彩化、多形化，以增强患者的食欲，促进人体对营养的需求。

2. 限制摄入食物

凡对胃黏膜有刺激的食物均要忌用，如酒精类饮料（白酒、黄酒、啤酒等）、碳酸饮料（可乐、苏打水）、辛辣的调味品类（辣酱、白胡椒、黑胡椒、芥末等）与咖啡等以及火锅类食物、油炸与油煎类食物（炸鸡、油条、油饼等）、高温食物与冰镇食物（雪糕、冰激凌等）等。

三、慢性胃炎

（一）分类及临床表现

慢性胃炎（chronic gastritis）是指由不同病因引起的慢性胃黏膜炎症，主要由幽门螺旋杆菌（*Helicobacter pylori*，Hp）引起。慢性胃炎分类尚未统一，《中国慢性胃炎共识意见（2017年上海）》基于病因、内镜所见、胃黏膜病理变化和胃炎分布范围等相关指标将慢性胃炎进行分类。基于病因可分为Hp胃炎和非Hp胃炎两类；基于胃炎分布可分为胃窦为主胃炎、胃体为主胃炎和全胃炎三大类；基于内镜和病理诊断可分为萎缩性胃炎和非萎缩性胃炎两类，胃黏膜萎缩可分为单纯性萎缩和化生性萎缩，胃黏膜腺体有肠化生者属于化生性萎缩。

慢性胃炎无特异性临床表现，有无消化不良症状及其严重程度与慢性胃炎的分类、内镜下表现、胃黏膜组织病理学分级均无明显相关性。自身免疫性胃炎可长时间缺乏典型临床症状，胃体萎缩后首诊症状以贫血和维生素B_{12}缺乏引起的神经系统症状为主。其他感染性、嗜酸粒细胞性、淋巴细胞性、肉芽肿性胃炎和Ménétrier病症状表现多样。该病病程迁延，发作反复，中年以上常见，其确诊主要依赖内镜检查和胃黏膜组织活检，尤其是后者的诊断价值更大。

（二）营养治疗原则

营养治疗是治疗慢性胃炎的重要措施。通过调整膳食的成分、烹调方法、食物质地及餐次，减少对胃黏膜的刺激，促进其修复，防止慢性胃炎发作。

1. 去除病因

彻底治疗急性胃炎，戒烟酒，避免使用对胃黏膜有损害作用的食物和药物，积极治疗口腔、鼻腔、咽喉的慢性炎症。

2. 摄入平衡膳食

能量摄入在25~35kcal/（kg·d）[（104.6~146.4）kJ/（kg·d）]，以维持适宜体重为目标；三大产能营养素配比合理，其中蛋白质由于可增加胃酸分泌，不宜摄入过多，每日的摄入量占总能量的10%~15%；脂肪可刺激胆囊收缩素分泌，延缓胃排空，导致胆汁反流，因此应摄入适量，占总能量的20%~25%；碳水化合物产能占总能量的55%~60%，但因单糖和双糖可刺激胃酸分泌，因此需少选用含单糖和双糖的食物。

维生素、矿物质、水、膳食纤维供应与健康人基本一致。但若出现贫血症状，可直接补充铁剂。饮水应保证每日1200mL，此外需禁酒，减少含咖啡因食物（如咖啡、浓茶等）的摄入。膳食纤维供给量为每日20~35g，但在慢性胃炎急性发作期应减少膳食纤维摄入量。

3. 烹调合理，饮食规律

食物加工要细、碎、软、烂，宜采用蒸、烩、焖、汆、炖、焯等方法，忌用油煎、炸等。少食多餐，全天以六餐为宜，每餐不宜过饱，细嚼慢咽，避免暴饮暴食。

（三）食物选择

1. 发作期膳食

发作期膳食以流食和少渣半流食为主。

（1）流食　新鲜果汁、藕粉、米汤、鸡蛋汤，以及肠内营养制剂。

（2）半流食　米粥类、水蒸蛋、挂面、面片、馄饨等。

2. 缓解期膳食

进入缓解期后，可采用软食，并逐步过渡到普食。

（1）软米饭、馒头、花卷、面片、馄饨、包子、面包、鱼肉、虾肉、瘦肉类以及纤维细软的蔬菜，如黄瓜、番茄、茄子、冬瓜、西葫芦、白菜、菠菜等。

（2）浅表性胃炎胃酸分泌过多时，可摄入牛乳、豆浆、菜泥、面条等以中和胃酸；减少摄入刺激胃酸分泌的食物，一些含氮浸出物含量较高的食物如鱼、肉、鸡等应先煮，撇去原汤后再炒或烩。萎缩性胃炎患者胃酸少时，应给予刺激胃酸分泌的食物，可用浓肉汤、酸牛奶、酸水果、蘑菇等，还可在食物中加入柠檬汁、番茄汁等酸性调味品；脂肪会抑制胃液分泌，萎缩性胃炎患者不宜多吃；此外用餐时及用餐后 2~3h 尽量少饮水，以免冲淡胃液。

（3）可防治贫血的食物有动物肝脏、蛋黄、瘦肉、大枣、猕猴桃等。

（4）富含维生素 A （或 β-胡萝卜素）的食物有动物肝脏、瘦肉、胡萝卜、番茄等。

3. 限制摄入食物

（1）发作期病情未稳定时应禁用牛乳、豆浆，并减少蔗糖的摄入。

（2）禁食含膳食纤维多的蔬菜、水果，如芹菜、韭菜、葱头和未成熟的水果。

（3）忌食油煎、油炸食物与熏、腌、腊、酱（盐含量高）的食物。

（4）忌食年糕、糯米饭等食物。

（5）避免食用酸辣、生冷、粗糙的食物。

（6）禁用各种酒、酒精饮料、碳酸饮料及刺激性调味品，如咖喱、辣椒、葱、蒜、胡椒、芥末等。

四、消化性溃疡

消化性溃疡病（peptic ulcer）是指胃肠道黏膜在某种情况下被胃酸/胃蛋白酶消化而造成的溃疡。本病可见于任何年龄，以 20~50 岁居多，男性多于女性 [（2~5）∶1]，可发生在食管、胃及十二指肠，也可发生于胃-空肠吻合口附近，以及含有胃黏膜的 Meckel 憩室内，其中胃溃疡（gastric ulcer，GU）、十二指肠溃疡（duodenal ulcer，DU）最常见，临床上十二指肠溃疡多于胃溃疡，两者之比约为 3∶1。

（一）病因及临床表现

消化性溃疡的发病机制主要与胃十二指肠黏膜损害因素和黏膜自身防御-修复因素之间失衡有关。其中胃酸分泌异常、幽门螺旋杆菌感染和非甾体类抗炎药（NSAIDs）摄入是引起消化性溃疡病的常见病因。该病典型症状是慢性中上腹痛、反酸，疼痛的特征为慢性、周期性、节律性。鉴别胃与十二指肠溃疡病的临床依据是腹痛发生与餐后时间之间的关系。胃溃疡的腹痛多发生在餐后半小时左右（进食时及进食后疼痛，饥饿时缓解），而十二指肠溃疡则常发生在空腹时（饥饿时疼痛，进食疼痛缓解）。常见并发症有大出血、穿孔、幽门梗阻和癌变。制酸剂常能缓解疼痛。

消化性溃疡患者营养状况与慢性胃炎患者相似，由于长期上腹疼痛及消化不良症状，患者食欲降低，易出现低蛋白血症、贫血症及维生素（特别是 B 族维生素）缺乏症，同时伴有体重减轻。

（二）营养治疗原则

消化性溃疡营养治疗的目的是减少胃酸的分泌，减轻食物对胃黏膜刺激，促进溃疡愈合，防止复发和并发症的发生，同时保证机体摄入充足的营养。

1. 合理膳食比例

能量摄入在 25~35kcal/（kg·d）[（104.6~146.4）kJ/（kg·d）]，以维持适宜体重为目标，三大产能营养素配比合理。

蛋白质可促进溃疡愈合，但其消化产物又可增加胃酸分泌，因此应适量摄入，每日的摄入量占总能量的10%~15%。可选择易消化的蛋白质食品，如牛奶、鸡蛋、豆腐、瘦肉、鸡肉、鱼肉等，尤其鱼虾类还含有修复溃疡的重要因子锌；脂肪产能占总能量的 20%~25%，宜选用易消化的乳状脂肪，如奶油、蛋黄、黄油、干酪及适量植物油；碳水化合物是消化性溃疡患者能量的主要来源，产能占总能量的 55%~60%，少选用含单糖和双糖的食物。

2. 供给丰富维生素，调整无机盐摄入

选择富含维生素 A、维生素 B 和维生素 C 的食物，适当供给富含 B 族维生素的粗粮以修复受损的胃黏膜和促进溃疡愈合。溃疡患者服用镁、铝制剂抗酸药时，会影响磷吸收，应提供富含磷的食物。同时每天至少提供 1g 钙，以预防骨质疏松。服用 H_2 受体阻滞剂如西咪替丁、雷尼替丁等时，可减少铁吸收，应提供富含铁的食物。若患者出现贫血症状，可直接服用铁剂。过多的钠会增加胃酸分泌，患者每天食盐摄入应控制在3~5g。

3. 避免机械性和化学性刺激的食物

溃疡期避免一切对胃肠道黏膜有机械性刺激（如含粗膳食纤维多的食物芹菜、韭菜等）和化学性刺激（如香料、辣椒、咖啡等）的食物。所食用食物温度保持在 40~50℃为宜。

4. 少量多餐

定时定量，每天 5~7 餐，每餐量不宜过多。主食以面食为主，十二指肠患者可准备一些脆饼干、脆馒头、面包以应付日间或夜间出现的饥饿性疼痛，饼干以苏打饼干为佳，可中和胃酸。进食时应心情舒畅、细嚼慢咽，以利于消化。

（三）分期营养治疗方案

根据溃疡病情轻重不一，饮食治疗可分为四个阶段进行调配。

1. 消化性溃疡 I 期膳食

流质饮食，用于消化性溃疡急性发作时，或出血刚停止后的患者。饮食特点是完全流体状态，或到口中即溶化为液体；注意甜咸相间，以蛋白质和碳水化合物为主。每天 6~7 餐。可选用米汤、蒸蛋羹、蛋花汤、藕粉、杏仁茶、豆腐脑、牛奶、豆浆，以及肠内营养制剂。可每天 2 次牛奶，若饮牛奶后胀气，用豆浆代替或加米汤稀释。

2. 消化性溃疡 II 期膳食

少渣半流食，适用于无消化道出血、疼痛较轻、自觉症状明显缓解的患者。饮食特点是少渣半流体状态。食物选择仍为极细软、易消化、营养较全面的食物，如鸡蛋粥、肉泥、碎烂面条等。每天 6 餐，每餐主食 50g。除流质食物外，还可食虾仁粥、清蒸鱼、碎嫩菜叶等，加餐可选择牛奶、蛋花汤等。

3. 消化性溃疡 III 期饮食

半流食，适用于病情稳定、自觉明显减轻或基本消失的患者。饮食特点仍以细软、易消化半流质为主。每天 6 餐，每天主食不超过 100g，适当增加营养，以促进溃疡愈合。可食面条、粥、小笼包、红烧鱼等。但仍需要禁食冷、粗纤维多的、油煎炸的和不易消化的食物，避免过饱、防止腹胀、避免过咸等。

4. 消化性溃疡 IV 期饮食

每天进食 5 次，适用于病情稳定、溃疡基本愈合并逐渐康复的患者。每日营养素的供给量：蛋白质 85~95g，脂肪 85~95g，碳水化合物 300~350g，能量 2300~2700kcal（9.62~11.30MJ）。饮食应细软、易消化、

清淡少油腻、刺激性小，除前三期可食用的食物外，还可食用一些含膳食纤维少的蔬菜及水果，如嫩黄瓜、土豆、冬瓜、胡萝卜、西红柿等，切细或做成泥状。

（四）消化性溃疡有并发症时的膳食

1. 大出血

除呕血者，一般不禁食。若患者不伴恶心、呕吐和休克，均可供给少量冷流质以中和胃酸，减少胃酸对溃疡的刺激。冷流质以牛奶为主，亦可用豆浆和米汤代替。每日进食 6~7 次，每次 100~150mL，出血停止后可改为消化性溃疡Ⅰ期流质饮食。以后根据病情，按消化性溃疡分期膳食配餐。

2. 幽门梗阻

食物通过幽门部位受阻，发生恶心、呕吐、疼痛等症状。初期胃潴留量少于 250mL 时，只可进食少量米汤、藕粉等清流食；每次限 30~60mL，逐渐增加到 150mL。待梗阻缓解后，按急性期膳食配餐。应对脂肪加以限制。梗阻严重者应禁食。

3. 穿孔

急性或慢性穿孔的消化性溃疡均需禁食，采用肠外营养。

4. 存在营养风险的患者

对于消化性溃疡并发大出血、幽门梗阻、穿孔以及癌变，已有营养不良的患者应积极建立营养支持途径，有效地给予肠内、肠外营养支持。

第三节 心脑血管疾病

一、概述

广义的心脑血管疾病（cardiovascular disease，CVD）是一组以心脏和血管异常为主的循环系统疾病，包括心脏和血管疾病、肺循环疾病和脑血管疾病。其中以高血压、脑卒中和冠心病对人类健康和生命危害最为严重。有研究证明，心脑血管疾病和癌症是中国成年人主要死亡原因。

心脑血管疾病具有发病率高、致残率高、死亡率高、复发率高、并发症多等"四高一多"的特点。2018年发布的《中国心血管病报告 2018》中推算我国现心脑血管疾病患者人数为 2.9 亿，其中高血压 2.45 亿人，脑卒中 1300 万人，冠心病 1100 万人，心脏病、心力衰竭患者 1400 万；农村和城市因心脑血管疾病死亡占全部死因的比率分别为 45.5% 和 43.2%，死亡率居首位；该病复发率高达 95%，90% 的脑卒中患者会有半身不遂、痴呆等后遗症，且由于后遗症患者抵抗力低下，易于发生肺炎、尿路感染、褥疮等并发症，随时威胁患者的生命。

此外，该病还有知晓率低、服药率低、综合治疗率低、治愈率低等"四低"的特点。原卫生部全国普查中，一半以上的人对自己患高血压、脑卒中、冠心病等情况不知晓，即便知晓，遵医嘱服药的又不足25%，缺乏防治意识。因此，更导致了该病复发率、致死率高。

心脑血管疾病的危害因素主要为生物学因素及生活方式因素。生物学因素如年龄、性别、家族史（遗传）等，不可干预；而生活方式因素为可干预因素，包括肥胖、高热量饮食、缺少运动、酗酒等。通过改变生活方式如平衡膳食、有氧运动、戒烟戒酒、心理平衡等手段可有效防控这类疾病。

二、原发性高血压

高血压（hypertension）为人类最常见疾病之一，也是心脑血管疾病的主要危险因素之一。它是一种以动脉血压升高为主要表现的心血管疾病，体循环动脉收缩期和（或）舒张期血压持续增高，易引起心、脑、肾脏并发症。绝大多数患者（95%左右）发病原因不明，称原发性高血压（essential hypertension）。5% ~ 10%的患者是某些疾病（肾脏疾病占70%以上）的一种临床表现，称继发性高血压（secondary hypertension）。

2018年国际高血压学会指出我国人群高血压患病率仍呈升高趋势，且流行有两个显著特点：患病率从南方到北方递增；不同民族之间高血压患病率存在差异。高钠、低钾膳食、超重和肥胖是我国人群重要的高血压危险因素。

（一）主要临床表现及判定标准

原发性高血压起病缓慢，早期多无症状，即通常说的靶器官损害，一般在体检时偶然发现，所以高血压被称为"无声杀手"。若患者感受到一些非特异性症状如头部胀痛、阵发性眩晕、胸闷不适、四肢麻木等，应警惕是否为早期高血压症状。

若患者血压持久升高，全身血管长期处于高压状态，会引起血管痉挛、管壁变窄、动脉壁增厚，导致动脉硬化、器官组织缺血，最终引起患者心、脑、肾等重要器官损害，患者可发生卒中、意识模糊、主动脉夹层、心绞痛等病症。

不同亚型的高血压有其特殊症状：妊娠期高血压主要症状为蛋白尿、水肿，严重者可发生抽搐、昏迷甚至死亡；婴幼儿高血压症状为烦躁、过于兴奋、夜间尖声哭叫、生长发育迟缓等；更年期高血压症状为腰膝酸软、四肢浮肿等；此外，特殊诱因导致的高血压会有其特殊的症状，如颈性高血压表现为肩颈部疼痛、上肢麻木不适；肾性高血压可出现腰背或肋腹部疼痛等。

我国高血压水平的判定标准为：在未使用降压药的情况下，诊室测量收缩压（Systolic pressure，SBP）≥140mmHg和（或）舒张压（diastolic blood pressure，DBP）≥90mmHg。具体分级如表9-9所示。

表9-9 血压水平的定义及分级

单位：mmHg

级别	收缩压（SBP）		舒张压（DBP）
正常血压	<120	和	<80
正常高值	120~139	和/或	80~89
高血压	≥140	和/或	≥90
1级高血压（轻度）	140~159	和/或	90~99
2级高血压（中度）	160~179	和/或	100~109
3级高血压（重度）	≥180	和/或	≥110
单纯收缩期高血压	≥140	和	<90

注：（1）若患者收缩压与舒张压分属不同级别，以较高的级别为准。
（2）单纯收缩期高血压也可按照收缩压水平分为1、2、3级。
资料来源：《中国高血压防治指南（2019版）》。

（二）营养代谢特点

原发性高血压的发病机制至今尚未明确，一致公认的、影响血压的主要膳食因素有食盐、酒精和体重，其他可能膳食因素还包括镁、钙、膳食纤维、脂肪、蛋白质和某些碳水化合物。

1. 矿物质

食盐（钠）的摄入量与高血压的发生率密切相关，适量减钠可降低高血压和心血管疾病的发生率，尤其是超重者；钾可通过扩血管作用、肾钠操纵、改变血管紧张肽原酶-血管紧张肽-醛固酮轴线及尿钠排出作用而降低血压；有研究表明，补充钙可使血压轻微下降，但不提倡用超过RDA的钙摄入量来防治高血压；有研究发现，高镁膳食与血压下降有关，但大多数干预实验未能见到补充镁后的降低血压作用。

2. 脂肪和胆固醇

高脂肪膳食可引起肥胖和高血压。膳食脂肪的"质"比"量"对血脂水平影响更大。动物脂肪（除鱼油外）饱和脂肪酸含量高，可升高血胆固醇，促血栓形成，导致脑卒中；植物脂肪（椰子油除外）含多不饱和脂肪酸，可降低血胆固醇，也可抑制血栓形成，预防脑卒中。膳食中多不饱和脂肪酸与饱和脂肪酸比值为 1 或 >1 时，降血压效果较好。

3. 蛋白质与碳水化合物

许多实验表明膳食蛋白质与血压呈负相关。有人提出某些氨基酸，如精氨酸、酪氨酸、色氨酸、甲硫氨酸和谷氨酸是影响神经介质或血压的激素因子。

有研究证明膳食纤维与血压呈负相关，可溶性膳食纤维可能可通过影响胃肠道功能而间接地影响胰岛素代谢，从而起到降血压的作用。

4. 烟酒和茶

烟中尼古丁可刺激心脏，使得心跳加快、血管收缩、血压升高，还可促使钙盐、胆固醇在血管壁上沉积，加速动脉粥样硬化。

中度和中度以上饮酒（男性每天 3~5 杯及以上，女性每天 2~3 杯及以上）是高血压的致病因素之一。酒精类型与危险性不一致，长期喝酒上瘾的人比刚饮酒的人对血压的影响更大。据推测，低剂量酒精是血管扩张剂，而较高剂量酒精则为血管收缩剂。

茶叶中的茶碱可利尿降压，以绿茶效果最好。

（三）营养治疗原则

高血压的非药物治疗包括改善生活方式，消除不利于心理和身体健康的行为和习惯等。生活方式干预对降低血压和心血管疾病危险的作用已被多方证实，所有患者都应采用，以下为高血压患者营养治疗原则。

1. 控制能量摄入

体重过重者减重和避免肥胖都是防治高血压的有效方式。适度减轻体重，即减轻 10% 甚至 5% 的体重足以控制或至少改善大多数肥胖症的并发症。根据劳动强度，建议每日每千克理想体重供给 0.1~0.13MJ（25~30kcal）能量或更低一些，使 BMI<24，男性腰围<90cm，女性腰围<85cm。

2. 合理平衡膳食

（1）减少钠盐，补充钾和钙　每人每日食盐摄入量逐步降低至 WHO 建议的 6g 以下，增加钾摄入。膳食中钠和钾的比例最好是 1∶1。

（2）减少膳食脂肪，补充适量优质蛋白质　预防膳食中，多不饱和脂肪酸与饱和脂肪酸比例应大于 1，治疗膳食时该比例应大于 2，并禁用动物脂肪高的食物。每日胆固醇摄入量应低于 500mg，对合并高胆固醇血症患者应低于 300mg。动物性和/或大豆蛋白摄入量应占总能量的 15% 或以上。

（3）多吃蔬菜和水果　素食者比肉食者有较低的血压，其降压的作用可能是由于水果、蔬菜富含膳食纤维、低脂肪的综合作用。此外，大剂量维生素 C 可使胆固醇氧化为胆酸排出体外，从而改善心脏功能和血液循环，有助于高血压防治。

（4）限制饮酒　建议饮酒每天限制在 2 标准杯（约含酒精 28g）或以下，女性应更少，青少年不应饮酒。每 1 标准杯（standard drink）约含酒精 14g，即相当于 340g 啤酒，或 170g 佐餐酒，或 43g 蒸馏烈酒。

3. 增加体力活动

有规律的有氧运动可以预防高血压的发生。运动强度需因人而异，运动频率一般要求每周 4~7 次，每次持续 30~60min 即可，还可根据自己的身体状况、所选择的运动项目和气候条件等而定。

4. 其他

不吸烟，彻底戒烟，避免被动吸烟；减轻精神压力、保持心理平衡等。

干预手段对收缩压（SBP）的影响见表 9-10。

表 9-10　干预手段对收缩压（SBP）的影响

干预手段	SBP 下降的大概范围
减重	5~20mmHg/10kg
合理膳食	8~14mmHg
膳食限盐	2~8mmHg
增加体力活动	4~9mmHg
限酒	2~4mmHg

资料来源：《美国预防、检测、评估与治疗高血压全国联合委员会第七次报告（JNC7）》。

（四）食物选择

1. 推荐摄入食物

（1）能保护血管和具有降血压、血脂作用的食物　降压食物：芹菜、萝卜、番茄、黄瓜、木耳、海带、香蕉等；降脂食物：山楂、大蒜、洋葱、海鱼、绿豆等。此外，黑木耳、银耳、香菇、平菇、蘑菇等蕈类食物也有防治高血压效果。

（2）富含钙和钾的食物　果蔬是钾的最好来源，每100g食物含量高于800mg以上的食物有麸皮、赤豆、蚕豆、扁豆、杏干、竹笋、紫菜、冬菇等；乳和乳制品是钙的主要来源，其含钙量丰富，吸收率也高，发酵的酸乳更有利于钙吸收，乳中钙、钾、镁三种元素都有降低血压和脑卒中危险性的作用。

（3）富含维生素的新鲜果蔬　如莴笋、青菜、小白菜、柑橘、大枣、猕猴桃、苹果等。

2. 限制摄入食物

（1）能量过高的食物，尤其是动物油脂或油炸食物。

（2）所有过咸的食物，如腌制品、蛤贝类、虾米、含钠量高的绿叶蔬菜（如茼蒿）等。

（3）烟、酒、浓茶、咖啡以及辛辣刺激性食品。

三、高脂血症

血脂的主要成分是甘油三酯（TG）、血清总胆固醇（TC）、游离脂肪酸、磷脂和脂溶性维生素和固醇。由于甘油三酯和胆固醇为疏水性物质不能直接在血液中被转运，需要与特殊蛋白质和极性类脂（磷脂）组成亲水性球状大分子脂蛋白才能在血液中被转运，进入组织细胞。脂蛋白绝大多数在肝脏和小肠合成，并主要经肝脏分解代谢。TC 又可分为低密度脂蛋白胆固醇（LDL-C）和高密度脂蛋白胆固醇（HDL-C）及少量其他胆固醇。HDL-C 将胆固醇转运到肝脏进行降解，为"好胆固醇"，而 LDL-C 将胆固醇从肝脏转运到动脉壁，为"坏胆固醇"。

高脂血症（hyperlipoidemia）属于血脂代谢异常，指机体血浆中胆固醇和/或甘油三酯水平升高，以及血浆中 HDL-C 水平降低。由于 TC 和 TG 以脂蛋白形式存在，故也将此病称为高脂蛋白血症。高脂血症是一类较常见的疾病，其发病原因除了人类自身遗传基因缺陷外，主要与饮食因素有关（如长期高糖饮食），肥胖、年龄（中老年居多）、性别、长期吸烟酗酒、习惯静坐、精神紧张等也是重要危险因素。

（一）主要临床表现及诊断标准

高脂血症患者多数无明显症状和体征，常于血生化检验时发现。但由于患者血浆中脂蛋白水平升高，血液黏稠度增加，血流速度减缓，血氧饱和度降低，会感到倦怠、易困，肢体末端麻木、感觉障碍，记忆力减退，反应迟钝等。若出现动脉硬化或原有动脉硬化加重、细小动脉阻塞时，还会出现相应靶器官功能障碍。

高脂血症分类较为复杂，主要有以下两种分类方式。

1. 继发性或原发性高脂血症

继发性是指全身系统性疾病引起的血脂异常，这些疾病主要包括糖尿病、肾病综合征、甲状腺功能减退症等，此外，某些药物如利尿剂、糖皮质激素、β受体阻滞剂也可引起继发性血脂升高。排除继发性高脂血症后，即可诊断为原发性高脂血症。

2. 表型分型法

WHO制定了该分型，共分6型，即 Ⅰ、Ⅱa、Ⅱb、Ⅲ、Ⅳ、Ⅴ型。但由于较为繁杂，血脂异常也可进行简易的临床分型（表9-11）。

表9-11　血脂异常的临床分型

分型	TC	TG	HDL-C	相当于WHO表型
高胆固醇血症	↑			Ⅱa
高甘油三酯血症		↑		Ⅰ、Ⅳ
混合型高脂血症	↑	↑		Ⅱb、Ⅲ、Ⅳ、Ⅴ
低高密度脂蛋白血症			↓	

临床上血脂检测的基本项目为：TC、LDL-C、HDL-C和TG。具体血脂水平分层标准见表9-12。

表9-12　血脂水平分层标准

| 分层 | 血脂项目／（mmol/L）（mg/dL） | | | | |
	TC	LDL-C	HDL-C	TG	非HDL-C
理想水平		<2.6（100）			<3.4（130）
合适水平	<5.2（200）	<3.4（130）		<1.7（150）	<4.1（160）
边缘升高	≥5.2（200）且 <6.2（240）	≥3.4（130）且 <4.1（160）		≥1.7（150）且 <2.3（200）	≥4.1（160）且 <4.9（190）
升高	≥6.2（240）	≥4.1（160）		≥2.3（200）	≥4.9（190）
降低			<1.0（40）		

资料来源：《中国成人血脂异常防治指南（2016版）》。

（二）营养代谢特点

1. 脂类物质

高脂肪膳食会导致血浆TC水平升高，因脂肪水解产物可形成混合微胶粒，促进胆固醇在黏膜细胞中进一步参与形成乳糜微粒，转运入血，使血浆胆固醇水平升高。

饱和脂肪酸含量过高也会使血浆胆固醇升高，主要是由于饱和脂肪酸可抑制低密度脂蛋白受体活性。

胆固醇摄入量每增加100mg（一般人摄入量不超过300mg/d），男性血浆胆固醇水平增加0.038mmol/L，女性增加0.073mmol/L。尽管随胆固醇摄入量增加，吸收率会下降，但其绝对量仍将增加，引起血浆胆固醇升高。

2. 膳食纤维

植物性食物中的甾醇和可溶性膳食纤维可影响机体对胆固醇的吸收，间接降低胆固醇水平。

（三）营养治疗原则

血脂异常与饮食和生活方式有密切关系，饮食治疗和改善生活方式是血脂异常治疗的基础措施。平衡膳食和改变生活方式对多数血脂异常者均能起到与降脂药物相似的治疗效果。

1. 限制总能量

限制能量摄入以控制体重，达到维持理想体重或适宜体重，预防体重增加。

2. 限制总脂肪摄入量

脂肪供能占总热量的20%～25%，膳食胆固醇控制在200mg/d以下。饱和脂肪酸<总热量的7%；饱和脂

肪酸、单不饱和脂肪酸与多不饱和脂肪酸比例争取在 8%：（12%～14%）：（8%～10%）；提倡多食用富含 n-3 多不饱和脂肪酸的深海鱼类；单不饱和脂肪酸有降低血清 TC 和 LDL-C 水平的作用，还可升高血清 HDL-C。此外，植物甾醇可降低 LDL-C 水平，推荐摄入量为 2g/d。

3. 增加膳食纤维摄入量

碳水化合物供能比在 50%～60% 为宜，宜选择多糖类碳水化合物，限制含单糖和双糖高的食物，多选择粗杂粮，以增加膳食纤维摄入，可溶性膳食纤维摄入量 10～25g/d。

4. 限制钠盐

膳食应清淡，食盐摄入量 ≤6g/d。

5. 禁烟禁酒，保持适量运动

推荐患者进行足够的中等强度锻炼，每天至少消耗 200kcal 热量。

（四）食物选择

高脂血症膳食控制方案见表 9-13。

表9-13 高脂血症膳食控制方案

食物类别	限制量	推荐摄入食物	限制摄入食物
肉类	75g/d	瘦猪牛羊肉、去皮禽肉、鱼类	肥肉、肉类制品、鱼子、鱿鱼、内脏、蛤贝类等
蛋类	3～4 个/周	鸡蛋、鸭蛋、蛋清	蛋黄
乳类	250g/d	酸乳、牛乳	全脂乳粉、乳制品
食用油	20g/d	花生油、豆油、菜籽油、葵花籽油、香油等	猪牛羊油、奶油、黄油、鸡鸭油等
甜食糕点	最好不食用		油条、炸糕、巧克力、奶油蛋糕、冰淇淋
糖类	10g/d	白糖、红糖	
新鲜蔬菜	400～500g/d	深绿色、红黄色蔬菜	
新鲜水果	50g/d	各种水果	加工果汁、果味饮料
食盐	<6g		含盐高的食物及调料
谷类	男：500g/d；女：400g/d[①]	五谷粗杂粮	
干豆及豆	干豆 30g/d 或豆腐 150g/d 或豆腐干 45g/d	黄豆及其制品	含油多的豆制品，如油豆腐、素什锦等

注：①指脑力劳动或轻体力劳动、体重正常者。

资料来源：童素梅等，单纯饮食控制对高脂血症患者血脂影响的研究［J］. 中华护理杂志，2008，43（2）：138-141.

四、冠状动脉粥样硬化性心脏病（冠心病）

冠状动脉粥样硬化性心脏病（Coronary atherosclerotic heart disease，CHD）简称冠心病，是指由于冠状动脉硬化使管腔狭窄或阻塞导致心肌缺血、缺氧或坏死的一种心脏病，和冠状动脉功能性改变（痉挛）一起统称为冠状动脉性心脏病，亦称缺血性心脏病。

冠心病主要的病理基础是冠状动脉粥样硬化，最终引起心脏病。动脉粥样硬化有三种基本的病理改变：①脂肪条纹形成；②纤维斑块形成，是进展性动脉粥样硬化的特征性病变和各种临床症状的最主要原因；③进展性斑块形成，大量的脂质聚集、崩解，并引起结缔组织的增生和炎症、钙化，使冠状动脉管腔严重狭窄或完全性闭塞。冠心病的发展是一个缓慢渐进的过程，患者从青少年起即开始有血管壁的脂肪条纹形成，至 40 岁左右病变的血管逐渐明显变窄，冠状动脉供血减少，并可能发生出血、溃疡、血栓等改变，导致相应的临床症状，如心绞痛、心肌梗死、冠脉猝死等。大量流行病学调查、临床实践及动物实验证明，合理膳食对于防治冠心病具有十分重要的意义。

（一）营养代谢特点

美国心脏病协会（AHA）将冠心病的危险因素分为五类：①致病性危险因素：吸烟、总胆固醇和低密度脂蛋白胆固醇水平升高、高密度脂蛋白胆固醇水平降低、高血压、高血糖；②斑块负荷性危险因素：年龄、静息心电图 ST 改变；③条件下危险因素：甘油三酯水平升高、载脂蛋白（a）水平增加、同型半胱氨酸含量高、纤维蛋白原含量高等；④促发性危险因素：超重和肥胖、久坐少动的生活方式（sedentary lifestyle）、男性、早发冠心病家族史、胰岛素抵抗等；⑤易感性危险因素：左心室肥厚。其中许多因素都可通过膳食和生活方式调控，膳食营养因素无论是对冠心病的发病还是防治都具有重要作用。

1. 脂肪

脂肪和碳水化合物摄入过多或者代谢发生异常，导致血胆固醇、甘油三酯、低密度脂蛋白或极低密度脂蛋白增高，而高密度脂蛋白降低，出现冠心病。低密度脂蛋白是导致动脉粥样硬化发生的主要脂蛋白，因此，血清低密度脂蛋白升高与冠心病的危险性呈正相关；高胆固醇症是冠心病的重要危险因素，其水平与动脉粥样硬化的程度也呈正相关。

（1）甘油三酯　血浆甘油三酯水平升高与 CHD 间关系尚不明确。引起高甘油三酯血症的原因很多，该症常伴随富含胆固醇蛋白质如低密度脂蛋白和高密度脂蛋白代谢异常或有其他代谢紊乱，也可能伴有血液凝固和纤溶状态改变，这些改变都与 CHD 的发病密切相关。

（2）饱和脂肪酸（SFA）　脂肪酸与心血管疾病尤其是冠心病的危险性密切相关。SFA 可以显著升高血浆 HDL-C 和 LDL-C 水平，但是不同长度碳链的 SFA 对血脂的作用不同。碳原子<12、≥18 的饱和脂肪酸对血清总胆固醇无影响，而含 12~16 个碳原子的饱和脂肪酸，如月桂酸（C12：0）、肉豆蔻酸（C14：0）等可明显升高血清总胆固醇、LDL-C 水平。

（3）单不饱和脂肪酸（MUFA）　用 MUFA 代替 SFA 可降低血浆 LDL-C 和甘油三酯，并且不会降低 HDL-C。一些研究结果表明，MUFA 可增加 LDL 的抗氧化能力，也有利于对抗动脉粥样硬化。

（4）多不饱和脂肪酸（PUFA）　$n-3$ 多不饱和脂肪酸的食物来源主要是绿色植物组织的亚麻酸及海水鱼类的二十碳五烯酸（EPA）和二十二碳六烯酸（DHA）。$n-3$ PUFA 可降低血清甘油三酯、纤维蛋白原，能有效降低冠心病的发病率。用亚油酸和亚麻酸替代膳食中的 SFA，可使血清中总胆固醇、LDL-C 水平显著降低，并且不会升高甘油三酯。膳食亚油酸和 $\alpha-$ 亚麻酸在体内可分别转化为 $n-6$ PUFA（如花生四烯酸）和 $n-3$ PUFA（如 EPA、DHA），它们都可转化为二十碳烷酸，但两个系列脂肪酸分别转化生成的二十碳烷酸的生物学作用相反，因此摄入比例平衡的 $n-6$、$n-3$ PUFA 非常重要，亚油酸与 $\alpha-$ 亚麻酸的比值应当<10。

（5）反式脂肪酸　膳食中反式脂肪酸大多数来自于氢化的植物油。研究表明，增加反式脂肪酸的摄入量可使 LDL-C 水平升高、HDL-C 降低，使胆固醇与 HDL-C 的比值升高，LDL-C 与 HDL-C 的比值增加，以及载脂蛋白（a）升高，明显增加心血管疾病的危险性，其致动脉粥样硬化的作用比 SFA 更强。

（6）膳食胆固醇　血浆胆固醇水平升高是冠心病的主要独立危险因素。人体中胆固醇 30%~40% 直接来源于食物，其余在肝脏内源性合成。由于高胆固醇动物性食物的 SFA 含量也高，因此限制膳食胆固醇有利于防治高胆固醇血症。

综上所述，降低膳食中饱和脂肪酸、胆固醇和反式脂肪酸含量，增加 MUFA 和 PUFA 摄入量，控制总脂肪和总能量，将有利于降低冠心病的危险性。研究发现，用 PUFA 替代部分 SFA 对降低冠心病危险性的作用最好，其次为 MUFA 和碳水化合物。用反式脂肪酸替代 SFA 会使冠心病危险性明显增加。

2. 碳水化合物

碳水化合物摄入过多会在体内转化为脂肪，脂肪组织中，90% 以上的热能以甘油三酯的形式存在。过量的甘油三酯会形成 LDL，促使冠心病的发生。因此，热能摄入量超过消耗量转化为脂肪导致血脂升高及肥胖，进而诱发冠心病。

（1）碳水化合物总量　碳水化合物中，果糖更易合成脂肪，其次为葡萄糖，淀粉再次之。进食大量碳水化合物，特别是能量密度高、缺乏纤维素的双糖或单糖类，使糖代谢增强，细胞内三磷酸腺苷（ATP）增加，脂肪合成增加。我国膳食中碳水化合物的含量较高，人群中高甘油三酯血症较为常见。

（2）膳食纤维　膳食纤维对脂肪、碳水化合物代谢及预防动脉粥样硬化都有积极作用，其摄入量与心血管疾病的危险性呈负相关。可溶性膳食纤维比不溶性膳食纤维的作用更强，前者主要存在于大麦、燕麦、豆类、水果中。

（3）低聚糖　低聚糖广泛存在于自然界和天然食品中，也可通过酶解发酵等工艺制成。目前常见的品种有低聚果糖、低聚半乳糖等。低聚糖对人体健康具有多方面的作用，包括促进益生菌生长、调节血脂和脂蛋白等。

3. 蛋白质

不同蛋白质对血胆固醇的影响水平是不同的。动物蛋白如酪蛋白可升高血胆固醇，而其乳清蛋白则可显著降低胆固醇水平。大豆蛋白中精氨酸含量高，精氨酸具有舒缓血管、改善血管内皮功能的作用，增加精氨酸摄入量可诱导餐后胰岛素与胰高血糖素比值降低，使脂肪合成受到抑制而降低血清胆固醇。

4. 维生素与同型半胱氨酸

（1）维生素 C　大剂量的维生素 C 具有降低血胆固醇和预防动脉粥样硬化的作用，它参与胆固醇降解生成胆汁酸的反应过程，缺乏时会引起胆固醇代谢紊乱。

（2）B 族维生素与同型半胱氨酸　诸多流行病学、营养素补充干预研究得出基本结论，血浆同型半胱氨酸（homocysteine，Hcy）水平增高是冠心病的独立危险因素。同型半胱氨酸代谢过程中需要维生素 B_6、维生素 B_{12} 和叶酸作为重要辅助因子。当上述三者缺乏时，同型半胱氨酸不能进一步代谢，导致血中同型半胱氨酸水平增高。膳食中叶酸、B 族维生素主要来源于蔬菜水果、蛋类和肉类。

（3）维生素 E　维生素 E 对心血管的作用机制较为复杂，其主要生理功能是抗氧化，从而防止多不饱和脂肪酸和磷脂氧化，有助于维持细胞膜完整性，使机体对缺氧耐受力增高，增强心肌对应激的适应能力。

5. 矿物质与微量元素

矿物质与微量元素对冠心病和高脂血症都有一定影响，可起到抑制或促进作用。钙、镁、铜、铁、铬、钾、碘、氟对心血管疾病有抑制作用，缺乏上述元素可使心脏功能和心肌代谢异常，其中铬可提高 HDL 浓度，降低血胆固醇含量。锌则对心血管疾病有一定促进作用，锌过多或铜过低，锌铜比值高时会使血胆固醇含量增加，流行病学调查发现，冠心病发病率高的国家锌铜比值也高。此外，铅、镉对心血管疾病的发病也有促进作用。

6. 宫内营养不良

冠心病的"胎源假说"是近 10 年来冠心病危险因素的新观点。据报道，宫内营养不良与成年期高血压、葡萄糖-胰岛素代谢紊乱、血脂异常及凝血因子浓度升高等冠心病生物学危险因素密切相关。宫内营养不良增加冠心病患病危险是通过引起机体器官和组织结构、生理和代谢的一系列变化而产生的。"胎源假说"认为应重视生命早期环境因素的影响，因为这些因素在个体出生时就决定了其对冠心病等成年疾病的"易感性"。

7. 营养失衡

高脂血症合并肥胖症患者易患冠心病，主要是由于其患病后运动减少，蛋白质的代谢处于负平衡，脂肪在体内聚集积累，使得机体出现营养失衡状态。此外，冠心病患者本身循环功能降低，导致机体组织营养成分供给量减少，多系统器官功能下降，对营养素的摄取、消化、吸收、利用以及转化均造成一定影响，即营养代谢发生障碍，出现营养失衡。

（二）营养治疗原则

1. 控制总能量摄入

综合考虑年龄和体力活动强度确定能量的供给，以保持标准体重为宜。通过计算 BMI，若超重或肥胖，应减少每日总热量以降低体重，每日总热量应在 2092kcal 以下。在发生急性心肌梗死时，热量摄入更应严格控制，每日应控制在 1046kcal 以内。

2. 限制脂肪及胆固醇摄入

一般认为总脂肪的摄入量不应超过总能量的 30%，美国高胆固醇的膳食建议总脂肪占总能量的 15% ~ 30%。膳食中脂肪的种类比总脂肪摄入量的影响更大，美国高胆固醇膳食建议 SFA<7%，$n-6$ PUFA 5% ~ 8%，$n-3$ PUFA 1% ~ 2%，反式脂肪酸<1%，其余为 MUFA。而我国营养学会则建议：SFA 低于总能量的 10%，MUFA 为总能量的 8% ~ 10%，$n-6$ PUPA：$n-3$ PUFA 的比例为 （4 ~ 6）：1。

此外，还应严格限制膳食胆固醇的摄入，作为预防饮食时限制在 300mg/d 以下，治疗饮食<200mg/d。禁食高胆固醇食物，如猪皮、蟹黄、鸡蛋黄、奶油、动物内脏等。

3. 适量蛋白质和碳水化合物

冠心病患者膳食蛋白质应占总能量的 10% ~ 15%，其中植物蛋白应占蛋白质总摄入量的 50% 以上。可按劳动强度供给，轻体力劳动者为 1.26g/kg 体重，极重体力劳动者可达 1.75g/kg 体重。尽量多食用豆类及其制品，如豆腐、豆腐干等，此外酸乳、鱼类等动物蛋白也可食用。

碳水化合物供能应占总能量 65% 以下。膳食中碳水化合物的种类比总量对冠心病影响更为重要。应少用蔗糖、果糖等，粗粮、蔬菜、水果可多食，可推荐的低血糖生成指数 （GI） 食物还有大豆和其他杂豆类等。

4. 控制钠、水的摄入

冠心病患者一般应控制每日钠盐摄入在 5g 以下，中度以上心功能不全患者应控制在 3g 以下。水摄入量也需控制，尤其对难治性心功能不全者，水供给量每日应控制在 800mL 左右。

5. 补充维生素和矿物质

应注意多食用新鲜绿叶蔬菜，以补充维生素 A、维生素 B、维生素 C、维生素 E 等，有利于脂质代谢和保护血管壁结构及功能，蔬菜水果每天摄入量大于 400g。海带、紫菜、黑木耳等富含钾、镁、碘等矿物质，有利于冠心病防治，但需注意甲硫氨酸摄入不宜过多。含镁盐丰富的食物，如小米、大麦、燕麦、豆类及瘦肉等，宜多食用。配制饮食时应注意锌铜比值，以 6：1 为宜，不宜过高。膳食中钾的摄入量应与钠相等，即钠钾比例为 1：1。

6. 少食多餐，限制刺激性食物摄入

冠心病患者每日宜 4 ~ 6 餐，每餐八分饱，尤其晚餐不宜过饱。忌用烈酒，避免刺激性食物，如咖啡、浓茶等。烹调方法宜用蒸、煮、烩、炖、生拌等，忌用油煎、炸。

（三）食物选择

1. 推荐摄入食物

（1）富含优质植物蛋白的豆类及其制品，以及富含优质蛋白质及不饱和脂肪酸的深海鱼类。

（2）富含膳食纤维的粗粮，如玉米、小米、高粱等。

（3）富含维生素、矿物质及膳食纤维的新鲜蔬菜、水果。

（4）富含特殊成分，有降脂降压作用的海带、香菇、木耳、洋葱、大蒜等。

2. 限制摄入食物

（1）动物油脂及油炸食品，如猪油、炸鸡腿等。

（2）过咸、过甜的食品，如咸菜、大酱、食糖、蜂蜜等。

（3）饮酒应适量。

五、脑卒中

脑血管疾病 （cerebrovascular disease） 是由不同病因 （如血管壁病变、心脏及血流动力学改变、血液成

分改变等血管原性疾病）导致脑血管发生病变时引起的脑部疾病的总称。脑卒中（stroke）又称脑血管意外或中风，是脑血管阻塞或破裂引起的脑血流循环障碍和脑组织功能或结构损害的疾病，具有起病迅速、症状严重、恢复缓慢、高致死率及致残率等特点。可分为两大类，即缺血性脑卒中（ischemic stroke）和出血性脑卒中（hemorrhage stroke），是一种危害健康、威胁生命、影响劳动力的常见病和多发病。

根据《中国脑卒中防治报告 2019》，我国脑卒中疾病负担有暴发式增长态势，并呈现出低收入群体快速增长、地域和城乡差异以及年轻化趋势。据推测，2030 年我国脑血管病事件发生率将较 2010 年升高约 50%。我国脑卒中流行病学特征表现为：年龄特征：发病年轻化，我国脑卒中患者发病年龄在 65 岁左右，低于发达国家 75 岁左右；性别特征：男性高于女性；地域特征：表现为"北高南低，中部突出"的分布；城乡特征：农村高于城市；类型特征：我国缺血性脑卒中发病率表现为持续上升，出血性脑卒中发病率呈现缓慢下降的趋势。研究结果表明全世界 90.7% 的脑卒中与高血压、糖尿病、血脂异常、心脏病、吸烟、酒精摄入、饮食、超重或肥胖、体力活动不足、心理因素在内的 10 项可干预性危险因素相关；对于我国人群，该 10 项危险因素与 94.3% 的脑卒中发生有关。这提示脑卒中是可防的，脑卒中一级预防（主要通过饮食调整）也是降低脑卒中发病率的根本措施。

（一）分类及主要临床表现

缺血性脑卒中包括脑血栓、脑栓塞和短暂性脑缺血发作（transient ischemic attack，TIA），占脑卒中病例总数的 60%~70%。出血性脑卒中包括脑出血（cerebral hemorrhages）和蛛网膜下腔出血，占脑卒中病例的 30%~40%。

脑血管疾病临床症状取决于病变性质（出血/缺血）、部位、损害程度等。

1. 脑卒中预兆

头痛、头晕、肢体麻木（或舌麻、唇麻）、言语不清、肢体无力、突然晕倒、短暂意识丧失、恶心呕吐、嗜睡，严重时可昏迷、突然视物不清、一侧肢体不自主抽动。

2. 短暂性脑缺血（TIA）

（1）颈内动脉缺血　突然肢体运动和感觉障碍、失语、失读、偏瘫、偏盲等，少有意识障碍。

（2）椎底动脉缺血　眩晕、耳鸣、复视、眼震、吞咽困难、感觉异常、共济失调等。以上持续时间短于 2h，可反复发作，甚至一天数次，可自行缓解不留后遗症，脑内无明显梗死灶。

3. 完全性卒中

症状较短暂性脑缺血严重，不断恶化，常有意识障碍，脑部出现明显梗死灶。神经功能长期不能恢复，又可分为轻、中、重三型。

（二）营养代谢特点

1. 碳水化合物

高碳水化合物易引起高脂血症，高脂血症又易引起动脉硬化。研究发现，果糖对血甘油三酯的影响比蔗糖大，表明果糖在体内更易合成脂肪。研究还发现碳水化合物占总能量的比例如果从 45% 增加到 80%~90% 时，同样可引起甘油三酯升高。

2. 脂肪与胆固醇

有研究发现，人脑卒中死亡率随平均总胆固醇水平升高而下降，部分降胆固醇治疗反而会增加脑出血的危险。然而胆固醇与脑梗死关系远不如其与冠心病的关系明确，可能总胆固醇水平很高的人才会有脑卒中的危险。较多的研究则认为甘油三酯与脑卒中无关，近年有报道称载脂蛋白(a) 不仅与脑梗死有关，还与脑出血呈正相关，可能与其富含胆固醇以及与血浆纤溶酶原具有同源性有关。

3. 蛋白质

相关研究较少，血液中游离色氨酸进入大脑影响 5-羟色胺合成。大量的甲硫氨酸与赖氨酸可使脑中异亮氨酸、亮氨酸及精氨酸耗竭。因此，氨基酸供给应平衡。

4. 其他

长期吸烟，特别是长期大量吸烟可使脑血管舒缩功能降低并加速动脉硬化而增加脑卒中的危险；过量或长期饮酒会增加出血性脑卒中的危险；茶叶中茶碱可使肌肉收缩更有力，且利尿，脑血管患者可饮淡茶，但过量饮浓茶不利于肾脏功能；咖啡会增加游离脂肪酸，还会导致脑动脉硬化及冠心病患者血液葡萄糖和丙酮酸含量高，身体恢复慢，因此不宜饮咖啡。

（三）营养治疗原则

1. 控制总能量摄入

能量供给量不应超过需要量，超重及肥胖者应根据患者具体情况确定能量供给量及控制体重方案。

2. 限制脂肪及胆固醇摄入

脂肪摄入量应限制在总能量20%以下，以植物油为主，植物油与动物油脂比例不低于2:1。若原有高脂血症，动物油脂比例还应适当下调，胆固醇严格限制在150mg/d以下。

3. 适当增加膳食纤维摄入

碳水化合物仍是主要能源物质，占总能量60%~65%，当脑血液循环发生障碍或血糖降低时，脑就发生严重功能障碍，如乏力、出汗、神志不清、昏迷，因此需供给脑血管疾病患者充足单糖及双糖类食物，如水果、蜂蜜等，该类食物能迅速转化为葡萄糖以维持脑循环和脑组织。但中老年人对糖耐受差，宜低糖饮食。适当增加膳食纤维摄入量，脑卒中患者膳食纤维摄入量可为25~30g/d，卧床或合并便秘患者可酌情增加。

4. 适宜蛋白质摄入

蛋白质可占全天总能量的15%~20%，适当减少动物蛋白摄入，增加植物蛋白摄入，两者比例为1:1。

5. 控制钠盐摄入量

低盐饮食对预防重症高血压和脑卒中有重要意义，食盐摄入量应控制在3~5g/d。伴有严重水肿的心脏病或肾病患者，必要时予以无盐膳食。

（四）食物选择

1. 推荐摄入食物

（1）含优质蛋白质丰富的食物，如鱼类、乳类及其制品、豆类及其制品。

（2）含维生素C的新鲜蔬菜、水果，尤其是各种绿叶蔬菜，如菠菜、青菜、空心菜、生菜、莴笋叶、芹菜等。

（3）具有辅助降血脂、降血压和降胆固醇功效的食物，如燕麦、玉米、荞麦等。

2. 限制摄入食物

动物油脂、动物内脏、肥肉、鱼子；食糖、糖果；咸菜、腌渍食物、熏酱食物；油炸食物；酒、茶、咖啡、辛辣调味品等。

第四节　肝胆胰疾病

一、概述

肝脏是人体内最大的腺体，接受来自门静脉和肝动脉的双重血液供应，生产的胆汁经胆管排入十二指肠，其丰富的血液供应和独特的形态结构使其代谢极为活跃，被称为人体化工厂。它是糖类、蛋白质、脂类、维生素等营养素代谢的场所，可储存肝糖、铜、铁、维生素A、维生素D、维生素E、维生素K等，还可分泌及排泄胆汁，合成凝血因子、免疫球蛋白和补体，活化维生素D，吞噬已被破坏的红细胞、白细胞以及细菌，并可起到解毒作用。

肝外胆道系统主要包括胆囊、肝总管和胆总管。胆囊呈梨形，肝分泌的胆汁在胆囊内进行贮存，其主要功能是浓缩胆汁、排出胆汁及分泌黏蛋白。

胰腺是产生消化脂肪和蛋白质所必需酶类的主要部位，由外分泌腺和内分泌腺两部分组成。外分泌腺主要成分是胰液，内含碱性的碳酸氢盐和各种消化酶，其功能是中和胃酸，消化糖、蛋白质和脂肪；内分泌腺主要成分是胰岛素、胰高血糖素，其次是生长激素释放抑制激素、肠血管活性肽、胃泌素等。

肝胆胰疾病在我国的患病率较高，严重威胁人们的健康。作为重要的消化系统器官，肝脏、胆囊和胰腺疾病可引起不同程度消化不良症状以及多种营养素代谢紊乱，导致重度蛋白质-能量营养不良，危重症患者常呈营养不良和分解代谢状态，将导致病情恶化、病死率增加，而机体营养状况严重影响患者临床治疗效果和疾病的发展趋向和结局。因此，对肝胆胰疾病的防治就成为预防医学、临床医学和临床营养学的重要内容。随着现代医学的不断发展，在一个良好肝胆胰疾病综合治疗方案中，应包括营养状态评估和良好的营养支持，使患者可进行科学治疗和自我保健，提高生活质量，达到治疗甚至治愈疾病的目的。

二、急性病毒性肝炎

病毒性肝炎（viral hepatitis）是由多种肝炎病毒引起的，以肝实质细胞变性坏死为主要病变的常见传染病，发病者多见于儿童和青少年。按病原分为甲、乙、丙、丁、戊五种类型，最常见的为甲、乙两型，甲型绝大多数者是由粪便经口传播，乙型多经血液、体液等传播，与肝癌有一定的相关性。按临床表现又可分为急性肝炎（急性黄疸型、急性无黄疸型，病程不超过半年）、慢性肝炎（慢性活动性肝炎、慢性迁延性肝炎，病程超过半年）、重症肝炎（急性、亚急性重症肝炎）和胆汁淤积型肝炎。

（一）主要临床表现及诊断标准

病毒性肝炎的主要病变为肝细胞变性坏死及肝脏间质性炎性浸润。

1. 急性黄疸型病毒性肝炎

病程 2~4 个月，分为黄疸前期、黄疸期和恢复期，临床以食欲减退、恶心呕吐、肝部胀痛、上腹不适、腹胀为主要表现。少数患者有明显呼吸道症状，类似上呼吸道感染或流感起病，随后进入黄疸期，出现巩膜及皮肤黄染、尿色变深等症状，并逐渐加重，1~2 周达到高峰。接着黄疸症状减轻，体征有肝脏肿大，部分患者脾肿大、肝功能明显异常、总胆红素及血清谷丙转氨酶（SGPT）升高。再经过 1 个月后进入恢复期，黄疸及其他症状逐渐消退，食欲增加、体力恢复。

2. 急性无黄疸型病毒性肝炎

起病较缓慢，主要症状为乏力、食欲不振、肝部疼痛、腹胀等，此外 SGPT 升高，多数患者可在 3~6 个月内恢复。若治疗不及时，10%~15% 的患者将隐蔽进展为慢性肝炎。

急性黄疸型及急性无黄疸型肝炎诊断指标：总胆红素升高、血清谷丙转氨酶（SGPT）升高；此外，还可以 X 线（胃肠透视、血管/胆囊胆管造影检查等）、CT 扫描及 MR 进行辅助检查。

（二）营养代谢特点

目前对病毒性肝炎并无特殊的治疗方法，以卧床休息、饮食支持疗法为主，其目的为避免肝脏负担和伤害，有利于肝脏组织再生，防止其发生永久性、弥漫性病变，以促进肝功能恢复。

1. 三大营养素代谢障碍

能量代谢障碍影响脑细胞的能量供给，产生肝昏迷；肝糖原合成减少，加上患者进食少而处于饥饿状态，易出现低血糖；肝脏将乳酸转变为糖原的功能减弱，易引起乳酸在体内蓄积、四肢酸痛，重者出现酸中毒。

肝细胞合成蛋白质障碍，血浆白蛋白水平下降；凝血酶原和纤维蛋白原等多种凝血因子合成障碍，重症者可发生皮肤和黏膜出血不止；鸟氨酸循环受到影响，尿素合成能力下降，血氨水平升高。

肝脏受损，各种脂肪转变为血浆中磷脂，胆固醇、胆固醇脂与脂蛋白合成过程发生障碍，脂肪不能释放出肝脏以供人体组织利用；脂肪淤积于肝内形成脂肪肝；肝内结缔组织增生导致肝硬化。

2. 维生素、矿物质、水代谢障碍

肝脏是人体含维生素、泛酸和叶酸最多的器官，是脂溶性维生素（95%的维生素 A 和大量维生素 D）和维生素 B_{12} 的主要贮存场所。重症肝炎导致脂肪和脂溶性维生素吸收障碍，影响凝血酶原的合成，致出血倾向。

重症肝炎时激素代谢异常可直接影响水、盐代谢，造成低钠、低钾、低钙血症。低钠血症又可加重消化道症状，低钾血症可干扰脑细胞能量代谢，引起肝性脑病。矿物质如铁和铜在肝内贮存亦较多。

（三）营养治疗原则

食物以新鲜、易消化为主，饮食需含有一定量蛋白质、维生素，保证充足的能量摄入，戒除一切含酒精的饮料。

1. 能量供给要适当

能量的供给要与患者的体重、病情、活动情况相适应，尽量保持患者能量的收支平衡，以维持理想体重。一般成年人每天能量控制在 8.4~10.5MJ（2000~2500kcal）为宜。因为适当的能量有利于肝组织修复及肝功能的恢复。

2. 碳水化合物供给要足量

适当增加碳水化合物可增加肝糖原贮存、节省蛋白质，有利于维持肝功能及保护肝脏，但不要给患者加服过多的葡萄糖、果糖和蔗糖等。碳水化合物的摄入量为 300~400g/d，以占总能量的 60%~70% 为宜，而且应以谷类为主。

3. 蛋白质供给的比例要恰当

适量的优质蛋白质膳食可改善机体免疫功能，增加肝糖原贮存，改善肝细胞脂肪变性，有利于受损肝细胞的修复和肝功能的恢复。每日蛋白质摄入量应当占总能量的 15% 左右，为 100~200g。若饮食中蛋白质增加可能导致血升高，故应供给产氨低的蛋白质食物，如乳类、蛋类、大豆及其制品。如有其他合并症，蛋白质供给量需做相应的调整。

4. 脂肪供给要适量

肝炎患者需要脂肪，特别是必需脂肪酸，以促进脂肪代谢，预防脂肪肝。对肝炎患者要根据病情调整脂肪的供给，以 50~60g/d 或占总能量的 20%~30% 为宜。此外受损肝组织修复也需要必需脂肪酸，因此应选择富含必需脂肪酸的花生油、豆油等植物油。

5. 增加维生素的供给量

肝病严重时会造成维生素吸收障碍，引起维生素 C、维生素 B_1、维生素 B_2、维生素 K、维生素 E、维生素 A 等缺乏。增加维生素的供给量，有利于肝细胞的修复，增强解毒功能，提高机体免疫力。有研究表明，维生素 C、维生素 E、维生素 K 联合使用治疗肝炎，可改善肝炎患者的症状和促进肝功能好转。

（四）食物选择

1. 推荐摄入食物

（1）动物蛋白或植物蛋白食物，如鱼类、瘦肉、鸡蛋等。

（2）维生素含量丰富的食物，如绿叶蔬菜、番茄、胡萝卜、豆类、动物肝脏、乳类、水果等。

2. 限制摄入食物

（1）戒酒，包括含乙醇饮料等。

（2）若患者食欲不佳，则少食油腻及产气食物，如牛奶、豆浆、蔗糖、山芋等。

三、慢性肝病

慢性肝病（Chronic hepatitis）病程持续时间超过 6 个月，是由各种不同原因引起的临床和病理学综合征，而不是一个单独的疾病。慢性肝病的常见病因包括慢性肝炎病毒感染、自身免疫、药物和毒物、饮酒以

及机体代谢障碍等。其中以病毒性肝炎最为常见。慢性病毒性肝炎仅见乙、丙、丁三型，乙型（HBV）和丙型（HCV）急性感染后转为慢性的机会有所不同：乙型肝炎婴幼儿期感染 90% 转为慢性，成年人仅 10% 左右转为慢性，85% 以上可痊愈；丙型肝炎则 30%~50% 转为慢性，也有报道称可达 70%。

（一）主要临床表现

轻度慢性病毒性肝炎病情较轻，患者可有疲惫、食量减少（纳差）、厌油、肝部不适、肝肿大、压痛、轻度脾肿大等症状，肝功能指标仅 1~2 项轻度异常。

重度慢性病毒性肝炎患者则有明显或持续的肝炎症状，伴有肝病面容、肝掌、蜘蛛痣等，进行性脾肿大，肝功能持续异常，早期肝硬化的肝活检病理改变与临床上代偿期肝硬化的表现严重者可出现肝功能衰竭的一系列表现。中度慢性病毒性肝炎患者症状介于轻度和重度之间。

（二）营养代谢特点

肝脏是消化系统中最重要的脏器之一，是营养素在体内代谢的枢纽，具有合成、分解、排泄和解毒等多种功能。慢性病毒性肝炎患者由于食欲下降或长期嗜酒导致进食量减少，能量、蛋白质和维生素摄入不足，引发营养不良。本病的代谢改变与病情有关，轻者没有明显改变，重者可发生明显代谢异常。

1. 碳水化合物代谢

慢性病毒性肝炎时，若病情严重，干细胞遭到严重广泛破坏，肝糖原合成减少和异生能力减弱导致糖代谢障碍出现。有研究认为慢性重型病毒性肝炎患者的糖代谢障碍可能与其体内存在的胰岛素抵抗有关，从而导致肝原性糖尿病的发生。

2. 脂肪代谢

慢性病毒性肝炎时，由于肝内分泌胆汁减少，小肠对脂肪的消化与吸收发生困难。当糖类代谢发生障碍或膳食摄入不足时，机体主要靠脂肪氧化供能，一旦所用脂肪超过肝脏处理能力，将导致酮体产生，出现酮尿。

3. 蛋白质代谢

慢性病毒性肝炎患者病情严重时，肝功能失代偿，其机体蛋白质代谢具有高代谢、高分解的特点，分解速度显著快于合成速度，临床可能出现低蛋白血症、水肿、腹水、出血等，甚至发生脑疝而死亡。因此患者需要摄入更多蛋白质才能达到正氮平衡。

4. 矿物质及维生素代谢

因食欲下降、进食量不足和肝功障碍，导致微量元素摄入或利用不足；慢性病毒性肝炎时，由于肝脏的储备能力下降，以及对脂肪的消化与吸收发生障碍，因此导致脂溶性维生素 A、维生素 D、维生素 E、维生素 K 的吸收减少并发生缺乏。

（三）营养治疗原则

通过合理的膳食调配，改善患者的营养状态，减轻肝脏代谢负担，支持肝细胞再生，加速肝脏的修复。

1. 充足的能量

保证患者摄入充足的能量，可依患者状态、病情而定，超重或肥胖者能量不宜摄入太多，以免加重肝脏负担，诱发脂肪肝。供给量以每日 2500~2700kcal（10~11MJ）为宜。

2. 充足的蛋白质

慢性病毒性肝炎特别是有肝硬化倾向时，应以高蛋白饮食为宜。每天摄入量为 100~200g（1.5~2.0g/kg），进食一定量含有必需氨基酸的蛋白质类食物。对于病程长、肝功明显异常、出现肝性脑病倾向患者，宜增加富含支链氨基酸的豆类蛋白，适当减少芳香族氨基酸的摄入。

3. 适宜的脂肪

适当限制脂肪尤其是动物脂肪的摄入，可以中链脂肪酸（MCT）取代部分膳食中的脂肪。供给标准宜占全日总能量的 20%~25%，为每日 40~50g。

4. 充足的碳水化合物及维生素

保证足够的碳水化合物和维生素，每天供给碳水化合物 350~500g 和多种维生素及含锌多的瘦猪牛羊肉、鱼肉等食物。

5. 适宜的矿物质、水及其他

根据食欲、消化状况和化验指标确定摄入标准，以避免缺乏或过量。

个别慢性病毒性肝炎患者如有水肿或腹水时，饮食应低盐，每天摄入量不超过 1.5g，且不宜食用海产品。若患者尿量不少于 1000mL/d，可用"无盐酱油"代盐，但尿量少的患者不宜食用，因其钾含量较高，有致高血钾的危险。同时应适当限制饮水量。

限制水、钠是治疗慢性病毒性肝炎的消极手段，积极手段应为增进食欲，增加蛋白质的消化吸收。

（四）食物选择

慢性病毒性肝炎患者消化能力减弱，食物加工应体现细软、易消化的特点，少用油煎、油炸的烹调方法，并采用少量多餐的进餐方式，每日可进餐 4~5 次，切忌暴饮暴食。

1. 推荐摄入食物

（1）各种米面类，如馒头、花卷、米饭、挂面等。

（2）优质蛋白质食品，包括乳类及其制品、瘦的畜禽肉类、鱼虾类、豆类及其制品，其中全脂乳不宜超过 250mL。

（3）蔬菜水果类，包括各种新鲜蔬菜与水果。适当补充膳食纤维。

（4）菌藻类，如香菇、蘑菇、平菇、木耳、银耳、螺旋藻、裙带菜等。

2. 限制摄入食物

（1）严格禁食含乙醇类饮料，慎用辛辣食物（包括葱、蒜等）和调味品（辣椒、芥末、咖喱等）。

（2）忌用生硬食物、坚硬不易消化肉类（火腿、腌肉、腊肠等）和含纤维较多的蔬菜。

（3）忌用各种不易消化的主食，如油炸糕、油条、粽子、油酥点心等。

（4）忌用富含脂肪与胆固醇的食品，包括动物油脂、人造奶油、畜禽的肥肉、蟹黄、蛋黄以及炸薯条、炸茄盒等油煎、油炸、滑溜等高脂肪食品。

（5）肝豆状核变性或慢性胆汁淤积患者宜少食用巧克力、贝壳类海产品与动物肝脏。

四、肝性脑病

肝性脑病（hepatic encephalopathy，HE）又称肝性昏迷，是指由严重肝病引起的、以代谢紊乱为基础的中枢神经系统功能失调综合征，主要临床表现有意识障碍、行为失常和昏迷。有急性与慢性脑病之分。

（一）病因及临床表现

肝硬化、重症肝病、肝功能衰竭、原发性肝癌等均可导致肝性脑病。除原发肝病外，麻醉剂、大量排钾利尿、高蛋白食物摄入过多等诱因导致体内神经毒素——氨的积累，也可诱发肝性脑病的发生。

因肝病类型、肝细胞损害程度、起病急缓及诱因不同导致肝性脑病的临床表现有一定差异。肝性脑病一般分为四期。Ⅰ期（前驱期）：临床表现不明显，可见焦虑、欣快、淡漠、健忘等；Ⅱ期（昏迷前期）：嗜睡、行为异常、言语不清、定向力障碍、肌张力增强、病理反射阳性，有扑翼样震颤；Ⅲ期（昏睡期）：昏睡，但可叫醒，肌张力增强、病理反射阳性，有扑翼样震颤；Ⅳ期（昏迷期）：昏迷，不能叫醒，由于患者不能合作，扑翼样震颤无法引出。其中扑翼样震颤为肝性脑病最具特征的表现，具有早期诊断意义。

（二）营养代谢特点

肝功能衰竭时常伴有营养不良，患者血浆支链氨基酸明显下降，而芳香族氨基酸显著升高，支链氨基酸与芳香族氨基酸比值降低，正常值为 3.0~3.5，而严重持续性肝性脑病可降至 0.6。

肝功能衰竭时胰岛素与胰高血糖素在肝脏内灭活减少，即血中两种激素浓度升高，且胰岛素和胰高血糖素比例降低，该变化在肝功能衰竭时患者体内分解代谢中占主要作用。

因肝细胞糖原异生能力减弱，患者呈现低血糖；肝功能衰竭时，无法利用脂肪产能，机体主要能量来源需由糖原异生供给，因此此时糖原异生作用增强，尿素生成速度提高，而肝维持糖原异生能力超过尿素生成能力，导致血组胺含量升高。

（三）营养治疗原则

通过合理的膳食调整，减少肠道内氮源性毒物的产生，减轻中毒症状，纠正电解质紊乱和酸碱平衡失调。

1. 适宜的能量

适宜的能量摄取可减少体内代谢氨的生成，改善患者的营养状态，避免肝性脑病发生。推荐每天供给总能量不低于 1800kcal（7.53MJ），具体用量可依患者的病情予以调整。

2. 严格限制蛋白质的摄入

Ⅰ、Ⅱ期肝性脑病宜限制在 20g/d 以内。Ⅲ、Ⅳ期肝性脑病在发病初期的数日内需禁食蛋白质，但时间不宜过久，以免出现负氮平衡；待意识恢复后蛋白质摄取量可从 20g/d 开始逐渐增量，每隔 2~3d 调量一次，最大量不超过 1g/（kg·d）。各种氨基酸产氨能力不同，甲硫氨酸、甘氨酸、丝氨酸、苏氨酸、组氨酸、赖氨酸及谷氨酰胺、天门冬酰胺在体内产氨较多，其次为蛋类，乳类产氨最少。严重肝性脑病患者暂不宜供给动物蛋白食品，可补充植物蛋白以免出现负氮平衡。

3. 适宜的脂肪

为防止能量不足，可采用脂肪乳化剂，以提高能量及预防腹泻，供给量以每日 30~40g 为宜。

4. 充足的碳水化合物

由于限制了蛋白质和脂肪的摄入，碳水化合物供给应充足，每日供给量 400g 左右，应占总能量的 75%。肝性脑病患者可适量选用乳果糖，该糖为合成双糖，在小肠不会被分解，可被结肠内的细菌分解为乳酸和乙酸，从而降低肠道的 pH；用法为每次 10~20g，一日三次，口服。晚期肝性脑病患者应适当减少膳食纤维摄入。

5. 充足的维生素及适宜的矿物质

应全面补充维生素，供给多种维生素丰富的食物，特别是与肝功能相关的维生素 A、维生素 E、维生素 K、维生素 C 和 B 族维生素，补充的剂量视病情与营养状况而定，可达正常生理需要量的几倍或几十倍。此外，患者易发生电解质紊乱和酸碱平衡失调，表现为脑内铜、锌含量降低，血清钙、铁、钾等降低，因此膳食治疗中应注意锌、铜、钙、铁等的补充。

6. 调整水、盐供给

若患者因食欲减少、使用利尿药物等引起低钾血症，导致代谢性酸中毒，应补充钾；若患者腹水、水肿应给予低盐或无盐膳食，并需限制补液量，可将计划内水供给量改为果汁，同时补充水分和维生素。

（四）食物选择

肝性脑病的治疗应根据患者所处病程的不同阶段采取相应的营养治疗方案。前驱期选用易消化的低蛋白质、低脂肪、低盐、高碳水化合物的流质或半流质饮食，少量多餐。根据病情，每日可安排进餐 4~6 次。嗜睡或昏迷期需采用鼻饲肠内营养，必要时辅以胃肠外营养。

1. 推荐摄入食物

（1）提供碳水化合物的食物，如葡萄糖、米汤、藕粉、米粉、果汁、果酱以及细粮和少纤维的水果等。

（2）提供蛋白质的食物，首选为富含支链氨基酸的大豆制品，病情好转时可适量逐渐增加产氨较少的牛乳。

2. 限制摄入食物

（1）猪牛羊肉的蛋白质芳香族氨基酸含量丰富，宜禁用。

（2）鸡鸭鱼肉的支链氨基酸含量比畜肉多，可少量食用。

（3）蛋类等蛋白质产氨较多，不宜供给。

五、胆囊炎与胆石症

胆囊炎（cholecystitis）与胆石症（gall stone 或 cholelithes）是胆道系统的常见与多发病，二者常同时存在，且互为因果。胆囊炎是由胆囊内结石或胆管结石和胆道蛔虫等疾病引起的病变，其中胆道阻塞和细菌感染是常见原因；胆石症则是指胆管系统（包括胆囊及胆管在内）的任何部位发生结石的疾病，其形成主要与饮食、机体代谢改变、胆汁淤积、细菌感染和过度溶血等有关，是胆管系统中常见疾病之一。

（一）分类及临床表现

胆囊炎分为急性胆囊炎和慢性胆囊炎两类。胆石症是指胆道系统的任何部位发生结石的疾病，根据其化学成分分为胆固醇结石与胆红素结石。我国胆结石病发大多与感染有关，有报道表明以胆固醇结石为主的混合性结石多于以胆红素结石为主的混合性结石及纯胆固醇结石。

急性胆囊炎起病急，主要表现为发热、恶心、呕吐，绝大多数患者有上腹部胆囊区阵发性剧痛，若胆管阻塞，可出现胆绞痛。腹痛常因饱餐、食用油腻食物而发病。此外，也可见黄疸、食欲减退、腹胀等。慢性胆囊炎发生化脓并与肠管发生黏连时可出现消化紊乱，严重者可见胆囊穿孔，发生腹膜炎。

胆石症的临床表现与结石梗阻的程度、部位和是否伴发感染有关。腹痛、高热、寒战、黄疸是结石阻塞胆总管后继发胆管炎的典型表现。胆囊结石一般不产生绞痛，由于胆囊排空延迟，可见上腹闷、胀感，有时也可见胃部灼热、嗳气、反酸等。上述症状在进食油腻食物后更加明显。

（二）营养代谢特点

胆囊是贮存和浓缩胆汁的器官。肝脏每天分泌 600~1000mL 胆汁，胆囊将其浓缩至 50% 左右。膳食营养因素与胆囊炎和胆石症的发生、发展与防治均有着密切关系。

1. 蛋白质

适宜的蛋白质摄入对于维持氮平衡、修复受损的胆道组织、恢复其正常生理功能、增强机体抵抗力具有重要作用。低蛋白饮食易形成胆红素结石，高蛋白饮食易发生胆固醇结石。

2. 脂肪

高脂肪饮食刺激胆囊收缩素的分泌，使胆囊收缩，腹痛加剧，易形成胆固醇结石。而低脂肪膳食将使胆汁中葡萄糖二酸-1，4-内酯减少，产生大量不溶于水的非结合胆红素，促进胆红素结石的形成。

3. 碳水化合物

碳水化合物对胆囊的刺激作用较脂肪和蛋白质弱，适量摄取能增加糖原储备，具有节约蛋白质和保护肝脏功能的作用。但高糖尤其是简单糖类摄取过多将引起超重或肥胖，致葡萄糖转化为胆固醇及脂肪酸的过程增强，易形成胆红素结石。

4. 其他

绝大多数胆囊炎和胆石症患者肉类蛋白质和草酸摄取过量，而膳食纤维和水分摄取明显不足。肉类蛋白质和草酸是导致胆结石的重要潜伏因子。

（三）营养治疗原则

严格限制膳食中脂肪和胆固醇的摄入，供给充足的碳水化合物及维生素保护胆囊及肝功能，减轻或解除患者的疼痛，增强机体抵抗力，预防结石发生。

1. 急性期

急性胆囊炎或慢性胆囊炎急性发作期呕吐频繁，疼痛严重者应禁食，以缓解疼痛，使胆囊得到充分休息，可静脉补给各种营养素，宜多饮水及饮料，并在其中适当添加钠盐和钾盐，以确保体内水与电解质平衡。病情缓解后，可给予低脂半流食或低脂少渣软饭，每日少食多餐，仍需限制肉及含脂肪多的食物。

2. 慢性期

慢性胆囊炎多伴有胆石症，宜经常采用高蛋白质、高糖类及低脂肪、低胆固醇饮食，同时要有丰富的维生素。

（1）适宜的能量　研究表明，随体重增加，肝脏合成内源性胆固醇也增加，故应限制热量。供给标准依患者的病情而定，可略低于正常量，以每日 1800~2000kcal（7.56~8.40MJ）为宜，肥胖者可低于此标准，以减轻体重。

（2）适量的蛋白质　供给量以每日 80~100g 为宜。宜多选用高生物价优质蛋白质食物，可选择富含大豆磷脂、具有较好消石作用的大豆制品或者鱼虾类。

（3）严格限制脂肪和胆固醇的摄入，适当增加磷脂的摄入　需严格限制脂肪的摄入，尤其应限制动物脂肪，植物油有助于胆汁的排泄，可作为脂肪的主要来源。每日脂肪适宜摄入量为 20~40g，应均匀分配于一日三餐中。多不饱和脂肪酸、单不饱和脂肪酸及饱和脂肪酸比例以 1:1:1 为宜。胆石症患者需采用低胆固醇膳食，每日胆固醇适宜摄入量应<300mg，若合并严重高胆固醇血症，则应控制在 200mg/d 以内。提高胆汁中磷脂与胆固醇的比值，有助于预防和治疗胆石症，因此，可通过增加含磷脂丰富食品的摄入或口服卵磷脂予以补充。

（4）关注碳水化合物的质与量　碳水化合物每日以摄入 300~350g 为宜。其来源应以复合碳水化合物为主，适当减少简单糖类如葡萄糖的摄入，尤其是合并高脂血症、冠心病、肥胖者更应加以限制。此外，膳食纤维摄入量以每日 25g 为宜。宜选用质地软、刺激性小的膳食纤维。

（5）充足的维生素及矿物质　对胆囊炎和胆石症患者而言，B 族维生素、维生素 C 和脂溶性维生素都很重要；维生素 A 还能防止胆结石的形成，有助于病变胆道的恢复；维生素 K 可缓解胆道痉挛和胆绞痛，均应充分补给。此外应选择富含钙、铁、钾等的清淡易消化饮食，并补充相应缺乏的矿物质。

（6）大量饮水及其他　每日饮水量以 1500mL 以上为宜。饮用硫酸镁或硫酸钠泉水可促胆汁排出，有利于防止结石再发生。戒酒及一切辛辣食物和刺激性调味品。

（四）食物选择

根据病情轻重及缓解情况，供给患者的膳食顺序为：清流食→低脂肪、低胆固醇、高碳水化合物流食→低脂半流食→低脂软饭。此外，少食多餐，每日可进餐 5~7 次，宜采用蒸、煮、氽、烩、炖等，禁用油煎、油炸、爆炒、滑溜等烹调方式。

1. 推荐摄入食物

（1）高蛋白质及低脂肪食物，如鱼虾、瘦肉、兔肉、鸡肉、豆腐及少油豆制品。

（2）富含复合碳水化合物的食物，如米、面、马铃薯等。

（3）含膳食纤维食物　高膳食纤维食物可切碎煮软后食用，如西红柿、胡萝卜、紫菜头、茄子、香蕉、软柿子等；另外，选择质地软的富含可溶性膳食纤维的食物，如豆胶、藻胶、果胶等。

（4）含维生素及矿物质丰富的食物，如青菜、菠菜、莴苣、新鲜水果等。

（5）降脂食物，如圆葱、大蒜、香菇、木耳、海洋植物等。

2. 限制摄入食物

（1）禁用高脂肪食物并限制烹调用油，如肥肉、动物油、油煎和油炸食品。

（2）禁用高胆固醇食物，如动物脑、肝脏、肾脏和鱼子、蟹黄等。

（3）禁用过酸食品，如山楂、杨梅、酸枣等，以免诱发胆绞痛。

（4）少用刺激性食品和调味品，如辣椒、咖喱粉、胡椒、芥末和浓的咖啡等。

（5）少用产气食物，如生葱、生蒜、生萝卜、炒黄豆、牛乳等。

六、急性胰腺炎

急性胰腺炎（acute pancreatitis，AP）是指多种病因导致胰酶被激活后所引起的胰腺组织自身消化、水肿、出血甚至坏死的炎症反应，是临床常见的急腹症之一，急性胰腺炎患者往往合并高血糖、高血脂、低蛋白血症等代谢异常。按照胰腺受损的程度可分为轻症急性胰腺炎（急性水肿型）和重症急性胰腺炎（急性坏死型）两种。

（一）病因及临床表现

急性胰腺炎的病因很多，常见的有胆石症、大量饮酒和暴饮暴食、胰管阻塞、内分泌与代谢障碍或感染等。

急性胰腺炎起病急，常于饱餐、高脂肪餐或大量饮酒后发生。大多数急性胰腺炎病程是轻度的，重症胰腺炎占 20%~30%。重症急性胰腺炎患者胰腺出现明显渗出、出血、坏死，常会累及后腹膜、肠系膜、肠管等组织，使之发生明显炎症反应，影响胃肠道功能，临床表现为突发性中上腹钝痛、绞痛，恶心、呕吐、腹胀，中度及以上发热，低血压或休克，胃潴留甚至胃瘫、麻痹性肠梗阻等。

临床诊断指标有血常规、血尿淀粉酶、血清脂肪酶、淀粉酶内生肌酐清除率比值、血清正铁白蛋白、生化检查（暂时性血糖升高）等。还可通过 X 线腹部平片、腹部 B 超及 CT 显像对急性胰腺炎发展程度进行诊断。

（二）营养代谢特点

1. 能量

机体应激状态下分解代谢大于合成代谢，代谢率可高于正常的 20%~25%，呈现负平衡状态，致使患者体重减轻、抵抗力下降，甚至全身衰竭。

2. 蛋白质

急性重症胰腺炎患者分解代谢亢进，蛋白质破坏、分解增加，尿中尿素氮、肌酐等蛋白质分解产物明显增多，出现明显负氮平衡；分解代谢和肌肉蛋白水解，血中芳香族氨基酸含量升高、支链氨基酸含量降低，加速了尿素合成；体内谷氨酰胺含量明显下降，即肝脏利用氨基酸能力下降，蛋白质合成能力减弱。

3. 脂肪

由于胰腺组织的破坏，胰岛素分泌量不足，促进脂肪分解的肾上腺素等激素分泌增加，致使脂肪动员与分解增加，血清酮体和游离脂肪酸增加。患者体脂储备减少，体重下降。游离脂肪酸会对胰腺造成直接损害。

4. 碳水化合物

由于应激反应，糖利用障碍，为维持神经组织、血液系统和心肌等组织细胞代谢，糖异生增加，出现葡萄糖不耐受或胰岛素拮抗，患者多呈现高血糖。

5. 矿物质和维生素

应激状态下，由于患者呕吐频繁、禁食，加之机体的内分泌紊乱，往往造成维生素和矿物质缺乏，患者可能出现低钾、低钙、低镁、低锌等症状，此外维生素 B_1 和叶酸的缺乏也较为常见。

（三）营养治疗原则

胰腺炎发作的重要诱因是膳食不慎，因此膳食治疗对胰腺炎的预防和治疗均十分重要。营养治疗的目的是在胃肠道功能障碍情况下，提供代谢所需营养素，维持营养状态，以纠正代谢紊乱和水、电解质平衡，缓解临床症状，使胰腺得到休息，促进受损胰腺组织修复。因胰腺炎所致疼痛部分与胰腺酶分泌有关，膳食设计应尽可能减少对这些酶的刺激。

无论是发作期还是恢复期，都应禁用高脂肪膳食，以免刺激胰腺分泌，加重腹痛症状。烹调尽量少用或不用油，宜采用蒸、煮、氽、烩、炖、卤等，禁用油煎、油炸、爆炒、滑溜等烹调方法。全日脂肪摄入量为 20~30g。

1. 轻症型

发病初期，为减轻胰腺负担并止痛，应禁食 2~3d，营养支持的途径以肠外（parenteral nutrition，PN）为主，切忌过早进食。症状缓解后，先从清流食开始，可进食纯碳水化合物，逐渐增加进食量并过渡到正常饮食，仍应注意避免摄入脂肪过多。

2. 重症型

应绝对禁食，采用肠外营养支持。此期机体处于高分解、高代谢、持续负氮平衡状态，能量的给予以满足机体需要为原则，可按 105~126kJ（25~30kcal）/（kg·d）供给，脂肪乳剂供能比为 30%~50%，热氮比为（100~120）：1，蛋白质供应量为每天 1~2g/kg。重症型一般需禁食 7~10d，若出现严重并发症则需禁食 20~50d。

3. 重症胰腺炎恢复期

当胰腺炎症趋于控制，胃肠道功能开始恢复时，应逐渐由肠外营养向肠内营养过渡。可供给膳食类型有：①无脂无蛋白清流食，如米汤、藕粉等；②无脂无蛋白全流食，如稠米汤、稠藕粉等；③无脂低蛋白厚流食，如烂米粥、米糊等；④无脂低蛋白半流食；⑤低脂低蛋白软食；⑥低脂软食。能量按 126kJ（30kcal）/（kg·d）供给，氮量按 0.25~0.3g/（kg·d）给予。禁食后患者常出现钾、钠、钙、镁等电解质紊乱，应适时予以补充。同时应注意少食多餐，每日以 5~6 餐为宜，切忌暴饮暴食。

（四）食物选择

急性胰腺炎应联合应用肠外营养（PN）与肠内营养（EN）并适时调整。成功实施肠内营养有两个先决条件，即患者的肠道功能必须完全或部分恢复，同时应有适量的消化液来完成消化功能。

1. 推荐摄入食物

（1）随患者病情好转可摄入易消化的低脂高碳水化合物全流质食物，如米汤、藕粉、果汁等。

（2）正常进食后可摄入低脂高优质蛋白食物，如鱼虾类、瘦肉类、豆腐、豆浆、蛋清、嫩禽畜肉、脱脂乳等。

（3）低脂高碳水化合物食物，主食类如素面条、软米饭等。

（4）可维持肠屏障功能的特殊营养物质，如丙氨酰谷氨酰胺（商品名力肽，dipeptiven）、精氨酸、$n-3$ 多不饱和脂肪酸等。

2. 限制摄入食物

（1）高脂肪食物，如肥肉、动植物油脂、各种油炸食品、奶油、油酥点心等。

（2）生冷或过于粗糙的食物，如生冷的瓜果、凉拌菜、火腿、韭菜、芹菜等。

（3）刺激性食品或调味料，如酒精及含酒精的饮料，辣椒、芥末、胡椒、咖喱粉等。

❓思考题

1. 脑卒中的营养治疗原则有哪些？
2. 慢性病毒性肝炎的营养治疗原则有哪些？

参考文献
REFERENCE

［1］蔡威. 临床营养学［M］. 上海：复旦大学出版社，2012.

［2］中国医师协会. 临床诊疗指南：临床营养科分册［M］. 北京：人民军医出版社，2011.

［3］吴亚飞，孙晓洁. 临床营养学［M］. 郑州：郑州大学出版社，2014.

［4］焦广宇，蒋卓勤. 临床营养学［M］.3 版. 北京：人民卫生出版社，2010.

［5］黄万琪. 临床营养学［M］. 北京：高等教育出版社，2003.

［6］张爱珍. 临床营养学［M］. 北京：人民卫生出版社，2012.

［7］张静. 慢性肝炎防治康复指导［M］. 北京：人民军医出版社，2013.

［8］田敏，丁红琼，刘义兰. 肝胆胰外科护理［M］. 北京：中国协和医科大学出版社，2005.

［9］纪立农，陈莉明，郭晓蕙，等. 中国慢性疾病防治基层医生诊疗手册：糖尿病分册［J］. 中国糖尿病杂

志，2015，23（8）：673-701.

［10］王绵，张力辉，苏胜偶．2018年内分泌代谢疾病重要临床进展［J］．临床荟萃，2019，34（1）：33-40.

［11］中华医学会糖尿病学分会国家基层糖尿病防治管理办公室．国家基层糖尿病防治管理指南（2018）［J］．中华内科杂志，2018，57（12）：885-893.

［12］中华医学会糖尿病学分会．中国2型糖尿病防治指南（2017年版）［J］．中华糖尿病杂志，2018，10（1）：4-67.

［13］American Diabetes Association. Management of diabetes in pregnancy：standards of medical care in diabetes—2018［J］. Diabetes Care，2018，41（Suppl 1）：S1-S155.

［14］American Diabetes Association. Standards of medical care in diabetes—2019［J］. Diabetes Care，2019，42（Suppl 1）：S1-S193.

［15］Khanna D.，Fitzgerald J. D.，Khanna P. P.，et al. 2012 American College of Rheumatology Guidelines for Management of Gout［J］. Arthritis Care & Research，2012，64（10）：1431-1461.

［16］王颜刚，苗志敏，等．高尿酸血症及痛风病人血尿酸与胰岛素抵抗的关系［J］．青岛大学医学院学报，2004，40（3）：197-199.

［17］茅小燕，张爱珍．痛风的营养治疗［J］．中国全科医学，2005，8（3）：252-253.

［18］万燕萍，徐仁应，方华，等．上海地区1180名在校儿童脂肪肝检出率及危险因素分析［J］．中华肝脏病杂志，2007，15（9）：644-648.

［19］童素梅，魏豫东，林淦，等．单纯饮食控制对高脂血症患者血脂影响的研究［J］．中华护理杂志，2008，43（2）：138-141.

［20］肠外肠内营养学会分会指南与规范编委会．急性胰腺炎与临床营养支持［J］．中国临床营养杂志，2007，15（6）：340-341.

［21］王苏苏，阚宇，任香梅．2015年上海市某医院肝胆胰疾病患者营养状况评价［J］．职业与健康，2018，34（4）：459-461.

［22］农村立，龙腾河，郭堃．慢性重型病毒性肝炎患者营养代谢特点与营养不良状况的评估［J］．齐齐哈尔医学院学报，2011，32（20）：3342-3344.

［23］崔立健，阴赪宏．肠内营养对重症急性胰腺炎的治疗作用［J］．中国医刊，2016，51（3）：13-17.

［24］中国高血压防治指南修订委员会，高血压联盟（中国），中华医学会心血管病学分会，等．中国高血压防治指南（2018年修订版）［J］．中国心血管杂志，2019，24（1）：24-56.

［25］中华医学会神经学分会．中国急性缺血性脑卒中诊断指南2018［J］．中华神经科杂志．2018，51（9）：666-682.

［26］王陇德，刘建民，杨弋，等．我国脑卒中防治仍面临巨大挑战——《中国脑卒中防治报告2018》概要［J］．中国循环杂志，2019，34（2）：105-119.

临床营养

掌握内容：营养风险筛查工具；医院膳食种类、适用对象及配餐原则；肠内肠外营养适应证、肠内营养并发症处理。

熟悉内容：围手术期营养代谢特征、营养支持原则和方法；常用肠内营养制剂；肠外营养过渡到肠内营养阶段。

了解内容：肠外营养并发症的预防与处理。

第一节　患者的营养风险筛查与评价

一、营养风险筛查

（一）住院患者营养不良现状

据国内研究显示，住院患者营养不良发生率为15%～60%，其中约50%属于严重营养不良。营养不良可能导致患者疾病恢复缓慢、并发症发生率升高、住院时间延长、医疗费用增加等，而进行营养风险筛查与评价并进行合理的营养支持有利于改善以上情况。

患者营养状况临床分类有三种：营养正常、营养不足及营养过剩。

营养正常是指患者营养素摄入合适，体内营养素储备与需要量相匹配，机体组织功能及形态正常。

营养不足分三种情况：短期营养不足，体内营养素储备下降，但机体组织功能及形态正常；持续营养不足则会发生隐性营养缺乏病，机体组织功能和形态已发生异常变化，但尚未形成明显营养缺乏症；进一步恶化则导致临床营养缺乏症发生，机体组织功能和形态受到损害。

营养过剩：营养摄入超过机体代谢负荷，造成机体一系列代谢异常。

（二）营养风险筛查方法

营养风险（nutritional risk）是指现有或潜在的与营养有关因素导致患者不利结局的风险。营养风险的概念发展是基于营养支持，不仅适用于已有营养不良的患者，还适用于由于疾病、手术或创伤导致的应激状态，营养需要量增加的患者。而营养风险筛查是识别与营养问题相关的特点的过程，目的是发现个体是否存在营养不足和有营养不足的危险。

目前用于营养筛查的工具有以下四种：主观全面营养评价表（subjective global assessment，SGA）、简易营养评价法（mini nutritional assessment，MNA）、营养不良通用筛查工具（malnutrition universal screening tool，MUST）以及营养风险筛查2002（Nutrition Risk Screening 2002，NRS2002）。

SGA法是Detsky AS于1987年提出的评价方法，该法简便易行，适于在基层医院推广。该法的特点是以详细病史与临床检查为基础，省略人体测量和生化检查。其理论基础为营养不良与进食变化、消化吸收功能变化、肌肉消耗、身体功能及活动能力改变等。身体评估主要包括5个方面内容：皮下脂肪丢失、肌肉消耗、踝部水肿、骶部水肿及腹水。在重度营养不良时，SGA与人体组成改变有较好相关性。

MNA法是由Guigoz等人于1994年提出的评价方法，该法简单快速，适用于评价患者特别是老年患者的营养状况。主要评估6个方面内容：BMI、近三个月体重丢失、近三个月是否有应激或急性疾病、活动能力、神经精神疾病、近三个月有无饮食量减少等，各项评分相加即得MNA总分。

MUST法是英国肠外肠内营养协会多学科营养不良咨询小组开发的，适用于不同医疗机构进行营养风险筛查，主要用于蛋白质热量营养不良及其发生风险的筛查。评估内容主要包括3个方面：BMI、体重减轻、疾病所致进食量减少。

NRS2002由丹麦肠外肠内营养协会于2002年开发，该法易用、实用，适用于成年住院患者营养风险筛查，目的是筛查住院患者是否存在营养不良及监测营养不良发展的风险。该法的优势在于它是国际上第一个采用循证医学资料开发的营养风险筛查工具，有利于医患沟通，简便易行；但也有一定缺陷，如患者卧床无法测量体重，有水肿或腹腔水时测得的体重不精确，患者意识不清时无法回答评估者问题等。具体方法如下。

第一步：首次营养监测，具体方法见表 10-1。

表 10-1　首次营养监测方法

	是	否
1. BMI<20.5（我国为 BMI<18.5）		
2. 患者在最近 3 个月有体重下降吗？		
3. 患者在最近 1 周内膳食摄入是否减少？		
4. 患者是否病情严重？（如 ICU 治疗）		

资料来源：*Measuring nutrition risk in hospitals*。

若以上任一问题回答"是"，则直接进入第二次营养风险筛查。若所有的问题回答"否"，应每周重复调查 1 次。如患者接受了大型手术治疗，可进行预防性的营养支持计划，以避免可能的营养风险。

第二步：第二次营养筛查。

NRS 2002 总评分计算方法为三项评分相加，即疾病严重程度评分+营养状态受损评分+年龄评分（见表 10-2）。

表 10-2　NRS 2002 总评分计算方法

营养状态受损评分		
没有	0 分	正常营养状态
轻度	1 分	3 个月内体重丢失>5%或食物摄入比正常需要量低 25%~50%
中度	2 分	BMI 为 18.5~20.5 且一般情况差，或 2 个月内体重丢失>5%，或食物摄入比正常需要量低 50%~75%
重度	3 分	BMI<18.5 且一般情况差，或 1 个月内体重丢失>5%（或 3 个月体重下降 15%），或者前 1 周食物摄入比正常需要量低 75%~100%
疾病严重程度评分		
没有	0 分	正常营养需要量
轻度	1 分	需要量轻度提高：髋关节骨折，慢性疾病有急性并发症者［肝硬化[①]，慢性阻塞性肺病（COPD）[①]，血液透析，糖尿病，一般肿瘤病人］
中度	2 分	需要量中度增加：腹部大手术[①]，脑卒中[①]，重度肺炎，血液恶性肿瘤
重度	3 分	需要量明显增加：颅脑损伤[①]，骨髓移植，APACHE 评分>10 的 ICU 病人
年龄评分	**超过 70 岁者总分加 1，　即年龄调整后总分值**	

总分（0~7 分）= 营养状态受损评分（0~3 分）+疾病严重程度评分（0~3 分）+年龄评分（0~1 分）

总分≥3 分：病人处于营养风险，开始制定营养治疗计划

总分<3 分：每周复查营养风险筛查

注：①表示经过循证医学验证的疾病。

资料来源：*Measuring nutritional risk in hospitals*。

若未出现表 10-2 中所述疾病，则参照下列情况判断得分：

1 分：慢性疾病患者因出现并发症而住院治疗。患者虚弱但不需卧床。蛋白质需要量略有增加，但可以通过口服和补充来弥补。

2分：患者需要卧床，如腹部大手术后，蛋白质需要量相应增加，但大多数人仍可以通过人工营养得到恢复。

3分：患者在加强病房中靠机械通气支持，蛋白质需要量增加而且不能靠人工营养支持来弥补，但是通过人工营养可以使蛋白质分解和氮丢失明显减少。

严重胸水、腹水、水肿或卧床，无法得到准确BMI值，使用血清白蛋白水平<30g/L来判断时，需确定无明确肝肾功能障碍。

结论：对于NRS 2002评分≥3分的患者应设定营养支持计划。包括：①严重营养状态受损（≥3分）；②严重疾病（≥3分）；③中度营养状态受损+轻度疾病（2分+1分）；④轻度营养状态受损+中度疾病（1分+2分）。

二、营养评价

营养评价（nutritional assessment）是由营养专业人员通过膳食调查、人体测量、临床检查、实验室检查及多项综合营养评价方法等手段，判定人体营养状况，确定营养不良的类型及程度，估计营养不良后果的危险性，并监测营养治疗的疗效。其中既有主观检查，也有客观检查，但没有任何单一的检查指标能够准确地反映患者的整体营养状况。营养评价内容主要包括4个方面：临床检查（体格检查）、人体测量、生化及实验室检查、人体组分检查。

（一）临床检查（体格检查）

临床检查主要包括病史采集与体格检查。

病史采集包括膳食史、已存在的病理与营养影响因子、药物及治疗史、食物过敏史。

体格检查主要检查有无影响体格营养状况的其他疾病，WHO推荐查体包括头发、面色、眼/嘴唇、舌/牙齿/牙龈、皮肤、指甲、心血管系统、神经系统、消化系统。常见营养缺乏的临床表现见表10-3。

表10-3　常见营养缺乏的临床表现

部位	症状与体征	可能缺乏营养物质
全身	消瘦、发育不良、贫血	能量、蛋白质、维生素、锌、铁
皮肤、毛发	毛发稀少、无光泽、毛囊角化、皮肤干燥 暴露部位皮炎、阴囊炎、脂溢性皮炎 出血	蛋白质、维生素A 维生素B₂ 维生素C、维生素K
指甲	匙形指甲	铁
眼	夜盲、毕脱氏斑、角膜干燥 结膜充血、怕光、睑缘炎	维生素A 维生素B₂
口腔	口角炎、口角裂、舌水肿、地图舌 牙龈肿胀出血	B族维生素 维生素C
颈部	甲状腺肿大	碘
骨	鸡胸、串珠肋、X/O形腿、骨软化症	维生素D
神经系统	多发性神经炎 中枢性神经系统失调 精神错乱	维生素B₁ 维生素B₆、维生素B₁₂ 烟酸
循环系统	水肿 右心肥大	蛋白质、维生素B₁ 维生素B₁

资料来源：中国医师协会，《临床诊疗指南——临床营养科分册》，2011。

（二）人体测量

人体测量包括体重、身高、体质指数及皮褶厚度与臀围等指标，这些指标可反映营养状况。表10-4为不同年龄组选用的指标。

表10-4 不同年龄组营养调查可用人体测量项目

年龄/岁	现场适用	深入调查
0~	体重、身高	背高（背卧位所测"坐高"）、头围、胸围、骨盆径、皮褶厚度（肱三头肌、肩胛下、腹部）
1~4	体重、身高、皮褶厚度、上臂围	坐高（3岁以下为背高）、头围、胸围、骨盆径、皮褶厚度（肱三头肌、肩胛下、腹部）、小腿围、手腕X线（前后方向）
5~20	体重、身高、皮褶厚度、上臂围	坐高、骨盆径、两肩峰距、皮褶厚度、上臂围、小腿围、手腕X线
20以上	体重、身高、皮褶厚度、腰围、上臂围、小腿围	

资料来源：中国医师协会，《临床诊疗指南——临床营养科分册》，2011。

（三）生化及实验室检查

主要检查内容包括营养成分的血液浓度（如血清蛋白）、营养代谢产物的测定、吸收代谢相关酶的活性、头发指甲中营养素等。

1. 血清蛋白

白蛋白：半衰期14~21d，正常值：35~55g/L。28~34g/L轻度不足；21~27g/L中度不足；<21g/L重度不足。

转铁蛋白：半衰期8~10d，正常值：2~4g/L。1.5~2.0g/L轻度不足；1.0~1.5g/L中度不足；<1.0g/L重度不足。

前白蛋白：半衰期2~3d，正常值：0.2~0.4g/L。0.16~0.2g/L轻度不足；0.1~0.15g/L中度不足；<0.1g/L重度不足。

视黄醇结合蛋白：半衰期12h，正常值：0.027~0.076g/L。

2. 氮平衡

氮平衡反映机体摄入氮（食物蛋白质含氮量约16%）和排出氮的关系。通常以氮平衡测试人体蛋白质需要量，评价人体蛋白质营养状况。

$$氮平衡=摄入氮-（尿氮+粪氮+体表排出的氮）\qquad(10-1)$$

一般健康大学生和成年人处于氮收支平衡状态；生长中儿童、健身者与孕妇处于正氮平衡，即摄入氮量超出排出的氮；宇航员和急症患者处于负氮平衡状态。

3. 肌酐身高指数（CHI）

肌酐为肌酸代谢产物，其排出量与肌肉总量、体表面积和体重密切相关，该指标是衡量机体蛋白质水平较敏感的指标。测定方法为连续保留3天24h尿液，取肌酐平均值与相同年龄和身高的肌酐标准值比较。

CHI>90%为正常；80%~90%表示瘦组织群轻度消耗，轻度营养不良；60%~80%表示瘦组织群中度消耗，中度营养不良；<60%表示瘦组织群重度消耗，重度营养不良。

4. 免疫功能

免疫功能不全是脏器蛋白质不足的另一表现，可通过迟发性皮肤过敏试验、血液淋巴细胞总数（TLC）、血清补体水平和细胞免疫功能等进行检测。

迟发性皮肤过敏试验：致敏剂为链球菌激酶-链球菌 DNA 酶、白色念珠菌（Candida Albicans）、流行性腮腺炎病毒等。皮内注射后 24~48h 测量红肿硬结大小，若直径<5mm，则为细胞免疫功能不良，至少中度蛋白质不良。

血液淋巴细胞总数：为反映免疫功能的简易指标，细胞防御功能低下或营养不良时 TLC 降低。该值不是营养不良特异性指标，与预后相关性差。正常值：$(2.5~3.0)\times10^9/L$；轻度营养不良：$(1.5~1.8)\times10^9/L$；中度营养不良：$(0.9~1.5)\times10^9/L$；重度营养不良：$<0.9\times10^9/L$。

血清补体水平测定：补体是一组存在于人和动物体液中及细胞表面、经活化后具有生物活性、可介导免疫和炎症反应的蛋白质。蛋白质-能量营养不良症（PEM）患者如无感染、应激，补体 C3 水平较低；若有感染、应激或创伤，C3 作为急性相蛋白，通常是正常或升高。

（四）人体组分检查

人体组分检查以其客观、无创、准确等特点在人群流行病研究和临床疾病动态检测中得到广泛应用。近年发展起来的新技术包括生物电阻抗分析法（bioelectrical impedance analysis，BIA）、双能 X 线吸收法（dual energy X ray absorptionmetry，DEXA）、计算机断层成像法（X-ray computed tomography，CT）、核磁共振法（magnetic resonace imaging，MRI）、中子活化分析法（prompt-gamma neutron activation analysis）等。其中，利用生物电阻抗原理设计的体成分分析仪使用简便、无创、精确度高、重复性好，更易为病患所接受，并在临床上已经得到广泛应用。双能 X 线吸收法的原理是将人体分为骨骼、肌组织和脂肪组织三部分，利用 X 线或光子束通过不同组织时能量的衰减，较为准确和直接地反映骨矿物质含量、脂肪量和其他软组织。此外，传统方法有总体水法（total body water，TBW）、总体钾法（total body potassium，TBK）和水下称重法（hydrodensitometry）等。

三、营养风险筛查与评价的综合应用

从临床医学角度，营养风险筛查与评价的意义均在于通过对患者进行营养调查，初步判断患者的营养状况，从而为确定营养治疗方案提供依据。由于住院患者的营养状况与其临床治疗和营养治疗密切相关，因此动态监测、评价其营养状况也是及时调整整体治疗方案的基础。两者综合应用步骤如下。

（1）筛查　在专业人员指导下，实行快速简单的筛选。

（2）评估与实施　进行营养评估并制订患者的营养治疗计划并实施。

（3）监测与评价　营养治疗过程中严密监测并评价患者的营养状态。

（4）调整　根据患者的评价指标调整营养计划。

第二节　患者的膳食管理

现代医学证明，医院膳食在增进治疗效果上的重要性不亚于药物治疗，是医院对患者实施营养供给及治疗的基本载体。根据不同疾病种类及严重程度制定相应治疗膳食食谱，合理烹调，保证患者的营养平衡摄入，能有效促进病情康复。医院膳食种类较多，一般根据用途和作用不同分为基本（常规）膳食、治疗膳食和诊断用试验膳食及代谢膳食。

一、基本（常规）膳食

医院基本（常规）膳食（general diet）按其质地一般分为四种：普通膳食（regular diet）、软食（soft diet）、半流质膳食（semi-liquid diet）和流质膳食（liquid diet）。其他几类膳食都是以基本膳食为基础制定的。

（一）普通膳食

普通膳食（general diet，简称普食）又称平衡膳食，应用最广，占医院膳食的 50%~65%。与正常健康人平时所用的膳食基本相同。能量及各种营养素必须供应充足，且配比合理，符合 DRIs 要求。

1. 适用范围

主要适用于消化吸收功能正常、体温正常或接近正常，无咀嚼功能障碍，无特殊膳食要求，不需限制任何营养素的患者或疾病恢复期患者，如眼科、妇科患者等。

2. 配膳原则

（1）能量需求及分配要求　根据基础能量消耗（basal energy expenditure，BEE）、食物特殊动力作用（specific dynamic action of food，SDAF）、体力活动与疾病消耗计算每日所需能量。住院患者能量需求较低，一般每日 1800~2600kcal（7.53~10.88MJ），可根据患者个体差异进行调整。将能量分配于三餐，一般分配比为早餐 25%~30%，午餐 40%，晚餐 30%~35%。住院患者每日氮、蛋白质及能量大致损失情况见表 10-5。

表 10-5　住院患者每日氮、蛋白质及能量损失情况

疾病	氮/g	蛋白质/g	能量/kcal（MJ）
普通内科（受伤，无发热）	7~12	45~75	1500~2000（6.28~8.37）
术后（无并发症）	12~20	75~125	2000~3000（8.37~12.55）
代谢率高（合并严重烧伤）	16~48	100~300	3500~5000（14.64~20.92）

资料来源：姚应水，《临床营养学》，2011。

（2）营养素要求　①蛋白质：每日供给量为 70~80g，占总能量 12%~14%，优质蛋白质占比 1/3 以上；②脂肪：占总能量 20%~25%，以不超过 30% 为宜；③碳水化合物：占总能量 55%~65%，每日 350~450g；④维生素、矿物质参考 DRIs；⑤膳食纤维：若消化系统正常，可正常供给。

（3）可增进食欲　烹调合理，色香味俱全。

（二）软食

软食是比普食更容易消化的饮食，是介于普食与半流质膳食之间的过渡膳食，特点是质地软、少渣、易咀嚼。

1. 适用范围

适用于消化吸收功能稍差、体温正常或轻度发热、牙齿咀嚼不便（拔牙、掉牙等）而不能进食大块食物的患者，以及老年人及 3~4 岁幼儿，也可用于肛门、结肠及直肠术后恢复期患者及痢疾、急性肠炎等恢复期患者等。

2. 配膳原则

（1）膳食结构　按照平衡膳食原则，各类营养素应该满足患者需求。每日提供的总能量为 2200~2400kcal（9.21~10.04MJ），蛋白质为 70~80g/d，主食不限量。其他营养素按正常需要量供给。

（2）食物要求　限制含膳食纤维和动物肌纤维多的食物，应保证烹调后食物细软，如应切碎、煮烂后食用。

（3）维生素和矿物质要求　由于软食中食物均需切碎、煮烂，易导致维生素和矿物质损失，应适当补充菜汁、果汁等。一天可安排 4~5 餐，即三餐外增加 1~2 次果汁、牛奶等。

（三）半流质膳食

半流质膳食是外观呈半流体状态，比软食更易咀嚼和消化的膳食。是介于软食与流质膳食之间的过渡膳食，宜采用限量、多餐次的进餐形式。

1. 适用范围

适用于发热较高、消化不良等消化道疾病、口腔疾病、咀嚼困难、刚分娩的产妇、某些外科手术（耳鼻喉术）后患者及身体虚弱者。

2. 配膳原则

（1）能量要求　术后早期或虚弱、高烧的患者不宜接受过高能量，全天供给总能量一般为 1500～1800kcal（6.28～7.53MJ）。

（2）营养素供给量　蛋白质按正常量供给 50～60g，主食一般不超过 300g，脂肪 40～50g，维生素和矿物质应充足，膳食纤维多的蔬菜水果应较少。对患伤寒、痢疾等不能给予含纤维多及引起胀气的食物的患者，应避免供给牛奶及过甜胀气食物，还需严格限制摄入膳食纤维含量高的果蔬。

（3）餐次要求　通常每隔 2～3h 一餐，每日 5～6 餐，注意品种多样化以增进食欲。

（四）流质膳食

流质膳食是只能短期食用的一种不平衡膳食，长期食用会导致营养不良。医院常用流质膳食根据不同疾病一般分为 5 种，即普通流质、清流质、浓（厚）流质、冷流质和不胀气流质（忌甜流质）。该类膳食一般呈流体状态或在口腔内能融化为液体，极易消化、含渣很少、无刺激。

1. 适用范围

多适用于急性传染病、急性消化道炎症、高热、口腔部吞咽困难、大手术（肠道手术）前准备及术后患者（妇产科等）和极度衰弱者。清流质可用于急性腹泻、严重衰弱患者恢复肠内营养的最初阶段；清流质、不胀气流质可用于由肠外营养向全流质或半流质膳食过渡；浓流质适用于口腔、面部、颈部术后；冷流质可用于消化道出血患者或喉咽部术后的最初 1～2d。

2. 配膳原则

（1）膳食结构　流质膳食营养素不均衡，能量供给不足，平均每日仅 800～1000kcal（3.35～4.18MJ），清流质最低，浓流质最高，可达 1600kcal（6.69MJ）。若患者病情允许，可添加少量芝麻油、黄油和花生油等易消化的脂肪以增加膳食能量。对于需长期食用流质膳食的患者，可选择要素膳、匀浆膳或高蛋白粉等特殊流质。

（2）膳食性状　所选用的食物均为流体状态，或进入口腔后即溶化成液体，易消化、易吞咽、无刺激，应咸、甜适宜，以增进食欲。

（3）餐次要求　每餐液体量以 200～250mL 为宜，少食多餐，每隔 2～4h 供应一次，每日 6～7 餐。

3. 流质膳食的种类

（1）普通流质　可选用各种肉汤、蛋花汤、蒸蛋羹、牛乳、麦乳精、米汤、藕粉、蔬菜汁、水果汁、豆浆、豆腐脑或绿豆汤等。如果患者需要高能量，应选用浓缩食品，如乳粉等，或进行特别制备。

（2）清流质　可选用过箩猪/牛肉汤、过箩米汤、排骨汤、过滤蔬菜汤、过滤果汁、冲鸡蛋花、稀藕粉、淡茶等。忌用浓牛奶、浓糖等。

（3）浓流质　可选用较稠的藕粉、鸡蛋薄面糊、牛乳冲麦乳精、牛乳、乳粉冲麦乳精等。

（4）冷流质　可选用冷牛乳、冷米汤、冷豆浆、冷藕粉、冰淇淋、冰砖、冰棍、甜果汁等。

（5）不胀气流质　应限制食用蔗糖、牛乳、豆浆等产气食品，其他同流质。

二、治疗膳食

治疗膳食（therapeutic diet）也称成分调整膳食（modified diet），是根据患者不同病理生理状况，调整膳食成分和质地，从而达到治疗疾病、促进健康的目的。治疗膳食以平衡膳食为基础，因此除必须限制的营养素外，其他营养素应足量供给且配比适宜。此外，也需注意膳食质地及食物的品种、色香味等，以照顾到患者的饮食习惯、消化吸收能力并促进患者食欲。该类膳食种类较多，常用膳食如下。

（一）高能量高蛋白膳食

由于基础代谢率（BMR）增加，患者机体组织修复或体力消耗增加，因此患者机体能量消耗也增加，大幅升高的能量需求需要从膳食中补充。高能量高蛋白膳食（high calorie high protein diet）的能量供给量高于正常人标准。

1. 适用对象

适用于分解代谢亢进者，如某些疾病（甲状腺功能亢进、癌症、高热等）患者、严重烧伤和创伤者；合成代谢不足（严重消瘦或体重不足、营养不良、肺结核）或患吸收障碍综合征者；体力消耗增加者（如运动员、重体力劳动者等）。

2. 配膳原则

（1）增加进食量　在原有膳食基础上增加能量摄入，主要通过增加主食量、调整膳食内容来达到。摄入量增加应循序渐进，少量多餐，避免造成胃肠功能紊乱。除三次正餐外，可分别加 2~3 餐点心。

（2）按病情调整供给量　一般患者以每日增加 300kcal（1.25MJ）左右为宜。病情不同对能量的需要量也不同。如高热患者每天需要能量在 2500~3000kcal（10.5~12.5MJ），成年烧伤患者每日约需 4000kcal（16.80MJ）能量，远高于正常人的 RNI。

（3）平衡膳食　应提供适量脂肪（60~80g/d），并调整饱和脂肪酸和不饱和脂肪酸比例；为防止血脂升高，应尽可能降低饱和脂肪酸、胆固醇及精制糖摄入量。还需增加矿物质以及与能量代谢相关的维生素 B_1、维生素 B_2 及烟酸供给量。蛋白质每日供给量可达 1.5~2.0g/kg，若膳食中蛋白质供给量增加，碳水化合物宜适当增加，以保证蛋白质的充分利用，每日以 400~500g 为宜。此外还需增加维生素 A 及胡萝卜素摄入量，由于蛋白质摄入量增加易出现负钙平衡，还需补充钙。

3. 注意事项

糖尿病、肥胖症、尿毒症患者不宜使用。应注意患者血脂和体重变化。

4. 食物的选择

（1）推荐摄入食物　各类食物均可食用，加餐以面包、馒头、蛋糕、藕粉等含能量高的碳水化合物类食物为佳，多选择新鲜果蔬。

（2）限制摄入食物　防止烹调油使用过量或油条等体积膨胀食品食用过量。

（二）低能量膳食

低能量膳食（energy restricted diet）也称限制能量膳食，该膳食所提供能量低于正常需要量，以达到减少患者体脂贮存、降低体重或减轻机体能量代谢负担的目的。

1. 适用对象

需减重患者，如单纯性肥胖者；需减少机体代谢负担控制病情的患者，如高脂血症、冠心病、糖尿病、高血压等疾病患者。

2. 配膳原则

主要是限制能量供给，而其他营养素应符合 DRIs 建议，满足机体需要且营养素之间保持合适比例。能量减少应适当地逐步进行，以利于机体消耗体内储存的脂肪，防止不良反应。

（1）减少膳食总能量　根据不同病情、年龄、体重等限制总能量供给。一般在正常能量供给量基础上，成年人每日能量摄入量比平日减少 500~1000kcal（2.09~4.18MJ），未成年人减少 500~1000kcal（2.09~4.18MJ），但每日总能量摄入量不应低于 800~1000kcal（3.34~4.18MJ），以防体脂动员过快，引起酮症酸中毒。

（2）蛋白质应充足　蛋白质供能比至少为 15%~20%，保证蛋白质供给不少于 1g/（kg·d），而且优质蛋白质应占 50% 以上，以减少肌肉组织分解，但也需防止供应过高造成营养过度性肝损害。

（3）减少碳水化合物和脂肪供给量　碳水化合物供能占总能量的 40%~55%，一般为 100~200g/d，尽量减少精制糖的供给；膳食脂肪一般应占总能量的 20%~25%，胆固醇的摄入量应控制在 300mg/d 以下，但需保证必需脂肪酸的供给。

（4）降低食盐摄入量　患者体重减轻后可能会出现水、钠潴留，所以应适当减少食盐的摄入量，一般不超过 5g/d。

（5）矿物质和维生素充足　进食量减少易导致铁、钙等矿物质及各种维生素的不足，必要时可用制剂补充。

（6）增加饱腹感　膳食可多采用富含膳食纤维的蔬菜和低糖的水果，必要时可选用琼脂类食品，避免患者产生饥饿感。

3. 注意事项

患者采用低能量膳食的同时应配合运动，调整不良生活及饮食习惯，并注意饮食与心理平衡，以达到预期效果。能量长期控制在 1000~1200kcal 以下者需及时补充矿物质及维生素制剂以免造成营养缺失。妊娠肥胖者不能使用低能量膳食。

4. 食物的选择

（1）推荐摄入食物　宜多选择粗粮、豆制品、蔬菜（尤其是叶菜类）和低糖的水果等；限量选用谷类、水产、瘦肉、禽类、蛋、乳（脱脂乳）、豆类及豆制品等。烹调以清淡为宜，多采用蒸、煮、拌、炖等无油做法。

（2）限制摄入食物　肥腻的食物和甜食，如肥肉、花生、糖果、甜点心、蜂蜜等。烹调忌用油煎、油炸等多油做法。

（三）低蛋白质膳食

低蛋白质膳食（protein restricted diet）指与正常膳食相比蛋白质含量较低的膳食，可减少体内蛋白质及氨基酸产生的氮代谢废物，由于这些代谢物在肝脏分解需经肾脏排出体外，因此该类膳食可减轻肝、肾负担。

1. 适用对象

急性肾炎、急/慢性肾功能不全、慢性肾功能衰竭、尿毒症、肝性脑病或肝性脑病前期患者。

2. 配膳原则

蛋白质的摄入量以维持机体接近正常生理功能的需要为原则供给，减少含氮化合物在体内积聚，其他营养素的供给应尽量满足机体需要。

（1）控制蛋白质摄入量　供给量接近机体正常生理功能需要，每日蛋白质摄入量一般不超过 40g，应尽量选择含优质蛋白质的食物，如牛乳、鸡蛋等。但需注意蛋白质供给量应随病情随时调整，转好后逐渐增加摄入量，以利于疾病康复，尤其是生长发育期的患儿。

（2）能量供给应充足　选用碳水化合物含量高、蛋白质含量低的食物，如藕粉、马铃薯等。防止能量不足而消耗蛋白质供能，从而导致机体组织分解。供给量根据病情而定，经口摄食不足时可通过静脉补充。

（3）矿物质和维生素等营养素应充分供给　一般保证摄入蔬菜 500g/d、水果 200g/d。矿物质的供给还应根据病种和病情进行调整，如水肿患者，除限制蛋白质外，还应限制钠摄入量。

（4）选择合适的烹调方法　低蛋白质膳食一般不易引起食欲，患者也普遍食欲较差，所以需注意烹调食物的色香味形和多样化，以促进食欲。

3. 食物的选择

（1）推荐摄入食物　果蔬类、植物油、低蛋白淀粉类食物如芋头、马铃薯等。谷类食物蛋白质含量 6%~11%且为非优质蛋白质，故应限量食用。

（2）限制摄入食物　蛋白质含量丰富的食物，如豆类、干果类、蛋、乳、瘦肉类等。但需适当供给优质蛋白质，因此在蛋白质限量范围内，适当选用蛋类、乳类等。

（四）限脂肪膳食

限脂肪膳食（fat restricted diet）又称低脂肪膳食或少油膳食，即因患者病情需要减少其膳食中脂肪供给量。

1. 适用对象

Ⅰ型高脂蛋白血症；急/慢性胰腺炎、胆囊炎、胆结石患者；肠黏膜病、胃切除等脂肪消化吸收不良患者；肥胖症、冠心病、高血压患者。

2. 配膳原则

（1）减少膳食中脂肪的含量　根据病情轻重将脂肪限制程度分为三种：①轻度限制：脂肪供能不超过总能量的25%，成年人脂肪摄入量每日50g以下；②中度限制：脂肪供能不超过总能量的20%，成年人脂肪摄入量每日40g以下；③严格限制：脂肪供能不超过总能量的10%，成年人脂肪摄入量（包括食物本身所含及烹调油）每日20g以下，必要时采用完全不含脂肪的纯碳水化合物膳食。

（2）其他营养素　其他营养素供给应均衡。可适当增加豆类及其制品、新鲜果蔬摄入量。注意及时补充必需脂肪酸、脂溶性维生素及易与脂肪酸共价结合随粪便排出的矿物质，如钙、铜、铁、镁等。

（3）选择合适的烹调方法　应减少烹调用油，可选择蒸、煮、炖、煲、熬、烩、烘等；禁用油煎、炸或爆炒食物。

3. 注意事项

必要时可补充能溶于水的脂溶性维生素制剂；允许使用中链甘油三酯，因其不会堆积在血中。胆囊炎和胆结石患者，还需限制胆固醇。

4. 食物的选择

（1）推荐摄入食物　谷类、未油煎炸瘦肉类、去脂禽类、鱼类、脱脂乳制品、蛋类、豆类、薯类、各种果蔬等。

（2）限制摄入食物　含脂肪高的食物及其制品、高脂坚果、油酥点心及各种油煎炸食品等。根据中国食物成分表，忌用脂肪含量>20g/100g的食物，少用脂肪含量为15~20g/100g的食物。

（五）限碳水化合物膳食

限碳水化合物膳食（carbohydrate restricted diet）指限制膳食中碳水化合物含量的膳食。

1. 适用对象

血清甘油三酯升高的患者；因膳食中糖过多致胰岛素分泌过量引起肥胖症的患者；儿童糖尿病患者及成年期发作性糖尿病患者；胃全切或部分切除的患者。出现症状的早期，若能及时调整膳食内容，病情较易控制。

2. 配膳原则

（1）调整膳食构成　膳食应低碳水化合物（以多糖为主，忌用富含精制糖的甜食）、高蛋白质、适量脂肪。

（2）膳食状态及原则　应由稀到稠，少食多餐。术后初期进食无精制糖、低碳水化合物的流质膳食；适应数日后，可过渡为以固态食物为主，少食多餐，循序渐进，三次主餐避免液体类食物，餐后30~60min后再饮水。

（3）根据病情及时调整膳食　初期应补充优质蛋白质和足够能量以促进机体组织的修复，患者恢复后逐渐增加碳水化合物含量。术后应注意避免含高胆固醇、高饱和脂肪的食物，以避免出现高脂血症。

3. 注意事项

该类膳食蛋白质含量较高，合并心血管症、高脂血症、肾功能不全者应注意调整膳食蛋白质的含量和质量，乳糖不耐受者还应限乳制品供给。此外该类膳食一般含脂肪（不饱和脂肪）和胆固醇也较高，合并高脂血症的患者应调整脂肪的含量。

4. 食物的选择

（1）推荐摄入食物　禽畜肉、鱼类、蛋类；不加糖乳制品；新鲜果蔬；适量不加糖的谷类；各种油脂类，坚果和花生酱。

（2）限制摄入食物　各种加糖甜食、果汁、蜂蜜、果酱等。

（六）限钠（盐）膳食

限钠（盐）膳食（sodium restricted diet）指限制膳食中钠的含量，以减轻由于水、电解质代谢紊乱而出现的水、钠潴留。而限钠摄入是纠正水、钠潴留的一项重要治疗措施。食盐是钠的主要来源，每克食盐含钠393mg，故限钠主要是限制食盐。

按照膳食中钠限制量的不同，临床上一般将限钠膳食分为三种：①低盐膳食：包括每日烹调用盐在内，全天供钠2000mg左右，即烹调用盐2~4g或酱油10~20mL，若用味精，应<1g/d，忌用咸蛋、咸肉、酱菜等一切咸食；②无盐膳食：全天供钠1000mg左右，忌用一切咸食，必要时采用钾盐酱油或用糖和醋调味；③低钠膳食：全天供钠700mg，病情严重时不超过500mg。除无盐膳食要求外，忌用可食部含钠>100mg/100g的食物，如油菜、芹菜等蔬菜及猪肾、松花蛋、豆腐干等。

1. 适用对象

各种原因引起的水、钠潴留患者；心功能不全、急/慢性肾炎、肝硬化腹水、高血压、先兆子痫等疾病患者。

2. 配膳原则

（1）根据病情变化及时调整钠盐限量　最好是根据24h血钠、尿钠排出量和血压等指标确定是否需要限钠及限钠程度。如肝硬化腹水患者，开始时可用无盐或低钠膳食，然后逐渐改为低盐膳食，待腹水消失后，可恢复正常饮食。

（2）根据食量合理选择食物　有时为了增加患者食欲或改善营养状况，对食量少者可适当放宽食物选择范围。

（3）改变烹调方法以减少膳食含钠量并增进食欲　限钠（盐）膳食不易引起食欲，应合理烹调以引起患者食欲。可用水煮或浸泡去汤方式去除含钠高的食物中的钠量，也可用番茄汁、糖、醋等调味。必要时可适当选用市售的低钠盐或无盐酱油，但需注意该类调味剂以氯化钾代替氯化钠，因此，高血钾患者不宜使用。

3. 注意事项

对某些年纪大、贮钠能力迟缓的患者、心肌梗死的患者以及回肠切除术后、黏液性水肿和重型甲状腺功能低下合并腹泻的患者，限钠应慎重。

4. 食物的选择

（1）推荐摄入食物　不加盐或酱油制作的谷类、禽畜类、鱼类和豆类食品、乳类（低钠膳食不宜过多）；果蔬类（低钠膳食不宜选用含钠量>100mg/100g的果蔬）。

（2）限制摄入食物　各种盐或酱油制作或腌制的食品、盐制调味品。

（七）中链甘油三酯膳食

中链甘油三酯（medium-chain triglyceride，MCT）膳食指以中链甘油三酯代替部分长链甘油三酯（long-chain triglyceride，LCT）的膳食。目前临床使用的中链甘油三酯多为油的形式，在烹调食物时放入。中链甘油三酯具有分子质量较小、不会刺激胰液分泌、不易形成脂肪肝、轻度降低胆固醇吸收等特点。

1. 适用对象

消化、吸收与运输普通脂肪（LCT）有障碍的患者，如Whipple和Crohn病、高乳糜微粒血症、Ⅰ型高脂血症以及胃大部分或全部切除、大部分肠切除术后、胆道闭锁、阻塞性黄疸、胰腺炎、胆盐和胰脂酶缺乏等患者。

2. 配膳原则

（1）部分代替长链甘油三酯供能　长期使用中链甘油三酯易缺乏必需脂肪酸，故膳食中的脂肪不宜全部由中链甘油三酯供给。一般由中链甘油三酯提供的能量占脂肪能量的65%左右，占膳食总能量的20%，其余的35%由长链甘油三酯供给。

（2）少量多餐　用量不宜>40g/d。若一次大量摄入水解速度快的中链甘油三酯会使肠腔内液体呈高渗状态；而分解的游离脂肪酸过多还会刺激肠道，引起腹胀、腹绞痛、恶心、腹泻等胃肠道症状。因此，以缓慢进食、少量多餐的方法，或用中链甘油三酯制备的食物作加餐，以避免症状出现。

（3）适量供给双糖及补充必需脂肪酸　中链甘油三酯生酮性远大于长链甘油三酯，蔗糖等双糖能降低其生酮作用；长期使用中链甘油三酯必须注意补充必需脂肪酸。

（4）根据不同病情调整膳食制作　一般以低纤维中链甘油三酯半流质或软食为宜。

3. 注意事项

糖尿病、酮中毒、酸中毒等患者不宜食用；大部分中链甘油三酯在肝内代谢，故肝硬化患者也不宜应用。

4. 食物的选择

（1）推荐摄入食物　含脂肪较少的食物，如未加油脂制成的谷类、点心、豆类及其制品、果蔬类、脱脂乳类和蛋清。精瘦肉类、鸡、虾、鱼等可限量使用，每日用量不超过150g。蛋黄每周少于3个。烹调油在规定用量范围内，部分用中链甘油三酯代替。

（2）限制摄入食物　含饱和脂肪高的食物，如肥肉、鹅、鸭、全脂乳类、奶油、市售油脂糕点和油煎炸食品等。

（八）低纤维膳食

低纤维膳食（fiber restricted diet）也称少渣膳食，是一种含极少量膳食纤维（植物性食物）和结缔组织（动物性食物）的易于消化的膳食。该类膳食可尽量减少膳食纤维对胃肠道的刺激和梗阻，减慢肠蠕动，减少粪便量。

1. 适用对象

消化道狭窄并有梗阻危险的患者，如食管或肠管狭窄、食管静脉曲张；肠憩室病、各种急/慢性肠炎、痢疾、伤寒、肠道肿瘤、肠道手术前后、痔瘘患者等；全流质膳食之后，软食或普食之间的过渡膳食。

2. 配膳原则

（1）限制膳食中纤维的含量　尽量少用富含膳食纤维及含结缔组织的食物。选用的食物应细软、渣少，便于咀嚼和吞咽。

（2）脂肪含量不宜过多　腹泻患者对脂肪的消化吸收能力减弱，易致脂肪泻，故应控制膳食脂肪量。

（3）烹调方法　将食物切碎煮烂，做成泥状。忌用油煎炸的烹调方法，禁用烈性刺激性调味品。

（4）少量多餐，注意营养素的平衡　必要时可补充维生素和矿物质制剂。

3. 注意事项

长期缺乏膳食纤维，易导致便秘、痔疮及结肠肿瘤病等的发生，也易导致高脂血症、动脉粥样硬化和糖尿病等，故不宜长期使用，待病情好转应及时调整。

4. 食物的选择

（1）推荐摄入食物　精细米面制作的粥、烂饭、面包等；切碎、加工软烂的嫩肉、鸡、鱼等；豆浆、豆腐脑；乳类、蛋类；菜水、菜汁，去皮制软的瓜类、番茄、马铃薯等。

（2）限制摄入食物　各种粗粮、老玉米，整粒豆、硬果，富含膳食纤维的果蔬、油炸、油腻的食品，辣椒、胡椒等浓烈刺激性调味品。

三、诊断用试验膳食及代谢膳食

诊断用试验膳食（pilot diet）是通过特定的膳食达到辅助临床诊断，即在短期试验时，对患者限制或添加某种营养素，观察机体对其反应，以辅助临床诊断。代谢膳食是一种严格的称重膳食，临床用以诊断疾病，是观察疗效或研究机体代谢反应等情况的一种方法。

（一）隐血试验膳食

隐血试验是测定粪便中含少量血液的一种化学方法。

1. 适应证

各种消化道出血、消化性溃疡、伤寒、胃癌等；原因不明的贫血患者；怀疑有消化道出血者。

2. 配膳原则及内容

（1）试验期一般为 3~5d，试验膳食开始后第 3 日起，连续 3 日留存患者粪便用于检查，以联苯胺试剂检测，若呈蓝绿色，则为阳性。

（2）禁用含铁丰富的食物，因铁会干扰试验结果，产生假阳性，从而影响诊断准确性。如动物（猪、鸡、鸭）血及肝、蛋黄、肉类、深色蔬菜等。可随意食用粮食、牛奶、豆制品及白色蔬菜，如冬瓜、白菜等。

（3）若采用还原酚酞法做隐血试验，则可用瘦肉，但用量需<100g/d。同样忌用动物血及肝、菠菜，绿叶蔬菜在烹调时要煮沸 10min。

（二）胆囊造影检查膳食

1. 适应证

胆囊造影检查膳食又被称为脂肪餐，检查胆囊、胆管疾患患者时，放射科、超声波检查前使用该膳食；也可用于核素心肌显像检查。

2. 配膳原则及内容

（1）吞服造影剂前一日午餐进食高脂肪饮食，膳食脂肪含量≥50g，促进胆囊收缩、旧胆汁排空，有利于造影剂进入胆囊。晚餐则进食无脂肪、基本无蛋白质的纯碳水化合物少渣膳食，以减少胆汁分泌。晚餐后（晚上 8 时左右）口服造影剂碘番酸，每 5~10min 服 0.5g，共 3g。禁食、禁烟至次日上午。造影检查当日禁食早餐，第一次摄 X 线平片，若显影较好，让患者进食高脂肪餐，刺激胆囊收缩排空，30min 后第二次摄 X 线平片，观察胆囊收缩情况。

（2）临床常用高脂肪餐 油煎荷包蛋 2 个（鸡蛋 2 个，烹调油 40~50g）或脂肪含量 40% 的巧克力 40~50g。

（三）内生肌酐试验膳食

1. 适应证

通过对内生肌酐清除率的检测，检查肾功能受损程度，评价患者肾小球过滤功能，如肾盂肾炎、肾小球肾炎、尿毒症等肾功能损害疾病的检查；也可用于重症肌无力的检查，测定肌酐系数，了解肌无力患者的肌肉功能。

2. 配膳原则及内容

（1）试验期 3d，前 2d 为准备期，最后 1d 进行试验。每天均需摄入低蛋白质膳食，控制外源性肌酐，测定尿中肌酸酐含量和血浆肌酐浓度，计算内生肌酐清除率。

（2）低蛋白饮食 如前所述，蛋白质总量不超过 40g/d，禁用肉类、鱼类、鸡鸭类，鸡蛋不超过 1 个；主食不超过 300g；饮水充足，禁用茶、咖啡等。

（四）甲状腺摄碘（^{131}I）试验膳食

1. 适应证

辅助诊断甲状腺功能亢进症和甲状腺功能减退症。

2. 配膳原则及内容

（1）试验期 2 周，试验期内要求患者忌食含碘食物，即各种海产动植物食品，如海带、紫菜、虾、海参等；不用加碘盐。

（2）试验期可不过于限盐，试验结束后可进行碘试验测定甲状腺对碘的吸收速度、聚集能力、排出速度及排出量。

（五）葡萄糖耐量试验膳食

1. 适应证

可疑糖尿病者、血糖受损患者及糖耐量异常患者。

2. 配膳原则及内容

（1）进食限量碳水化合物，测定空腹和餐后血糖，观察糖代谢变化，诊断糖尿病或糖代谢异常。

（2）口服葡萄糖耐量试验（oral glucose tolerance test，OGTT）：试验前一天晚餐后禁食（12~16h），不喝咖啡及茶；试验日测空腹血糖同时留尿标本；然后口服75g葡萄糖，患者5min吃完，从吃第一口开始计时，30min、60min、120min及180min各抽血一次，同时留尿标本做血糖和尿糖定性测定。

糖代谢分类见表10-6。

表10-6　糖代谢分类表（此表血糖均为静脉血浆葡萄糖值）　　　　单位：mmol/L

糖代谢分类	空腹血糖（FBG）	负荷后2h血糖
正常糖调节（NGR）	<6.1	<7.8
空腹血糖受损（IFG）	6.1~7.0	<7.8
糖耐量受损（IGT）	<7.0	7.8~11.1
糖尿病（DM）	≥7.0	≥11.1

资料来源：WHO，《糖尿病诊断标准、糖代谢状态分类标准》，1999。

（六）纤维结肠镜检查膳食

1. 适应证

不明原因的便血或持续粪潜血阳性者；有下消化道症状，如慢性腹泻、长期进行性便秘、腹痛/胀、腹块等诊断不明确者；结肠镜治疗者，如结肠息肉切除术、肠套叠复位等及结肠术后复查者。

2. 配膳原则及内容

（1）检查前3d进食无渣或少渣半流食，如稠粥、菜泥等。食物需清淡、易消化，凉至微温再食，以免烫伤消化道，可食去皮去籽的水果及成熟瓜类，如葡萄、梨、南瓜、冬瓜、丝瓜等。禁食含纤维多的果蔬及豆类、大块肉或坚硬不易消化食物、油煎油炸及辛辣的刺激性食物、一切产气食物如豆浆等。

（2）检查前6~8h禁食，检查后2h，麻醉作用消失后可进食。当天宜进少渣半流食。若行活检者，最好在检查2h后进食温牛奶，然后改为少渣半流食1~2d。

（七）氮平衡试验膳食

1. 适应证

需要评定蛋白质营养状况的患者。

2. 配膳原则及内容

（1）试验期一般5~7d，计算膳食摄入和营养补充的蛋白质量和排出的氮量，观察患者体内的蛋白质营养状况。

（2）采用称重膳食，精确计算膳食或其他途径中摄入的蛋白质及能量，测定尿氮，计算氮的排出。患者从静脉或其他途径摄入的含氮营养物也应计算在内。

（八）钙磷代谢试验膳食

1. 钙、磷试验膳食

（1）适应证　检测甲状旁腺功能，协助诊断甲状旁腺功能亢进症；测定肾小管重吸收磷的功能；测定血与尿中肌酐及磷含量。

（2）配膳原则及内容

①钙、磷定量：钙 600~700mg/d；磷 800~1200mg/d。

②试验期 5d，前 3d 为准备期，特殊情况下可延 1~2d，若同时进行肾小管磷重吸收试验，采用禁肉膳食（需测定患者内生肌酐清除率）。

③由于诊断需要，完成此试验膳食后，对某些患者继续采用低钙及高磷试验膳食各一期，试验期均为 5d。低钙 250~300mg/d，高磷不低于 1300mg/d（膳食中钙不够用钙片补充）。

2. 常用代谢膳食

（1）低钙正常磷膳食：每日钙供量<150mg，磷 600~800mg，宜选用钙含量低的食物，如米、面粉、莴笋、黄瓜等，也可少量选用肉类、蛋类及豆类食物，不用牛奶。食盐用精盐，不用酱油。

（2）低蛋白质正常钙磷代谢膳食 每日供给蛋白质<40g，钙 500~800mg，磷 600~800mg。宜选用蛋白质含量低的谷类，含钙高的蔬菜如油菜、芹菜等；在蛋白质限量范围内，宜补充适量鸡蛋与牛奶等优质蛋白质，避免肉类蛋白；注意充足摄入非氮能量以保证能量的充足供给。若进食少可以添加高碳水化合物的配方。

（九）钾钠代谢膳食

1. 适应证

诊断醛固酮增多症。

2. 配膳原则及内容

（1）实验膳食中供给钾 1950mg/d，钠 3450mg/d。代谢期共 10d，前 3~5d 为适应期，后 5~7d 为试验期。

（2）在计划食谱时，应先选用含钾高的食物并计算，然后再计算钠的含量，不足的钠量用食盐补充。

（3）严格称重并密切观察患者进餐情况。应照顾患者饮食习惯，以保证每餐能吃完，使之能够达到预期的要求。可用食物：荷兰豆、土豆、藕、白菜、黄瓜、番茄、鸡肉、瘦猪肉、鲫鱼、草鱼等；忌用食物：加碱和发酵粉制备的面食及盐腌食物。

第三节　围手术期营养

一、概述

围手术期（preoperative and postoperative period）泛指手术前后的一段时期，包括术前准备和术后恢复两个阶段，时间在术前 5~7d 及术后 7~12d。手术的创伤可引起机体一系列内分泌和代谢变化，围手术期患者营养状况直接关系到患者术后的恢复过程及对手术感染的耐受力，所以必须根据患者营养状况，在术前或术后给予必要的营养补充。一般术前均需禁食，甚至需做肠道准备、胃肠减压等措施，使患者正常营养处于失衡状态。营养不良是外科住院患者中的普遍现象，会导致患者对手术耐受力下降，术后易感染、发生切口愈合延迟等并发症，影响预后。有研究证明围手术期营养不良患者术后并发症发生率是营养正常患者的 20 倍，由营养不良直接或间接引起的死亡比例占外科死亡病例的 30%。因此，围手术期营养治疗应受到重视。

二、营养代谢特点

围手术期营养代谢特点主要体现在术前禁食引起的机体饥饿状态和手术创伤导致的应激状态引起的一系列内分泌和代谢变化。

1. 饥饿时代谢变化

临床上许多手术患者较长时间内处于应激性饥饿状态，这种饥饿状态不仅只发生饥饿，还存在对创伤、败血症和重症疾病的代谢反应。

由于术前准备需要较长时间的禁食（12~18h），使得机体处于饥饿或半饥饿状态，而术后最初几天内，胃肠道处于麻痹状态，也不宜进食，因此会发生一系列代谢变化以维持组织基本代谢需求和器官功能。有些正常活动和途径可能部分或全部停止，而另一些代谢途径被激活或占重要地位，甚至可能出现新的代谢途径，而各种代谢改变的目的是尽可能保存机体瘦组织群（LBM），以维持机体生存。

（1）内分泌及代谢变化 许多内分泌物质如胰岛素等发生变化以使机体更好适应饥饿状态，这些激素变化直接影响机体碳水化合物、蛋白质及脂肪等代谢。饥饿时，血糖下降，为维持糖代谢恒定，胰岛素分泌立即减少，胰高糖素、生长激素、儿茶酚胺分泌增加，以加速糖原分解，饥饿初期机体首先利用储存的糖原，24h后肝糖原耗尽；随后机体葡萄糖需求主要依赖糖异生作用，即分解肌蛋白为游离氨基酸作为糖异生前体物质；随着饥饿持续2周后，机体脂肪动员增加，成为主要物质，以减少蛋白质消耗（从75g/d下降至20~30g/d）。

（2）机体组成改变 水分丢失、大量蛋白质和脂肪被分解，使得组织、器官质量减轻，功能下降，成年人可耐受最大体重丢失为35%~40%。这些变化涉及所有器官，长期下去会使肺换气能力减弱、心脏萎缩，最终导致死亡。

2. 创伤后代谢变化

手术创伤初期，机体处于应激状态，会导致肝外蛋白质分解成氨基酸后经糖异生作用生成肝糖原；肝/肌糖原大量分解，从而出现高血糖；脂肪动员增强等状况发生。尽管肌肉蛋白质大量分解，但体内各种酶类、抗体、神经介质（氨基酸衍生物）等合成并未减弱。

（1）能量代谢 静息能量消耗（rest energy expenditure，REE）增加是创伤后能量代谢的基本变化特征。正常成年人REE为25kcal/（kg·d）。根据创伤严重程度不同REE可增加20%~40%，大面积烧伤REE可增加50%~100%，而择期性手术增幅不大，约10%。

（2）蛋白质代谢 择期手术与小创伤导致蛋白质合成率下降而分解率正常；严重创伤、感染则表现为蛋白质分解增加，尿氮排出量增加，机体呈现负氮平衡，其程度、持续时间与创伤前营养状况、应激程度、患者年龄及应激后营养摄入相关，且在很大程度上受体内激素反应水平制约。总氮丢失量与创伤严重程度呈正相关：甲状腺大部分切除与胆囊切除患者的氮丢失量分别为12g与114g。

（3）脂肪代谢 应激时脂肪动员与分解加强，血中游离脂肪酸与酮体有不同程度增加，以保证能量供应。大范围手术后1~2d，脂肪消耗量可达200g/d。

（4）碳水化合物代谢 手术后高血糖是糖异生作用增加和外周组织摄取利用葡萄糖减少所致，高血糖保证了大脑的必要能量供应，是对机体的保护性反应，但研究表明应激性高血糖增加了手术患者死亡率。

（5）水、电解质代谢 术后体内抗利尿激素与盐皮质激素释放增加，对水、电解质代谢产生较大影响，主要表现为水潴留、钾排出量增加、钠排出量减少等。

三、手术前营养诊断与营养支持

（一）术前营养诊断

术前营养诊断外科患者多数存在程度不同的营养不良，选择正确的营养状况评估方法，不仅能诊断患者是否存在营养不良，而且能够评价营养治疗的效果。

临床营养诊断方法可参照本章第一节中"营养风险筛查方法"。

术前营养治疗的主要指征是严重营养不良者，以及需接受创伤大、复杂手术的轻中度营养不良患者。主要目的在于改善患者的营养状况，以提高其对手术创伤的耐受力，减少或避免术后并发症和降低死亡率。有研究表明，营养状况良好者10d内不给予营养治疗也可耐受一般手术创伤，不会产生不良反应。

（二）营养支持

术前营养支持应持续7~10d，时间过短的营养支持难以达到预期效果，若因术前营养推迟手术，患者依旧会获益。

1. 高能量高碳水化合物

一般住院患者（仅在病床周围活动）能量只需增加基础代谢10%左右；室内活动患者需增加20%~25%；

发烧患者按体温每增加1℃增加13%；明显消瘦患者最好在体重接近正常后再行手术。每日能量供给量可在2000~2500kcal（8.4~10.5MJ）。

碳水化合物应作为主要能量来源，供能占总能量65%。高碳水化合物膳食可供给充足能量，减少蛋白质消耗。

2. 高蛋白质

蛋白质供给应充足，占每日总能量的15%~20%，为100~150g/d或按1.5~2.0g/（kg·d）计算，其中50%以上应为优质蛋白质。高蛋白膳食可纠正病程过长导致的蛋白质消耗过度，减少术后并发症。

3. 高维生素

一般应从手术前7~10d开始，每天供给维生素 B_1 5mg、维生素 B_6 6mg、烟酸 50mg、维生素 C 100mg、胡萝卜素 3mg，若有出血或凝血机制障碍，需补充维生素 K 15mg。

4. 治疗合并疾患

营养支持过程中，应注意对患者合并疾患的处理。在制定营养治疗计划时，应考虑合并疾患因素。如肾功能不全的患者，需依照病情给予高能量、低蛋白质、低盐膳食。

四、手术后营养诊断与营养支持

（一）术后营养诊断与营养治疗指征

术后营养诊断与术前相似，但营养治疗指征有所不同。

一般手术创伤患者，术后数天可过渡到经口膳食，但需注意细软易消化、搭配合理，无须术后营养治疗。但对于以下几类患者，需进行合理的术后营养治疗。

（1）术前接受营养治疗患者，术后继续营养治疗。

（2）严重营养不良而出于各种原因术前未进行营养治疗者，术后应进行营养治疗。

（3）术后估计5d以上不能进食的患者。

（4）术后出现严重并发症的患者，需要长时间禁食或代谢需要量明显增加的患者。

（二）营养支持

手术后患者对能量和各种营养素的需要量明显增大，术后营养支持的目的在于尽快改善患者的营养状态，促进机体恢复，最大限度地减少合并症的发生。

1. 能量

手术会造成机体能量的大量消耗，必须供给充足的能量以减少机体组织消耗，促进创伤修复。患者的全天能量需要量可按以下公式计算：

$$能量需要量=基础代谢能量消耗（BEE）×活动系数×温度系数×应激系数 \qquad (10-2)$$

活动系数：卧床为1.2，轻度活动为1.3，中度活动为1.5，恢复期为1.75以上。

温度系数：体温38℃为1.1，39℃为1.2，40℃为1.3，41℃为1.4。

手术或创伤时的应激系数见表10-7。

表10-7 不同手术或创伤时的应激系数

创伤种类	应激系数	创伤种类	应激系数
外科小手术	1.0~1.1	骨折	1.2~1.35
外科大手术	1.1~1.2	复合性损伤	1.6
感染（轻度）	1.0~1.2	癌症	1.1~1.45
感染（中度）	1.2~1.4	烧伤	1.7~2.0
感染（重度）	1.4~1.8	脑外伤（激素治疗）	1.6

资料来源：姚应水，《临床营养学》，2011。

能量供给方法和时机：一般术后营养治疗分为术后早期、并发症出现期和康复期三个阶段。术后早期为高度应激期，供给机体基础的能量与营养底物，降低应激反应。此时应给予低能量供应，由少到多逐渐增加，一般能量供应在 20~25kcal/（kg·d），不宜超过 30kcal/（kg·d）。

在并发症出现期，增加能量供应，以使机体组织愈合、器官功能恢复。能量控制在 30kcal/（kg·d）为宜。严格控制血糖水平，控制并发症。

进入康复期，还需增加部分能量，如能量为 35kcal/（kg·d），以求达到适度的正氮平衡，补充机体在前一阶段的损耗，促进患者体力恢复。

2. 碳水化合物

应激状态下对碳水化合物的需求量可超出正常 2 倍以上，每日提供的葡萄糖量不应低于 120g。一般葡萄糖摄入的推荐量不宜超过 4~5g/（kg·d），占总能量比例不超过 50%。此外，由于创伤感染和大手术后有可能出现应激性高血糖，故膳食供应中应尽量增加复合糖类的摄入，减少单糖、双糖摄入。

3. 脂肪

创伤感染和大手术后早期由脂肪提供 40%~60% 非蛋白质能量；康复期，由脂肪提供 50% 非蛋白质能量。其中，饱和脂肪酸、单不饱和脂肪酸和多不饱和脂肪酸比例保持在 1：1：1 较为合理。

4. 蛋白质

术后早期及并发症出现期，供给蛋白质 1.2~1.5g/（kg·d）较为合适；康复期摄入的蛋白质量可以更高些，达到 1.5~2.0g/（kg·d），以达到正氮平衡的营养治疗效果。一般情况下热氮比〔营养制剂中非蛋白质热量（kcal）与氮（g）的比值〕为（100~150）：1。对于创伤感染患者还可适当增加氮量，降低非蛋白质能量；肾衰和氮质血症患者，热氮比（300~400）：1 较为适宜。

5. 维生素

一般对术前缺乏维生素者，应立即补充。对营养状况良好的患者，术后无须供给太多的脂溶性维生素，但要给予大量的水溶性维生素。术后维生素 C 可给予 500~1000mg/d。B 族维生素每天供给量应增加至正常供给量的 2~3 倍为宜。

6. 矿物质

手术后患者因失血和渗出液体等原因，常大量丢失钾、钠、钙、镁、磷、锌、铁等矿物质，应根据临床检验结果及时补充。

7. 某些特殊营养素

某些特殊营养素可改善患者的免疫功能，促进患者康复。目前，免疫营养物质主要有谷氨酰胺、精氨酸、n-3 不饱和脂肪酸（n-3 PUFA）、短链脂肪酸（SCFA）、核苷酸等，需视患者病情给予补充。

第四节　肠内与肠外营养

肠内与肠外营养支持是现代治疗学的重要组成部分，在疾病治疗中有不可替代的作用，最早由外科医生实施，因此也被称为"外科营养"。根据输注途径，分为肠内营养（enteral nutrition，EN）和肠外营养（parenteral nutrition，PN）。目前已从外科治疗领域扩展到内科、妇产科、儿科、神经科、重症监护病房等多个领域。

肠内营养与肠外营养可通过消化道以内或以外的各种途径及方式为患者机体提供全面、充足的各种营养物质，以达到预防或纠正营养不足的目的，增强患者对严重创伤的耐受力，促进患者康复。目前普遍认为，肠内营养和肠外营养需要联合应用，而肠内营养是胃肠功能正常的患者进行营养支持首选的治疗手段。

一、肠内营养

肠内营养是临床营养支持（clinical nutrition support）的重要手段之一，指经胃肠道用经口喂养（oral feeding）或管饲（tube feeding）的方法来提供代谢所需的营养基质（substance）及其他各种营养素的营养支持方式。广义的肠内营养还包括住院患者经口摄入的普通膳食、软饭、半流质等医院常规膳食、各种治疗膳食、试验膳食和代谢膳食等。临床一般应遵循"当胃肠道有功能时首先采用肠内营养支持"的原则，以保持消化道的功能，有利于改善患者的营养状况。

（一）实施肠内营养的适应证及禁忌证

1. 适应证

肠内营养的可行性主要取决于小肠是否具有吸收各种营养素的功能。

（1）无法经口摄食或摄食不足及经口摄食禁忌者　如口腔手术、面部灼伤致吞咽困难者；老年痴呆等意识障碍或进食能力低下者；营养不良或可能出现营养不良的危重病人。

（2）胃肠道检查、术前肠道准备和患各种胃肠道疾病者　如短肠综合征、炎症性肠病、胃肠道瘘等疾病和胃肠道镜检患者。

（3）其他　如心脏病、恶性肿瘤等疾病患者；此外可作为肠外营养的补充或过渡。

2. 禁忌证

（1）先天性氨基酸代谢缺陷儿童不能使用普通肠内营养制剂；小于三个月婴儿不耐受高张液体喂养，需给予等张肠内营养。

（2）完全性肠梗阻或胃肠蠕动严重缓慢患者，急性胰腺炎、营养严重吸收不良患者不宜使用。

（3）急性上消化道出血、顽固性呕吐、倾倒综合征或严重腹泻及结肠炎患者慎用。

（二）肠内营养制剂

根据肠内营养制剂的组成成分可分为非要素制剂（non-elemental diet）、要素制剂（elemental diet）、组件制剂（modular diet）及特殊需要制剂四大类，均为流质状态饮食，可经口喂养或管饲。

1. 非要素制剂

非要素制剂也称多聚体膳（polymeric formulas），以整蛋白（intact protein）或水解蛋白（hydrolyzed protein）为氮源。渗透压接近等渗（300~450mOsm/L），口感较好，适合口服亦可管饲，具有使用方便、耐受性强等优点，适用于胃肠道功能较好的患者。

（1）以整蛋白为氮源的非要素制剂　包括混合乳和匀浆制剂。混合乳（milk based diet）包括普通混合乳和高能量高蛋白混合乳两种，以全脂乳（粉）、脱脂乳（粉）、鸡蛋作为主要氮源。匀浆制剂（blenderized diet）也称匀浆膳，包括商品匀浆制剂和自制匀浆制剂两类，以全脂乳（粉）、脱脂乳（粉）、鸡蛋、各种肉类作为主要氮源。

（2）以水解蛋白为氮源的非要素制剂　也称半要素膳（semi-elemental diet），主要包括含乳糖类（酪蛋白为主要氮源，含有乳糖）和不含乳糖类（以可溶性酪蛋白盐、大豆分离蛋白或鸡蛋清固体为主要氮源，适用于乳糖不耐受患者）。

2. 要素制剂

要素制剂也称单体膳（monomeric formulas）、要素膳或要素饮食，是一种化学组成明确的制剂（chemically defined diet，CDD），含有人体所需全部营养素，如游离氨基酸、单糖、主要脂肪酸、多种维生素与矿物质，为不需消化或稍加消化即可吸收的少渣营养剂。

要素制剂具有以下特点：

（1）营养全面，成分明确　每天可供给能量2000~3000kcal（8.37~12.55MJ），且成分明确，可根据需要调节营养成分含量。

（2）无须消化即可直接或接近直接吸收，不含残渣或残渣极少。

（3）适合特殊用途　要素制剂不含蛋白质及乳糖等大分子物质，适用于食物过敏和乳糖不耐受患者。

（4）应用途径多　多为粉剂，加水稀释后呈液体状态。可口服、管饲、重力滴注或输液泵输注。稀释液 pH 多为 5~6，呈弱酸性，可作为正常饮食外的附加营养补充。

要素制剂中因含有氨基酸和（或）多肽，口感较差，口服时可掺入饮料等或改变溶液温度以调节口感。一般冷饮比热饮的适口性好，对于口感差的要素制剂建议经管饲给入。

3. 组件制剂

营养素组件（nutrient module）也称不完全营养制剂，是以某种或某类营养素为主的肠内营养制剂。它可对完全制剂进行补充或强化，以弥补完全制剂在适应个体差异方面欠缺灵活的不足；亦可采用两种或两种以上的组件制剂构成组件配方（modular formulas），以满足患者特殊需要。组件制剂主要包括蛋白质组件、肽类组件、脂肪酸组件、碳水化合物组件、多糖组件、膳食纤维组件、维生素组件和矿物质组件，各种组件的来源与要素制剂类似（蛋白质组件还可选用蛋白水解物）。组件制剂与要素制剂的本质区别在于组件制剂不属于均衡膳食。

4. 特殊需要制剂

特殊需要制剂（diet formula in specific conditions）是指用于特殊情况下既达到营养支持目的又有治疗作用的肠内营养制剂。如婴儿用要素制剂（pregestimil，适用于对双糖不耐受的婴儿及儿童）、肝功能衰竭用制剂（促肝脏功能恢复与肝组织再生）、肾功能衰竭用制剂等。

（三）肠内营养支持的方法

实施肠内营养的途径主要包括经口喂养、鼻胃管（nasogastric）途径、鼻肠管途径及造口导管途径。造口导管途径又包括胃造口、颈食道造口、空肠造瘘（cervical esophagostomy，gastrostomy，jejunostomy）等，其中空肠造瘘喂养途径应用较普遍。

（四）肠内营养并发症的预防及处理

肠内营养的并发症主要有胃肠道并发症、代谢并发症、感染并发症和置管并发症等。在严格掌握肠内营养适应证、加强监测、重视患者原发病处理情况下，大多数肠内营养支持的并发症是可以预防的。

1. 胃肠道并发症

胃肠道并发症是肠内营养最常见的并发症，主要表现为恶心、呕吐、胃排空延迟、腹胀、腹泻、肠痉挛、便秘等。

腹泻可能是营养剂选择不当、营养液高渗且滴速过快、营养液温度过低造成的，还可能是由于患者存在严重营养不良、低蛋白血症、乳糖酶缺乏等问题，胰腺疾病、胃部手术、肠道梗阻、回肠切除或广泛性肠炎患者也易发生腹泻，此外危重患者长期使用抗生素可引起肠炎腹泻，营养液受到细菌污染及某些药物治疗均可引起腹泻。可通过针对患者情况选择合适营养剂、降低开始输注速度（40~50mL/h）并逐步增量到需要量、将营养液温度维持在 40℃ 左右等方法进行预防。

恶心、呕吐主要是由于要素制剂中的氨基酸和短肽存在异味导致的，即使增加调味剂仍会引起 10%~20% 患者恶心或呕吐。可通过减慢滴注速度、给予止吐剂进行预防。

2. 代谢并发症

由于营养液配方很难适应所有个体，危重、年老、意识障碍的患者有可能发生代谢并发症。最常见的症状是水/电解质平衡紊乱（脱水、高血钾、低血钾、低血钠、铜镁钙等矿物质缺乏等）、高血糖、高碳酸血症、维生素（主要是维生素 K）缺乏、必需脂肪酸缺乏、肝酶谱异常等，但发生率明显低于肠外营养，且只要肠道有部分功能，均较易处理，关键是认真监测，及时纠正。

3. 感染并发症

（1）营养液被污染　应现用现配，未用完可密封后避光保存 12h；未开封应放入 4℃ 冰箱保存，并于保质期内使用。

（2）滴注容器或管道污染　配液用容器应严格灭菌，输液管道应为无菌管道，并每日更换、定期进行细菌培养监测。

（3）吸入性肺炎　主要是幼儿和老年人、呼吸困难者、吞咽反应迟钝以及昏迷患者。在肠内营养时应严格监护，防止胃内容物潴留及反流，预防吸入性肺炎。可采取滴注营养液时抬高床头 30°~45°、及时检查及调整鼻饲管管端位置等措施进行预防。

4. 置管并发症

（1）经鼻置管　可引起鼻翼部糜烂、咽喉部溃疡、声音嘶哑、鼻窦炎、中耳炎等并发症，需注意护理。若需长期置管，应改为胃或空肠造口。

（2）胃造口　胃内容物漏出可造成腹腔内感染，造口处出血。应查明原因并使用药物止血，若无效则需手术止血。

（3）空肠造口　造口管周围渗漏、梗阻，前者为技术疏漏导致，后者为肠道蠕动异常所致。

二、肠外营养

肠外营养即静脉内营养（intravenous nutrition），是指为无法以胃肠道摄取营养或营养摄取不足的患者，经过静脉系统补充氨基酸、脂肪、碳水化合物、维生素等营养和体液的营养支持方式。根据患者情况，部分采用该营养支持方式的称为部分肠外营养（partial parenteral nutrition，PPN），全部采用该营养支持方式的则称为完全肠外营养（total parenteral nutrition，TPN）。根据置管方式还可将肠外营养分为中心静脉营养（central parenteral nutrition，CPN）和周围静脉营养（peripheral parenteral nutrition，PPN）两类。肠外途径直接供给营养液，是不能经胃肠道吸收营养患者的唯一营养途径，目前肠外营养支持已成为危重患者抢救工作中不可缺少的重要组成部分。

（一）实施肠外营养的适应证及禁忌证

1. 适应证

（1）胃肠道梗阻及吸收功能障碍　贲门癌、新生儿胃肠道闭锁等；广泛小肠切除术后（短肠综合征）、小肠疾病、放射性肠炎、顽固呕吐、严重腹泻等。

（2）高分解代谢状态　严重感染、败血病、大面积烧伤、创伤等。

（3）大剂量化疗、放疗或接受骨髓移植患者。

（4）中/重症急性胰腺炎、炎性肠道疾病患者。

（5）蛋白质热量营养不良　尿毒症、急性肾功能衰竭患者。

（6）围手术期　营养不良患者术前与术后。

（7）妊娠剧吐与神经性厌食者。

（8）神志不清、肺吸入高危患者及 7 天以上不能进食者。

2. 禁忌证

（1）胃肠道功能正常或有肠内营养适应证者。

（2）原发病需急诊手术者或预计发生肠外营养并发症危险大于其可能益处者。

（3）严重循环、呼吸功能衰竭者。

（4）严重水、电解质平衡紊乱者。

以下情况慎用：心血管功能紊乱或严重代谢紊乱尚未控制或处于纠正期间；脑死亡或临终或不可逆昏迷者等。

（二）肠外营养制剂

肠外营养制剂的组成无统一的配方，根据患者年龄、性别、体重或体表面积及病情需要等制备，需含有人体所需的全部营养物质。一般来说组成成分包括蛋白质（氨基酸）、脂肪、碳水化合物、多种维生素、多种微量元素、电解质和水等，均系中小分子营养素。营养制剂需满足无菌、无毒、无热原，适宜的 pH 和渗透压，良好的相容性、稳定性、无菌、无热原包装等基本要求。

1. 葡萄糖溶液

葡萄糖是至今肠外营养液中添加的唯一碳水化合物。一般每日提供糖 200~250g，最多不超过 300g，占总能量的 60%~70%，浓度有 5%、10% 及 50% 三种。由于渗透压高，周围静脉输入易导致血栓性静脉炎，故只能经中心静脉输入。输注速度超过每分钟 4mg/kg 时易发生高血糖，因此应控制输注速度或同时应用胰岛素。

2. 脂肪乳剂

肠外营养中应用的脂肪乳剂是以大豆油或红花油为原料，经卵磷脂乳化制成的脂肪乳剂（以 LCT 为主），与人体内的乳糜颗粒相似，临床上应用的有 10%、20% 和 30% 的脂肪乳剂，一般提供总能量的 30%~50%，成年人每天用量为 1~2g/kg。脂肪代谢紊乱、动脉硬化、肝硬化、血小板减少等患者应慎用。需注意调节输注速度，通常 10% 溶液在最初 15~30min 内的输入速度不要超过 1mL/min，半小时后可逐渐加快。

MCT/LCT 是在 LCT 中添加了 MCT 的脂肪乳剂，与 LCT 相比具有氧化快速完全、很少引起脂肪浸润、对肝功/胰岛素刺激小等特点，所提供的 EFA 只有 LCT 的一半左右，目前在临床应用较多。由于生酮作用强，不适用于肝硬化、糖尿病等患者。

3. 氨基酸溶液

复方氨基酸溶液是由人工合成的结晶左旋氨基酸根据临床需要以不同模式配制而成的，包括必需氨基酸与某些非必需氨基酸。除提供能量外，主要用于提供氮源、维持正氮平衡、促进体内蛋白质合成和组织愈合，以及合成酶和激素。补充氨基酸需注意氨基酸的成分与总含氮量，其需要量一般为 $6~8g/m^2$ 或 $0.15~0.2g/(kg \cdot d)$。

4. 水与电解质

肠外营养的液体需要量基本上是 1mL/kcal，成年人以每天 3000mL 左右为宜。常用的肠外营养的电解质溶液有 10% 氯化钠、10% 氯化钾、10% 葡萄糖酸钙、25% 硫酸镁及有机磷制剂等。

5. 维生素与微量元素

维生素一般按生理需要量补充（维生素 D 除外，维生素 D 补充过多会出现骨质软化伴高钙血症）。且不可直接静脉注射，需稀释后进行静脉滴注。脂溶性维生素需加入脂肪乳剂中稀释，不能以水溶性液体稀释。矿物质元素方面，临床上宏量元素多为单独制剂，微量元素制剂目前有含 9 种微量元素的复方制剂安达美，一支即可基本满足成年人每日需要量。

（三）肠外营养支持的方法

1. 肠外营养输注途径

肠外营养输注途径主要分为中心静脉置管途径和周围静脉置管途径。中心静脉置管途径是指导管末端位于中心静脉，通常在上腔静脉与右心房交汇处。周围静脉置管途径的导管位于周围静脉，通常在前臂。

2. 营养液输注方法

肠外营养液的输注分为重力滴注和泵输注两种，危重患者多用泵输注，以精确控制输注速度和输注量。

（四）肠外营养并发症的预防及处理

大多数肠外营养并发症是可以预防和治疗的，认识并发症并及时处理、防治，直接关系着其实施的安全性。

1. 置管并发症

置管并发症与中心静脉导管的置入技术及护理有关，常见有空气栓塞、静脉炎、血栓形成和栓塞、气胸、血胸、纵隔血肿、损伤胸导管、心律失常等。

空气栓塞少量时无明显症状，大量时出现呼吸困难、昏迷、血压下降等症状，应立即置患者于左侧卧位，头低足高，严重者行右心室穿刺抽吸术或紧急手术。

2. 感染并发症

导管相关性血流感染是肠外营养中最常见、最严重的并发症，是指带有血管内导管或拔出血管内导管

48h 内患者出现菌血症或真菌血症，并伴有 38℃ 以上发热、寒战或低血压等感染表现，除血管导管外无其他明确感染源。

预防措施包括：①在超净工作台内配制营养液；②置管过程的严格无菌技术；③采用全封闭式输液系统；④定期消毒穿刺点皮肤并更换敷料等。

3. 代谢并发症

（1）液体量超负荷　液体量过多可致心肺功能不堪负荷而出现衰竭症状。对老年人、心肺功能与肾功能不全者，应特别注意控制液体输入量与输液速度。

（2）碳水化合物代谢紊乱　常表现为低血糖反应、高血糖反应、高渗性非酮性昏迷。对于应用肠外营养支持的患者，应每日测定尿糖 2~4 次，每周测定血糖 2~3 次，以便及时发现及处理。

（3）脂肪代谢紊乱　脂肪超载综合征，必需脂肪酸缺乏症。

（4）氨基酸代谢紊乱　高氨血症、血浆氨基酸谱不平衡。应加强监测，针对不同患者及疾病选用合适的氨基酸配方。

（5）电解质紊乱　最常见的是低钾、低镁及低磷，特别要注意磷的补充，定期监测患者血液浓度，因病因人及时调整补充。

（6）肝胆系统损害　一般表现为转氨酶和碱性磷酸酶升高。

（7）代谢性骨病　维生素 D 的适量供给往往被忽略，而 TPN 溶液中钙、磷有限，长期使用 TPN 治疗的患者易出现佝偻病、骨质软化症、骨质疏松症、纤维性骨炎等。

（五）肠外营养过渡到肠内营养

长期进行肠外营养，可导致胃肠道功能衰退。从肠外营养过渡到经肠营养需循序渐进，不能骤然停止，否则会加重肠道负担而不利于恢复。整个过渡过程分为以下四个阶段：①肠外营养与管饲结合；②单纯管饲（完全肠内营养）；③管饲与经口摄食结合（以医院基本膳食为主）；④从医院基本膳食过渡到正常膳食或因病情需要长期使用治疗膳食。即宜逐渐过渡到经肠营养，以使肠黏膜细胞得到适应。

当患者能耐受肠内营养时，先采用低浓度，缓速输注要素制剂或非要素制剂，监测水、电解质平衡及营养素摄入量，再逐渐增加肠内营养输注量，并以同样幅度降低肠外营养输注量，直至肠内营养能完全满足代谢需要，即可完全撤销肠外营养，过渡到完全肠内营养。

患者可逐渐增加经口摄入的营养物质，顺序为：流食→半流食（拔去鼻饲管）→软食→普食→全经口摄入食物。部分患者出院后仍需长期坚持治疗饮食，如高血压、肥胖症、血脂异常、冠心病等患者。

各阶段间过渡期需根据患者病情和耐受力而定，不能一概而论，一般肠外营养与肠内营养间过渡期为 3~5d，行肠内营养支持时可同时经口摄入流食，但由肠内营养完全过渡到普食或治疗饮食至少需要一周的时间，且应避免暴饮暴食或食用油腻等不易消化的食物，否则可加重病情或使病情复发。

？ 思考题

1. 低蛋白质膳食的适用对象与配膳原则是什么？
2. 由肠外营养过渡到肠内营养分为哪些阶段？

参考文献

REFERENCE

［1］中国医师协会．临床诊疗指南—临床营养科分册［M］．北京：人民军医出版社，2011.

［2］季兰芳．临床营养护理［M］．杭州：浙江大学出版社，2011.

［3］姚应水．临床营养学［M］．北京：人民军医出版社，2011.

［4］吴亚飞，孙晓洁．临床营养学［M］．郑州：郑州大学出版社，2014.

［5］雷敏，王大维，田秀丽，罗翠娟．实用临床营养治疗与护理［M］．石家庄：河北科学技术出版社，2014.

［6］蔡威．临床营养学［M］．上海：复旦大学出版社，2012.

［7］焦广宇，蒋卓勤．临床营养学［M］．人民卫生出版社，2002.

［8］周洁．食品营养与安全［M］．北京：北京理工大学出版社，2018.

［9］胡秋红，谢玮．食品营养与卫生［M］．2版．北京：北京理工大学出版社，2017.

［10］杜小亮．营养风险筛查方法的临床应用研究［D］．陕西：第四军医大学，2010.

［11］韩斌如，应波，寇京莉等．首次入院患者营养风险筛查与营养支持的回顾性研究［J］．上海护理，2019，19（3）：5-8.

［12］Rasmussen HH，Holst M，Kondrup J. Measuring nutritional risk in hospitals［J］. Clinical Epidemiology，2010，2：209-216.

［13］Scoditti E，Massaro M，Garbarino S，et al. Role of diet in chronic obstructive pulmonary disease prevention and treatment［J］. Nutrients，2019，11（6）：1357-1389.

［14］王佩珍．分析个体化营养膳食治疗妊娠期糖尿病的临床效果［J］．中国城乡企业卫生，2019，34（6）：114-115.

［15］Chien MY，Yang CM，Lin YT，et al. Dihydromyricetin-rich herbal mixture extracts as a potential prescription for treatment of metabolic syndrome in rats fed a high-fat diet and subacute toxicity assessment in rats［J］. Journal of Traditional and Complementary Medicine，2019，9（3）：221-226.

［16］任艳莉，韩轲．内分泌失调性肥胖患者实施膳食疗法联合奥利司他治疗的临床效果［J］．中国卫生标准管理，2018，9（9）：81-82.

［17］石汉平．围手术期动态营养支持［J］．外科理论与实践，2016，21（1）：16-19.

［18］袁凯涛，石汉平．《欧洲临床营养和代谢学会指南：外科临床营养》解读［J］．中国实用外科杂志，2017，37（10）：1132-1134.

［19］白一宁，姜明燕．围手术期患者营养支持的药学监护［J］．医药导报，2018，37（3）：377-380.

［20］马涛，刘彤．围手术期营养支持［J］．肠外与肠内营养，2018，25（5）：262-268.

［21］李倩娟．围手术期护理对食管癌根治术后肠道营养患者肠功能恢复的影响［J］．中国肛肠病杂志，2019，39（4）：53-54.

［22］许静涌，韦军民．再谈营养支持对外科病人临床结局的影响［J］．外科理论与实践，2018，23（1）：5-9.

［23］Sheean P，Gonzalez MC，Prado CM，ct al. American society for parenteral and enteral nutrition clinical guidelines：the validity of body composition assessment in clinical populations［J］. Journal of Parenteral and Enteral Nutrition，2019，44（1）：1-32.

［24］王丹．普外术后患者行肠内营养与肠外营养的临床疗效对比［J］．中国现代药物应，2018，12（10）：

59-60.

[25] 吴春玲，蔡玉玲，李丽佳. 肠内营养联合肠外营养对胰腺癌患者术后康复的影响 [J]. 癌症进展，2019，17（5）：609-612.

食品污染及其预防

第十一章

CHAPTER

11

掌握内容：掌握生物污染中细菌、真菌及病毒各类型特点及预防措施。

熟悉内容：熟悉化学污染的分类、产生原因及预防措施。

了解内容：了解物理性污染分类、杂物来源及预防措施。

食品污染（food contamination）指食品在不同条件下，由于外源性有毒有害物质进入导致其成分发生相关反应而性状改变，从而造成食品安全、营养或感官性状变化的过程。食品从种植到生产、加工、运输、销售至餐桌的整个过程各个环节，都有可能受到某些物质的污染，从而使食品质量降低，继而对人体造成不同程度危害。食品污染按其性质可分成三大类：生物性污染、化学性污染及物理性污染。本章主要从上述污染的形成原因、分类、危害及预防措施等方面进行介绍。

第一节　食品的生物性污染及其预防

食品的生物性污染包括细菌、病毒、真菌及真菌毒素、寄生虫和害虫。在上述污染类型中细菌性污染在整个食品污染中占比及危害最大。

食品微生物污染的来源有：食品原料本身的污染、食品加工过程中的污染以及食品贮存运输、销售中的污染。

一、细菌性危害

食品中细菌性危害包括腐败变质、食物中毒和食源性传染病，腐败变质是生产与经营中最常见的问题之一。细菌性食物中毒是食物中毒比例最大的，占50%左右。细菌性食物中毒以胃肠道症状为主，常伴有发热，其潜伏期相对于化学性中毒较长。多发于夏秋季气温和湿度较高的季节，常常为集体性爆发，发病率高，病死率低。常见的细菌性病原菌有沙门氏菌、葡萄球菌、副溶血性弧菌、肉毒梭菌、致病性大肠菌等。

（一）常见的细菌

1. 假单胞菌属

假单胞菌属（Pseudomonas）为革兰阴性无芽孢杆菌，需氧，嗜冷，pH 5.0~5.2下发育，典型的腐败细菌，在肉和鱼上易繁殖，多见于冷冻食品中。

2. 微球菌属与葡萄球菌属

微球菌属（Micrococcus）与葡萄球菌属（Staphylococcu）为革兰阳性细菌，嗜中温，营养要求较低。在肉制品、水产品及蛋品上常见，主要引起食品腐败变质。金黄色葡萄球菌（S. aureus）能产生肠毒素，可引起食物中毒。

3. 芽孢杆菌属与芽孢梭菌属

芽孢杆菌属（Bacillus）与芽孢梭菌属（Clostridium）分布较广泛，尤其多见于肉和鱼。前者需氧或兼性厌氧，后者厌氧，属中温菌，间或有嗜热菌。因能产生芽孢，对热的抵抗力特别强，是加热保藏食品（如罐藏食品）的主要腐败菌。

4. 肠杆菌科

肠杆菌科（Enterobacteriaceae）为革兰阴性菌，需氧及兼性厌氧，包括志贺氏菌属（Shigella Castellani）、沙门氏菌属（Samonella）、耶尔森氏菌属（Yersiniavan）等致病菌。

5. 弧菌属与黄杆菌属

弧菌属（Vibrio）与黄杆菌属（Flavobacterium）为革兰阴性兼性厌氧菌，主要来自海水或淡水，在低温和5%食盐中均可生长，在鱼类等水产食品中多见。

6. 嗜盐杆菌属与嗜盐球菌属

嗜盐杆菌属（*Halobacterium*）与嗜盐球菌属（*Galococcus*）为革兰阴性需氧菌，嗜盐，在12%食盐或者更高浓度的食盐中仍能生长，多见于咸鱼类食品。

7. 乳杆菌属

乳杆菌属（*Lactobacillus*）为革兰阳性杆菌，厌氧或微需氧，在乳品中多见。

（二）几种典型细菌性风险的防控

在细菌性污染中，致腐败变质的细菌大都可以在后续的加工热处理中使其数量降低或消除掉，下面主要介绍引起食物中毒的几种微生物及其防控措施。

1. 葡萄球菌

葡萄球菌抵抗环境的能力较强，在干燥条件下可生存数月，对热的抵抗力较一般，无芽孢，加热至80℃、30min能被杀死。可以耐受低水分活度（0.86），能在高盐（10%~15%）或高糖浓度的食品中繁殖。食品受葡萄球菌污染后，若在37℃左右存放且通风不良、氧分压降低时，易于形成肠毒素。引起食物中毒的葡萄球菌以金黄色葡萄球菌最为多见，金黄色葡萄球菌广泛存在于自然环境中，在适当的条件下，能够产生肠毒素，引起食物中毒。

金黄色葡萄球菌（*S. aureus*）也称"金葡菌"，隶属于葡萄球菌属，是革兰阳性菌代表，为一种常见的食源性致病微生物。金黄色葡萄球菌的代谢类型为需氧或兼性厌氧，对环境要求不高，最适宜生长温度为37℃，pH为7.4，耐高盐，可以存活于高盐环境，最高可以耐受浓度15%的NaCl溶液。金黄色葡萄球菌对高温有一定的耐受能力，在80℃以上的高温环境下30min才可以将其彻底杀死。常寄生于人和动物的皮肤、鼻腔、咽喉、肠胃中，在空气、污水等环境中也无处不在。由于金黄色葡萄球菌的结构特点，利用70%的乙醇可以在几分钟之内将其快速杀死。

近年来，金黄色葡萄球菌引发的食物中毒报道层出不穷，由金黄色葡萄球菌引起的食物中毒占食源性微生物事件的四分之一左右，金黄色葡萄球菌成为仅次于沙门氏菌和副溶血杆菌的第三大微生物致病菌。常见的被污染食品的有：乳及乳制品、蛋及蛋制品、各类熟肉制品，含有乳制品的冷冻食品。金黄色葡萄球菌的预防控制措施主要有：①合理选择安全的原料，改善环境卫生和个人卫生习惯，尽量避免污染；②尽可能采取热处理确保杀灭细菌；③对已感染或携带某种病原体的食品加工人员应按照规定限制其从事直接接触食品加工的活动；④生产加工乳制品、肉类等高危食品的企业，应认真严格执行相应的国家标准；⑤加强食品安全的风险识别和风险评估研究工作，加大宣传教育，提高公众安全意识。

2. 沙门氏菌

据统计，在世界各国的各类细菌性食物中毒中，沙门氏菌引起的食物中毒位列榜首。我国内陆地区也以沙门氏菌为首位。感染沙门氏菌的人或带菌者的粪便污染食品，可使人发生食物中毒。引起食物中毒的沙门氏菌属主要有：鼠伤寒沙门氏菌（*S. typhimurium*）、猪霍乱沙门氏菌（*S. choleraesuis*）及肠炎沙门氏菌（*S. enteritidis*）。

沙门氏菌的病原体属革兰阴性肠道杆菌，最适生长繁殖温度为20~37℃，在100℃时立即死亡，75℃、5min，60℃、15min也可将其杀灭。因此，低温储存食品是一项预防沙门氏菌的重要措施。目前已发现的沙门氏菌有近一千种类型。按其抗原成分可分为甲、乙、丙、丁、戊等基本菌组。其中与人体疾病有关的主要有甲组的副伤寒甲杆菌，乙组的副伤寒乙杆菌和鼠伤寒杆菌，丙组的副伤寒丙杆菌和猪霍乱杆菌，丁组的伤寒杆菌和肠炎杆菌等。除伤寒杆菌、副伤寒甲杆菌和副伤寒乙杆菌引起人类的疾病外，大多数仅能引起家畜、鼠类和禽类等动物的疾病，但有时也可能污染人类的食物而引起食物中毒。

沙门氏菌在水中不易繁殖，但可生存2~3周，冰箱中可生存3~4个月，在自然环境的粪便中可存活1~2个月。沙门氏菌最适繁殖温度为37℃，在20℃以上即能大量繁殖。食品在加工、运输、出售过程中往往被沙门氏菌污染。沙门氏菌易感染肉、蛋、乳及其制品。肉及其制品的沙门氏菌检出率美国为20%~25%，英国为9.9%，日本检查进口家禽的污染率为10.3%，国内肉类沙门氏菌检出率在1.1%~39.5%，蛋及其制品沙门氏菌检出率为 3.9%~43.7%，由于吃鸡蛋引起鼠伤寒病的病例报告有逐渐增加的趋势。沙门氏菌的预防控制措施主要有：①预防沙门氏菌食物中毒的关键措施是对食品进行彻底的加热灭菌；②加强对畜、禽的宰前检疫和宰后的兽医卫生检验；③加强原料肉在采购、储藏及运输环节的卫生管理；④强化从业人员卫生知识培训和健康检查。

3. 大肠埃希菌

大肠埃希菌（Escherichia coli）存在于人和动物的肠道中，通常不致病，当人体抵抗力减弱或食入大量活的致病性大肠埃希菌污染的食品时，往往引起食物中毒。致病性大肠埃希菌对热的抵抗力较弱，60℃、15~20min 能将其杀死。

防控措施：同沙门氏菌。

4. 副溶血性弧菌

副溶血性弧菌（Vibrio parahemolytitus）是嗜盐菌，抵抗力较弱，55℃、10min，90℃、1min 可杀灭，0~2℃经 24~48h 可死亡；对酸敏感，pH<6 时不能生长。副溶血性弧菌的某些菌株在特定条件下可产生耐热的溶血毒素，能溶解人的血细胞，多发于沿海地区和夏、秋季节。海鱼、虾、蟹、贝类等海产品带菌率很高，是引起此类食物中毒的主要食品。

防控措施：同沙门氏菌。特别指出：勿生食水产品，烹调过程要烧熟煮透；对于宜生食的水产品需用40%盐水（饱和盐水）浸渍保藏，食用前用清水反复冲洗或洗净后用食醋拌渍以达到杀菌目的。

5. 蜡样芽孢杆菌

蜡样芽孢杆菌（Bacillus cereus）较耐热，在 100℃、20min 才能被杀死，而芽孢可耐受 100℃、30min。蜡样芽孢杆菌可在多种食品中产生肠毒素，如剩饭剩菜、甜点心及乳、肉食品；呕吐毒素常在米饭类食品中形成。蜡样芽孢杆菌食物中毒有明显的季节性，以夏、秋季尤其是 6—10 月为多。

防控措施：在低温下（10℃以下）短时储存剩饭等熟食品，且在食用前应彻底加热（一般为 100℃、20min）；严格执行食品生产规范（GMP），降低污染率及污染量。

6. 单核细胞增生李斯特菌

单核细胞增生李斯特菌（Listeria monocytogenes）可引起食物中毒。该菌不耐热，58~59℃、10min 可杀死，耐碱不耐酸，在 pH 9.6 时仍可生长。该菌能耐受一般的食品防腐剂，并能在冷藏条件下生存繁殖。其引起食物中毒的食品以乳及乳制品最常见。

防控措施：低温下贮藏的食品使用前应彻底加热，其他同沙门氏菌。

7. 肉毒梭状芽孢杆菌

肉毒梭状芽孢杆菌（Clostridium botulinum）能产生肉毒毒素，对热的抵抗力不强，80℃、10~15min 即可死亡，但形成芽孢后抵抗力较强，需经高压蒸汽 121℃、30min 才能将其杀死。引起中毒的食品有：家庭制作的豆、谷类发酵制品（如臭豆腐、豆瓣酱、豆豉和面酱等），火腿、腊肠及其他肉制品；美国主要是家庭自制的罐头、水产品及肉、乳制品；日本因家庭制作鱼及鱼子制品引起中毒者最多。

防控措施：彻底清洗食品原料；罐头食品彻底灭菌；制成食品应避免再污染以及在较高温度或缺氧条件下贮存，以防肉毒毒素的产生。

8. 产气荚膜梭菌

产气荚膜梭菌（Clostridium perfringens）能产生外毒素。其食物中毒以夏秋季为多，主要污染肉、鱼及植物蛋白食品。

防控措施：加强对肉类食品的卫生管理，控制污染源；低温贮存熟肉制品并尽量缩短存放时间；使用前再次加热剩余食品。

9. 小肠结肠炎耶尔森菌

小肠结肠炎耶尔森菌（Yersinia enterocolitica）耐低温，0~5℃能生长繁殖，产生耐热肠毒素，是引起人类食物中毒和小肠结肠炎的重要病原菌，其产毒的温度范围为 4~35℃。多发生在春秋凉爽季节。易污染食品有牛乳、肉类、豆腐等。

防控措施：使用前加热冷藏熟制品；参考沙门氏菌。

二、真菌性危害

真菌在自然界中分布极广，有十万多种，其中能引起人或动物感染的仅占极少部分，约 300 种。微生物中只有真菌具有真正的细胞核和完整的细胞器，故又称真核细胞型微生物。真菌可以引起感染、变态反应、中毒等疾病。人和畜禽一次性摄入含有大量真菌毒素的食物，往往会发生急性中毒，长期少量摄入会发生慢性中毒。

霉菌是丝状体比较发达的小型真菌。有些霉菌能引起农作物的病害和食品霉变，并产生有毒的代谢产物——霉菌毒素。目前已知的霉菌毒素有 200 多种，主要有黄曲霉毒素、杂色曲霉素、赭曲霉毒素、玉米赤霉烯酮、单端孢霉烯族化合物、展青霉素、3-硝基丙酸等。

（一）常见的真菌

1. 黄曲霉毒素

黄曲霉毒素（aflatoxin，AFT）是黄曲霉（*Aspergillus flavus*）和寄生曲霉（*Asperillus parasiticus*）等的某些菌株产生的双呋喃环类毒素，分为黄曲霉毒素 B_1（AFTB$_1$）、黄曲霉毒素 B_2（AFTB$_2$）、黄曲霉毒素 G_1（AFTG$_1$）、黄曲霉毒素 G_2（AFTG$_2$）黄曲霉毒素 M、（AFTM$_1$）、黄曲霉毒素 M_2（AFTM$_2$）等，其中以 AFTB$_1$ 毒性最大、致癌性最强。毒性大小顺序为 AFTB$_1$>AFTM$_1$>AFTG$_1$>AFTB$_2$>AFTM$_2$>AFTG$_1$。黄曲霉毒素无色无味，易溶于油脂和一些有机溶剂，不耐强酸、强碱，但对高温性质稳定。动物食用黄曲霉毒素污染的饲料后，在肝、肾、肌肉、血、乳及蛋中可测出极微量的毒素。黄曲霉毒素及其产生菌在自然界中分布广泛，有些菌株产生不止一种类型的黄曲霉毒素，在黄曲霉中也有不产生任何类型黄曲霉毒素的菌株。黄曲霉毒素主要污染粮油及其制品，各种植物性与动物性食物都能被污染。

黄曲霉毒素引起人类急性中毒的主要症状为发热、呕吐、食欲不振和出现黄疸；严重者出现腹水、下肢浮肿、肝大和脾大，往往突然发生死亡。

黄曲霉毒素的化学结构式如图 11-1 所示。

我国曾先后在全国进行食品中黄曲霉毒素 B_1 的普查工作，结果发现黄曲霉毒素的污染有地区和食品种类的差别。长江及长江以南地区黄曲霉毒素污染严重，北方各省污染较轻。在各类食品中，花生、花生油、玉米污染最严重，大米、小麦、面粉污染较轻，豆类很少受到污染。有专家学者对我国广西、江苏、河北、北京等地的粮油食品中黄曲霉毒素的污染情况进行了调查，其结果表明除花生样品的污染率较高，达到 55.6% 外，玉米的污染率仅为 15.6%，且污染水平均未超过我国现行食品中黄曲霉毒素 B_1 的允许量标准。

学者们目前对黄曲霉毒素的防控措施研究主要有碾磨搓洗、吸附法、辐射处理、碱处理法、氧化降解法、有机溶剂萃取法、酶解法等方法。

2. 杂色曲霉素

杂色曲霉素（Sterigmatoeystin，ST）是一类主要由杂色曲霉（*Asp. versicolor*）、黄曲霉、构巢曲霉（*Asp. nidulans*）、棕曲霉（*Asp. ochraceus*）等真菌产生的次级代谢产物。其广泛存在于自然界中，主要对小麦、玉米、花生、大豆等粮食作物及其动物饲料造成污染，是最常见的霉菌毒素污染物之一。国际癌症研究中心（IARC）已将杂色曲霉毒素列为"可能的人类致癌物"。

杂色曲霉素是合成黄曲霉毒素的前体物，其分子结构与黄曲霉毒素结构类似（图 11-2），其毒性仅次于公认毒性最强的黄曲霉毒素。国内外研究发现，杂色曲霉素具有致癌、致突变和免疫毒性等生物效应。动物急性毒性实验表明，小鼠的经口半数致死量为 800mg/kg，慢性毒性主要表现为肝脏和肾脏中毒。目前针对杂色曲霉素尚未有统一的限量标准。

3. 赭曲霉毒素

赭曲霉毒素（ochratoxin）是由曲霉属（*Aspergillus*）和青霉属（*Penicillium*）的某些霉菌产生的一类霉菌毒

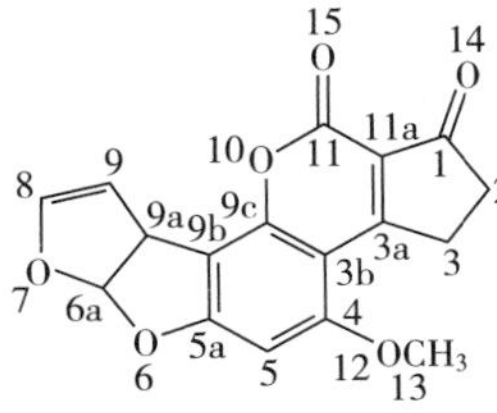

（1）AFTB$_1$

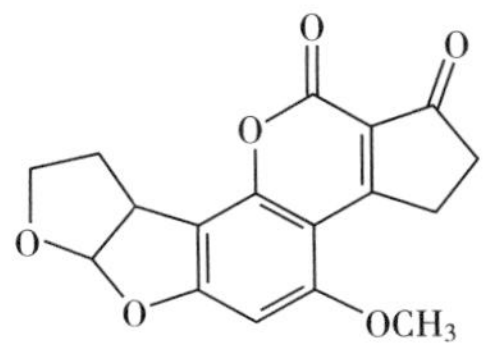

（2）AFTB$_2$

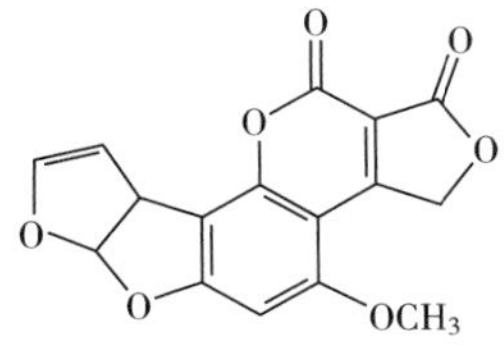

（3）AFTG$_1$

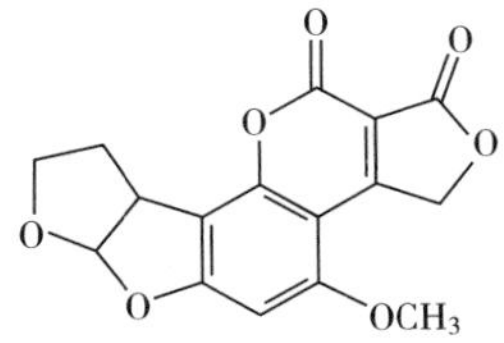

（4）AFTG$_2$

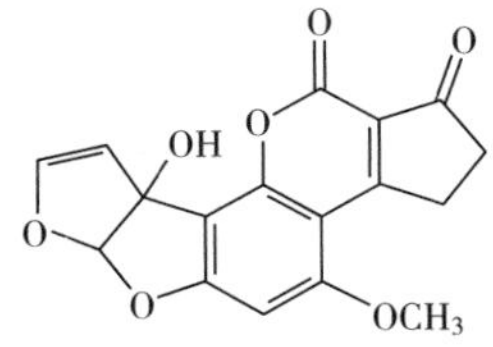

（5）AFTM$_1$

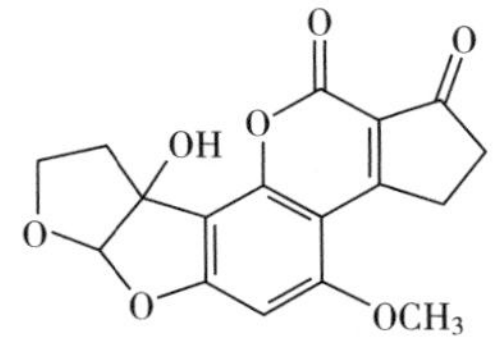

（6）AFTM$_2$

图 11-1　AFTB$_1$、AFTB$_2$、AFTG$_1$、AFTG$_2$、AFTM$_1$、AFTM$_2$化学结构式

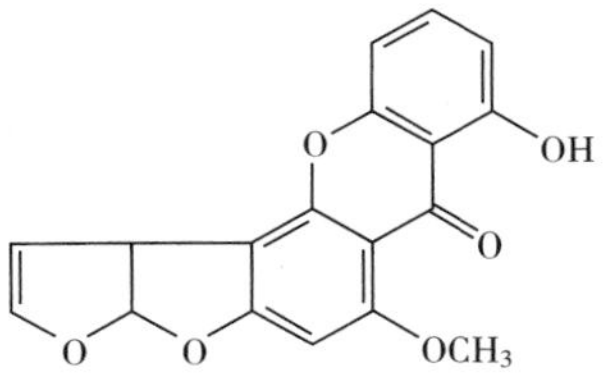

(1)杂色曲霉素

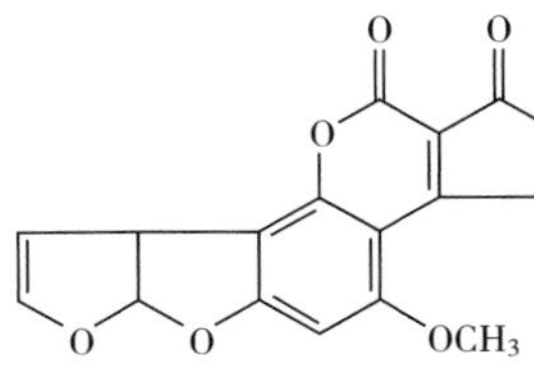

(2)黄曲霉毒素B$_1$

图 11-2　杂色曲霉素和黄曲霉毒素 B$_1$化学结构式

素的统称，主要包括 7 种结构类似物：赭曲霉毒素 A（OTA）、赭曲霉毒素 B（OTB）、赭曲霉毒素 C（OTC）、赭曲霉素素 D（OTD）、甲酯化的赭曲霉毒素 A 以及甲酯化或乙酯化的赭曲霉毒素 B。赭曲霉毒素的污染范围较广，几乎可污染玉米、小麦等所有的谷物，由于毒素蓄积和残留，也会出现在牛乳、血液、肝脏和禽肉中。

赭曲霉毒素 A（化学结构式如图 11-3 所示）是赭曲霉毒素中毒性最强、污染范围最广的一种，其具有肾毒性、肝毒性、免疫毒性、致癌、致畸、致突变以及神经毒性等毒性特征。联合国癌症研究组织机构将其列为 2B 类人类的可能致癌物。世界各国明确规定了食品中赭曲霉素 A 的限量标准，我国国标规定，谷物及其碾磨加工品限量为 5.0μg/kg，豆类及其制品限量为 5.0μg/kg。

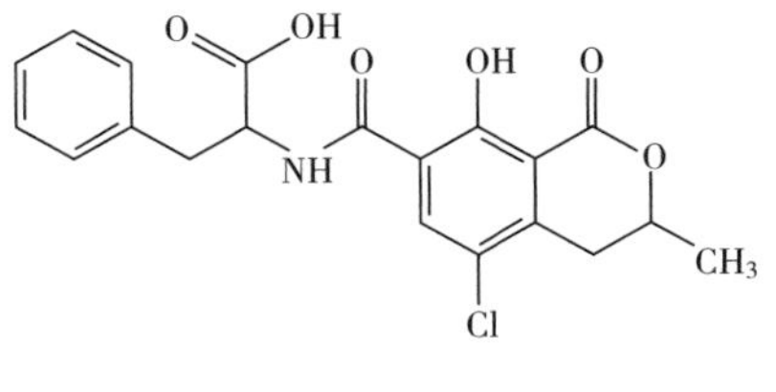

图 11-3　赭曲霉素 A 化学结构式

4. 玉米赤霉烯酮

玉米赤霉烯酮（zearalenone，ZEA）又称 F-2 毒素，是一类由禾谷镰刀菌（*Fusarium graminearum*）产生的非类固醇类的、具有雌激素活性的真菌毒素。其最初是由发霉的玉米中分离得到，主要污染玉米，也可污染大麦、小麦、大米和麦芽等谷物。研究表明，ZEA 具有 2，4-二羟基苯甲酸内酯类化合物的化学结构，具有较强的耐热性，热稳定高达 150℃，只有在高温或碱性条件下才能观察到降解现象。镰刀菌在玉米上生长繁殖一般需要 22%~25% 的湿度，在湿度 45%、温度 24~27℃ 下培养 7d 或 4~6 周时，玉米赤霉烯酮的产量最高。

玉米赤霉烯酮作为世界上霉菌污染中最常见的毒素之一，一旦采食经其污染的食物，便会对人类和动物造成不同程度的威胁。研究表明，玉米赤霉烯酮具有雌激素活性，主要作用于生殖系统，可使家畜、家禽和实验小鼠产生雌性激素亢进现象。妊娠期的动物（包括人）食用含玉米赤霉烯酮的食物可引起流产、死胎和畸胎。食用由玉米赤霉烯酮污染的面粉制作的各种面食也可引起中枢神经系统的中毒症状，如恶心、发冷、头痛等。玉米赤霉烯酮主要作用于生殖系统，猪对该毒素最敏感。

5. 单端孢霉烯族化合物

单端孢霉烯族化合物（trichothecenes）是一组生物活性和化学结构相似的有毒代谢产物，根据相似的功能团可将其分为 A、B、C、D 四个型。A 型包括 T-2 毒素、二醋酸薰草镰刀菌烯醇（diacetoxyscirpenol，DAS），B 型以脱氧雪腐镰刀菌烯醇（deoxynivalenol，DON）和雪霉腐镰刀菌烯醇（nivalenol，NIV）为代表，这四种是天然污染谷物和饲料的单端孢霉烯族化合物。

大多数单端孢霉烯族化合物是由镰刀菌属的菌种产生的，其中最重要的菌种是产生 DON 和 NIV 的禾谷镰刀菌。单端孢霉烯族化合物的主要毒性作用为细胞毒性、免疫抑制和致畸作用，可能有弱致癌性。

6. 展青霉素

可产生展青霉素（patulin）的真菌有十几种，它不仅大量污染粮食饲料，而且对苹果及其制品的污染严重。啮齿动物的展青霉素急性中毒常伴有痉挛、肺出血、皮下组织水肿、无尿直至死亡。展青霉素具有致癌性。

7. 3-硝基丙酸

3-硝基丙酸（*β*-nitropropionic acid）是曲霉属和青霉属等少数菌种产生的有毒代谢产物。3-硝基丙酸引起动物的急性中毒表现为以脑充血水肿为主。该中毒症的特点是发病急，潜伏期最短的仅十几分钟，长者可达 17h。

（二）对已污染食品的处理措施

对已污染食品的处理措施是：挑选霉粒；利用碾压水洗法，采用甲基胺、氢氧化钠来降低黄曲霉毒素含量；利用紫外线照射、白陶土或活性炭吸附，降低黄曲霉毒素含量。在食品原辅料验收时，严格按照 GB 2762—2017《食品安全国家标准 食品中真菌毒素限量》执行。

三、病毒性危害

病毒不能靠自身进行复制繁殖。污染到食品的病毒不会生长繁殖，因此它们不需要营养、水和空气，在其所污染的食物上可以存留相当长的时间。病毒不会导致食品腐败变质，但污染食品的病毒可以通过感染人体细胞而引起疾病。我国食品中的病毒性污染以肝炎病毒的污染最为严重，有显著的流行病学意义。其中甲型肝炎、戊型肝炎是通过肠道传播，即粪-口途径，相当一部分人是通过被污染的食品而感染。

（一）肝炎病毒

肝炎病毒是我国食品病毒污染的主要类型。

1. 甲型肝炎病毒

甲型肝炎病毒可以通过食品传播。毛蚶等贝壳类水生生物靠滤水进行呼吸并以摄入有机质为生，一旦水源受到甲肝患者排泄物或呕吐物的污染，甲肝病毒就会在毛蚶的消化道、肝脏中集聚和浓缩，所以食用这种不洁毛蚶就容易发生甲肝中毒。

2. 戊型肝炎病毒

戊型肝炎病毒不稳定，容易被破坏。

（二）朊病毒

朊病毒是一种不含核酸的蛋白质感染因子，是正常蛋白质错误折叠后形成的致病蛋白质。朊病毒能引起哺乳动物中枢神经组织病变，导致人和动物的可转移性神经退化疾病，如牛海绵脑病（BSE，俗称疯牛病）、克雅氏病（CJD）等疾病。据报道，世界各地均有死于新型克雅氏病的病例发生，而医学界怀疑克雅氏病可能和食用 BSE 牛制成的肉制品有关。

（三）禽流感病毒

禽流感（bird flu）是由甲型流感病毒的一种亚型（也称禽流感病毒）引起的一种急性传染病，也能感染人类，被国际兽疫局定为甲类传染病，又称真性鸡瘟或欧洲鸡瘟。人感染后症状主要表现为高热、咳嗽、流涕、肌痛等，多数伴有严重肺炎，严重者心、肾等多种脏器衰竭导致死亡，病死率很高，通常人感染禽流感死亡率约为33%。此病可通过消化道、呼吸道、皮肤损伤和眼结膜等多种途径传播。目前已从禽类鉴定出15 个 HA 亚型（H1～H15）、9 个 NA 亚型（N1～N9），其中 H5 和 H7 亚型对禽类具有高度的致病力，并可引起禽类重症流感的暴发流行。

（四）口蹄疫病毒

口蹄疫病毒是一种引起偶蹄动物接触性急性传染病的病原，多见于牛、羊、猪。口蹄疫病毒对外界环境的抵抗力较强，在-50℃可保存几年，对热、酸较敏感，直射日光、70℃加热 15min、乳酸、次氯酸和福尔马林均可使其灭活。发现口蹄疫病畜时，应立即销毁，对可能被感染的同群屠畜，其肉尸须经产酸处理或高温处理。

四、寄生虫危害

寄生虫在食品中或食品表面不能生长和繁殖，其繁殖时需要特定的宿主。只有在特定情况下才能使寄生虫感染到新宿主（消费者）。寄生虫的潜伏期较长，一般 7～10d。污染食物的常见食源性寄生虫可分为六大类，30 余种。寄生虫病多是由不卫生的饮食习惯造成的，寄生虫易引发猪带绦虫病、牛带绦虫病、肺吸虫病及肝吸虫病等。

（一）猪囊虫

猪囊虫肉眼观察为白色、绿豆粒大小，是一个半透明的水泡状囊状物，包囊的一端为乳白色不透明的头结，头结有吸盘和钩，而牛囊虫的头结有吸盘没有钩。人如果食用了没有死亡的猪囊虫，由于肠液和胆汁的刺激，猪囊虫头结可伸出包囊，以带钩的吸盘牢固地吸附在人的肠壁上，从中吸取营养并发育成成虫，即绦虫，使人患绦虫病。由于囊虫的寄生，人会感到肌肉酸痛和僵硬。如侵入眼中，会影响视力，甚至失明。寄生在脑中，会出现神经症状，造成抽搐、癫痫等症状。猪囊虫在 2℃冷藏条件下可生存52d；从肌肉中摘出的虫体，当加热到 48～49℃；感染猪囊虫的肉中食盐含量达到 5.5%～7.5%时，虫体即可死亡。

（二）旋毛虫

旋毛虫肉眼不易看见。当人误食含旋毛线虫幼虫的食品后，幼虫从囊内逸出进入十二指肠和空肠，并迅速发育为成虫，在此交配繁殖，每条成虫可产 1500 个以上幼虫。幼虫穿过肠壁，随血液循环到全身，主要寄生在横纹肌肉内，被寄生的肌肉发生变性。患者初期呈恶心、呕吐、腹痛和下痢等症状，随后体温升高。由于在肌肉内寄生，肌肉发炎，疼痛难忍。根据寄生的部位，分别出现声音嘶哑、呼吸和吞咽困难等症状。虽然猪的肌肉旋毛虫对热和低温抵抗力不强，但包囊内的幼虫抵抗力很强，盐腌、烟熏都不能杀死肉块深部的虫体。盐腌肉块深部的包囊幼虫可保持活力 1 年以上，腐败的肉中幼虫能存活 100d 以上。因此，控制此病的关键在预防，不吃没有煮透的肉，做好防止粪便污染的卫生管理，加强旋毛虫的检验。

（三）蛔虫

蛔虫寄生于小肠内，也可寄生于猪、狗、猫等动物体内。蛔虫病是一种常见寄生虫病，儿童高于成年人。蛔虫卵对环境因素抵抗力较强。防控措施为：养成良好的卫生习惯，充分热处理不洁食品，勤洗手，改善环境卫生以达到彻底杀死虫卵的目的。

五、害虫危害

污染食品的害虫包括少数几种昆虫（蟑螂、苍蝇）、啮齿类动物（老鼠）和鸟类（鸽子、麻雀等），它们通常能携带并传播各种病原菌，人们通过与之接触而感染疾病。

除了上述微生物危害之外，许多食品，如水果、蔬菜、鱼、肉、禽蛋等，其外表往往带有各种各样的微生物。作为预防，首先是对某些食品原料所带有的泥土和污物进行清洗，以减少或去除食品原料所带的大部分微生物。干燥、降温使环境不适于微生物的生长繁殖，也是一项有效的措施。基本原理就是创造一个不利于微生物生长繁殖的环境条件，或加入某些化学药剂以抑制微生物的生长。

在加工、运输、贮藏过程中的环境、设备、辅料和工作人员，都应注意防止微生物对食品的污染。根据食品的不同性质，减少和去除食品中已有微生物的方法很多，如过滤、离心、沉淀、洗涤、加热、灭菌、干燥、加入防腐剂、辐射等。控制食品中残留微生物的生长繁殖，可以延长食品的贮藏时间，并保证食品的食用安全。常用的控制方法有低温法、干燥法、厌氧法、防腐剂法等。无菌密封包装是食品加工后防止微生物再次污染的有效方法。

第二节　食品的化学性污染及其预防

食品的化学性污染是指由各种有毒有害的有机和无机化学物质对食品造成的污染。主要是指农用化学物质、食品添加剂、食品包装容器和工业废弃物的污染，汞、镉、铅、氰化物、有机磷及其他有机或无机化合物等所造成的污染。其特点是：①污染途径复杂、多样，涉及的范围广，不易控制；②受污染的食品外观一般无明显的改变，不易鉴别；③污染物性质稳定，在食品中不易消除；④污染物的蓄积性强，通过食物链的生物富集作用可在人体内达到很高的浓度，易对健康造成多方面的危害，特别是致癌、致畸、致突变作用。

造成化学性污染的原因有以下几种：①农业用化学物质的广泛应用和使用不当；②使用不合卫生要求的食品添加剂；③使用质量不合卫生要求的包装容器，如陶瓷中的铅、聚氯乙烯塑料中的氯乙烯单体都有可能转移进入食品，又如包装蜡纸上的石蜡可能含有苯并(a)芘，彩色油墨和印刷纸张中可能含有多氯联苯，它们都特别容易向富含油脂的食物移动；④工业的不合理排放所造成的环境污染也会通过食物链危害人体健康。

我国食品安全问题主要是人为化学污染，最严重的化学污染是农药、兽药、化肥、激素、环境污染物残留，本章将对上述化学污染物进行详述。

一、农药残留及其预防

（一）农药和农药残留

农药指用来提高和保护农业生产的化学药品，其作用是去除杂草、防治植物病虫害和调节农作物生长以保证农业丰收。

农药残留指农药使用后残存于生物体中的农药原体、有毒的降解物或转化产物、代谢物以及杂质的总称。

目前世界上农药品种有1500多种，其中正在生产和实际使用的农药品种有500多种。大剂量使用的有

100 多种。

（二）分类

农药按用途可分为杀虫剂、杀菌剂、植物生长调节剂、除草剂、杀螨剂、粮食防虫剂、灭鼠药等；按化学组成又可分为有机氯、有机磷、氨基甲酸酯和拟除虫菊酯等类型。

（三）农药污染食品的原因

农药污染可分为直接污染、间接污染、通过食物链污染和事故污染四种情况。

直接污染是指对作为食品原料的农作物、粮食原料、禽和畜等直接施用农药造成的污染。直接污染在粮食作物、果树、茶树和蔬菜等农作物上最为普遍。粮食和水果等在存放过程中，使用杀虫剂造成直接污染也非常普遍。给动物使用杀虫农药后，也会造成直接污染。

间接污染是指对农作物施用农药后，农药残留在土壤和水源中，再被作物吸收而造成的污染；与此同时，地下水也可能因此而含有农药，同时农药的微粒可以随空气飘移至很远的地方污染食品和饮水水源。农作物间接污染程度不仅与土壤中农药的残留量有关，还与作物种类有关。最容易从土壤中吸收农药的蔬菜是胡萝卜、菠菜、马铃薯和甘薯等，蕃茄、茄子、圆辣椒、卷心菜和白菜等对农药的吸收能力要小些。

农药污染可以通过食物链由低等生物向高等生物转移。在这一过程中，每经过一种生物体，农药浓度就明显提高。例如，DDT（国家已明令禁止使用）在水中的浓度为 3×10^{-5} mg/kg，在小鱼体中富集到 0.5mg/kg，大鱼体中富集到 2mg/kg，食鱼鸟体中富集为 25mg/kg。由于人处于食物链的最高层，因此环境的轻微污染可能造成对人类食品的严重污染并因此损害人体健康。

事故污染是在运输及贮存过程中，由于农药混放等意外事故造成的食品污染。

（四）农药残留的毒性和危害

食品中大多数残留农药进入机体后，可引起食用者急性中毒。除引起组织、脏器相应的毒性反应外，还常常会严重损害神经系统，表现出一系列精神症状。也有报道称农药能引起遗传和生殖毒性、致癌和致畸作用等慢性中毒，但还需要进一步证实。

（五）常用农药

1. 有机磷农药

有机磷农药是指在组成上含磷的有机杀虫剂、杀菌剂等。它是我国使用最广泛的一类农药。各种有机磷农药毒性差异较大，可分为高毒、中毒和低毒三类。高毒的有甲拌磷（3911）、内吸磷（1059）、异丙磷、三硫磷和氧化乐果等；中毒的有乐果、杀螟松、乙硫磷和皮蝇磷等；低毒的有敌百虫、马拉硫磷（4049）、敌敌畏、乙酰甲胺磷和辛硫磷等。

多数有机磷农药化学性质不稳定，遇光和热易分解，在自然界中易于降解，在碱性环境中易水解，不易长期残留，在生物体内的蓄积性亦较低。在作物中经过一段时间的自然分解转化为毒性较小的无机磷。有机磷农药对食品的污染普遍存在，主要污染植物性食物，尤其是含有芳香物质的植物，如水果、蔬菜等。主要的污染方式是直接施用农药或来自土壤的农药污染。高毒的甲胺磷是不允许施用在蔬菜上的，但在我国植物性食物中以甲胺磷为最常检出的农药，由甲胺磷引起的中毒事件也时有发生。

有机磷农药经皮肤、呼吸和胃肠吸收后中毒，属于神经毒物，能抑制胆碱酯酶活性，导致体内乙酰胆碱蓄积，使神经传导功能紊乱而出现相应的中毒症状。急性中毒症状有流涎出汗、流泪、恶心、呕吐、肌肉抽搐和瞳孔缩小，严重者出现呼吸麻痹，甚至窒息死亡。慢性中毒症状主要是神经系统、血液系统和视觉损伤。

2. 有机氯农药

有机氯农药是组成成分中含有氯元素的有机化合物，是最早使用的化学合成农药，主要作为杀虫剂使用。有机氯农药包括滴滴涕（DDT，二氯二苯三氯乙烷）和六六六（BHC，六氯环己烷）、氯丹、林丹、艾试剂和狄试剂等。使用最早、应用最广的是杀虫剂 DDT 和六六六，化学结构分别见图 11-4 和图 11-5。

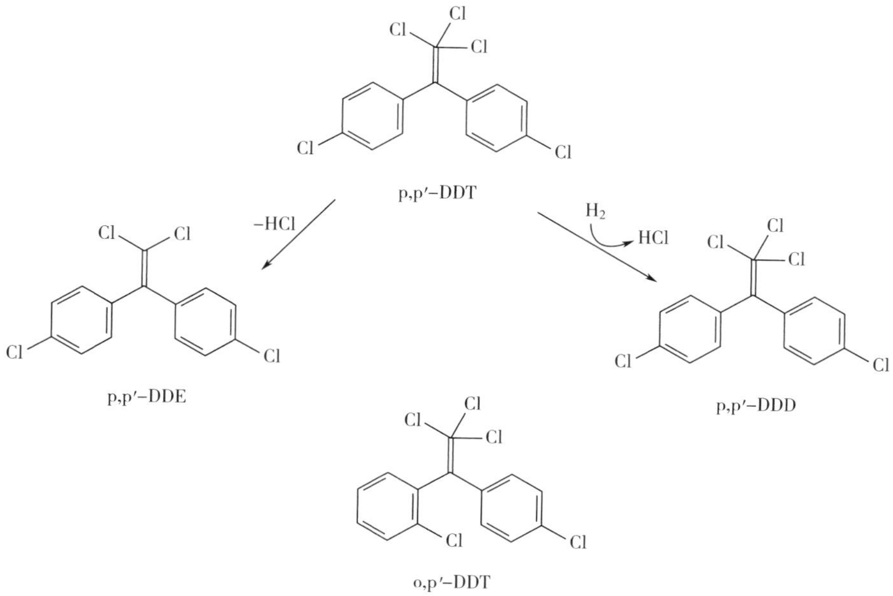

图 11-4 DDT 化学结构式

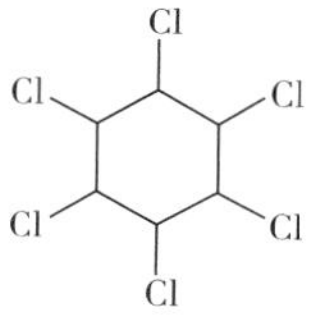

图 11-5 六六六化学结构式

有机氯农药持效期长、广谱、高效、价廉、急性毒性小，但化学性质稳定、不易降解，属于高残留农药。如 DDT 在土壤中的半衰期长达 3~10 年，降解 95% 需 16~33 年。该类农药的脂溶性强，主要蓄积在脂肪组织，且生物富集作用强。有些品种如 DDT、氯丹、灭蚁灵、艾氏剂、狄氏剂、异狄氏剂、七氯、毒杀芬、六氯苯属于禁用或严格限用的持久性有机污染物。

该类农药的急性毒性主要是损害神经系统和肝、肾，慢性中毒主要表现为肝脏病变，血液和神经系统受到损害。某些品种可扰乱激素的分泌，具有一定的雌激素活性，部分品种及代谢产物可通过胎盘屏障进入胎儿体内，有一定的致畸性。DDT 可使小鼠、兔和豚鼠等实验动物的肝癌发生率明显增高。

虽然我国于 1983 年停止生产、1984 年停止使用 DDT 和六六六，但由于该类农药具有高残留性，《食品安全国家标准 食品中农药最大残留限量》（GB 2763—2016）仍然规定了 DDT、六六六等有机氯农药残留限量。

3. 氨基甲酸酯类

氨基甲酸酯类农药主要是针对有机磷和有机氯类农药缺点开发的一类新型农药，具有选择性强、高效、广谱、对人畜低毒、易分解和残毒少等特点，广泛用于杀虫、杀菌和除草等。目前氨基甲酸酯类农药已有 1000 多种，使用量较大的杀虫剂有速灭威、西维因、涕灭威、克百威、叶蝉散和抗蚜威等，除草剂有灭草灵、灭草猛等。氨基甲酸酯类农药毒性机制与有机磷类似，在体内蓄积较少，主要是抑制胆碱酯酶的活性，人类急性中毒表现为胆碱性神经兴奋症状。

4. 拟除虫菊酯类

拟除虫菊酯类农药是一类模拟天然除虫菊酯的化学结构而合成的杀虫剂和除螨剂，具有高效、广谱、低毒、低残留等特点，广泛用于蔬菜、水果、粮食等农作物。目前常用的有 20 多个品种，如溴氰菊酯、丙炔菊酯、苯氰菊酯等。此类农药属于中等或低毒类农药，在自然界中降解快，不易在生物体内残留，因此一般慢性中毒较少。急性中毒常见于误食或农药生产和使用中接触所致，中毒后主要表现为神经系统症状。

除此以外，农药中毒还包括有机汞类、有机砷类以及混合农药等的残留或误食引起的中毒。预防农药中毒最有效的措施便是发展高效、低毒、低残留农药，并且在农作物生长过程中合理使用农药，借助法律、法规、强制性标准等措施从源头上进行管理。

二、兽药残留及其预防

（一）兽药和兽药残留

兽药（veterinary drugs）是指用于预防、治疗、诊断动物疾病或者有目的地调节动物生理功能的物质（含药物饲料添加剂），主要包括血清制品、疫苗、诊断制品、微生态制品、中药材、中成药、化学药品、抗生素、生化药品、放射性药品及外用杀虫剂、消毒剂等。有些农药也是我国允许使用的兽药。

兽药残留（residues of veterinary drugs）指动物用药后，动物产品的任何食用部分中与所用药物有关的物质的残留，包括原型药物和（或）其代谢产物。兽药残留主要有抗微生物药物（抗生素类、磺胺类、呋喃类）、抗寄生虫药物，甚至有违禁药物激素类、肾上腺素受体激动剂及其他促生长剂的残留。

食品中兽药残留的来源较多，主要包括为预防和治疗畜禽疾病通过口服、注射、局部用药等方法残留在动物体内的药物，为促进畜禽生长在饲料添加剂内添加的药物，在加工、贮存动物性食品过程中为了抑制微生物的生长、繁殖而加入的抗生素等药物。

（二）兽药的种类

常见兽药残留的种类有抗生素、合成抗菌药、抗寄生虫剂和激素类药物。

1. 抗微生物药物

抗微生物药物包括抗生素和合成抗菌药。抗生素在兽医诊断和畜牧业生产中大量使用，但大部分兽用抗生素作为饲料添加剂用于动物疾病预防、降低死亡率和促进生长。合成抗菌药抗菌谱广，价格低廉，性质稳定，在畜牧业生产中应用广泛。

2. 抗寄生虫剂

抗寄生虫剂是指能够杀灭或驱除体内、体外寄生虫的药物。抗寄生虫剂中，聚醚类抗生素（如莫能霉素、盐霉素等）广谱高效、残留低，应用比较广泛。

3. 激素类药物

激素类药物通过增强同化代谢、抑制异化或氧化代谢、改善饲料利用率或增加瘦肉率等机制，提高动物的繁殖和加快生长发育速度。这类药物效能极高、起效快、使用量小，所需要药物属于内源性物质，监控难度较大。

（三）兽药残留对人体的危害

含有兽药残留的食品大部分不会对人体产生急性毒性作用，但是如果经常摄取此类食品则会导致兽药残留慢慢在体内蓄积以致各种器官出现病变，对人体产生不良反应，主要表现为：

（1）毒性作用　长期食用含有兽药残留的动物性食物后，药物在体内蓄积到一定程度后便会对人体产生毒性作用。如磺胺类药物引起肾损害，氯霉素引起再生障碍性贫血，β-氨基糖苷类的链霉素可以引起药物性耳聋。

（2）过敏反应和变态反应　经常食用一些含低剂量抗菌药物残留的食品能使易感的个体出现过敏反应，这些药物包括青霉素、四环素、磺胺类药物以及某些氨基糖苷类抗生素。这些药物具有抗原性，刺激机体内抗体的形成，造成过敏反应，严重者可引起休克，短时间内出现血压下降、皮疹、喉头水肿、呼吸困难等严重症状。

（3）细菌耐药性 抗菌药物通过杀灭细菌发挥治疗感染作用，但是当动物或人经常反复接触抗菌药物后，其体内敏感菌株将受到选择性抑制，从而使耐药菌株大量繁殖。经常食用含有兽药残留的动物性食物后，一方面具有耐药性能引起人畜共患病的病原菌大量增加，另一方面带有药物抗性的耐药因子可传递给人类病原菌，当人体发生疾病时耐药菌株感染往往会延误正常的治疗过程。

（4）菌群失调 正常条件下，人体肠道内的菌群由于多年共同进化过程与人体能相互适应，不同菌群相互制约而维持菌群平衡。而过多药物残留的摄入则会打破这种平衡，造成一些非致病菌死亡，导致菌群失调，引发腹泻或维生素缺乏等不良反应。

（5）"三致"作用 苯并咪唑类药物是临床上常用的广谱抗蠕虫病的药物，持久地残留在肝内会对动物造成潜在的致畸和致突变作用；盐酸克伦特罗（瘦肉精）则会造成恶心、头晕、四肢无力、手颤等中毒症状；残留于食品中的克球酚、雌激素被证实具有致癌作用。

（6）内分泌及其他影响 很多促进动物生长的饲料添加剂多为激素类药物，长期食用会干扰人体的激素分泌体系和身体正常功能，尤其是儿童食用后会导致性早熟。

（四）预防控制措施

为了减少农药和兽药残留对人体健康的影响，应建立和完善与之相关的法律法规体系，有效预防和控制危害。

（1）依照《农药管理条例（2017版）》登记注册管理农药生产企业。

（2）农药生产企业应当按照国务院农业主管部门的规定向省、自治区、直辖市人民政府农业主管部门申请农药生产许可证。不得使用禁用的农药。剧毒、高毒农药不得用于防治卫生害虫，不得用于蔬菜、瓜果、茶叶、菌类及中草药材的生产。农药使用者应严格按照农药标签标注的使用范围、使用方法和剂量、使用技术要求和注意事项使用农药，不得扩大使用范围、加大用药剂量及改变使用方法。兽药使用应当遵守兽药安全使用规定。

（3）严格执行残留限量标准《食品安全国家标准 食品中农药最大残留限量》（GB 2763—2016）。

（4）调整农药和兽药的品种结构，禁用或限用高毒、高残留的农药，促进农药产品的升级换代，完善混配制剂，发展安全、高效的新品种。

（5）消除残留于食品中的农药和兽药，选择多种加工烹调方式破坏或除去残留农药。通过选择合适的烹调加工、冷藏等方法也可减少食品中残留的兽药。

（6）尽可能减少农药和兽药的使用，通过推广生物防治、物理防治、先进施药器械等措施，逐步减少农药使用量。

三、有害金属对食品的污染及其预防

当环境中有些金属元素剂量稍高时进入人体后能产生毒性作用，如铅、汞、镉、砷等，称之为有毒金属（hazard metal）。汞、铅、镉、砷等几种金属对食品危害较大。

（一）食品中有毒金属污染物来源

（1）工业排放物中含有的有毒金属元素通过污染水体、土壤或空气直接或间接污染食品。

（2）食品加工过程中，包装物或容器中含有的有毒金属亦会造成污染。

（3）农药及含金属杂质的食品添加剂。

（4）一些特殊地质环境地区生长的动物和植物体内的重金属含量会显著高于一般地区。

（二）食品中有毒金属污染的特点

（1）蓄积毒性较强，进入人体后排出缓慢，生物半衰期多较长。

（2）通过食物链生物富集作用后在人体内达到较高浓度。

（3）有毒、有害金属污染食品对人体造成的危害常以慢性中毒和远期效应为主，有时会发生由于意外事故污染或故意投毒等引起急性中毒。

（三）几种主要有害金属对食品的污染及毒性

1. 汞

（1）理化特性　汞（mercury，Hg）俗称水银，为银白色液体金属。汞具有易蒸发的特性，常温下可以形成汞蒸气，汞蒸气和汞的化合物多有剧毒（慢性）。在自然界中有单质汞（水银）、无机汞和有机汞等几种形式。汞在环境中被微生物作用可转化成甲基汞等有机汞而在生物体内蓄积。

（2）食品中汞污染的来源　汞及其化合物广泛应用于工农业生产和医药卫生行业，可通过"三废"等污染环境和食品。污染水体的无机汞在某些微生物的作用下可转变为毒性更大的甲基汞，继而通过食物链的生物富集作用在鱼体内达到较高的含量，水生动物中又以鱼贝类食品的甲基汞污染最为严重。除水产品外，汞还可通过含汞废水灌溉农田等方式污染农作物和饲料，造成谷类、蔬菜、水果和动物等食品汞污染。

（3）汞污染对人体的危害　微量的汞在人体内不致引起危害，汞可通过肾脏、肝脏和结肠黏膜排泄，以肾脏为主要排泄器官，排泄量约占75%。若摄入量过多，则会损害人体健康。长期摄入被甲基汞污染的食品可致甲基汞中毒。甲基汞可通过胎盘进入胎儿体内使婴儿出现发育不良、智力减退，甚至发生脑麻痹而死亡。甲基汞中毒的主要表现是神经系统损害的症状，如运动失调、语言障碍、感觉障碍、精神症状及听力障碍等。

（4）食品中汞的允许限量　我国现行的《食品安全国家标准　食品中污染物限量》（GB 2762—2017）规定的食品中汞的限量见表11-1。

表11-1　食品中汞限量指标

食品	限量（MLs）/（mg/kg）
	总汞（以Hg计）
鲜乳	0.01
肉、蛋	0.05
粮食（成品粮）	0.02
蔬菜	0.01
	甲基汞
鱼（不包括食肉鱼类）及其他水产品	0.5
食肉鱼类（如鲨鱼、金枪鱼及其他）	1.0

资料来源：GB 2762—2017《食品安全国家标准　食品中污染物限量》。

2. 镉

（1）理化特性　镉（Cadmium，Cd）为银白色有光泽的金属。镉性质活泼，可与硫酸、硝酸等作用生成相应的镉盐，镉的硫酸盐、硝酸盐及卤化物均可溶于水，有较大的毒性。

（2）食品中镉污染的来源　镉在自然界广泛分布，水和土壤中的镉主要来源于电镀、电解和蓄电池等含镉工业排出的废水。利用含镉废水灌溉农田，会引起土壤镉的蓄积。农作物通过根部吸收镉，并在体内富集。镉主要通过对水源的直接污染及通过食物链的生物富集作用对人类的健康造成危害。我国报告镉污染区生产的稻米镉含量可达5.43mg/kg。海产品、动物性食品（尤其是肾脏）含镉量通常高于植物性食品。

（3）镉污染对人体的危害　镉中毒主要损害肾脏、骨骼和消化系统，由于镉在生物体内的蓄积作用和食物链的生物富集作用，使镉在水产品、动物肾脏等动物性食品中浓度可高达每千克几十至数百毫克。水产品、动物性食品（尤其是肾脏）含镉量通常高于植物性食品。除急、慢性中毒外，研究表明，镉及含镉化合物对动物和人体有一定的致畸、致癌和致突变作用。国际癌症研究机构（IARC）将镉定为Ⅰ级致癌物。

（4）食品中镉的允许限量 我国现行的《食品安全国家标准 食品中污染物限量》（GB 2762—2017）中规定的食品中镉的限量见表11-2。

表11-2 食品中镉限量标准

食品	限量（MLs）/（mg/kg）	食品	限量（MLs）/（mg/kg）
稻谷、糙米、大米	0.2	鲜蛋	0.05
豆类	0.2	豆类、根茎类蔬菜（芹菜除外）	0.1
花生	0.5	芹菜	0.2
禽畜肾脏	1.0	新鲜水果	0.05

资料来源：GB 2762—2017《食品安全国家标准 食品中污染物限量》。

3. 铅

（1）理化特性 铅（lead，Pb）为银白色重金属。铅在自然界中大多以化合物的形式存在。在铅的无机化合物中，铅通常处于+2价状态。除乙酸铅、氯酸铅、氯化铅外，大多数+2价铅盐不溶于水或难溶于水。铅化合物中危害较大的是烷基铅，为无色透明油状液体，不溶于水，易溶于有机溶剂与脂肪。

（2）食品中铅污染的来源 铅在自然环境中普遍存在，通过食物链的生物富集作用可对食品造成严重污染，食品加工过程、交通工具排放的废气，使用含铅的劣质陶瓷器皿运输、盛装食品，印制食品包装的油墨及颜料均可造成铅污染。

（3）铅污染对人体的危害 铅中毒较少引起急性症状。铅主要损害造血系统、神经系统和肾脏。通过食物摄入的铅在体内长期蓄积可对造血、神经、免疫、内分泌及肾脏系统产生慢性损害，儿童对铅较成年人更为敏感，过量铅摄入可影响其生长发育，导致智力低下。

（4）食品中铅的允许限量 我国现行的《食品安全国家标准 食品中污染物限量》（GB 2762—2017）中规定的食品中铅限量见表11-3。

表11-3 食品中铅限量标准

食品	限量（MLs）/（mg/kg）	食品	限量（MLs）/（mg/kg）
谷类、豆类、薯类	0.2	叶菜蔬菜	0.3
禽畜内脏	0.5	浆果和其他小粒水果	0.2
鲜蛋	0.2	冷冻饮品	0.3
鱼类	0.5	鲜乳	0.05

资料来源：GB 2762—2017《食品安全国家标准 食品中污染物限量》。

（四）预防有害金属污染食品的措施

（1）控制并消除污染源，对工业生产中"三废"的排放应严格监管。

（2）限用或禁止使用含有毒金属的农药，并加强监督检测工作。

（3）妥善保管有毒、有害金属及其化合物，防止人为污染食品。严格控制有毒金属和有毒金属化合物的使用；控制食品生产加工过程有毒金属的污染，限制油漆等的镉含量等，推广使用无铅汽油等。

（4）严格限制食品加工设备、容器、包装材料和管道中有毒金属的含量。

四、容器和包装材料对食品的污染

食品在生产加工及储存运输过程中会接触到各种容器、工具、包装材料等，从最简单的包装纸到大型贮藏罐，种类很多。在与食品接触过程中，某些材料的成分有可能迁移到食品中，给食用者带来危害。食品包装印刷污染已经成为食品二次污染的主要原因之一。

（一）包装材料

常见的食品包装材料包括纸、塑料、金属、木制品、陶瓷、搪瓷、玻璃和橡胶。纸包装对食品带来的污染主要是造纸过程中添加的防渗剂/施胶剂、填料、漂白剂、染色剂、防霉剂和甲醛对食品的溶出。塑料包装包括热固性和热塑性两种，不安全隐患主要是存在于热固性塑料脲醛树脂、酚醛树脂、三聚氰胺-甲醛树脂中的甲醛，存在于热塑性塑料聚氯乙烯树脂中的氯乙烯单体、聚苯乙烯中的甲苯、乙苯、丙苯等化合物以及塑料制作中使用的稳定剂、润滑剂、着色剂、抗静电剂和增塑剂等。金属包装一般分为箔材和罐材两种，前者使用铝箔或铁箔，后者多使用镀锡罐，过去使用的镀锡罐溶出的锡会形成有机酸盐，毒性很大，但是现在的金属包装内壁都有涂层，因此几乎不存在镀锡引起的中毒事件。木制包装食品和陶瓷搪瓷食品容器表面一般都要经过涂料或上釉等表面处理，而这些涂料和釉都是化学品（釉含硅酸钠和金属盐，以铅较多），给被包装食品的安全性带来一定的隐患。玻璃容器的主要成分是 SiO_2-Na_2O，其安全隐患主要是碱、铅（铅结晶玻璃）及砷等溶出物，此外玻璃容器的着色剂也会带来一定的污染。橡胶一般用于包装容器的衬垫或作为密封材料，由于橡胶本身容易吸收水分，因此其溶出物比塑料要多，一般橡胶添加剂中有毒性的或怀疑有毒性的是 β-萘胺、联苯胺、间甲苯二胺、氯苯胺、苯基萘基胺、巯基苯并噻唑及丙烯腈、氯丁二烯。

（二）印刷油墨

食品包装对油墨一般都要求有一定的基材结合力、耐磨性，能够耐杀菌和水煮处理要求，并具有耐冻性、耐热性，包装在运输、贮存过程中不发生油墨脱落、凝结等现象。目前大多数油墨都含苯，苯一直被公认为致癌物质。虽然我国的食品安全标准对苯的含量做了限量，但是油墨中苯的存在依然对食品安全性带来一定的隐患。

（三）印刷辅料

食品复合包装材料黏合剂和塑料印刷油墨的溶剂一般使用的是苯类物质，这类物质在印刷过程中挥发不完全，有可能造成在包装材料中残留，在食品包装过程中渗透到食品中，从而带来食品的污染。

第三节　食品的物理性污染及其预防

除了生物性污染和化学性污染，食品的物理性污染已经成为威胁人类健康的重要食品安全问题之一。物理性污染物根据污染物的性质，可分为放射性污染物和杂物两类。

一、食品的放射性污染及其预防

食品中的放射性污染物分为天然放射性污染物和人工放射性污染物。一般情况下，食品中的天然放射性污染物比较常见，而人工放射性污染物多来自医药、工农业等方面的辐射，引起放射性污染物超标如某一地区发成核事故泄漏事件，则该区域内食品易放射性物质超标。

（一）食品放射性污染的来源

自然环境中的人工辐射源来自于如原子弹或氢弹爆炸、核工业生产中的废料处理，科研、医疗方面的研究使用等。这些人工放射性核素会通过空气、水、土壤以及食物链进入动物性食物和植物性食物中对人体造成污染。

（二）食品放射性污染的预防措施

（1）评估合适防护范围。

（2）食品放射防护应加强对放射性污染源卫生防护和卫生监督管理，一方面防止食品受到放射性物质的污染；另一方面严格执行国家卫生标准，定期进行食品卫生监测，加强监督，使其量控制在允许范围之内。

（3）加强制定相关法律法规文件。

二、食品的杂物污染及其预防

食品杂物污染存在偶然性，食品中的杂物污染物可能并不直接威胁消费者健康，但却严重影响了食品应有的感官性状和营养价值，使食品质量得不到保证。按照杂物污染食品的来源将污染食品的杂物分为来自食品生产、储存、运输、销售等环节的污染物以及食品掺杂掺假污染物。

（一）食品杂物污染的来源

食品可能受到杂物的污染包括食品在生产过程中遇到的污染，如食品加工过程中设备的陈旧或故障引起加工管道中金属颗粒或碎屑对食品的污染等食品储存过程中苍蝇、昆虫等的污染，食品运输过程中运输车辆、装运工具对食品的污染，头发及饰物、指甲、烟头等对食品的污染。

（二）食品杂物污染的预防措施

（1）加强食品加工过程中各环节的监管，严格执行良好生产规范（GMP）及危害分析与关键控制点（HACCP）。

（2）改进改善加工工艺，定期清洗相关仪器及设备。

（3）制定相应的食品安全国家标准，并严格按照国家标准执行。

（4）严格执行《中华人民共和国食品安全法》，加强食品安全宣传工作，对出现的食品掺杂、掺假等违法行为进行严厉打击。

❓ 思考题

1. 金黄色葡萄球菌的预防控制措施主要有哪些？
2. 预防和控制食品中农药和兽药残留量的主要措施有哪些？

参考文献

REFERENCE

［1］吴兆蕃. 黄曲霉毒素的研究进展［J］. 甘肃科技，2010，26（18）：89-93.
［2］李波. 食品安全与质量控制技术［M］. 北京：中国质检出版社，2017.
［3］张娜，车会莲. 食品卫生与安全［M］. 北京：科学出版社，2016.
［4］冯翠萍. 食品卫生学［M］. 北京：中国轻工业出版社，2014.

各类食品的卫生及管理

第十二章

CHAPTER

12

掌握内容：掌握粮豆、水果、牛乳、肉禽、油脂、鱼类主要卫生问题及具体解决及管理办法。

熟悉内容：熟悉罐头、冷饮食品主要卫生问题；熟悉有机食品的特点及判断标准。

了解内容：转基因食品及无公害食品、绿色食品的定义及标志。

第一节　粮豆、蔬菜和水果的卫生及管理

一、粮豆的卫生及管理

粮豆主要包括粮食及豆类食品。粮豆类食品作为我国居民的主食来源，在膳食中占有重要地位，是蛋白质和热量的主要来源，也是一些矿物质和 B 族维生素的重要来源。粮食类主要包括原粮（小麦、稻谷、玉米、高粱、大麦、燕麦、小米、荞麦等）和成品粮（面粉、大米等）。豆类主要有富含优质蛋白质和亚油酸的黄豆、黑豆和青豆等。影响粮豆质量变化的主要因素有微生物、农药、温度、水分以及仓储害虫等。

（一）粮豆的主要卫生问题

1. 真菌及其毒素的污染

粮豆在生长、收获及储存过程的各个环节均可受到真菌的污染。常见的真菌污染有曲霉、青霉、毛霉（Mucor）、根霉（Rhizopus）和镰刀菌污染等。粮豆在收获时若没有充分晒干，或者环境温度较高、湿度较大时，真菌就会在其表面快速繁殖并产生毒素，进而破坏粮豆质量，使其性状发生变化，从而破坏人体肝脏、肾脏和神经系统。

天然污染的食品中以黄曲霉毒素 B_1 最为多见，其毒性和致癌性也最强。黄曲霉毒素不仅在粮食收割受潮之后长霉产生，在农作物正常的生长期中也可以形成。如玉米种子在萌发期遇到干燥高温天气，土壤中的黄曲霉种子会在玉米棒中产生，且浓度极高。

2. 仓储害虫

在我国，仓储类害虫主要有两类，一类是甲虫类，常见的类型为大谷盗、米象、谷蠹等；另外一类为蛾类，常见的类型为螟蛾。仓库中害虫虫卵孵化繁殖条件为 18~21℃、相对湿度 65% 以上，害虫孵化在 10℃ 以下时受到抑制。仓储害虫可使食物变质从而降低食用价值，世界各国每年因害虫导致的粮食损失巨大。

3. 农药残留

直接喷洒施用和环境污染中的农药均可通过水、空气和土壤途径进入粮豆作物并最终通过膳食进入人体，从而引起食源性疾病。污染粮豆的农药主要包括有机氯、有机磷、拟除虫菊酯类农药、氨基甲酸酯类农药、有机汞等。粮豆中农药的残留主要来自：直接施用于作物用于防治病虫害和除草的农药；通过水、空气、土壤等途径从污染的环境中吸收；在储存、加工、运输及销售过程中由于防护不当受到污染等。

4. 自然陈化

粮豆在储存过程中，由于自身酶的作用，营养素发生分解，从而导致其风味和品质发生改变的现象，称为自然陈化。陈化过程中，粮豆中碳水化合物中的淀粉受淀粉酶的作用水解成麦芽糖，又经酶的作用分解成葡萄糖，造成总的淀粉含量降低。蛋白质在陈化过程中总含量基本不变。当储存不当或储存时间较长时，粮食中酸性物质逐步增加。

5. 其他类型的污染

粮豆中其他类型的污染来源有：①用于灌溉的工业废水及生活污水，因其含有汞、铅等重金属从而对粮豆造成污染，重金属半衰期长不易降解，通过富集作用造成污染；②加工过程或食品接触材料及制品造成污染；③转基因粮豆潜在危险，我国目前转基因作物如玉米、棉花、大豆、水稻等商业化趋势已势不可挡，由于转基因作物打破了物种之间固有的亲缘关系，其安全性有待于进一步研究；④粮豆收割过程中易混入含有

有毒成分的植物种子，误食上述种子会对消费者身体健康造成一定损害；⑤在植物种植或收割过程中，由于经常使用农具或机械设备，泥土、砂石及金属容易被带入粮豆里造成污染，若消费者误食上述被污染的食品，会造成牙齿和胃肠道损伤。

（二）粮豆的卫生管理

1. 粮豆的安全水分及真菌毒素限量要求

粮豆的安全水分是指在一定温度条件下，粮食在储存期间能使其自身生命活动下降到最低限度并能抑制微生物生长所含的水分。水分含量的高低与其储藏时间的长短和加工方式密切相关。粮豆水分含量过高时，其代谢活动增强而发热，真菌、仓虫等易生长繁殖，易引起腐败变质，因此应严格控制粮豆制品的水分含量，使其符合安全水分要求，延长保质期。其中粮豆类的安全水分为：谷类12%～14%，豆类10%～13%，玉米12.5%，面粉13%～15%，花生8%。此外，还应控制粮豆储藏环境的温度和湿度，降低粮豆变质的危险性。一般来说，相对湿度在65%～70%可以有效地抑制真菌、细菌和仓储害虫的生长繁殖。同时应定期监测粮食中真菌毒素限量指标（表12-1）以保证产品质量。

表 12-1　粮食中真菌毒素限量指标

项目	限量/（mg/kg）	项目	限量/（mg/kg）
黄曲霉毒素 B$_1$		**玉米赤霉烯酮**	
小麦、大麦、其他谷物	5.0	小麦、小麦粉	60
小麦粉、麦片、其他去壳谷物	5.0	玉米、玉米面（渣、片）	60
脱氧雪腐镰刀菌烯醇（DON）		**赭曲霉毒素 A**	
玉米、玉米面（渣、片）	1000	谷物	5.0
大麦、小麦、麦片、小麦粉	1000	谷物碾磨加工	5.0

资料来源：GB 2761—2017《食品安全国家标准　食品中真菌毒素限量》。

2. 粮豆生产、加工、运输、销售的卫生要求

（1）粮豆生产时的卫生要求　粮豆的生产加工过程应满足良好生产规范（GMP）和危害分析与关键控制点（HACCP）的要求，以保证其卫生安全。

为降低农药在粮豆中的残留应遵守以下要求：①合理使用农药，严格遵守《农药安全使用规定》及《农药管理条例（2017年版）》的规定中的要求；②根据农药毒性和在人体内的蓄积性，确定农药的最高用药量、合适的施药方式、最多使用次数和安全间隔期，以保证粮豆中农药残留量不超过最大残留限量标准（表12-2）；③严格管理和控制农药、化肥的剂量、范围、时间及品种，禁止使用含有有毒重金属的农药、化肥。针对农药毒性和降解快慢及其在人体内蓄积的特性，对不同作物及环境条件选用不同的农药和使用剂量。

表 12-2　粮食中部分农药最大残留限量

项目	最大残留限量/（mg/kg）	项目	最大残留限量/（mg/kg）
磷化物（以磷化氢计）	0.05	溴氰菊酯（稻谷、麦类）	0.5
溴甲烷（谷物、大豆）	5	吡蚜酮（小麦）	0.02
甲基嘧啶磷（稻谷、小麦）	5	敌百虫（稻谷、小麦）	0.1

资料来源：GB 2763—2019《食品安全国家标准　食品中农药最大残留量》。

在粮豆的选种过程中应防止无机夹杂物和有毒种子对粮豆造成污染。粮豆种植过程中使用的灌溉水应符合《农田灌溉水质标准》，如灌溉水是污水，水在灌溉前应先经无害化处理，使水质符合国家标准，防止水中有害化学物质对粮豆的污染。

依据国家标准规定，定期检测农田污染程度及农作物的有毒重金属残留量（表12-3），防止污水中有毒重金属等物质对粮豆的污染。

表12-3 粮食中有毒重金属限量指标

项目	限量/（mg/kg）	项目	限量/（mg/kg）
铅（Pb）	0.2	汞（Hg）	0.02
镉（Cd）		无机砷（以As计）	
稻谷（大米、豆类）	0.2	稻谷	0.2
麦类（小麦粉及其他）	0.1		

资料来源：GB 2762—2017《食品安全国家标准 食品中污染物限量》。

（2）粮豆加工时的卫生要求 粮豆加工时的卫生要求包括粮豆加工原料和设备的卫生要求。

①加工原料的卫生要求：粮豆加工过程中若混入了泥土、石块、金属物质、有毒种籽及霉变的粮豆等物均影响其产品品质，因此在加工过程中可安装过筛及风选设备将上述杂质去除。粮豆生产加工过程中如使用添加剂或其他化学物质原料则应遵守食品卫生规定，不得私自或者滥用食品添加剂。

②加工设备的卫生要求：加工过程中使用的生产容器及用具应选用无毒、无味、无凹陷及裂缝，易清洁，表面光滑的材料，防止微生物繁殖影响粮豆的品质。

（3）粮豆运输及销售的卫生要求 运粮应有清洁卫生的专用车并定期清洗消毒以防止交叉污染；粮豆包装必须专用且在包装上标明"食品包装用"字样，包装材料上的油墨应为无毒或低毒且不得向内容物渗透；粮豆在销售过程中应运用多种措施防生虫、防鼠蚀、防潮及霉变；加强成品粮卫生管理，对不符合食品安全标准的粮豆不得进行销售。

（4）粮豆安全仓储的卫生要求 因粮豆具有季节性生产特点且需全年供应，因此为使粮豆尽可能保持原有的质量需进行安全仓储。其卫生管理要求包括：粮豆入库前做好质量检查，优选外壳完整、大小均匀、成熟度高的优质颗粒入库；保持粮库的清洁卫生，定期清扫消毒；严格控制库内温度、湿度，按时进行翻仓及晾晒工作；定期监测库内粮豆温度及水分含量的变化，防止霉菌和昆虫污染粮豆；门窗开闭时，注意防鼠及防雀；严格按照粮库的有关管理要求进行熏蒸以防治虫害，熏蒸后药剂残留量达到国家标准才能出库、加工及销售。

（三）粮豆相关国家标准

粮豆类食品必须执行《绿色食品 农药使用准则》（NY/T 393—2013）、《食品中农药最大残留限量》（GB 2763—2019）、《农田灌溉水质标准》（GB 5084—2005）、《食品安全国家标准 食品中污染物限量》（GB 2762—2017）、《食品中真菌毒素限量》（GB 2761—2017）、《食品安全国家标准 食品添加剂使用标准》（GB 2760—2014）等规定。

二、蔬菜、水果的卫生及管理

蔬菜和水果含水量大，营养丰富，富含人体必需的多种营养素，尤以维生素C含量较高。我国是蔬菜和水果的生产大国，生产基地主要集中在城镇郊区，栽培及储藏过程中容易受到工业废水、生活污水、农药等有毒有害物质污染，农药残留超标等问题突出。目前我国每年由于蔬果采后贮藏不当造成腐烂变质的损失较大，因此应加强蔬果的管理。

（一）蔬菜、水果的主要卫生问题

1. 微生物污染

新鲜蔬菜体表的微生物除了植株正常的寄生菌外，还有来自于土壤等环境中的细菌。常见的细菌有小肠结肠耶尔森氏菌、沙门氏菌、志贺氏菌、金黄色葡萄球菌、大肠杆菌等，当蔬菜、水果表面组织受损时，细菌进入并迅速大量繁殖，加速蔬果腐败变质，表皮破损严重的水果大肠杆菌和大肠埃希氏菌检出率较高。

多数水果由于酸度大，易被真菌及其毒素污染，在采摘、运输、储存过程中果皮受到损伤后，真菌便通过伤口侵入果肉形成褐色腐斑，产生毒素。

寄生虫病是一类严重危害消费者健康和生命安全的疾病，生食蔬菜和水果是感染寄生虫的主要途径。国内外每年都有因生吃蔬菜而引起肠道传染病和肠道寄生虫病的报道。蔬果中，尤其是生食蔬菜中受寄生虫污染的主要原因是土壤中使用未经无害化处理的人畜粪便。蔬菜、水果在栽培过程中因施用人畜粪便和用生活污水灌溉，被肠道致病菌和寄生虫卵污染的情况较为严重。蔬菜、水果在收获、加工运输和销售过程中如果卫生管理不当，也可被肠道致病菌和寄生虫卵所污染。

昆虫污染是指甲虫类、蛾类及其虫卵对蔬果的污染。

2. 农药污染

蔬菜和水果最严重的污染问题是农药残留。近年来，由于蔬菜、水果中残留剧毒、高毒农药而引发的食品安全事件时有发生。据报道，2013—2019年，全国31个省会城市、直辖市对蔬果农药残留运用液相色谱质谱分析的监测结果显示，农药检出率范围为40%～89%，该结果表明，我国蔬果农残率较高。在蔬菜和水果中使用和残留量较多的农药为有机氯、有机磷、氨基甲酸酯、拟除虫菊酯及多菌灵杀虫剂，另外在检测中发现亚硝基类化合物含量也较高。蔬菜、水果在生长时遇到干旱或收获后不恰当地存放、储藏和腌制，以及土壤长期过量施用氮肥，硝酸盐和亚硝酸盐含量增加。

3. 重金属污染

重金属对蔬菜、水果的安全性具有重要的影响，其中以重金属镉污染最为严重，其次为汞、铅等，非金属砷的污染也不容忽视。未经处理的工业废水中许多有害金属物质超标，用上述废水浇灌蔬菜、水果会引起重金属污染。蔬菜、水果中铅含量超标较明显；有些地区镉是蔬菜、水果的主要污染物，主要由用工业废水灌溉所致。

4. 其他类型污染

在蔬菜、水果储存、加工及销售过程中，一些商贩会加入食品添加剂，常用的添加剂主要有防腐剂、漂白剂、呈味剂（包括甜味剂、酸味剂等）、着色剂等。一些不符合添加标准及过量添加的食品添加剂会对蔬菜、水果的品质产生影响。

蔬菜、水果种植期间易混入砂石、泥土、木棍、金属等无机杂物，这类污染物不仅影响感官性状，更易损伤牙齿和胃肠道组织。

（二）蔬菜、水果的卫生管理

1. 蔬果在生长过程中的卫生要求

（1）防止肠道致病菌及寄生虫卵的污染卫生要求　防止肠道致病菌及寄生虫卵污染的具体措施有：①用作肥料的人畜粪便应经无害化处理后使用，采用沼气池方法可通过发酵杀灭致病菌虫卵，从而达到净化目的；②灌溉用污水须先经沉淀去除寄生虫卵并杀灭致病菌后方可使用；③蔬果在采摘过程中应尽量避免与土壤直接接触；④蔬果生食前应清洗干净或用消毒剂进行杀菌，食用蔬菜前应先在流水中清洗，彻底洗净，然后在沸水中进行极短时间的热烫；食用水果前最好用沸水烫洗或消毒水浸泡后削皮再吃。

（2）施用农药的卫生要求　由于蔬果的生长期一般较短，有些蔬菜自芽苗期即开始食用，有些水果食用前无法完全去皮，而在蔬果不同生长阶段都会用到农药，因此应严格控制蔬果在生长期时农药的使用。具体措施是：①严格执行农药安全使用规定，尽量选用高效低毒低残留农药，并根据农药毒性和残效期确定对作物使用的次数、剂量和安全间隔期，确保蔬果在安全间隔期内进行采摘和食用，同时剧毒、高毒农药不得用于蔬菜、水果种植；②严格依据《食品安全国家标准　食品中农药最大残留限量》（GB 2763—2019）的规定制定和执行农药在蔬菜和水果中最大残留量限量标准。对蔬果施用农药后应遵循"安全等待期"原则，当农药残留量降到最大残留限量以下后方可进行采摘销售，这个方法可以有效地解决有机农药残留问题；③激素类农药应慎用。

（3）用水灌溉及使用含氮化肥的卫生要求　对蔬果进行灌溉时应尽量使用地下水，避免污水与蔬果直接接触，并在收获前3~4周停止使用工业废水灌溉。如使用工业废水或生活污水，须先经过无害化处理，当水质符合国家《城市污水再生利用农田　灌溉用水水质》（GB 20922—2007）后方可使用，根据《食品安全国家标准　食品中污染物限量》（GB 2762—2017）的要求监测污染物的残留量，严禁使用未经处理的污水灌溉农田。

此外，过量施用含氮化肥会使蔬果果实受到硝酸盐污染。叶菜类蔬菜易积累硝酸盐，收获前一个月应停止施用含氮化肥。茄果类蔬菜在收获前15~20d应少用或停用含氮化肥且不应使用硝基氮化肥进行叶面喷洒。

2. 蔬果在保藏、运输过程中的卫生要求

蔬菜和水果成熟采摘后最主要的代谢过程是呼吸作用，以有氧呼吸为主。为了避免有氧呼吸造成蔬果腐败和亚硝酸盐含量过多，新鲜的蔬菜和水果不宜长期保藏。如需储藏应剔除烂根残叶、腐败变质及破损部分并保持其外形完整，防止组织液外溢诱发酶活性增高，造成呼吸作用增强，并在一定程度上可防止微生物的侵入。选择合适的保藏方法有助于蔬果的保鲜。

常用的蔬果储藏保鲜技术包括物理保鲜、化学保鲜及生物保鲜三种。

物理保鲜是利用温度、湿度、压力、气体成分等物理参数对蔬果产品进行保鲜，降低环境反应灵敏度，减少有氧呼吸的强度并最终实现保鲜。常用的物理保鲜技术有低温冷藏、气调库、减压、臭氧、辐照、电磁和高压电场处理等。

温度、O_2 及 CO_2 浓度是影响蔬果酶活性和呼吸强度的主要因素，一般保存蔬菜、水果的适宜温度为0℃左右，在一定范围内，呼吸强度与环境温度成反比。低温储藏应防止冷冻结冰对蔬果的伤害从而使蔬果失去原有的外观及风味。当环境中 O_2 含量高时，呼吸作用增强，而当 O_2 含量过低或 CO_2 含量较高时，蔬果进行无氧代谢还会造成乙醇、乙酸和乙醛等有害化合物的累积。

化学保鲜是指蔬果采摘后运用各种化学试剂对蔬果进行处理，以达到储藏保鲜目的的方法。常用的化学保鲜剂主要包括乙烯抑制剂、化学涂膜剂、抗氧化剂、激素类保鲜剂等，上述试剂的应用一方面延长了储藏时间，另一方面也增加了蔬果被污染的风险。

生物防治是采用微生物菌株或抗生素类物质，通过喷洒或浸渍果品以降低或防止果品采后腐烂损失的保鲜方法。

对包装蔬果的保鲜膜、泡沫网、纸箱等包装材料要选用符合国家标准的原材料，以避免包装材料因含微生物、重金属、增塑剂等对蔬果造成二次污染。蔬果在运输、销售时，推荐清洗干净后小包装上市。

（三）蔬菜、水果相关国家标准

蔬菜、水果食品必须执行《新鲜蔬菜贮藏与运输准则》（GB/T 26432—2010）、《易腐食品冷藏链技术要求蔬果类》（SB/T 10728—2012）、《食品安全国家标准　食品中农药最大残留限量》（GB 2763—2019）、《农田灌溉水质标准》（GB 5084—2005）、《食品安全国家标准　食品中污染物限量》（GB 2762—2017）、《食品安全国家标准　食品中真菌毒素限量》（GB 2761—2017）、《食品安全国家标准　食品添加剂使用标准》（GB 2760—2014）、《食品包装用纸与塑料复合膜、袋》（GB/T 30768—2014）、《固体食品包装用纸板》（GB/T 31123—2014）等相关国家标准。

第二节　畜、禽、鱼类食品的卫生与管理

一、畜肉食品的卫生及管理

畜肉类通常包括畜肉的肌肉、内脏及其制品，但一般所说的肉类是指生肉类，肉制品是指加工后的肉类

产品。畜肉食品能供给人体所必需的蛋白质和多种营养素，并且饱腹感强，故食用价值较高。但肉品易受致病菌和寄生虫污染，容易腐败变质，从而导致人体发生食物中毒、肠道传染病及寄生虫病。因此，必须加强和重视畜肉的卫生及管理。

（一）畜肉食品卫生问题

1. 细菌污染

肉类食品的细菌污染有腐败菌和致病菌两大类。腐败菌能引起肉品感官性状的改变，严重时引起腐败变质。沙门氏菌、葡萄球菌、肉毒梭状芽孢杆菌等致病菌则会引起细菌性食物中毒。引起肉类腐败变质的细菌最初为在肉表面出现的各种需氧球菌，之后为大肠埃希菌、普通变形杆菌、化脓性球菌、兼性厌氧菌，最后是厌氧菌，因此可以根据菌相的变化来确定肉的腐败变质阶段。不适当的生产加工和保藏条件也会促进肉类腐败变质，其原因有：①健康牲畜在屠宰、加工、运输、销售等环节中被微生物污染；②病畜宰前就有细菌侵入，并蔓延至全身各组织；③牲畜宰杀前若疲劳过度，则会导致肌糖原减少，宰杀后肉的后熟力不强，产酸少，难以抑制细菌的生长繁殖，会加速肉的腐败变质。肉品腐败变质指肉品经历屠宰后，畜肉从新鲜到腐败变质要经历僵直、后熟、自溶和腐败四个过程。

2. 人畜共患传染病病原体及寄生虫的污染

常见的人畜共患传染病的病原体有致病菌和病毒，如炭疽、鼻疽、口蹄疫、猪水疱病、猪瘟、猪丹毒、猪出血性败血症、结核病和布鲁菌病等致病菌和病毒。全世界已证实的人畜共患传染病约有200多种，一些国家流行的许多人畜共患寄生虫病，如囊虫病、绦虫病、旋毛虫病等均可通过食用受到寄生虫及虫卵污染的畜肉引起。

3. 农药残留

畜肉类农药残留主要来源于以农作物为主的饲料，而农药在土壤中有生物富集作用。由于农药进入动物体内不易排出，因此对动物或者圈养动物的房间喷洒农药也会在动物体内富集。肉类食品的化学农药残留主要是有机磷、有机氯、氨基甲酸酯和拟除虫菊酯。农药残留含量超标是我国畜肉类食品出口受阻的重要原因。

4. 兽药残留

为防治牲畜疫病及提高畜产品的生产效率，在养殖过程中多使用抗生素、磺胺制剂、驱虫剂、生长促进剂及各种激素制品等兽药。目前在动物生产中使用的抗生素主要有四环素类、大环内酯类等抗菌类药物，进入人体后会逐渐积累从而导致各种慢性中毒。另外，饲养者为了促进动物生长，增加体重，提高饲料转化率，在喂养家畜动物时违法添加如生长激素、性激素和兴奋剂等激素类药物，这些药品不论是大剂量短时间治疗还是小剂量在饲料中长期添加，在畜肉、内脏都会有残留，残留过量会危害食用者健康。当人们食用这些富含激素的肉类后，会出现性早熟、乳腺癌、高血压、心脏病等多种疾病。

（二）畜肉食品卫生管理

1. 生肉卫生管理

（1）原料及屠宰场所的卫生要求　应满足以下条件：①生肉原料应选自非疫区且严格遵循卫生检验国家标准，并持有产地动物防疫监督机构出具的检验检疫证明；②如遇到病害动物及其产品应采用无害化处理办法，消除病害因素，保障人畜健康安全；③屠宰场所的卫生要求应该符合《食品安全国家标准　畜禽屠宰加工卫生规范》（GB 12694—2016），应对场所环境、厂房和车间布局、清洁消毒设施、设备和器具、仓储设施进行严格规范设计。

（2）预防人畜共患寄生虫病的措施　严格执行《中华人民共和国动物防疫法》和《生猪定点屠宰厂（场）病害猪无害化处理管理办法》等相关规定。加强贯彻肉品卫生检验制度，未经检验的肉品不准上市，畜肉须加盖兽医卫生检验合格印戳才允许销售。加强市场管理，防止贩卖病畜肉。对消费者进行宣传教育活动，逐步改变生食或半生食肉类的饮食习惯，烹调时防止交叉污染，彻底加热生肉。

（3）兽药残留的预防　加强兽药残留监控工作，保证食品卫生安全，遵循《兽药管理条例》规定及

《动物性食品中兽药最高残留限量》，按要求合理使用兽药，遵守休药期规定，加强残留量的检测，残留量超标的肉类禁止上市。

2. 屠宰过程的卫生要求

在畜肉屠宰加工过程中应加强各环节的场所、设施设备、人员的基本要求和卫生控制操作的管理准则等方面的监管。

（1）宰前检查　屠宰前，判定畜禽是否符合健康标准，对畜禽群体和个体进行检查；核对动物产地检疫证明、运载工具消毒证明等相关证明；检查饲料类型及兽药使用情况，发现问题及时追溯；掌握病、亡情况，发现病害动物按照相关规定进行处理。

（2）宰后检查　在畜禽屠宰后，综合判定畜肉各部分是否健康及是否适合人类食用，核对检疫合格证，检验发现动物疫病时，应按照相关规定进行处理，相关记录应保存两年以上。

（3）运输销售的卫生要求　在肉类的运输过程中，应尽量使用密闭冷藏车确保肉类制品不被外源微生物污染。冷藏车温度应设定至肉品安全储藏温度以下，划分合适区域分别储存鲜肉及冻肉，同时应注意运输过程中蝇类动物对肉品的污染。只有检验合格的肉品才可运输并销售，若需运输不合格肉品，则应分车运输，避免交叉污染。应建立完善的可追溯体系，确保肉类及其产品存在不可接受的安全卫生质量风险时能进行追溯。

3. 肉制品的卫生管理

（1）在熏肉、火腿、香肠及腊肉制作中研究更多的方法来替代现行工艺从而降低其中多环芳烃的污染。

（2）以国家标准为准则，应严格控制肉制品中硝酸盐或亚硝酸盐使用量，禁止超标。

（3）肉制品加工过程时，原料肉品应符合国家相关规定，严防掺伪掺假。

二、禽肉蛋食品的卫生及管理

（一）禽肉的卫生问题

由于禽类饲养相对集中密集，一些养殖场存在养殖环境差、饲养密度高等问题，且禽类动物较畜类更易得病，因此一些饲养者长期过量地使用抗生素，同时无视抗生素休药期规定，从而造成禽类产品中抗生素残留超标，这样的结果直接危害消费者身体健康。抗生素含量超标是禽肉的最严重问题。除了抗生素超标外，禽肉还容易受到病原微生物和非致病微生物的污染。沙门氏菌、金黄色葡萄球菌和其他致病菌环境适应性强，易繁殖，并引起食物中毒。假单胞菌等易在禽肉表面产生色斑，引起感官改变进而产生腐败变质。

（二）禽肉的卫生管理

加强对养殖场监管，严格按照国标规定使用抗生素及其他兽药，并规范执行休药期规定，降低抗生素使用频率及次数；对禽类动物进行合理宰杀，宰前24h禁食、充分喂水以清洗肠道，尽量减少污染；加强卫生检验，宰前发现病禽应及时隔离，宰后检验病禽肉尸应根据情况作无害化处理；宰后于-30～-25℃冷冻保藏；生肉食用前应充分加热。

（三）蛋类的卫生问题

鲜蛋的主要致病性微生物为沙门氏菌和金黄色葡萄球菌。若鸡在产蛋前后被微生物污染，则微生物通过蛋壳气孔进入蛋内并迅速生长繁殖，使禽蛋腐败变质。此外，不规范使用抗生素、激素等也会对禽蛋造成一定的污染。

（四）蛋类的卫生管理

为提高鲜蛋的质量，防止微生物对禽蛋的污染，应加强禽类饲养条件的卫生管理，保持禽类动物及产蛋场所的卫生，防止场所微生物对蛋类的污染，对于腐败变质的蛋应予销毁，不得销售及食用；加强抗生素等兽药的规范使用，尽量减少兽药残留；制作蛋制品不得使用腐败变质的蛋，应严格遵守有关卫生制度，采取有效措施防止沙门氏菌污染，如打蛋前蛋壳预先洗净并消毒，对工具容器也应消毒。

三、鱼类食品的卫生及管理

鱼类食品及其加工制品因其体内富含多种酶类，水分含量较多，且捕捞、运输、销售等环节复杂、周期长，感染微生物的机会增多，故比畜禽更易腐败变质，易引起细菌性食物中毒。

（一）鱼类的卫生问题

由于环境污染，导致鱼类动物生长水域受污染，而使鱼类体内含有较多的农药及重金属，生活在污染水域的鱼多受到来自废水里的农药污染，鱼类对重金属有较强耐受性，上述污染物通过食物链进入人体内进行富集，从而损害人体健康。相比较而言，淡水鱼受污染程度高于海鱼。

在微生物的污染中，鱼类易遭受病原微生物的污染，它们在常温下生长繁殖迅速。常见致病微生物有副溶血性弧菌、志贺氏菌、大肠埃希氏菌、沙门氏菌及肠道病毒。在夏秋季节发生的引起鱼类食物中毒的微生物主要以副溶血性弧菌为主。容易污染水产品的病毒主要来自患者、病畜或带病毒者的肠道，污染水体或与手接触后污染水产品。当生食或烹调加工的温度和时间没有达到杀死感染性幼虫的条件时，极易使人感染寄生虫病。

某些鱼类含有天然的有毒成分如河豚毒素、贝类毒素等，如果处理不当被人误食后也可以造成人体中毒。另外由于人为添加保鲜剂、抗生素等可导致鱼类的化学污染，这些因素对人体健康威胁不断加大。

（二）鱼类的卫生管理

1. 鱼类养殖过程中的卫生要求

①加强养鱼区域内的水质监控，严格控制工业废水、生活污水中的重金属及农药残留量符合国家卫生标准，不合格的水质应及时进行清理；②来源于人工养殖的水产品必须经过停药期，其组织内药物残留量符合国家标准的规定；③加工过程中使用的辅料（包括食品添加剂等）必须符合《食品安全国家标准　食品添加剂使用标准》（GB 2760—2014）的规定，严禁使用未经许可或禁止使用的食品添加剂；④保持合理的养殖密度，避免因养殖密度较大引起的鱼类疾病发生，从而减少抗生素类药物的使用量；⑤鱼类在捕捞之后要及时进行保鲜，保鲜的目的是抑制鱼体组织酶的活力和防止微生物的污染并抑制其繁殖，延缓自溶和腐败发生，通常采取低温、盐腌等有效的保鲜措施以防止微生物污染和减少鱼体损伤。

2. 鱼类运输销售过程中的卫生要求

①对鱼类新鲜度进行判定，若鱼类已经死亡则不能继续销售；②生产运输渔船（车）应采用冷藏方式，保持清洁卫生，避免交叉污染；③与鱼类接触的容器设备应采用无毒原料，同时避免接触污染源；④河豚鱼及生食鱼类的市场监管应尤其严格。

第三节　乳及乳制品的卫生及管理

乳及乳制品营养丰富，易消化吸收，所含蛋白质、脂肪、矿物质、维生素等营养素搭配平衡、比例适宜，是优质蛋白质来源，能充分满足人体必需氨基酸的需求。乳及乳制品的丰富营养物是微生物优异的培养基，生产加工环节多，容易受微生物污染，降低其营养价值和风味，造成食用者发生食物中毒、致病菌感染等严重后果，尤其对易敏感人群婴幼儿和老人造成严重危害。近年来，乳及乳制品的卫生安全问题受到越来越多的关注，必须对乳制品的卫生质量加以严格监督与管理。

一、乳类的卫生问题

（一）微生物污染

乳及乳制品的微生物污染途径主要有两种，即内源性污染和外源性污染。微生物污染乳及乳制品后，可引起乳及其制品酸败和食用者的食源性疾病。

1. 内源性污染

乳中的微生物来自乳牛的乳腺腔，乳从乳腺中分泌出来时本应是无菌的，但受微生物污染乳头开口并蔓延至乳腺管及乳池，挤乳时乳汁将微生物冲下来，带入鲜乳中。一般情况下，最初挤出的乳含菌量最多。乳及乳制品中的微生物主要分为以下三大类。

（1）腐败菌　主要有乳酸菌、芽孢杆菌属、肠杆菌科等，其中乳酸菌是乳中数量最多的一类微生物。

（2）致病性微生物　可引起各种人畜疾病，如人畜共患疾病（如炭疽杆菌、口蹄疫病毒）、消化道传染病（如伤寒杆菌、痢疾杆菌）、食物中毒（如沙门氏菌、大肠埃希菌）、乳畜乳腺炎（如金黄色葡萄球菌）。

（3）真菌　可以引起乳制品的霉变和真菌毒素残留。

2. 外源性污染

外源性污染主要集中在挤乳过程或乳挤出后，一般情况下，乳中的微生物污染主要来源于外源性污染。微生物主要来源于乳畜体表、环境、容器、加工设备、挤乳工人的手或挤乳机械、蝇类等。新鲜挤出的乳汁其所含的细菌数并不多，只有当管理不当、污染严重时，乳中的细菌含量及种类会大大增多。主要有以下一些外源性污染：

（1）体表污染　乳畜的皮肤，特别是后躯腹部、尾毛等是细菌附着最严重的地方。挤乳前如不清洁彻底，不注意操作卫生，挤乳时污染物极易落入乳中，造成乳品严重污染。

（2）环境污染　畜舍通气不良，环境中飘浮的灰尘或其他杂物在挤乳时易落入乳中造成污染。

（3）挤乳时使用的容器、用具等造成的污染也会污染挤乳容器及用具，或挤乳时直接落入盛乳容器，造成乳的污染。

（4）手工挤乳时，挤乳人员的双手和服装或乳桶都是造成微生物污染的主要来源，挤乳机如果清洁不彻底也会将污染物带入牛乳中。

（二）乳类的化学性污染

乳类食品中容易残留的化学物质主要是有害金属、农药、放射性物质和其他有害物质，以及抗生素、驱虫药和激素等兽药。乳类食品受到化学性污染时不仅使乳的成分和质量发生变化，营养价值降低，还可能引起食物中毒、过敏反应，严重的可能会造成慢性或潜在的危害，如致癌、致畸等。

1. 化学性污染

（1）抗生素主要用在治疗乳牛乳房炎等方面。含有抗生素的乳会影响乳制品的加工，若长期饮用抗生素残留较高的乳及乳制品，可使正常人被动积累抗生素形成菌群失调而引起人体抗药性，当人患病需用抗生素治疗时，则需要更大剂量或更高效的抗生素。因此，我国规定乳牛在应用抗生素期间和停药后5d内的乳汁不得加工食用。

（2）若饲料被一些有毒有害化学污染物如杀虫剂、杀菌剂、除草剂等污染后，动物可通过食用该类型的饲料进而污染乳及乳制品；有害元素（如汞、铅、砷）通过食物链在乳及其制品中富集；污染黄曲霉毒素的发霉饲料可能引起乳中黄曲霉毒素残留，或受到其他霉菌的污染；饲养过程中使用激素可引起乳中激素残留。

2. 掺杂、掺伪

有些不法养牛户受利益驱使，往鲜乳中掺杂、掺伪，甚至造出假乳粉。常见的掺杂、掺伪行为有如下几种：①掺水增加牛乳的总容量，一般鲜乳中的加水量为5%~30%；②为增加比重或掩盖中和变质乳中酸度掺入电解质类物质如盐、明矾等；③掺加非电解质类如尿素、蔗糖等为提高乳品蛋白质含量或掩盖因腐败变质所导致的乳糖含量下降；④为增加乳稠度同时又掩盖增加密度的各种掺杂物质，掺入黏度、密度与牛乳物理性质相近的胶体物质如淀粉、米汤、豆浆、工业明胶等物质；⑤在牛乳运输过程中掺入具有抑菌和杀菌作用的防腐剂如甲醛、苯甲酸。我国乳品行业曾出现过的三聚氰胺事件就是人为添加非法添加物，从而造成幼儿出现严重的营养不良、生长停滞、免疫力下降、脑袋尤显偏大的"大头娃娃"症状。

二、乳类的卫生管理

（一）鲜乳的卫生管理

1. 畜舍及乳畜的清洁卫生要求

畜舍应保持清洁干燥，粪便要勤清理并定期消毒，畜舍的出入口应设有消毒池。对乳畜要定期防疫注射和检疫。每天对畜体进行刷洗，保持畜体、乳房和乳头的健康及清洁。为了防止致病菌对乳的污染，预防人畜共患传染病的传播，对乳畜应定期进行预防接种及检疫，对检出的病畜必须隔离饲养，防止动物疫情扩散。乳畜饲料应检测除草剂等农药、重金属残留，不喂被霉菌污染的饲料。

2. 鲜乳生产的操作卫生

（1）前期卫生要求 挤乳前的畜舍卫生清理工作要在挤乳前 30min 结束，畜体刷洗应于 1h 内结束，以减少空气中微生物污染乳汁的概率。挤乳桶、储乳桶等容器使用前需用蒸汽消毒或过氯乙酸浸泡，也可用不低于 90℃ 的热水烫洗。

（2）挤乳的卫生要求 挤乳前应做好充分准备工作，如挤乳前 1h 停止喂干料并用 0.1% 高锰酸钾或 0.5% 漂白粉温水消毒乳房，保持乳畜清洁和挤乳环境的卫生，防止微生物污染。挤乳的容器、用具应严格执行卫生要求。挤乳员应身体健康。挤乳前双手要清洗和消毒，穿清洁工作服、鞋、帽和口罩，遵守卫生制度。一般情况下，刚挤出的乳中存在少量微生物以及草屑、牛毛等杂质，故应立即进行过滤或离心等净化处理，降低污染物含量，并及时冷却降温以减少因残留微生物繁殖而导致腐败变质。乳品厂常用离心净乳机净化乳。刚挤出的乳温度约 36℃，是乳中微生物生长繁殖的最适温度，若不及时冷却，乳中微生物会大量繁殖，乳就会变质凝固，酸度增高，所以净乳后应迅速冷却。迅速冷却不仅可以直接抑制微生物繁殖，还可以延长乳中固有抑制菌的活性。

3. 乳类的消毒与灭菌

为了防止乳的腐败变质，杀灭腐败菌和病原菌，生乳应尽早予以杀菌或灭菌。杀菌的目的是杀灭乳中的致病性微生物、杂菌，破坏或抑制乳中的酶类。鲜乳的杀菌包括巴氏杀菌法、超高温瞬时灭菌法、蒸汽消毒法等，其中以巴氏杀菌法和超高温瞬时灭菌法最为常见。

（1）巴氏杀菌法 其优点是能够最大限度地保持鲜乳原有的理化特性和营养，但仍有部分耐热菌残留。

①低温长时间消毒法：加热至 61~65℃ 保持 30min。其优点是能最大限度地保持乳原有状态和营养（尤其是维生素）。但该法所需时间较长，不能有效地杀灭某些病原菌，故目前已较少使用。

②高温短时间杀菌法：72~75℃ 加热 15~16s 或 80~85℃ 加热 10~15s。这种温度会使部分蛋白质和磷酸钙沉淀。该法杀菌时间更短，工作效率更高，国内用得较多。

（2）超高温瞬时灭菌法 超高温瞬时灭菌法是指将乳在 135℃ 灭菌 2s。此法不仅能有效杀灭乳中包括芽孢在内的所有细菌，而且还能将酶钝化，又不至于使乳的营养成分和风味发生很大变化，保持鲜乳的风味和营养成分，具有保质期长的特点。在无菌状态下包装的灭菌乳可以在常温下保存数月，以达到商业无菌的要求。

4. 乳类储运卫生要求

杀菌后的乳应在 15min 内迅速冷却。巴氏杀菌乳的储藏温度为 2~6℃。灭菌乳可在常温下储存，仓库应该干燥、清洁卫生，不得与有害、有异味的物品同库存放。运送鲜乳产品应有专用冷藏车辆。瓶装或袋装消毒乳夏天从冷库取出后应在 6h 内送到用户，运输过程中车内温度不得高于 15℃。上述措施均是为了防止乳类在运输过程中受到微生物污染而发生腐败变质。

（二）乳制品的卫生管理

乳制品是指以牛乳或其他动物乳为主要原料并经加工得到的产品。乳制品及所用原料均应符合相应的食品安全国家标准，不得掺杂、掺假。另外，加工工艺要符合各乳制品的具体要求。产品包装及食品标签应严密完整，真实、有效，符合食品安全法律法规。乳制品主要有酸乳、乳粉、奶油、炼乳、干酪、干酪素、乳糖和冰淇淋等。我国少数民族地区还有传统的乳制品，如干酪、乳扇、奶皮子、奶豆腐（乳饼）、酥油、奶酒等。

1. 乳粉

乳粉是一种干燥粉末状乳制品。乳粉根据加工工艺和应用的不同，分为全脂乳粉、脱脂乳粉、乳清粉、调制乳粉等。乳粉的感官性状应为淡黄色、干燥均匀的粉末，能够在温开水中迅速溶解，无结块现象，无焦味，具有乳香味。当乳粉中有苦味、霉味等异味时禁止出售食用。用于加工乳粉的鲜乳和其他辅料必须经过检验，合格的原料才能投入生产。乳粉生产过程中常采用的是高温短时间灭菌或超高温瞬时灭菌，能够保证乳中营养成分损失小，微生物灭菌完全。杀菌前要将管道彻底清洗及用蒸汽杀菌。对鲜乳、调制乳的灭菌管道要经常进行除垢处理，如果使用灭菌缸，要保证上下温度都达到灭菌要求，以保证产品灭菌的效果。乳粉中心温度降到25℃以下时进行包装。包装好的乳粉应放在专用库房存储，库房应通风良好、干燥、清洁，注意防鼠灭虫，在通风口装设细密的铁丝网。乳粉箱堆放要与四周墙壁及地面留有 20~30cm 的间隔。

2. 炼乳

炼乳为乳白色或淡黄色、有光泽、质地均匀、黏度适中的黏稠液体。凡具有苦味、腐败味、霉味等异味的炼乳不得出售。用于加工炼乳的鲜乳和其他辅料必须经过检验，合格的原料方可投入生产。砂糖、稳定剂及其他辅料应符合《食品安全国家标准　食品添加剂使用标准》（GB 2760—2014）的规定。真空浓缩的过程要防止因真空度过低等原因造成的沸腾停止及倒灌现象。装罐要尽量装满，不得留有空隙，以防止霉菌污染和产生"钮扣"状凝块；灌装温度尽量使炼乳温度接近室温，以防产生锈罐。灌装机每天使用后要清洗杀菌，罐装间需紫外线杀菌。

3. 酸乳

酸乳是牛乳经乳酸菌发酵剂经保温发酵制成，颜色为乳白色或微黄色，具有酸乳特有的气味和香气，无酒精发酵味、霉味和其他外来的不良气味。凝块均匀细腻，无气泡，允许少量乳清析出。当酸乳表面生霉、有气泡和大量乳清析出时不得出售和食用。原料乳必须为不含抗生素的优质乳，否则发酵剂不能生长。菌种制备室和发酵操作间需注意无菌、清洁，防止杂菌污染；菌种保存冰箱不允许存放其他微生物菌株、食物或化学试剂；制作果味酸乳时，添加的果酱、水果罐头及其他添加剂要符合相关国家标准。用于酸乳生产的设备及盛装酸乳的瓶、盒要选用合适的杀菌方法，要避免清洗剂和杀菌剂的残留，防止有害物质残留后对乳酸菌发酵的影响。酸乳生产后应储藏在 2~8℃ 的储藏室中，储存时间不应超过 72h。成品运输时应选用冷藏运输。

4. 奶油

正常奶油呈均匀一致的乳白色或浅黄色，组织状态微柔软、细腻、无孔隙，无水析出，具有奶油的香味。凡有霉斑、腐败、异味（苦味、金属味、鱼腥味等）均不得出售。制作奶油的原料乳，其酸度应低于 22°T（中和 100mL 牛乳所需 0.1mol/L NaOH 的毫升数即为滴定酸度，以°T 表示），质量应符合国家标准。选用合适的灭菌方法杀死有害微生物，破坏稀奶油中的脂肪酶，防止脂肪酶分解脂肪，产生酸败。成熟的稀奶油经搅拌，在形成奶油的过程中排出酪乳，这时要对稀奶油进行洗涤以除去奶油粒表面的酪乳。包装材料需不透气、不透水、具有防潮性，无味、无毒、避光，符合国家标准关于食品包装材料的要求。成品奶油包装后须立即送入冷库内冷冻储存，一般在 -15℃ 以下冷冻储藏，如果需要较长时间保藏，需将温度降到 -23℃ 以下。奶油储藏时应避免与有异味的食品等混放，以免吸收异味，影响奶油风味。

5. 干酪

干酪是指原料经巴氏杀菌、添加剂和凝乳酶凝固、排除乳清、成型、发酵等过程而制成的食品。干酪质地均匀，软硬适度，组织细腻，具有可塑性。色泽呈白色或淡黄色，有光泽。凡带有腐败味、霉味及其他异味或带检出致病菌的，均不得出售。干酪生产过程中使用的鲜乳、凝乳酶、食盐、色素、石蜡需符合相关国家标准。

三、乳及乳制品相关国家标准

乳品厂应符合《食品安全国家标准 乳制品良好生产规范》（GB 12693—2010），水质应符合《生活饮用水卫生标准》（GB 5749—2006），乳及乳制品必须执行《食品安全国家标准 灭菌乳》（GB 25190—2010）、《食品安全国家标准 发酵乳》（GB 19302—2010）、《食品安全国家标准 稀奶油、奶油和无水奶油》（GB 19646—2010）、《食品安全国家标准 干酪》（GB 5420—2010）、《食品安全国家标准 再制干酪》（GB 25192—2010）、《食品安全国家标准 食品添加剂 石蜡》（GB 1886.26—2016）、《食品安全国家标准 乳粉》（GB 19644—2010）、《食品安全国家标准 炼乳》（GB 13102—2010）、《食品安全国家标准 食品添加剂使用标准》（GB 2760—2014）等相关国家标准。

第四节 食用油脂的卫生及管理

食用油脂是人们日常膳食必不可少的重要组成部分，是极为复杂的有机化合物。纯净的油脂是由甘油三酯组成，但通常天然油脂除了甘油三酯外，还含有少量其他有机物，如色素、蜡、维生素、磷脂、游离脂肪酸等。构成油脂的脂肪酸主要有饱和脂肪酸和不饱和脂肪酸两大类。常见的饱和脂肪酸有软脂酸、硬脂酸、花生酸等。不饱和脂肪酸有油酸、亚油酸、亚麻酸等。甘油三酯中饱和脂肪酸含量较高时，在常温下呈固态，称为脂。不饱和脂肪酸含量较高时，在常温下呈液态，称为油。根据来源和特性分为植物油、动物油脂和油脂制品。我国食用油脂主要是以油料作物制取的植物油，绝大多数植物油在常温下呈液体状态，如豆油、花生油、菜籽油、芝麻油（香油）等。动物油脂在常温下呈固体或半固体状态，如猪油、牛油、动物奶油等。油脂制品是指经过炼制的动物脂肪和以油脂为主要原料经过氢化、添加其他物质而制成的，如人造奶油、代可可脂等。食用油脂在各环节均有可能受到某些有毒有害物质的污染，以致其卫生质量降低，损害食用者健康，因此应该加强食用油脂的卫生及管理。

一、食用油脂的特点

（一）食用油脂的制取

油脂加工的方法有压榨法、熬炼法、溶剂浸出法、超临界流体萃取法、水溶剂法、水酶法、离心法等。不同加工方法制得的油品质不同。

1. 压榨法

压榨法通常用于植物油的制取，能够较好地保留油脂天然成分，油品质量好，色泽浅，但出油率低。分为热榨和冷榨两种，热榨法由于经过蒸坯或焙炒有利于油脂与基质的分离，因而出油率较高、杂质少。冷榨法原料不需加热，出油率较低，杂质多，但能较好地保留油饼中的蛋白质，该蛋白质可以作为饲料。

2. 溶剂浸出法

溶剂浸出法是利用适当的有机溶剂将植物籽中油脂分离出来，然后经蒸馏脱溶回收溶剂得到毛油。从油料中分离出的初级油脂产品称为毛油，含较多杂质，色泽深且浑浊，不能直接食用，须精炼。该法获得的毛油颜色深，存在溶剂残留及环境污染问题，但出油率高，残渣少且不易酸败，因此仍是目前工业化提取油脂的最主要方法。

3. 超临界流体萃取法

超临界二氧化碳法可以实现低温无氧操作，确保油脂及饼粕质量。所得油脂对人体无毒，不会造成环境污染，食用安全性和油脂分离效率高。

4. 水溶剂法

水溶剂法有水代法和水剂法两种，水代法主要运用于传统芝麻油生产。水剂法主要用于花生制油，同时用于提取花生蛋白粉。

5. 水酶法

水酶法是在机械破碎基础上，通过酶对细胞结构破坏，以及对脂蛋白、脂多糖的分解作用，从而使油脂游离出来以提取油脂。该法制得的油脂可最大限度地保留天然抗氧化成分，且磷脂含量低，没有溶剂残留，对环境更友好和安全。

6. 熬炼法

熬炼法是一种传统的油脂提取方法，主要用于动物油脂加工。该方法通过高温熬制破坏动物组织中的酶类，防止油脂酸败的发生，但加工过程中温度过高会使油脂中游离脂肪酸含量增加。

（二）食用油脂精炼

油脂精炼是指去除毛油中所含游离脂肪酸、磷脂、胶质、蜡、色素等杂质的工序。这些杂质的存在有利于微生物的生长繁殖，加速油脂酸败，对油脂的安全储藏十分不利。主要的精炼工艺有以下几种：①脱胶常用水化法，脱除毛油中的胶体物质；②脱酸常用碱炼法，脱除毛油中含有的游离脂肪酸，脱除油脂刺激性的苦味和皂味；③脱色常用吸附法，脱除各种油脂带有的不同颜色；④脱臭常用蒸馏法，去除不受人们欢迎的味道；⑤脱蜡常用低温结晶法，去除毛油中的蜡质。

（三）食用油脂深加工

食用油脂深加工是指采用精炼、氢化、酯交换等加工方式改变油脂形态，从而制备具有某种性能的食用油脂制品。经过不饱和油脂加氢制备成饱和油脂的氢化植物油其熔点上升并由液态变为半固态，适用于人造奶油、起酥油、煎炸油、代可可脂等。调和油是根据使用目的的需要，将两种或两种以上的精炼植物油按比例调配制成的新型食用油脂产品。调和油一般选用精炼大豆油、菜籽油、花生油等作为主要原料。

二、食用油脂的卫生问题

（一）油脂酸败

油脂酸败是指油脂产品因储存不当或储存时间过长，在氧气、水分、金属等作用下，分子发生一系列化学反应产生低分子油脂降解物的现象。油脂酸败过程中降解物会发出强烈的刺激性味道，称作"哈喇味"。酸败是油脂最主要的卫生问题。

油脂酸败可分为氧化酸败和水解酸败两类。饱和程度较低的油脂因其稳定性差，易发生氧化酸败。分子质量低的油脂易发生水解酸败。人造奶油等制品因含有水相，也较易发生水解酸败。

脂肪酸败与紫外线、氧、油脂中水分和组织残渣、微生物污染等因素有关，也与油脂本身的碳链长度及不饱和度有关，且与脂肪酸在甘油基上的分布位置有关。脂肪酸的碳链越短，不饱和度越高，越易被氧化，稳定性也越差。

在油脂酸败过程中油脂的自动氧化占主导地位。铜、铁、锰等金属可促进脂肪酸的氧化过程。不饱和脂肪酸碳链断裂生成的醛、酮类化合物，以及低级脂肪酸和酮酸使油脂带有强烈的刺激性味道。

油脂酸败后营养价值降低，高度酸败则会完全失去食用价值。酸败还会造成油脂本身所含的不饱和脂肪酸和脂溶性维生素遭到严重破坏，降低营养价值。酸败的过氧化产物可能引起肿瘤，具有致癌作用，长期食用对身体有很大危害。

评价油脂酸败状况的卫生学指标主要有酸价、过氧化值、丙二醛等。可以通过对上述指标的检测来评价存储过程中油脂是否酸败。酸价是评价油脂酸败最主要的指标，指中和 1g 油脂里游离脂肪酸所需氢氧化钾（KOH）的毫克数。当油脂发生酸败时游离脂肪酸含量增加，因而用酸价也随之升高，因而用来评价油脂酸败的程度。过氧化值是以 100g 油脂使碘化钾析出碘的克数来表示，是反映油脂早期酸败的指标。丙二醛是油脂氧化的最终产物，也可用来反映油脂酸败的程度。一般用硫代巴比妥酸（TBA）法测定，以 TBA 值表示丙二醛浓度。

（二）食用油脂污染和天然存在的有害物质

1. 油脂污染物

（1）霉菌毒素　当油料种子被霉菌及其毒素污染后，其毒素可转移到油脂中，最常见的霉菌毒素是黄曲霉毒素。在油料种子中黄曲霉毒素最容易污染花生，其次为棉籽和油菜籽。我国规定花生油、玉米油中的黄曲霉毒素 B_1 含量不超过 $20\mu g/kg$，其他种类食用油中黄曲霉毒素 B_1 含量不超过 $10\mu g/kg$。

（2）多环芳烃　油脂中苯并(a)芘类多环芳烃对人体具有强致癌性。苯并(a)芘的污染来源有以下 4 个方面：①作物生长期的工业尘土；②压榨法润滑油混入或浸出法溶剂油残留；③油料种子直接烟熏烘干；④反复使用油脂在高温下热聚。苯并(a)芘最主要来自于油脂高温加热。

此外，种子中的农药残留、有害元素及微生物也会对油脂造成污染。

2. 高温加热油脂产生污染物

①生成油脂热聚合物造成多环芳烃类化合物含量增高；②油脂的热氧反应生成大量过氧化物，加速人体老化；③生成丙烯醛会损害人体的呼吸系统，引起呼吸道疾病；④油煎腌肉可形成致癌物。

3. 食用油脂中天然有害物质

（1）棉酚　棉酚是棉籽色素腺体中的有毒物质，在棉籽油加工时会带入油中。油脂中所含的棉酚等有毒物质可致内脏细胞损害和急性中毒症状，严重时可致猝死。

（2）芥子苷　芥子苷普遍存在于十字花科植物，油菜籽中含量较多，其硫化物具有促甲状腺肿大作用，一般可利用其挥发性加热去除。

（3）芥酸　芥酸为二十二碳单不饱和脂肪酸，以菜籽油居多，其含量高达 40%。大量食用含芥酸的油脂及饲料可引起动物心肌疾病并影响其正常生长发育，严重者可降低生殖能力。

4. 其他污染

其他污染主要是人为掺杂掺假及转基因植物油问题。所谓植物油掺杂掺假是指不法生产和经营者在食用植物油中掺入价格低廉的其他植物油或受污染的植物油以及其他非食用油以牟取暴利。据调查，食用植物油中花生油和芝麻油的掺杂掺假尤为严重。另外，目前社会上比较关注的"地沟油"、回收油一般会掺杂在散装油中，长期食用会危害人体健康。转基因植物油主要是转基因大豆油，花生油、油菜籽油、葵花籽油一般为非转基因油脂。转基因大豆油的卫生安全问题以及对人体是否有危害，一直是人们争议的焦点。

三、食用油脂的卫生管理

（一）防止油脂酸败

1. 降低油脂氧化速度

采用任何制油方法生产的毛油都需经过精炼以去除杂质。水分可促进微生物繁殖和酶的活动，是酶表现活力和微生物生长繁殖的必要条件，其含量必须严加控制，我国现行标准规定油脂含水量应低于 0.2%。温度是影响化学反应速率的重要因素，在油脂保存过程中应尽可能降低环境温度，低温还可抑制微生物活性从而抑制油脂氧化。光（特别是紫外线）能促进油脂氧化，光的氧化作用能使油脂产生游离基，加速油脂的氧化，因此油脂应避光保存。在油脂储存过程中采用充氮法或满灌法去除氧气以降低氧含量，从而降低油脂氧化速率。因此，适宜的贮存条件应创造一种密封、隔氧和遮光的环境，同时在加工和贮存过程中应避免金属离子污染。

2. 油脂抗氧化剂的应用

合理应用抗氧化剂是防止油脂酸败的重要措施。常用的抗氧化剂有丁基羟基茴香醚（BHA）、二丁基羟基甲苯（BHT）和没食子酸丙酯（PG）。维生素 E 是天然存在于植物油中的抗氧化剂，与 BHA、BHT 具有协同作用，在生产油脂制品时，可根据需要添加一定量的维生素 E。

（二）避免油脂高温加热

为确保煎炸用油的安全卫生，应保持油温在200℃以下，并且每批油脂最好连续使用十几小时后全部更换新油。

（三）防止黄曲霉毒素及多环芳烃化合物的污染

黄曲霉毒素有效的去毒方法主要有碱炼法和吸附法。活性炭吸收是去除苯并（a）芘的有效方法，去除率可达90%以上。

（四）防止油脂天然有害物质污染

降低棉籽油中游离棉酚的含量主要有两种方法：一是采用热榨法，棉籽经蒸炒加热，游离棉酚能与蛋白质作用形成结合棉酚，压榨时多数留在棉籽饼中；二是碱炼或精炼，棉酚在碱性环境下可形成溶于水的钠盐而被除去，碱炼或精炼的棉籽油棉酚含量可在0.015%左右。芥子苷可利用其挥发性加热去除，为预防芥酸对人体可能造成的危害，欧盟规定食用油脂中芥酸的含量不得超过5%。

四、食用油脂相关国家标准

食用油脂必须执行《食用猪油》（GB/T 48937—2006）、《食品安全国家标准　食用植物油料》（GB 19641—2015）、《食品安全国家标准　植物油》（GB 2716—2018）、《菜籽油》（GB/T 1536—2004）、《大豆油》（GB/T 1535—2017）、《葵花籽油》（GB/T 10464—2017）、《蓖麻籽油》（GB/T 8234—2009）、《玉米油》（GB/T 19111—2017）、《绿色食品　高级大豆烹调油》（NY/T 287—1995）、《低芥酸菜籽色拉油》（NY/T 1273—2007）、《花生油》（GB/T 1534—2017）、《小磨香油》（NY 68—1988）、《植物油抽提溶剂》（GB 16629—2008）、《粮油储藏技术规范》（GB/T 29890—2013）、《食品安全国家标准　食品添加剂使用标准》（GB 2760—2014）等相关国家标准。

第五节　罐头食品的卫生及管理

罐头食品是指将加工处理后的食品装入金属罐、玻璃瓶或软质材料等密封容器包装，经过适度热杀菌后达到商业无菌，在常温下可长期保存的食品。根据原料的属性分为肉、禽、水产、蔬菜、水果和坚果等类型罐头；根据包装容器的属性分为金属罐、玻璃罐和铝塑复合膜软罐头。

一、罐头食品的卫生问题

罐头制作需高温、高压杀灭微生物并抽真空后密封保存，正常情况下内容物所携带微生物都已被除去，同时与外界隔绝，内部呈负压无氧状态。因此，罐头食品可较长时间保存。但是，由于制作过程加热不彻底或密封不严，仍可残留微生物或被微生物污染，引起罐头的变质或导致食用者中毒。影响罐头食品安全的因素主要来自原料、容器、加工过程中的添加剂及生产过程中的污染等。加热杀菌不彻底、密封不严和冷却不充分是腐败变质的关键因素。

（一）微生物污染

1. 杀菌不彻底

罐头食品经过适度热杀菌后，不含有致病性微生物，也不含有在通常温度下能在其中繁殖的非致病性微生物，这种状态称为商业无菌。罐头食品在加工过程中，为了彻底杀灭罐头内残留微生物需进行加热杀菌，杀菌过程一般只强调杀死病原菌、产毒菌，不可能使罐头食品完全无菌，因此只能达到商业无菌要求。若罐内及贮存条件发生变化，残存微生物就会大量生长繁殖，引起罐头变质或导致食用者中毒。残留和污染的微生物种类多为厌氧或兼性厌氧的、耐热的腐败菌和致病菌，最主要的是耐热性芽孢菌。

2. 漏罐

罐头经热处理后需经过冷水冷却，若封罐不严则冷却水中的一些耐热菌、酵母菌和霉菌就有可能通过漏罐处进入罐内造成污染。若发生漏罐则罐内氧含量升高，导致各种微生物生长变旺盛，罐头食品变质。因此，若发生漏罐现象，冷却水和空气都会变成污染源。

（二）化学性污染

1. 包装材料污染

（1）由于罐壁金属与食品中的有机酸长期作用，使锡、铅等金属迁移到罐头食品中，造成罐内金属含量增加不能食用。

（2）封口胶中有害物质的污染。

（3）原料不新鲜，食品在加热过程中黑变形成硫化物，同时含铁、铜制品的加工设备也易产生硫化物。

2. 添加剂污染

部分肉类罐头在制作加工过程中需要添加硝酸盐或亚硝酸盐作为防腐剂和发色剂，用来阻止肉类发生腐败变质并抑制肉毒梭菌产毒，并使肉品呈现鲜艳的粉红色，但过量添加硝酸盐或亚硝酸盐可引起食物中毒。因此，必须严格控制肉类罐头中硝酸盐或亚硝酸盐的使用量。

3. 其他污染

主要有多环芳烃、农药兽药残留、掺伪掺假等。

二、罐头食品的卫生管理

（一）罐头食品加工过程的卫生

1. 原辅料

罐头食品的原料主要包括水果、蔬菜、食用菌、畜禽肉、水产动物等，辅料有糖、醋、盐、油、酱油、香辛料和食品添加剂等。所有原料及辅料均应符合国家相应的标准和有关规定。畜禽肉类原料需经合格检疫，不得使用病肉作为原料。果蔬类原料应无虫蛀、无霉烂、无锈斑和无机械损伤，根据不同的品种还应有适宜的成熟度，装罐前需进行分选、洗涤、修整、漂烫等预处理。食品添加剂的使用种类和剂量应符合《食品安全国家标准　食品添加剂使用标准》（GB 2760—2014）的要求，加工用水应符合《生活饮用水卫生标准》（GB 5749—2006）的规定。

2. 装罐、排气和密封

罐头食品的容器材料必须符合安全无毒、密封良好、抗腐蚀及机械性能良好等基本要求，以保证罐头食品的质量及加工、储存、运输和销售需要。罐头食品容器包括金属罐、玻璃罐和复合塑料薄膜袋等。金属罐主要材质为镀锡薄钢板、镀铬薄钢板和铝合金薄板。玻璃罐顶盖部分的密封面、垫圈等材料应为食品工业专用材料。上述金属罐和玻璃瓶均需经82℃以上的热水清洗、消毒，在清洁的台面上充分沥干后方可使用。清洗玻璃瓶时应彻底清除内部玻璃碎屑等杂物。软质材料容器内外必须清洁。

装罐、排气和密封应连续进行，尽量缩短工艺流程，经预处理的原料或半成品应迅速装罐，为杀菌创造良好条件，以减少微生物污染和繁殖的机会。罐装固体物料要有适当顶隙，以免在杀菌或冷却时出现突角、瘪罐。

3. 杀菌和冷却

杀菌的目的是杀灭食品中的致病微生物和在常温下能在其中繁殖的非致病微生物，以保证产品的耐藏性。杀菌条件应根据物料品种、罐内容物、pH、热传导性能、微生物污染程度、杀菌前初温和罐型大小等因素加以确定。罐头的杀菌方法主要有常压杀菌、高温高压杀菌和超高温杀菌三大类，常压杀菌常用于蔬菜、水果等酸性罐头食品，高压杀菌常用于肉禽、水产品及部分蔬菜等低酸性食品，超高温杀菌常用于液体食品。

杀菌后应快速冷却，罐中心温度要在尽量短时间内降至40℃左右，以防止嗜热芽孢菌发育和繁殖，同时也有利于冷却后罐外水分挥发。灌装过程中用到的冷却用水应符合国家生活饮用水质量标准。

（二）罐头食品检验

罐头食品检验分为出厂前检验和对市售商品进行抽样，进行感官、理化和微生物等方面的检验。主要检查感官及理化指标、是否过期、有无胖听，以及内容物有无变色变味。

1. 感官检验

罐头底盖中心部分稍凹，外壳光洁，罐外有商标及硬印，无锈斑、漏气、胀罐现象。内容物的量足够，色泽、气味、滋味正常。若罐头出现油脂酸败味、酸味、苦味和其他异味，或伴有汤汁浑浊、肉质液化等不得食用。

2. 理化检验

（1）密闭性试验　罐头如果密封不良，会造成细菌污染腐败变质，故应对罐头进行密封性检查。主要是采取敲打叩击的方法。

（2）耐藏试验　罐头中有残余的微生物存在可能会不耐贮藏，因此要做耐藏性试验。肉、禽、水产品罐头应在37±2℃下保温7d；水果罐头应在常温下放置7d，含糖50%以上的品种可不做保温试验。若无膨胀现象，则可以保存半年至一年。

（3）膨胀罐头（胖听）　罐内微生物一旦大量繁殖则引起变质，罐内常产生气体，使罐头盖或底部膨胀，称为胖听。胖听现象多由微生物繁殖引起。胖听可分为化学性胖听、物理性胖听和生物性胖听。

①化学性胖听：又称氢胀罐，多见于酸性水果罐头，系金属罐受酸性内容物腐蚀产生大量氢气所致，叩击呈鼓音。化学性胖听虽无腐败气味（化学性胖听一般金属锡含量超标，不宜食用），一般也不宜食用。

②物理性胖听：多由装罐过满或排气真空不足或冷却降温过快引起。一般叩击呈实音，穿洞无气体逸出。通过37℃、7d保温试验胖听消失者可食用。

③生物性胖听：多由杀菌不彻底，产气微生物大量繁殖引起。此类胖听常为两端凸起，叩击有明显鼓音，保温试验胖听增大，穿洞有腐败味气体逸出，此种罐头应禁止食用。

④平酸：为罐内容物已酸败但并没有产生气体，是罐头食品常见的一种腐败变质，主要表现为罐头内容物酸度增加而外观正常，多由芽孢杆菌引起。平酸腐败的罐头应销毁，禁止食用。

3. 微生物检验

必要时依照相关标准对罐头食品中可能出现的芽孢杆菌、霉菌等微生物进行涂片镜检、含量测定以确证是否增殖。对于腐败变质的罐头应限制销售或销毁。

4. 其他检验

其他重金属限量、农药兽药残留及食品添加剂和食品强化剂的使用，均应符合相应的食品安全标准。

第六节　冷冻饮品和饮料的卫生及管理

冷冻饮品是冷冻食品和饮料的总称，是以饮用水、甜味料、乳品、果品、豆品、食用油脂等为主要原料，加入或不加辅料、食品添加剂及营养强化剂，经配料、灭菌、凝冻而制成的冷凝固态或半固态饮品。冷冻食品通常分为冰淇淋类、雪糕类、风味冰、冰棍类和食用冰。饮料按物态可分为液态饮料和固态饮料。液态饮料包括碳酸饮料、果（蔬）汁、含乳饮料、植物蛋白饮料、瓶装饮用水等。固态饮料包括麦乳精、果味粉和咖啡等。随着国民生活水平的提高，冷饮类食品的生产规模和消费能力不断扩展。鉴于进入门槛和产品科技含量低等原因，冷冻饮品安全问题主要表现在使用低劣的原料、违规使用添加剂或有害物质、食品缺乏营养、加工工艺不当导致微生物污染等方面，目前大多数冷冻饮品安全问题集中体现在菌落总数和大肠菌群项目的超标方面。

一、冷冻饮品的卫生问题

（一）微生物污染

微生物污染是冷冻饮品在生产过程中的最主要卫生问题，主要原因是原料中的乳、蛋和果品常含有大量微生物。霉菌、酵母菌、金黄色葡萄球菌、大肠杆菌等微生物可引起冷冻饮品感官性状、颜色及味道的改变。因此，对原料进行杀菌是保证产品卫生的关键，在冷冻饮品加工过程中要严格控制原料污染问题。

（二）化学性污染

冷冻饮品在生产过程中也容易受到化学性污染，而使产品质量发生变化。如生产模具破漏或操作不当都可使冷水槽中氧化钙污染到食品而造成苦味。生产冷冻饮品用的容器、管道材料和质量不好，也会造成锌、铜等化学污染，轻者会出现金属味，重者则可造成食物中毒。冷冻饮品的加工需使用多种食品添加剂，如甜味剂、酸味剂、防腐剂、乳化剂、增稠剂、人工着色剂等，超量或超范围使用食品添加剂会造成对冷冻饮品的污染，危害人体健康。

（三）杂质及异物污染

原料、辅料和水等在灌装前需要进行过滤去杂，包装所用瓶子也需用过滤水彻底冲洗，以免杂物混入影响产品质量。

（四）掺杂掺假

饮料中掺入非食用着色剂或用香精加水勾兑饮料；为达到杀菌目的，在冷饮中掺入漂白粉，致使残留氯超标——这些掺杂掺假行为都将直接危害人体健康。

二、冷冻饮品的卫生管理

（一）原辅料的卫生管理

1. 水

水是冷冻食品和饮料生产中的主要原料，一般采用自来水、井水、矿泉水（或泉水）等。若无机物、有机物和微生物等杂质含量超标则会影响产品的质量和风味，甚至引起食源性疾病。因此，原料用水必须经沉淀、过滤、消毒后符合《生活饮用水卫生标准》（GB 5749—2006）方可使用。

2. 原辅料

冷冻饮品制作所用原辅料种类繁多，其质量的优劣直接关系到最终产品的质量。因此，生产中所使用的各种原辅料，如乳、蛋、果蔬汁、豆类、甜味料（如白砂糖、绵白糖、淀粉糖浆、果葡糖浆）及各种食品添加剂等，均必须符合相关的食品安全国家标准。果汁应选新鲜、成熟度高的水果加工制成，具有正常的色泽和香味，农药残留应符合食品安全国家标准。

3. 食品添加剂

冷冻饮品使用的食品添加剂种类较多，包括甜味剂、酸味剂、着色剂、防腐剂、乳化剂、增稠剂和食用香精等。在使用范围和剂量上必须符合《食品安全国家标准 食品添加剂使用标准》（GB 2760—2014）的有关规定。

（二）冷冻食品的卫生管理

原料配制后的杀菌与冷却是保证冷冻食品产品安全质量的关键环节。要准确地按工艺操作要求进行操作，严格按杀菌条件进行控制，以防止微生物大量繁殖造成污染。如在雪糕生产中，熬料温度应控制在68~73℃加热30min或85℃加热20min，能杀灭原辅料中几乎所有包括致病菌在内的细菌营养体，混合料应该适当提高加热温度或延长加热时间。杀菌后应迅速冷却，至少要在4h内将温度降至20℃以下，以避免残存微生物在冷却过程中加速繁殖。

（三）饮料的卫生管理

1. 液体饮料

液体饮料的生产工艺因产品不同而有所不同，但一般均有水处理、容器处理、原辅料处理，以及混料后的均质、杀菌、罐（包）装等工序。水处理是软饮料工业重要工艺过程，采用活性炭吸附和砂滤棒过滤去除水中悬浮性杂质，脱盐软化处理盐及金属物质。包装容器主要有玻璃瓶、塑料瓶及罐、盒、袋等，要求包装材料应无毒、无害，并具有一定耐腐蚀性。杀菌工序是控制原辅材料和产品微生物污染的重要手段，巴氏杀菌法、高温瞬时灭菌法、高压蒸汽灭菌法及紫外线灭菌都是常用的方法。空气净化是防止包装过程中微生物污染的重要环节。

2. 固体饮料

固体饮料因含水分少，即使受到微生物污染，一般在封闭包装条件下也不易繁殖。固体饮料主要关注水分含量、化学性污染和金属污染等问题。

（四）包装、储存和运输的卫生管理

成品饮料在储存、运输过程中应防止日晒雨淋，不得与有毒或有异味的物品混储、混运。运输车辆应清洁、卫生，搬运时注意轻拿轻放，避免碰撞。饮料应在阴凉、干燥、通风的仓库中储存，禁止露天堆放。饮料在储藏期间还应定期检查，以保证安全。

冷饮厂的速冻冷库要求库温为-26~-25℃，冷冻库的库温为-20~-18℃。工作人员进库前都应穿戴好棉工作服、帽、鞋及手套。库内地面应保持清洁，如果地面上或墙角有开裂现象，要及时报告有关部门查出原因并及时修理。库内应装上警铃或其他安全信号灯，库锁闭前需查看无人后方可上锁。

第七节　其他食品的卫生及管理

一、转基因食品的卫生及管理

随着科技的进步特别是生物基因工程技术的突破，转基因食品近20年来在国内外得到迅速发展。转基因食品是指利用生物转基因技术（转基因技术是指特定生物物种基因组导入外源基因并使其有效地表达相应产物的新型育种技术）使基因组构成发生改变的生物直接生产的食品或为原料加工制成的食品。近年来，转基因食品发展迅速，根据国际农业生物技术应用服务组织发布的年度报告，转基因作物种植面积累计增长112倍，这使生物基因工程技术成为近年来农作物改良领域应用最为迅速的技术。大规模的商业化种植和快速增长，加剧了人们对转基因食品安全问题的担忧。转基因食品的发展给人类社会带来了极高的经济社会效益和健康改善效应，然而基因工程技术是一把双刃剑，转基因作物带来的潜在风险涉及人畜安全、生态环境安全等多方面的问题。因此，有必要从科学角度对转基因食品进行全面认识并提出合理的发展建议。

（一）转基因食品的优势

转基因食品的发展对人类和环境具有积极的意义：①促进了高效育种：转基因技术突破了物种间亲缘关系的限制，选择功能明确的基因进行操作，使植物品种改良更加快速高效，因其具有精准、高效的特点，已成为近现代育种史上发展最快、效率最高的品种改良技术；②大幅提升农作物产量：农作物转入外源抗病、抗旱基因，增强作物抗逆性的同时还大大提高了作物产量，如转基因抗虫棉减少棉铃虫造成的损失，将棉花产量大幅提高到每公顷500kg棉绒；③改善环境：转基因抗逆作物可以减少杀虫剂使用，显著减少农药喷洒，减轻农药污染带给人类和环境的危害；④提升了作物营养价值：转基因技术提高和改善了农产品营养价值水平以及微量元素含量水平。从而满足多元化需求。例如，食用高油酸转基因大豆，会减少人体对饱和油脂的摄入量，更有益于心血管疾病预防；获得美国食品与药物管理局（FDA）批准的转基因黄金大米则富含

胡萝卜素，对于缓解维生素 A 缺乏引起的健康问题具有积极意义。

转基因食品发展近年来得到了诸多权威国际组织的肯定。农业部农业转基因生物安全管理办公室转发了国际毒理学学会发布的转基因作物食用和饲用安全声明。该声明在确认转基因作物安全性的同时，表示每一个新的转基因事件都受到了监管部门的严格评估。声明还指出，在转基因食品发展的近 20 年里，没有任何可证实的证据表明已上市转基因产品可能对健康产生不利影响。

（二）转基因食品潜在的安全风险

科技均具有两面性。在看到转基因食品和转基因技术对人类和环境积极一面的同时，转基因食品对大众和环境的潜在风险也应该被正视。转基因食品对大众可能存在的安全问题包括潜在毒性、抗生素抗性风险、潜在过敏反应等。美国某种子公司在 2004 年利用巴西坚果基因对大豆做改良，使其产生富含甲硫氨酸和半胱氨酸的蛋白质，后来研究发现该蛋白质对部分人群为过敏源，因而研究被中止。转基因作物对环境也可能会具有潜在影响，包括转基因作物影响生物多样性问题、诱导产生生物抗性问题、超级杂草等多种问题。人为嵌入转基因作物中的外源基因有可能扩散到有亲缘关系的野生植物中，造成基因污染，破坏生物多样性平衡。此外，转基因作物诱导产生生物抗性问题值得关注，第一代转 Bt 抗虫棉 1996 年开始在我国商业化应用，据对北部棉区棉铃虫的长期跟踪检测，结果表明，2010 年棉铃虫对转 Bt 抗虫棉产生抗性的占比为0.93%，而到了 2013 年抗性急剧上升至 5.5%。

（三）转基因食品相关标准及发展

虽然转基因生物给人类带来很多好处，但由于它还存在一些科学界不能确定的因素，因此各国也纷纷出台一些关于这方面的规章制度进行监控。目前主要分成两大阵营：美英及日本欧盟。二者在规则的理念、方式、程度、措施等方面均存在重大差异。在我国，为了保证转基因食品的安全性所制定的法规主要有《转基因食品卫生管理办法》《农业生物基因工程安全管理实施办法》《转基因农产品安全管理临时措施》和《农业转基因生物标识管理办法》等。转基因农作物研究、从实验室走向大田试验各阶段，以及产品商品化都有相应法规进行严格的多环节监控，只有在每一阶段试验获得认可证书后，方可进入下一阶段。食物安全性评价的内容主要有营养成分是否改变、是否存在抗营养因子、是否变得易得病、是否存在毒性、过敏性蛋白质、对周围植物是否有影响、是否可能变成杂草、会不会把外源基因转移给其他生物等。所有的转基因食品都须经过政策法规规定的、设置合理和严格执行的检测程序才能够流通到市场。只有通过这样严格的监管才能确保整个转基因市场的安全、健康和可持续发展。

二、无公害食品、绿色食品及有机食品的卫生及管理

（一）无公害食品

无公害食品是指无污染、无毒害、安全优质的食品，也称无污染食品、生态食品和自然食品。在我国，只有满足生产地环境清洁、按规定技术操作规程生产、将有害物质控制在规定标准内、通过部门授权审定批准后方可使用无公害食品标志。

无公害食品标志（图 12-1）由原农业部和国家认证认可监督管理委员会联合制定并发布。无公害农产品标志图案为圆形，由麦穗、对勾和无公害农产品字样组成。

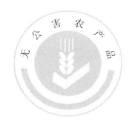

图 12-1 中国无公害农产品标志

（二）绿色食品

绿色食品是指生产自优良生态环境、按照绿色食品标准生产、实行全程质量控制并获得绿色食品标志使用权的安全、优质食用农产品及相关产品。绿色食品的标志（图12-2）为绿色正圆形图案，上方为太阳，下方为叶片与蓓蕾，标志的寓意为保护。整个图形表达明媚阳光下的和谐，人们保护环境创造自然界新的生机。

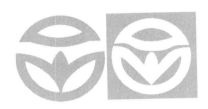

图12-2　绿色食品标志

1. 等级

中国绿色食品发展中心将绿色食品分为AA级和A级两个技术等级。两者最大的区别是是否使用任何化学合成物质。AA级绿色食品要求不得使用任何化学物质，而A级绿色食品规定可以限量使用限定的化学合成原料。

2. 标准规定

①产品或产品原料产地必须符合绿色食品生态环境标准；②农作物种植、畜禽业水产养殖及食品加工必须符合绿色食品生产操作规程要求；③产品须符合绿色食品的质量和卫生标准；④产品标签须符合原农业部制定的《绿色食品标志设计标准手册》中相关规定。

（三）有机食品

有机食品指来自有机农业生产体系，根据有机农业生产要求和相应标准生产加工，并且通过合法的独立认证机构认证的农副产品及其加工品。有机食品在生产过程中遵照有机农业生产原则，不使用化学合成的农药、化肥、生长调节剂等物质，不采用基因工程所得种子进行种植，遵循自然规律和生态学原理，对环境友好。中国有机产品的认证标志有中国有机产品认证标志和中国有机转换产品认证标志两种（图12-3）。中国有机产品认证标志标有中文"中国有机产品"字样和外围圆形、中间种子图形及其周围的环形线条，图案以绿色为主色调。中国有机转换产品认证标志标有中文"中国有机转换产品"字样和对应英文图案，两者的区别是图案的颜色以棕色为主。有机食品判断标准：

（1）原料来自有机农业生产体系或野生天然产品。

（2）有机食品在生产和加工过程中必须严格遵循有机食品生产、采集、加工、包装、贮藏、运输标准，禁止使用化学合成农药、化肥、激素、抗生素、食品添加剂等，禁止使用基因工程技术及该技术的产物及其衍生物。

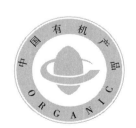 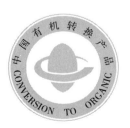

图12-3　有机产品标志

（3）有机食品加工过程中必须建立严格的质量管理体系、生产过程追踪体系，一般需要有 2~3 年转换期时间，才能够批准为有机食品。

（4）有机食品须通过合法有机食品认证机构认证。

❓ 思考题

1. 禽肉的卫生问题有哪些？
2. 有机食品的判断标准有哪些？

参考文献
REFERENCE

［1］敖灵．科学认识转基因食品［J］.食品与发酵科技，2019，55（3）：86-88.

［2］冯翠萍．食品卫生学［M］.北京：中国轻工业出版社，2014.

［3］李波．食品安全与质量控制技术［M］.北京：中国质检出版社，2017.

［4］门玉峰．关于转基因食品安全性评价的研究探索［J］.现代食品，2016：27-29.

［5］王玉光，蔡金阳，马彩云，等．转基因："黄金大米"：发展与挑战［J］.中国生物工程杂志，2016，36（11）：116-121.

［6］张娜，车会莲．食品卫生与安全［M］.北京：科学出版社，2016.

食源性疾病及其预防

第十三章

CHAPTER

13

掌握内容：食源性疾病的概念与内涵；食源性疾病的特征与分类；细菌性食物中毒、霉菌性食物中毒、有毒动植物中毒、化学性食物中毒的流行病学特点及临床表现。

熟悉内容：食品及食品中有毒有害物质的污染途径及其危害性；食物中毒的处理方法；预防和避免食物中毒的方法和措施。

了解内容：食源性疾病的发展阶段；常见的细菌性食物中毒、霉菌性食物中毒、有毒动植物中毒、化学性食物中毒中的有毒有害物质及预防措施。

第一节　食源性疾病

一、食源性疾病概述

食品是人体暴露化学性致病因子和生物性致病因子的主要来源，食用遭受病原体或其他化学性致病因子污染的食品可以引起食用者的健康危害，并给国家、地区、家庭或个人带来沉重的经济负担。1984年世界卫生组织（WHO）将"摄食进入人体内的各种致病因子引起的通常具有感染性质或中毒性质的一类疾病"定义为食源性疾病。2015年10月1日我国颁布实施的《中华人民共和国食品安全法》中将其定义为："食源性疾病指食品中致病因素进入人体引起的感染性、中毒性等疾病，包括食物中毒。"食源性疾病是全球范围内的公共卫生问题，据估算，全球每年多达6亿人或近十分之一的人因食用受到污染的食品而生病，其中造成42万人死亡，包括五岁以下儿童12.5万人。我国每年因食品引起的传染病和食物中毒事件更是层出不穷。

根据发病机制不同，食源性疾病分为感染性和中毒性，包括常见的食物中毒、食物过敏、肠道传染病、人畜共患传染病、寄生虫病以及化学性有毒有害物质所引起的疾病。

根据致病因子不同，食源性疾病分为8类，包括细菌性食物中毒或感染、食源性病毒感染、食源性寄生虫感染、化学性食物中毒、真菌性食物中毒、动物源性食物中毒、植物源性食物中毒和放射性危害。

根据以上可知，引起食源性疾病的病理多种多样，食源性疾病是一个困扰世界各国的难题。联合国粮食及农业组织（FAO）和WHO曾经断言："由食品污染引起的疾病是对人类健康构成的最为广泛的威胁之一，同时也是导致社会生产力下降的重要原因之一。"因此，如何有效地预防和控制食源性疾病是世界各国极为关注的公共卫生问题之一。

二、人畜共患传染病

人畜共患传染病是一种传统的提法，是指人类与人类饲养的畜禽之间自然传播的疾病和感染疾病。历史上鼠疫、结核病、流感、疟疾等许多人畜共患病已经给人类造成了灾难性的危害。近年来，SARS、口蹄疫、疯牛病、禽流感等各种感染性疾病通过各种途径频频突袭人类，更可怕的是新出现的各种感染性疾病，越来越呈现出"人禽共患"或"人畜共患"的关系。早在2009年我国便发布了《中华人民共和国农业部公告（第1149号）》，公布了26种常见的人畜共患疾病目录，具体包括牛海绵状脑病、高致病性禽流感、狂犬病、炭疽、布鲁氏菌病、弓形虫病、棘球蚴病、钩端螺旋体病、沙门氏菌病、牛结核病、日本血吸虫病、猪乙型脑炎、猪Ⅱ型链球菌病、旋毛虫病、猪囊尾蚴病、马鼻疽、野兔热、大肠杆菌病（O157：H7）、李氏杆菌病、类鼻疽、放线菌病、肝片吸虫病、丝虫病、Q热、禽结核病、利什曼病等。在2012年印发的《国家中长期动物疫病防治规划（2012—2020年）》中划分出人畜共患病的重点流行区，明确了主要人畜共患病防治办法。

15

（一）疾病分类

人畜共患传染病的分类方式，世界各国不尽相同，从病原、宿主、流行病学或病原的生活史等角度而有多种分类方法。按照病原的不同，将人畜共患疾病分为传染病和寄生虫病两大类。传染病是由病毒和各种细菌等病原体引起的，如狂犬病、炭疽病、结核病、沙门氏菌病、禽流感等。寄生虫病是寄生虫侵入人体而引起的疾病，如弓形虫、蛔虫、猪肉绦虫、钩虫、蛲虫等。

（二）传播途径

人畜共患病的传播途径有很多，最主要的有以下四种：

（1）通过唾液传播　如患狂犬病的猫、狗，它们的唾液中含有大量狂犬病病毒，当猫或狗咬伤人时，病毒就随唾液进入体内，引发狂犬病。

（2）通过排泄物传播　粪便中含有各种病菌，这是众所周知的。结核病、布氏杆菌病、沙门氏菌病等的病原体都可借粪便污染人的食品、饮用水和使用物而传播。大多数寄生虫虫卵就存在粪便内。钩端螺旋体病的病原是经由尿液传播的。

（3）通过空气传播　患病的畜禽在流鼻涕、打喷嚏和咳嗽时，常会带出病毒或病菌，并在空气中形成有传染性的飞沫，散播疾病。

（4）利用其他传播媒介　畜禽的毛发和皮肤垢屑里往往含有各种病毒、病菌、疥螨、虱子等，它们有的就是某种疾病的病原体，有的则是疾病的传播媒介。对于某些不注意个人防范的宠物爱好者，在与动物进行拥抱、亲吻等接触时，很有可能从它们身上染上共患病。

三、食物过敏

早在几个世纪以前，Lueretius 就曾经论述："一个人的食物对另外一个人可能就是烈性的毒物"。食物过敏症和食物不耐受症可以统称为个体对食物的不良反应和变态反应，临床表现为消化系统变态反应、过敏性胃肠炎等。尽管以食物过敏冠名此类疾病，但所涉及的疾病类型多种多样，对于不同食品不同消费者表现为不同的症状和严重程度。

根据个体对食物的不良反应主要分为食物过敏症和食物不耐受症两种类型。食物过敏症是对食物或食物成分的异常免疫反应，通常由天然蛋白质引起，已知的两种类型的异常免疫反应包括由抗体介导的快发性超敏反应和由细胞介导的迟发性超敏反应。相反食物不耐受症不涉及免疫系统的异常反应，目前已知的三种类型的食物不耐受症包括类过敏反应、食物代谢失调和食物特异性反应。了解并区分与免疫有关的食物过敏症和与免疫无关的食物不耐受症十分重要，食物不耐受症可以通过限制所吃进的食物或食物成分的摄入量加以控制，相反真正的食物过敏症则需要完全避免致敏食物的摄入。

（一）免疫球蛋白 IgE 介导的食物过敏

在 IgE 介导的食物过敏症中，人体免疫系统接触致敏原的次级产生免疫应答，由 B 细胞产生致敏原特异性的 IgE 抗体。致敏原特异性 IgE 抗体结合在组织肥大细胞和血液嗜碱性粒细胞表面，形成免疫应答的致敏相，这一致敏相无症状。一旦再次接触致敏原，与 IgE 二次交联的致敏原附着在肥大细胞和嗜碱性细胞表面与其相互作用，引发肥大细胞和嗜碱性粒细胞的细胞膜破裂，从而释放出组胺、白三烯和前列腺素等不同类型的具有生理活性的强大细胞介质，并进入血液和组织。这一反应的发生为进食致敏性食物后几分钟到几小时，症状包括从轻微不适感到严重症状，甚至危及生命。

胃肠道和皮肤症状是 IgE 介导的食物过敏症较常见的临床表现。呼吸道症状较少见，但是一旦发作可能会很严重甚至致命。对于所有年龄段的人群来说，IgE 介导的食物过敏发病率为 $2.0\% \sim 2.5\%$，但是对于很多患有食物过敏的婴儿在过敏首次发作几个月到几年后，过敏症状随年龄的增长而消失。引起 IgE 介导的食物过敏的食物主要有 8 组，包括牛乳、鸡蛋、鱼、甲壳动物（小虾、蟹、龙虾）、花生、大豆、坚果（杏仁、胡桃、榛子）和小麦。

（二）细胞介导的过敏

细胞介导的过敏反应主要是指迟发性超敏反应，涉及T淋巴细胞与组织结合，这类反应可以追溯到特定食源性物质的致敏，并往往导致局部组织炎症的发生。迟发性超敏反应的症状一般在致敏食物摄入后的6~24h之后出现。

细胞介导的过敏反应最常见的就是乳糜泻，又称腹腔口炎性腹泻、非热带口炎性腹泻或谷胶致敏性肠病。敏感个体在进食小麦、黑麦、大麦、黑小麦等食物后产生吸收障碍性症状，以小肠黏膜损伤为特征，继而引发营养吸收障碍，伴随着腹泻、腹胀、体重减轻、贫血、骨痛、慢性疲劳、衰弱、肌肉痉挛等症状，在儿童中还会发生体重不增和生长迟缓。

（三）食物不耐受

食物不耐受又称类过敏反应，食物不耐受个体在进食不耐受食物后，由肥大细胞和嗜碱性细胞释放出非IgG介导的介质，由于介质与食物过敏的介质相同，症状也就十分相似。但是各种类型的食物不耐受的个体对一定量的刺激食物可以耐受，而真正的食物过敏者对致敏食物的阈值极低。因此，对食物不耐受的治疗要容易得多。

乳糖不耐受就是食物不耐受中非常常见的一个例子。乳糖不耐受者小肠中缺乏半乳糖苷酶，使得乳及乳制品中的乳糖无法代谢，产生腹部不适、肠胃胀气和泡沫性腹泻等症状。

四、食物中毒

食物中毒是指摄入了含有生物性、化学性有毒有害物质的食品或者把有毒有害物质当作食品摄入后出现的非传染性（不属于传染病）的急性、亚急性疾病。食物中毒既不包括因暴饮暴食而引起的急性胃肠炎、食源性肠道传染病（如伤寒）和寄生虫病（如囊虫病），也不包括因一次大量或者长期少量摄入某些有毒有害物质而引起的以慢性毒性为主要特征（如致畸、致癌、致突变）的疾病。

（一）食物中毒的特点

虽然引起食物中毒的原因有多种，但是其发病具有以下共同特点：

（1）发病往往呈爆发性　潜伏期较短，来势急剧，短时间内可能有数人发病，发病曲线呈上升趋势。

（2）相似的临床症状　中毒患者一般具有相似的临床表现，多数出现恶心、呕吐、腹痛、腹泻等消化道症状。

（3）发病与食物有关　患者在近期内都食用过同样的食物，发病范围局限在食用该有毒食物的人群，停止食用该食物后发病很快停止，发病曲线在突然上升之后即呈突然下降趋势。

（4）食物中毒患者对健康人不具传染性　有的食物中毒具有明显的地区性和季节性。例如，我国肉毒梭菌毒素食物中毒90%以上发生在新疆地区；副溶血弧菌食物中毒多发生在沿海各省；而霉变甘蔗和酵米面食物中毒多发生在北方地区。食物中毒全年皆可发生，但夏、秋季是细菌性食物中毒的高发季节，尤其是第三季度。

（二）食物中毒的分类

食物中毒按照病原物质的不同可以分为四类。

1. 细菌性食物中毒

细菌性食物中毒是指食用了含有大量细菌或细菌毒素的食物而引起的中毒。细菌性食物中毒具有明显的季节性，多发生在气候炎热的季节。这是由于气温高，适合细菌生长繁殖；另一方面，人体肠道的防御机能下降，易感性增强。细菌性食物中毒发病率高、病死率低，中毒食物多为动物性食品。

2. 真菌性食物中毒

真菌性食物中毒是指食用被产毒真菌及其毒素污染的食物而引起的急性疾病。真菌性食物中毒发病率较高，死亡率因菌种及其毒素种类而异。

3. 有毒动植物性食物中毒

动物性食物中毒主要有两种，一种是将天然含有有毒成分的动物或动物的某一部分当作食品，如河豚鱼、有毒贝类等引起的中毒；一种是食用了在一定条件下产生了大量有毒成分的可食的动物性食物，如含高组胺的鱼类。

植物性食物中毒主要有三种：一是将天然含有有毒成分的植物或其加工制品当作食品，如毒蘑菇；二是将在加工过程中未能破坏或除去有毒成分的植物当作食品，如生豆浆、苦杏仁等；三是食用了在一定条件下产生了大量有毒成分的可食的植物性食品，如发芽马铃薯。

4. 化学性食物中毒

化学性食物中毒是指误食有毒化学物质或食入被其污染的食物而引起的中毒，发病率和病死率均较高，如某些金属或类金属化合物、亚硝酸盐、农药等引起的食物中毒。

第二节 细菌性食物中毒

细菌性食物中毒是最常见的一类食物中毒，通常指因摄入被细菌或其毒素污染的食物或水而引起的急性中毒性疾病。由活菌引起的细菌性食物中毒称为感染型，由菌体产生的毒素引起的细菌性食物中毒称为毒素型。有的细菌性食物中毒既有感染型，又有毒素型。

一、细菌性食物中毒的基本原因

（1）细菌污染食物 如生、熟食品直接或间接（如接触食品的容器、手、操作台等）接触导致的交叉污染。

（2）从业人员带菌污染食品 从业人员患有传染病或是带菌者，操作时通过手部接触、唾液、痰沫等方式直接或者间接污染食品。

（3）食品贮存不当 易腐败食品原料、半成品食品长时间存放容易引起变质。在适宜的温度、水分、pH及丰富的营养条件下，细菌急剧大量繁殖或产毒，导致食品污染。

（4）食品未烧熟煮透 如食品烧制时间不足、烹调前未彻底解冻等原因，使得食物进食前加热不充分，未能杀死细菌或破坏其毒素，导致进食者出现食物中毒症状。

细菌性食物中毒全年皆可发生，但在夏秋季节发生较多，引起细菌性食物中毒的食物主要为畜禽瘦肉及其内脏、乳制品、蛋类和水产品等动物性食品。一般病程短、恢复快、愈后良好。对抵抗力低的人群，如老年人、儿童、疾病患者和身体衰弱者，发病症状较为严重。

二、细菌性食物中毒的基本特征

根据临床表现的不同，可分为胃肠型食物中毒和神经型食物中毒。

（一）胃肠型食物中毒特点

病原菌污染食物后，在丰富的食物培养基条件下大量繁殖并产生或释放出肠毒素。大量活菌及其毒素随食物进入人体后，引起人体剧烈的胃肠道反应。通常潜伏期较短，多在进食24h以内，短的食后2h即可发病。在集体用餐单位如学校、幼儿园、单位食堂等常呈爆发或集体发作形式。以夏秋季节发病较多。

（二）神经型食物中毒特点

神经型食物中毒通常是指食入含有肉毒杆菌毒素的食物而引起的中毒，又称肉毒中毒。中毒者在发病前有进食罐头等可疑食物史，临床上大多在1~4d发病。发病初期先出现恶心、头晕、全身乏力等症状。发病较突然，有特殊的神经麻痹症状，主要表现为眼部症状，以眼肌、咽肌瘫痪为主。病情发展到后期可因呼吸肌麻痹并发呼吸衰竭死亡。

三、常见的细菌性食物中毒

常见的可引起食物中毒的细菌有沙门氏菌、副溶血性弧菌、蜡样芽孢杆菌（*Bacillus cereus*）、变形杆菌（*Proteus* spp）、金黄色葡萄球菌、志贺氏菌（*Shigella* spp）、肉毒梭菌（*Clostridium botulinum*）、大肠杆菌埃希菌等。

（一）沙门氏菌食物中毒

沙门氏菌是一群可寄生在任何动物肠道中，生化反应和抗原构造相似的革兰阴性杆菌。沙门氏菌在自然界中广泛存在，其中引起食物中毒的主要有鼠伤寒沙门氏菌、猪霍乱沙门氏菌、肠炎沙门氏菌等，主要通过被污染的食物和水经口感染。在世界各国的细菌性食物中毒中，由沙门氏菌引起的食物中毒常居于首位；沙门氏菌属引起的食物中毒在我国细菌性食物中毒中亦是长期居前两位。

1. 流行病学特点

（1）季节性　虽然全年均有发生，但夏秋两季为高发季节，每年有近80%的中毒事件发生于5—10月。

（2）食物种类　主要由禽肉类及其制品引起，蛋类、乳类及其制品次之，植物性食品则很少见。

（3）活菌数量　一般能够引发中毒的沙门氏菌活菌数为 $2×10^5CFU/g$。

（4）菌型　不同类型沙门氏菌的致病力也存在一定的差异性，猪霍乱沙门氏菌的致病力最强。

（5）个体易感染性　抵抗力较弱的老年人、幼童及体弱多病者为易感人群。

2. 中毒表现

沙门氏菌食物中毒潜伏期短，一般为4~48h，长者可达72h，潜伏期越短，病情越重。

根据中毒临床表现的不同，分成五大类型：肠胃炎型、类感冒型、霍乱型、类伤寒型及败血症型。肠胃炎型中毒最为常见，前期症状较轻微，以头痛、恶心、食欲不振为主，随后会有发热、腹泻、腹痛、乏力、呕吐等症状出现，严重的还可导致脱水、休克及意识障碍。

沙门氏菌的感染途径为：菌体经口随食物或水进入人体肠道，并在其中大量繁殖，随后通过淋巴系统进入血液，进而引发全身感染。部分沙门氏菌在小肠淋巴结和网状内皮系统中裂解而释放出内毒素，活菌和内毒素共同作用于胃肠道，使黏膜发炎、水肿、充血或出血，消化道蠕动增强而引发呕吐和腹泻。内毒素不仅毒力较强，还是一种致热源，使体温升高，表现出发热症状。

3. 预防措施

（1）防止污染　不买可能被沙门氏菌污染的畜、禽、蛋类食物，不吃变质的臭（坏）蛋、黏壳蛋、散蛋等。

（2）高温杀灭细菌　沙门氏菌属不耐热型细菌，55℃、1h，60℃、15~30min，70℃、5min即可被杀死。常规消毒剂也可将其杀死。

（3）控制细菌繁殖　沙门氏菌对营养要求不高，在外界活力较强，粪便中可存活1~2个月。其最适生长温度为37℃，但在20℃以上即能大量繁殖，因此低温冷藏食品要控制在5℃以下，避光、隔氧可有效控制细菌繁殖。

（二）金黄色葡萄球菌食物中毒

金黄色葡萄球菌是一种广泛存在于空气、土壤、水、粪便及食物中的兼性厌氧革兰阳性食源性致病菌，其菌体在显微镜下排列方式呈现葡萄串状。在适宜的环境条件下，金黄色葡萄球菌可产生肠毒素（A、B、C、D、E型）、溶血毒素、杀白细胞素等毒素和血浆凝固酶、溶纤维蛋白酶等酶类。作为人类化脓性感染中最常见的病原菌，可引起局部化脓感染，也可引起肺炎、胸膜炎、心内膜炎、败血症等疾病。

1. 病菌来源

作为人和动物常见的致病菌，金黄色葡萄球菌主要存在于人和动物的鼻腔、咽喉、头发上，50%以上健康人的皮肤上都有金黄色葡萄球菌存在，因而食品受其污染的机会很多。一般来说其污染食品的途径为：食品加工人员、炊事员或销售人员带菌，造成食品污染；食品在加工前本身带菌，或在加工过程中受到了污染，产生了肠毒素，引起食物中毒；熟制食品包装不严，运输过程受到污染；乳牛患化脓性乳腺炎或禽畜局部化脓时，对肉体其他部位的污染。

2. 流行病学特点

中毒多发生在春夏季节，受污染食品种类较多，主要为乳类及其制品、蛋及蛋制品、各类熟肉制品，其次为含有乳制品的冷冻食品，此外剩饭、糯米糕及凉粉等含淀粉类食品引起的中毒事件也有报道。

3. 临床表现

食用了被金黄色葡萄球菌污染的食品后，一般最快 30min 就会有相应的症状发作，主要症状包括恶心、呕吐、腹部绞痛或腹泻等，一般 1~2d 即可恢复，痊愈后身体状况良好。但严重时需尽快到医院治疗，特别是婴幼儿和老年人的抵抗力较差，一旦发生金黄色葡萄球菌中毒，必须引起足够的重视。

4. 预防措施

防止带菌人群对各种食物的污染，定期对生产加工人员进行监控检查，患局部化脓性感染（如疖疮、手指化脓）、上呼吸道感染（如鼻窦炎、口腔疾病）者要暂时停止或者调换工作岗位。

防止对乳及乳制品的污染，定期对健康乳牛的乳房进行检查，不能挤用患化脓性乳腺炎乳牛的牛乳；乳挤出后，要迅速冷至 0~4℃，此外乳制品应以灭菌乳为原料。患局部化脓感染的禽、畜尸体应除去病变部位，经高温或其他方式处理后才可进行加工生产。

防止金黄色葡萄球菌肠毒素的生成，在低温和通风条件下贮藏食物；在春夏季节，食物冷藏或在通风阴凉处不应超过 6h，并且食用前要彻底加热。

（三）大肠杆菌食物中毒

大肠杆菌也称大肠埃希菌，属于肠杆菌科埃希菌属，是一类需氧及兼性厌氧、可以发酵乳糖产酸产气的革兰阴性菌的统称。此菌在人和动物的粪便中大量存在，对理化因素的抵抗力在无芽孢菌中是最强的一种，在室温下可存活数周，在土壤、水中存活数月，耐寒力强，但是在 30min 内快速冷冻，将温度从 37℃ 快速降至 4℃ 的过程可杀死此菌。60℃ 加热 30min 可以将此菌灭活，对漂白粉、酚类、甲醛等较为敏感。

致泻性大肠杆菌是引起全球性人体腹泻疾病的主要病原菌。根据致病性的不同，致泻性大肠杆菌大致可分为 5 类：肠黏附性大肠杆菌（*Enteroaggregative E. coli*，EAEC）、肠道侵袭性大肠杆菌（*Enteroinvasive E. coli*，EIEC）、肠道致病性大肠杆菌（*Enteropathogenic E. coli*，EPEC）、产肠毒素大肠杆菌（*Enterotoxingenic E. coli*，ETEC）和肠出血性大肠杆菌（*Enteroheamorrhagic E. coli*，EHEC）。具体特征见表 13-1。

表 13-1 致泻性杆菌的种类及其致病特征

菌株	侵袭部位	疾病与症状	致病机制
EAEC	小肠	婴儿腹泻、水样便、脱水	黏附、毒素
EIEC	结肠	志贺样腹泻、脓血便	黏附、内毒素破坏细胞
EPEC	小肠	婴幼儿腹泻、水样便发热、呕吐	病菌黏附、破坏细胞
ETEC	小肠	旅行者腹泻、婴幼儿腹泻、水样便、腹痛等	不耐热肠毒素和耐热肠毒素
EHEC	结肠	出血性结肠炎等	志贺样毒素（VERO 毒素）

资料来源：《快速检测肠出血性大肠杆菌 O157 实时荧光环介导等温扩增技术的建立》。

致泻性大肠杆菌可常年引发人体腹泻，尤以 EPEC、ETEC 所占比例较大。其中 EHEC 中 O157∶H7 是导致 1996 年日本食物中毒爆发的罪魁祸首。被大肠杆菌 O157∶H7 感染的人会出现脱水腹泻、肠炎或出血腹泻等症状，大多数人会高烧，而且伴随着并发症（尿血、脑功能障碍）等。大肠杆菌 O157∶H7 食物中毒后发病非常快，病情严重的时候可致死。长期以来，国内外不断有由动物性食品引起的大肠杆菌 O157∶H7 食物中毒事件发生。由于肠出血性大肠杆菌致病后死亡率较高，给人们造成了极大的恐慌。

大肠杆菌的传播途径有很多，以食物传播为主，个人卫生欠佳或误食受粪便污染的食物也会感染。发病多以夏秋季为高峰，尤以6—9月多见。人类对此菌普遍易感，其中在患者住院中，婴幼儿占60%以上。临床表现为急性肠胃炎（呕吐、腹泻、发热），发热一般不超过39℃，潜伏期12~24h，病程一般为1~3d。被大肠杆菌O157∶H7感染的潜伏期为4d左右，表现为突发性剧烈腹痛和非血性腹泻，几天之后出现血性腹泻，一般低热或不发热，病程通常为2~9d。常见导致中毒的食品为各类熟肉制品、冷荤、牛肉、生牛乳，其次为蛋及蛋制品、干酪及蔬菜、水果、饮料等食品，中毒原因多为食用前未彻底加热。

（四）副溶血性弧菌食物中毒

副溶血性弧菌是广泛分布于河口、海洋和沿海环境中的兼性厌氧的革兰阴性菌。该菌被称为嗜盐菌，在无氯化钠成分的培养基中不能生长，而在含氯化钠3%~6%以上的培养基中能生长良好。副溶血性弧菌不耐热且不耐酸，在90℃或55%食醋条件下，1min即可被杀死。其最适pH范围为7.8~8.5，最适生长温度为28~37℃，因此多在夏秋季发生致病现象。在4℃不生长，而成为一种有活性但不可培养状态。

作为导致海产品食物中毒的最为典型的食源性致病菌之一，副溶血性弧菌常附着于浮游动物、鱼虾贝类等海洋生物中，近年来一些淡水产品和淡水水体及沉积物中也常检出副溶血性弧菌。作为水域环境里的致病菌，副溶血性弧菌也是危害水产养殖业的潜在威胁菌群。据统计显示，我国华东沿海该菌的检出率为57.4%~66.5%，尤以夏秋季较高；海产鱼虾的带菌率平均为45%~48%，夏季高达90%；腌制的鱼贝类带菌率也达42.4%。目前副溶血性弧菌食物中毒占细菌性食物中毒的第三位，在有的沿海城市可占第一位。

我国地方标准规定，非预包装即食食品中副溶血性弧菌的最高限量不得超过10^3CFU/g。食用未经加工或者未煮熟的海产品就有可能感染副溶血性弧菌。一旦感染，其典型临床症状是急性痢疾和腹痛，伴有低烧、腹痛、肠痉挛、呕吐、腹泻及水样便等，少数情况下可诱发败血症，重症患者可出现脱水、休克等现象，甚至引起死亡。研究显示，导致副溶血弧菌的致病因子主要包括细胞黏附素、溶血素和第三分泌系统。除此以外，副溶血弧菌两种不同类型的鞭毛使其具有极强的运动能力，从而得以在水域中存活以及在寄主体内进行定殖。

防止副溶血性弧菌食物中毒的主要措施包括动物性食品要煮熟、煮透再吃，隔餐的剩菜食用前要充分加热，同时防止生熟食物加工时交叉污染，梭子蟹、海蜇等水产品宜用饱和盐水浸渍保藏（并可加醋杀菌），食前用冷开水反复冲洗。

（五）肉毒梭菌食物中毒

肉毒梭菌属于梭状芽孢杆菌属，是革兰阳性严格厌氧型杆菌。根据肉毒梭菌抗原特异性的不同，可将肉毒梭菌分为A、B、C$_\alpha$、D、E、F和G7个型，均能生成芽孢。其在自然界中广泛分布于土壤、江河湖海淤泥、动物的肠道和一些食品中。

作为常见的食物中毒菌之一，肉毒梭菌致病的主要原因是由于环境或食物中感染了其产生的一种神经毒素——肉毒毒素。肉毒梭菌生长和产毒的最适温度是25~30℃，并非是人体体温的36℃，如果肉毒梭菌进入人体，一般在人体温度下菌体能生长，但几乎不能够产生毒素，也不能产生芽孢。但是当菌体死亡后细胞自溶会释放出肉毒毒素，其经胰酶激活，而引起人中毒。

肉毒毒素作为一种神经毒素，能引起神经末梢麻痹，发病率虽然不高，但死亡率却位居由细菌性食物引起的中毒事件的首位。肉毒毒素本身是一种蛋白质，无色无味，但其毒性比氰化钾大1万倍，比响尾蛇毒素高10万倍，纯化的肉毒毒素1mg能杀死2亿只小鼠，是最强的神经麻痹毒素之一。肉毒梭菌和炭疽一样可以作为生化武器，当肉毒毒素气溶胶的浓度达到0.02~0.3mg/m^{3}时，人吸入1min即可致死。现代人多利用肉毒毒素可阻碍神经肌肉传递使肌力减弱的特点将其应用于眼科、神经科、康复科、消化科及皮肤科等领域。

引起肉毒毒素中毒的食品来源主要为家庭自制的豆谷类食品如臭豆腐、豆豉、豆酱等，这些发酵食品所用的原材料往往带有肉毒梭菌芽孢，发酵过程往往密封于容器中，在20~30℃发酵。在合适的温度、湿度和厌氧条件下，污染的肉毒梭菌得以增殖和产毒。潜伏期短则5~6h，长则8~10d。由于中毒食品往往为佐餐食品，一次性摄入量小，往往形成蓄积性中毒。

肉毒毒素中毒的主要症状是先出现视力模糊、眼睑下垂，严重者瞳孔散大、伸舌和张口困难，继而吞咽困难，呼吸麻痹。重症患者如果不及时治疗，多在2~4d内因呼吸停止而死亡。

防止肉毒梭菌食物中毒的可靠措施是对可疑污染食物进行彻底加热。自制发酵酱类时，盐量要达到14%以上，并提高发酵温度；并要经常日晒和充分搅拌，使氧气供应充足，同时注意不要吃生酱。

（六）其他细菌性食物中毒

其他细菌性食物中毒见表13-2。

表13-2 其他细菌性食物中毒

中毒名称	病原体	中毒表现	中毒食物	预防措施
变形杆菌食物中毒	普通变形杆菌、奇异变形杆菌、莫跟变形杆菌、雷极变形杆菌	潜伏期一般为12~16h，主要表现为腹痛、腹泻、恶心、呕吐、发热、头晕、头痛、全身无力。病程较短，一般1~3d，多数24h恢复	动物性食品为主，其次为豆制品和凉拌菜	防止食品被变形杆菌污染，控制其在食品中繁殖，食物进食前要彻底加热
蜡状芽孢杆菌中毒	蜡状芽孢杆菌	一种症状为恶心、呕吐、头昏、四肢无力、寒战、眼结膜充血，发病期较短，病程为8~12h；另一种症状为腹泻、腹痛、水样便等，病程为16~36h	大米、鸡蛋、调味料、肉及乳制品	做好防鼠、防蝇、防尘等各项卫生工作。米饭、肉类、乳类等食品在低温下储存，食用前彻底加热
志贺氏菌食物中毒	痢疾志贺氏菌、福氏志贺氏菌、鲍氏志贺氏菌和宋内氏志贺氏菌	感染性腹泻	凉拌菜	加强食品卫生管理

第三节 真菌及其毒素食物中毒

真菌是广泛存在于自然界中的一类微生物菌群，包括霉菌、酵母菌和担子菌在内的真核微生物，其数量庞大，多达十万余种。长久以来人们就利用真菌酿造食品，造福于人类。但是某些真菌及其毒素对动植物和人类危害极大，不仅寄生可以致病，而且产生的毒素被食入后可导致食物中毒，因其发病率和死亡率较高而引起广泛关注。我们把因摄入被某种真菌毒素污染的食物而引起的一类急性中毒性疾病称为真菌性食物中毒。

一、真菌性食物中毒的分类

人类在生活实践中很早就对真菌中毒有一定的了解，如毒蘑菇在我国许多古书中早有详细的记载，我国乌苏里江地区农民将引起昏迷的赤霉病麦称为"迷神麦"。近年来关于真菌毒素的研究进展很快，迄今发现真菌性食物中毒的致病因素往往是由于真菌产生的真菌毒素，且多由霉菌产生。按照生物学分类，霉菌分为曲霉菌属、青霉菌属、镰刀菌属、交链孢霉属、麦角菌属、木霉属等，其中与食品卫生关系密切的霉菌包括曲霉菌属、青霉菌属、镰刀菌属。霉菌性食物中毒主要由少数产毒霉菌产生的毒素引起。一种菌种或菌株可产生几种不同的毒素，同一毒素也可由不同的霉菌产生。目前已知的霉菌毒素约200余种，按其作用的靶器官可分为肝脏毒、肾脏毒、神经毒、光过敏性皮炎及其他五种。

二、真菌性食物中毒的流行病学特点

（一）具有明显的地区性和季节性

真菌生长繁殖及产生毒素需要一定的温度和湿度，收获后的粮食不及时干燥脱水，或干燥脱水后贮存在较高温度、较大湿度环境中，霉菌极易生长繁殖或产生毒素。如赤霉病变多发生在产麦区新麦收割以后，霉变甘蔗中毒多发生在北方地区的1—4月。

（二）与饮食习惯、气候和食品种类有关

霉菌毒素食物中毒多发生在被污染的食品中，尤其是碳水化合物含量较高的食品（如发霉的花生、玉米、大米、小麦、大豆、小米、植物秸秆和黑斑白薯等），污染源来自土壤、水或空气中的霉菌，或者未经彻底清洗和消毒而连续使用的运输工具或加工机械上附着的霉菌。大多数霉菌的最适繁殖温度为25~30℃，同时当粮食中水分含量达到17%~18%时，是霉菌繁殖和产毒的最好条件。

（三）潜伏期较短

一般来说，急性真菌食物中毒的潜伏期较短，常引起胃肠症状如恶心、呕吐、腹胀、腹痛，偶有腹泻，而后出现体内各器官系统（肝、肾、神经、血液）的损害。如食用被赤霉毒素污染的小麦，10min~36h便出现恶心、呕吐、眩晕等症状，食用霉变甘蔗15min左右便出现头晕头痛、恶心呕吐、腹痛腹泻等症状；3d后体温升高，可持续1~9d，严重者出现肝、肾损害。

（四）产毒原因较为复杂

一种真菌可产生多种毒素，同种毒素也可由多种菌株产生。而且真菌菌株的产毒性也不稳定，同一产毒菌株在不同环境条件下，有可能产毒也有可能不产毒。对于受污染的食品来说，由于产毒菌株只有在适宜产毒的条件下才会产毒，因此食品受到产毒菌株污染时，不一定能检测出霉菌毒素。而有时虽然从食品中检验出有某种毒素存在，但是在食品贮藏和加工过程中产毒菌株已经死亡，而分离不出产毒菌株。一般来说，产毒霉菌菌株主要在谷物粮食、发酵食品及饲草上生长产生毒素，直接在动物性食品如肉、蛋、乳上产毒的较为少见。而食入大量含毒饲草的动物同样可引起各种中毒症状或残留在动物组织器官及乳汁中，致使动物性食品中毒，被人食入后仍会造成霉菌毒素中毒。

（五）毒素不易被破坏

真菌毒素往往是小分子有机化合物，且结构简单、分子质量很小，故对热稳定，一般烹调和食品加工如炒、烘、熏等，对食品中真菌毒素往往不能破坏或破坏甚少。由于真菌毒素不是复杂的蛋白质分子，因此在机体中不能产生抗体，也不能产生免疫。

三、常见的霉变食品中毒及其预防

（一）赤霉病麦食物中毒

赤霉病麦食物中毒是常见的真菌性食物中毒的一种，主要是由于食用了被禾谷镰刀菌污染的小麦和玉米等谷物制品引起。造成赤霉病麦食物中毒的主要毒素物质为脱氧雪腐镰刀菌烯醇（又称呕吐毒素）和玉米赤霉烯酮，这类毒素对热相对稳定，一般烹调不能去除，且发病率和发病程度与进食量有关。

潜伏期较短，一般在0.5~2h内发作，长者4~7h。中毒后临床表现为胃部不适、恶心、呕吐、头晕头痛、腹痛腹泻等症状，部分患者出现无力、口干、流涎，少数患者面部潮红，有似醉酒表现。

预防赤霉病麦食物中毒的主要方法包括加强田间管理，做好储粮期粮食的防霉管理。一旦感染了赤霉病麦，应通过分离病麦、碾磨去皮等方法去除或减少粮食中的病麦颗粒，避免毒素感染食用者。

（二）黄变米食物中毒

黄变米又称"黄粒米"或"沤黄米"，主要是由于稻谷未及时干燥被霉菌污染后生成黄变米毒素而使稻米呈黄色。黄变米毒素主要包括黄绿青霉素、黄天精、岛青霉毒素、橘青霉毒素等，人一旦食用后便会引起食物中毒。不同种类的黄变米毒素产生的临床症状表现也不同：黄绿青霉素为神经毒物质，中毒后的表现以

中枢神经麻痹为主，发病初期肌肉乏力，而后出现对称性下肢瘫痪，严重者发生呼吸麻痹；黄天精和岛青霉素引起的黄变米中毒主要侵犯肝脏，引起脂肪变性，最后演变为肝硬化；橘青霉毒素对肾脏毒性较大，中毒后会出现肾脏肿大及肾脏功能障碍等。

（三）霉变甘蔗食物中毒

霉变甘蔗主要是由于储存时间过长或运输不当造成霉菌大量繁殖引起甘蔗颜色变深、质地变软。由于霉变甘蔗中含有大量有毒霉菌并产生毒素，往往对人体产生较大的危害。霉变甘蔗中的产毒霉菌主要为节菱孢霉菌，该菌产生的3-硝基丙酸毒素对神经系统和消化系统有较大的损害。

霉变甘蔗导致的食物中毒潜伏期短则只有十几分钟，长则十几个小时，临床表现为头晕、呕吐、腹痛腹泻、视力障碍、神志恍惚，眼球偏向一侧凝视，阵发性抽搐，抽搐时两手呈鸡爪状、四肢强直、牙关紧闭、出汗、流口水、意识丧失；严重者中枢神经系统损伤，昏迷中易出现呼吸衰竭而死亡。发生中毒后应尽快洗胃、灌肠，以排出毒物并对症治疗。

预防霉变甘蔗中毒的有力措施就是禁止销售和食用霉变甘蔗。由于不成熟的甘蔗最容易霉变，因此成熟后再进行收割。收割后的甘蔗储存时间不易过长，并注意防捂防冻，定期进行检查。

（四）黄曲霉毒素食物中毒

黄曲霉毒素被国际肿瘤研究机构定位 I 类强致癌物，具有极强的致癌、致畸和致突变作用。典型的黄曲霉毒素中毒表现为出血、肝脏肿大、水肿、胃肠功能障碍、食欲减退，甚至死亡。其毒性与分子结构密切相关，详细介绍请参阅本书第十一章相关内容。

世界各国对黄曲霉毒素的限量标准规定各不相同。最为严格的是欧盟，规定直接供人类食用或作为食品成分的花生和其他油籽及其加工品中，黄曲霉毒素 B_1 含量 $\leqslant 2.0\mu g/kg$，黄曲霉毒素总量 $\leqslant 4\mu g/kg$；美国FDA规定农产品中黄曲霉毒素总量 $\leqslant 5\mu g/kg$；我国规定花生及其制品中黄曲霉毒素 B_1 含量 $\leqslant 20\mu g/kg$，其他熟制品坚果及籽类更为严格，为 $\leqslant 5\mu g/kg$。

第四节　有毒动植物中毒

动植物在长期的进化过程中为了防止昆虫、微生物、人类等的危害，体内会合成一些有毒物质。例如，含有丰富碳水化合物和维生素的马铃薯含有有毒生物碱，这些有毒化合物对动植物本身有利，而对哺乳动物有害。我们将误食有毒动植物或摄入因加工、烹调方法不当未除去有毒成分的动植物食物引起的中毒称为有毒动植物中毒。通常这类食物中毒发病快，无发热等感染症状，根据中毒食品的性质有较明显的特征性症状，通过进食史的调查和食物形态学的鉴定，可以查明中毒原因。

一、植物性食物中毒

植物是人类最重要的食物资源，而由植物性毒素造成的食物中毒现象也是屡见不鲜。植物性食物中毒主要来源于将天然含有有毒成分的植物或加工制品当作食品，如桐油、大麻油等引起的食物中毒；在食物加工过程中未能完全除去有毒成分的食物，如木薯、苦杏仁引起的中毒；由于不当食用含大量有毒成分的植物性食品，如鲜黄花菜、发芽土豆或未煮熟的豆浆等造成的中毒，但是不包括农药残留和重金属等污染而吸入植物体内的外源化合物。由于含有毒素的植物外形、色泽与无毒品种相似，因此往往引起人们的混淆误食而导致中毒。

（一）植物毒素的分类

目前已经发现的植物毒素超过1000多种，其毒性大小主要取决于它所含的化学成分。根据植物毒素化学成分的不同可以将其分为10类。

1. 氨基酸毒素

植物中的氨基酸种类多达 400 余种，其中有毒氨基酸及其衍生物有 20 余种，大多存在于豆科植物的种子中。含有氨基酸毒素的豆类有山黧豆、蚕豆和刀豆。山黧豆毒素属于慢性毒药，成分分为致神经麻痹的成分和致骨骼畸形的成分两大类，中毒最初表现为精神抑郁、运动失调，继而出现后肢麻痹、骨头畸形和骨关节脆弱、硬化，最终导致高位截瘫。蚕豆毒素主要是指生蚕豆中含有的神经毒素——氰基丙氨酸，此外对于某些患有红细胞葡萄糖-6-磷酸脱氢酶遗传缺陷的人群来说，蚕豆中的 L-3，4 二羟基苯丙氨酸会导致这部分人群食用蚕豆后发生急性溶血性贫血症。刀豆毒素主要是指未煮熟的刀豆中含有的刀豆氨酸，其结构与精氨酸相似，在动物体内代替精氨酸合成蛋白质，致使蛋白质的功能出现异常。食用含有氨基酸毒素的食物或者用作饲料时要进行脱毒处理，患有蚕豆病的人群要禁食蚕豆。

2. 毒苷

植物中的毒苷主要包括氰苷类、硫苷类、皂苷类等三大类。氰苷本身无毒，但是其降解时可产生氰氢酸，具有较为严重的毒性，常见的氰苷有白果中的白果苷、杏仁中的苦杏仁苷、亚麻种子和木薯块根中的亚麻苦苷以及高粱成熟前的籽实中含有的氰苷。硫苷类有毒成分被称为致甲状腺肿物，可导致人体甲状腺肿大，主要存在于十字花科植物尤其是甘蓝属如西蓝花、芥菜等植物中。皂苷在植物中分布广泛，且经常用作饮料中的起泡剂或乳化剂。某些皂苷具有破坏红细胞的溶血作用，使用过量容易引起中毒，最有代表性的就是四季豆中的皂苷，容易引起人体胃肠炎症状，我国由于四季豆导致的中毒事件时有发生。对于含有毒苷类的植物性食物，食用前要煮熟。

3. 毒酸

最常见、最典型的毒酸成分是指草酸以及草酸盐，主要存在于菠菜、豆类蔬菜以及黄瓜等植物中。过多地食用含草酸或草酸盐较多的蔬菜，会产生急性草酸中毒症状。日常生活中草酸或草酸盐的食用量不会达到中毒症状。但长期大量食用草酸含量较高的蔬菜，会影响人体内的酸碱度平衡和矿物质营养的吸收，还会造成结石。对于含有草酸或草酸盐过多的食物如菠菜，食用前可经开水焯掉部分草酸后再进行食用。

4. 毒酚

日常生活中常见的毒酚主要有花椒毒酚和棉酚。花椒毒酚主要存在于花椒、八角等调味料中，在某些中药中也普遍存在，长期大量食用花椒毒酚会引发中毒并导致皮肤变黑，但是日常饮食不会中毒，微量的花椒毒酚还具有一定的保健功能。棉酚主要是指棉籽子叶中的酚类物质，这类物质会引起人体组织红肿出血、神经失常、食欲不振、体重减轻等，长期食用还会降低生育能力，因此食用棉籽油等棉籽加工食品前要进行加热处理。

5. 毒胺

天然的毒胺成分主要是指苯乙胺类衍生物、5-羟色胺和组胺，它们大多具有强烈的升压作用，造成头晕、头痛等症状。正常情况下，许多水果和蔬菜中存在微量的这类物质，但基本不会引起中毒。引起关注的毒胺中毒往往是食物腐败后由于微生物大量繁殖产生的组胺导致的中毒。

6. 有毒生物碱

生物碱类分布广泛，成分复杂多样。常见的代表性的毒碱主要有茄碱（也称龙葵碱）、苦瓠子碱和槟榔碱。茄碱主要是指未成熟的西红柿和发芽变绿马铃薯中含有的龙葵碱，成熟不好的茄子中也含有一定的茄碱，其中发芽的马铃薯中的毒碱含量极高，达到一定剂量时可致命，即使高温也不能去除。苦瓠子碱主要是指苦瓠子中含有的苦葫芦素，食用后会出现口干、头昏、头痛、恶心、乏力等症状，重者会出现心慌、腹痛和剧烈腹泻，因此食用菜葫芦时要注意辨别。槟榔中含有的槟榔碱、槟榔次碱和去甲基槟榔次碱与鞣酸结合存在，引起免疫抑制、肝毒性、致突变和致畸形作用，被认为是一级致癌物，不可经常食用。

7. 木藜芦烷类毒素

大部分杜鹃花科植物都有毒，尤其是杜鹃花属的有毒种类最多，其毒素大多属于四环二萜类毒素，统称为木藜芦烷类毒素，作用于消化系统、心血管系统和神经系统。但是并不是所有的杜鹃花科植物都有毒，如映山红、大白杜鹃和粗柄杜鹃，因此采摘和食用时要注意辨别是否有毒。

8. 有毒植物蛋白

有毒植物蛋白主要包括血凝素和蛋白酶抑制剂两大类。血凝素多存在于某些豆科植物和大戟科植物性食物中，目前已经发现的血凝素包括大豆凝集素、菜豆毒素、巴豆毒素等 10 余种，其毒性大小差异性很大。大豆、绿豆等食物凝集素毒性较小；四季豆的毒性较大，误食后会引起进食者恶心、呕吐等症状；蓖麻凝集素 2mg 即可致人死亡。蛋白酶抑制剂主要包括淀粉酶抑制剂和胰蛋白酶抑制剂，淀粉酶抑制剂主要存在于小麦、菜豆、芋头、未成熟的芒果和香蕉等食物中，胰蛋白酶抑制剂广泛存在于豆类、谷类、油料作物等植物中。这类毒素可引起消化不良和过敏反应，可通过加热破坏。

9. 植物抗毒素

植物抗毒素主要是指植物在霉菌感染、紫外线辐射、冷冻、重金属处理及机械损伤等逆境下产生的一些应激性的次生代谢产物，如豌豆素、菜豆素等，这类毒素往往导致食物发苦，因此被冻坏的四季豆、黄瓜及腐烂的地瓜不可食用。

10. 蕈菇毒素

蕈类又称蘑菇，是我国非常丰富的食物资源之一，大多数蘑菇是可食的，少数有毒。目前我国已鉴定的蕈类中可食用类约有 360 多种，有毒的蕈类有 100 多种，其中含有剧毒可致死的有 10 余种。低毒的蕈类食用后，多数只是简单的胃肠不适，症状很快消失；而少数的毒鹅膏、毒蝇蕈等剧毒蕈类食用后可致死。有毒蕈类含有的毒素按其作用部位可分为细胞毒素、血液毒素、神经毒素、致幻觉剂、致癌物和胃肠毒素。毒蕈毒素的化学性质往往十分稳定，因此最有效的预防措施就是避免食用野生蘑菇。

（二）常见的植物性食物中毒流行病学特征及预防措施

1. 四季豆中毒

四季豆又称扁豆、菜豆、芸豆，是我国餐桌上常见的蔬菜之一。四季豆中因含有红细胞凝集素、皂苷等天然毒素，而这些毒素又比较耐热，只有将其加热到 100℃ 以上并持续一段时间后，才能将其破坏，因此由未煮熟的四季豆引发的中毒事件非常多。通常四季豆引发中毒的潜伏期很短，一般不超过 5h，主要表现为恶心、呕吐、腹痛、腹泻等胃肠炎症状，同时伴有头痛、头晕、出冷汗等神经系统症状。发生中毒后要立即催吐，重症患者应立即到医院就诊。预防四季豆中毒的措施就是烹调时要保证炒熟、煮透。

2. 生豆浆中毒

豆浆是我国传统的饮品，因其营养丰富而广受大众喜爱。而在豆浆煮浆的过程中，经常会由于泡沫的增多出现"假沸"现象，很多人饮用了这种没煮熟的豆浆后在数分钟至 1h 内往往会出现恶心、呕吐、腹痛、腹胀、腹泻等胃肠炎症状，这是由于未煮熟的生豆浆中含有胰蛋白酶抑制剂，能刺激胃肠和抑制蛋白酶的活性。防止生豆浆中毒的办法就是将豆浆彻底煮透后再饮用，并注意区分泡沫和豆浆的沸腾。

3. 发芽马铃薯中毒

马铃薯是全球重要的粮食作物之一，仅次于小麦、稻谷和玉米。马铃薯正常情况下含龙葵碱较少，其含量为 0.005%~0.01%；但马铃薯发芽后其幼芽和芽眼部分的龙葵碱含量激增，含量可高达 0.3%~0.5%，所以大量食用发芽马铃薯可引起急性中毒。中毒症状一般在进食后 10min 至数小时发作，其症状表现为：先有喉部抓痒感及灼烧感，上腹部灼烧感或疼痛，其后表现为剧烈呕吐、腹泻、脱水、电解质紊乱等胃肠炎症状，严重者会出现呼吸困难、心脏衰竭继而导致死亡。预防马铃薯发芽的方法就是低温贮藏，避免阳光直射。不吃生芽过多、黑绿色皮的马铃薯；生芽较少的马铃薯食用前要进行削皮、挖去芽眼后浸水再进行充分加热，或者在烹调时加醋，以破坏龙葵碱。

4. 木薯中毒

木薯是热带和亚热带地区常见的粮食作物之一，因其块根富含淀粉和膳食纤维而广受食品加工和饲料行业的青睐。木薯分为苦木薯和甜木薯两大类，苦木薯中含有氰苷毒素——亚麻仁苦苷，人食用后在胃酸作用下产生氢氰酸，氢氰酸作为一种神经毒素往往导致患者出现恶心、呕吐、腹泻、头晕等症状，严重者呼吸困难、心跳加快，最后因呼吸衰竭而死亡。为防止发生木薯中毒，食用木薯前要用清水浸泡，使毒素溶解后去除。

5. 毒蕈中毒

毒蕈的有毒成分十分复杂，一种毒蕈可以含几种毒素，而一种毒素又可以存在于数种毒蕈之中。蕈类中毒事件多发生于高温多雨季节，由于可食用蕈类与有毒蕈类外观相似，很难区别，因此常常引起误食。胃肠炎型蕈类毒素往往引起恶心、呕吐、腹痛等症状，病程较短易恢复；神经型毒素除了引起胃肠炎症状外，还会引起神经兴奋、精神错乱等，病程较短无后遗症；溶血型毒素则严重得多，引起贫血、黄疸、血尿、肝脾肿大等溶血症状，严重者可导致死亡；肝脏损害型毒素则会引起人体肝脏和肾脏损害，如不及时治疗，死亡率很高。

二、动物性食物中毒

动物性食物作为人类重要的食物来源之一，为人类提供了大量的蛋白质、脂肪、维生素和矿物质等营养成分，但是由于动物性食物带来的食源性疾病问题也屡见不鲜。动物性食物中毒的发生主要有两种，一种是将天然含有有毒成分的动物或动物的某一部分当作食品，另一种是动物性食物在一定条件下产生了大量有毒成分。常见的毒素包括有毒的动物组织、鱼类毒素、贝类毒素和海参毒素。

（一）有毒的动物组织

通常人类普遍食用的猪、牛、羊等家畜类食品，其肌肉无毒无害，可以放心食用，但其体内的某些腺体、脏器或分泌物会扰乱人体正常代谢。

1. 腺体中毒

引起中毒的主要动物腺体是甲状腺和肾上腺。甲状腺的主要功能是分泌甲状腺素，维持人和动物的正常新陈代谢，而人一旦误食动物甲状腺，会因甲状腺素过量扰乱人体正常的内分泌活动，出现类似甲状腺功能亢进的症状。肾上腺同样作为人和动物的内分泌腺，担负着促进非糖化合物或葡萄糖代谢、维持体内钠钾平衡的作用，因在屠宰过程中未及时摘除或在摘除时髓质软化流失导致人类误食，会使人体内的肾上腺素浓度增高，引起中毒。

2. 脏器中毒

动物肝脏因其丰富的蛋白质、维生素、微量元素而成为深受人们喜爱的食物。然而作为体内最大的解毒器官，动物的肝脏内含有一定量的胆酸，而胆酸对人体中枢神经系统具有一定的抑制作用。通常动物体内的胆酸指的是胆酸、脱氧胆酸和牛磺胆酸的混合物，其中以牛磺胆酸的毒性最强，脱氧胆酸次之。不同的动物中胆酸的含量是不同的，例如人们普遍食用的猪肝胆酸含量较少，而熊肝中胆酸含量较多，在我国古代常被用来作为镇定剂和镇痛剂。

除了胆酸以外，动物肝脏和脂肪中还存在大量的维生素 A，具有促进生长发育和提高人体免疫力的作用，人类缺乏维生素 A 往往会引起夜盲症、婴幼儿骨骼发育迟缓等症状。但是如果维生素 A 摄入过量，超过 200 万~500 万 IU 时，则会引发视力模糊、失明和损害肝脏等中毒症状。

（二）鱼类毒素

鱼类是人类摄取动物蛋白的重要来源之一。我国居民膳食中鱼类主要是淡水养殖鱼类，东南亚、日本、太平洋岛国等热带和亚热带地区居民膳食鱼类主要是海洋鱼类。鱼类毒素的存在成为鱼类资源中非常重要的不安全因素，其中最为常见的便是河豚毒素和鱼类组胺。

1. 河豚毒素

淡水鱼类毒素中最为著名的便是河豚毒素。河豚是我国、日本、东南亚一带常见的一种味道鲜美但含有剧毒物质的鱼类，误食后会引起人体呼吸中枢和血管运动中枢麻痹而死亡。河豚毒素中毒的特点是发病急速且剧烈，早期反应是手指、舌、唇麻木或有刺痛感，然后出现胃肠道症状并伴有四肢无力、发冷、口唇和肢端知觉麻痹，严重者在中毒 4~6h 内死亡。目前尚无特效解毒剂，因此应避免食用河豚鱼或在食用前将其毒素排出干净。

2. 鱼类组胺

组胺是氨基酸的分解产物，其产生多与鱼体腐败、温度和水体盐度有关，因此鱼类组胺中毒多发生在沿海地区及有食用海产鱼习惯的地区，且多发生于鱼体不新鲜时。鱼类组胺的中毒特点是发病急、症状轻、恢复快，主要临床表现为毛细血管扩张现象，如全身皮肤潮红、眼结膜充血，同时还伴有头痛、心跳过快、胸闷、视力模糊和全身出现荨麻疹。

（三）贝类毒素

贝类海鲜是一种倍受消费者喜爱的食物，它们不仅美味可口，而且相当养眼。目前世界上可作食品的贝类约有 28 种，但是已知的大多数贝类都含有一定的毒素。贝类毒素并不是贝类本身产生的，通常与它们摄取的海藻或与藻类共生有关，目前已知的导致贝类有毒的藻类有原漆沟藻、涡鞭毛藻、裸甲藻等。按其流行病学特点，贝类毒素主要分为麻痹性贝类毒素和腹泻性贝类毒素。麻痹型贝类中毒主要由石房蛤毒素导致，潜伏期较短，以唇、舌和指尖麻木开始，严重者可因呼吸麻痹而死亡。腹泻型贝类中毒主要由软骨藻酸导致，临床表现为呕吐、腹泻，病情较轻。

（四）海参毒素

海参作为人类珍贵的滋补食品深受广大消费者喜爱，殊不知少数海参含有毒素，可引起人类中毒。海参毒素往往集中在海参体内与泄殖腔相连的细管状的居维叶氏器内，经水解后，海参毒素会产生海参毒素苷，其溶血作用很强，被人误食或接触到其消化道排出的黏液都会引起中毒。中毒症状通常表现为局部有灼烧感、红肿，呈现皮炎症状，如果毒素接触到眼睛则会引起失明。

第五节 化学性食物中毒

化学性食物中毒是指由于食用了被化学物质污染的食品或者误食化学物质而引起的食物中毒。化学性中毒食品很多，主要分为四种：被有毒有害化学物质污染的食品；被误认为食品、食品添加剂、营养强化剂的有毒有害化学物质；添加非食品级的或伪造的或禁止使用的食品添加剂、营养强化剂的食品，以及超量使用食品添加剂的食品；营养素发生化学变化的食品（如油脂酸败）。

一、化学性食物中毒的原因

引起化学性食物中毒的原因有很多，根据化学成分的来源分为：农药污染、兽药污染、食品添加剂违规或超标、食品容器和包装材料污染以及食品加工过程中产生的有害物质。根据污染的途径又分为以下几种：在食品生产、加工、运输、贮存、销售过程中污染的食品；环境中的化学污染物通过食物链和生物富集作用而转移到作为食品的动植物体内；某些污染物通过溶解、机械转移、附着而污染的食品；加工烹调不合理，如烟熏火烤造成苯并(a)芘的污染；有些污染物在食品加工或贮存过程中，在适宜条件下形成亚硝酸胺；误食用农药拌过的粮种，把砷化物、亚硝酸盐误当食盐食用，错把钡盐当明矾食用；生产操作事故，或选用材料不当，使化学毒物混入食品等。

二、化学性食物中毒的流行病学特点

化学性食物中毒一般发病较快，潜伏期短，多在几分钟至几小时内发病，且病情与中毒化学物质剂量有明显的关系，临床表现因毒性物质不同而呈现多样化。一般不发热，但是症状严重，病程也比细菌性食物中毒要长，危险性较大，若诊断不及时，易造成中毒死亡。

化学性食物中毒季节性和地区性均不明显，中毒食品也无特异性，多为误食或食入被化学物质污染的食品而引起，其偶然性较大。

三、常见的化学性食物中毒

（一）有害金属中毒

自然界中存在 90 多种金属元素，这些金属元素对于人的影响很大，可以通过消化道、呼吸道和皮肤接触等途径进入人体，有的构成人体组织的必需元素，有的则对人体产生毒害作用。金属中毒中以镉、铅、汞、砷等重金属中毒最为严重。

1. 镉

镉是国际癌症研究所公布的Ⅰ类致癌物，是一种高危的环境和工业污染有毒重金属，在自然界主要以硫镉形式存在，广泛应用于化工、电镀、化肥、涂料等工业生产。镉不是人体的必需元素，但是对人体的毒性作用较强。镉主要是通过空气吸入含镉粉尘、摄食含镉污染的食物和饮用水以及接触使用含镉的物品而引起机体急性或慢性损害。由于工业生产的发展导致我国水体和土壤污染严重，使得我国多地区粮食、蔬菜、水果等食品中镉含量超标，镉中毒事件频繁发生。

镉元素作用的靶器官主要是肾和肝脏，其在体内的半衰期达 10~35 年，通过消化道吸收的仅为 1%~6%。临床上镉中毒主要分为食入性急性镉中毒、吸入性急性镉中毒和慢性镉中毒。食入性急性镉中毒 3~15min 内便会引发呕吐、腹泻、头晕、多涎、意识丧失等症状。慢性镉中毒为长期过量接触镉，引起肝脏、骨骼和消化系统损伤，临床上表现为蛋白尿、氨基酸尿、高钙尿、糖尿以及骨质疏松症。1946—1955 年日本神通川流域的"哎唷-哎唷"病便是由于居民长期食用被镉污染的大米而引起骨骼剧痛和严重的骨萎缩。镉污染范围较广、毒性较强、半衰期长和蓄积性强，对人类的危害极大，然而目前镉中毒尚无安全有效的解毒剂。我国食品安全国家标准规定，大米、豆类及其制品、鲜薯类等中镉含量不得超过 0.2mg/kg，面粉中镉含量不得超过 0.1mg/kg，玉米及薯类制品中镉含量不得超过 0.05mg/kg。

2. 铅

铅是日常生活和工业生产中使用最广泛的有毒金属，其对食品的污染来源于含铅工业"三废"和汽车尾气的排放、食品加工用机械设备和管道、食品容器和包装材料的接触、食品添加剂以及含铅农药的使用等。人类很早就意识到铅是一种有毒物质，人体吸收的主要部位是十二指肠，吸收率因人而异，婴儿高达50%，成年人的吸收率在 10% 以下。引起人体铅中毒的方式包括消化系统摄入、呼吸系统吸入以及皮肤接触吸收，其中口服摄入无机铅离子是中毒的最主要原因。铅元素进入人体后首先和血细胞结合，并随血液流动，完成铅在人体组织内的再分布，继而引发中枢神经和周围神经损伤、造血系统被破坏、骨骼发育受阻等症状。当血铅浓度提高时，铅元素与钙元素发生拮抗，其中 70% 以上的铅元素会沉积在骨骼、牙齿等矿质化器官中，而在体内钙离子或铅离子下降时铅元素再次释放进入循环系统，对身体造成损害，对儿童的神经系统损害尤为严重。人体摄入大量铅后引起的急性中毒通常表现为肠胃效应，症状为剧烈的爆发性腹痛，后出现厌食、消化不良和便秘症状。慢性中毒症状主要表现为损害神经系统、造血器官和肾脏，尤其是儿童的损害更大，导致儿童智力发育迟缓、癫痫、脑性瘫痪和神经萎缩等永久性后遗症。目前临床上针对铅中毒的治疗多采用抗氧化剂和金属螯合剂，但是具有一定的副作用。我国食品安全国家标准规定谷物及其制品、豆类、蔬菜及薯类食物中铅的含量不得超过 0.2mg/kg，豆类制品及肉制品中铅的含量不得超过 0.5mg/kg。

3. 汞

汞俗称水银，有金属汞、无机汞和有机汞等多种形式，广泛应用于农药生产、造纸、电器仪表、化工等行业。汞对食品的污染，在水产品中主要以甲基汞的形式存在，在植物性食品中以无机汞为主。水产品中特别是鱼、虾、贝类食品中甲基汞污染对人体的危害最大，如日本的水俣病。微量汞在正常人体内一般不致引起危害，但摄入量超过一定限度即有中毒的危险。无机汞多引起急性中毒，有机汞多引起慢性中毒，如甲基汞可与体内含巯基的酶结合，破坏细胞的代谢和功能，引起细胞变性、坏死，周围神经髓鞘脱失。

4. 砷

砷是一种非金属元素，但由于其许多理化性质类似于金属，故常将其称为"类金属"。砷广泛分布于自然界，几乎所有的土壤中都存在砷。食品中砷的污染主要来源于含砷农药、空气和土壤。食品中砷的存在形式有无机砷和有机砷两种，一般情况下无机砷的毒性大于有机砷。砷与巯基具有很强的亲和力，尤其是对含双巯基结构的酶具有很强的抑制作用，引发体内代谢障碍。长期摄入砷化物可引发慢性中毒，表现为食欲下降、体重下降、胃肠障碍、末梢神经炎、结膜炎、角膜硬化和皮肤变黑。目前经科学证实无机砷化物具有致突变作用，诱发人体产生皮肤癌和肺癌。

（二）亚硝酸盐食物中毒

亚硝酸盐食物中毒又称肠源性青紫症，主要是指食用了含有亚硝酸盐类物质的食物引起的一种高铁血红蛋白血症。常见的亚硝酸盐主要是亚硝酸钠和亚硝酸钾，为白色或淡黄色粉末或颗粒状物，味微咸，易溶于水，外观与滋味与食盐类似。

亚硝酸盐的来源非常广泛，作为国内外肉类食品企业通用的发色剂和防腐剂，亚硝酸盐在肉类食品生产和加工过程中起着非常重要的作用，目前尚未找到其替代品。其次新鲜的蔬菜中往往都含有一定量的硝酸盐，大量摄入后，肠道内存在硝酸盐还原菌可将其还原为亚硝酸盐，另外新鲜蔬菜煮熟后长时间放置、腌制食品、过量食用硝态氮肥也会使亚硝酸盐含量升高。某些地区的饮用水中也会含有较多硝酸盐，用其烹调食物并放置过久的话也会被还原为亚硝酸盐。

亚硝酸盐食物中毒多是由于误将亚硝酸盐当作食盐而引起。误食纯亚硝酸盐引起的中毒潜伏期较短，一般只有 10~15min；大量摄入含有亚硝酸盐的蔬菜或者未腌透的菜类者，潜伏期一般为 1~3h，长者则 20h 后发病。中毒后的临床表现为头晕、头痛、无力、胸闷、气短、嗜睡、心悸、恶心、呕吐、腹痛、腹泻，口唇、指甲及全身皮肤、黏膜发绀等，严重者出现心率减慢、心律不齐、昏迷和惊厥等症状，有的甚至出现呼吸衰竭而死亡。出现中毒后的急救措施主要是通过催吐、洗胃和导泻排出毒物，一般临床上将美蓝、维生素 C 和葡萄糖三者合用作为解毒剂，进行对症治疗。

预防亚硝酸盐食物中毒的措施主要是保持蔬菜新鲜，禁止食用腐烂变质蔬菜，腌制蔬菜至少腌制 15d 后再食用；不饮用苦井水，不用苦井水烹调食物，尤其不得存放过夜。我国食品安全国家标准规定，肉制品中硝酸盐的最大使用量不得超过 0.5g/kg，以亚硝酸盐剂计，残留量不得超过 30mg/kg。另外食品安全部门应加强监管，防止错把亚硝酸盐当成食盐或食用碱而引起误食导致中毒。

第六节　食物中毒调查处理

食物中毒是发生频率较高的突发公共卫生事件之一，它不仅会给患者带来身体危害，还会造成非常严重的社会影响。针对食物中毒事件的发生，要按照《中华人民共和国食品安全法》的规定，及时、准确地进行应急调查与处理。

一、食物中毒的诊断依据

食物中毒一般在用餐后 4~10h 发病，高峰期出现在用餐后 6h 左右。特别指出的是，本节内容中的食物中毒事件不包括因暴饮暴食引起的急性胃肠炎、食源性肠道传染病（如伤寒）和寄生虫病（如囊虫病），也不包括因一次大量或长期少量摄入某些有毒有害物质而引起的以慢性毒性为主要特征（如致畸、致癌、致突变）的疾病。

食物中毒事件往往具有以下特征：短时间内大量出现相同症状的患者，且患者相近时间内均食用过相同的可疑食物，停止食用该食物后，发病停止；潜伏期较短，发病急剧，病程亦较短；一般无人与人之间的直接传染。针对原因不明的食物中毒，应由 3 名副主任医师以上的食品卫生专家评定。

二、食物中毒事件处理的原则

（一）及时报告原则

食物中毒事件发生后，要第一时间如实向本单位领导和当地卫生行政部门报告食物中毒的地址、时间、中毒人数、可疑食物等内容，不可隐瞒或不报。针对一次中毒人数超过 30 人，或者在集体单位及区域性或全国性重要活动期间一次中毒 5 人以上的，经核实后必须在 2h 以内逐级上报上级卫生监督机构和同级卫生行政部门。初步认定为可疑投毒案件的，应立即报告公安机关。

（二）抢救患者与现场调查同时进行原则

中毒症状出现以后，要以立即抢救患者为首要任务，同时组织现场卫生学与流行病学调查。调查的内容包括发病人数、可疑餐次的同餐进食人数和去向、临床表现及共同点、用药情况和治疗效果，并确定需要进一步采取的抢救和控制措施。

（三）对中毒食品和中毒场所的控制原则

针对中毒食品或可疑食品，迅速进行封存，保护现场，并尽快追回已售出的中毒食品或可疑食品。对剩余可疑中毒食品进行采样，以备送检，对剩余食品进行无害化处理或销毁。尽快对中毒场所进行消毒处理，避免出现交叉感染。

三、食物中毒事件的调查程序与具体内容

进行食物中毒调查时要明确以下事项：判断是否是食物中毒事件，确定导致中毒的病原以及可疑餐次及可疑食物。调查程序与内容如下。

1. 及时响应

卫生行政部门或检验检疫部门接到发生食物中毒或疑似食物中毒事故的报告后，要对食物中毒发病情况进行详细登记，通知报告人或相关责任单位保护现场、留存患者粪便和呕吐物。并迅速组织相关专业人员携带采样工具、防护用品、检验设备、取证工具、调查用表和协助抢救的物品等第一时间赶往事故现场。

2. 患者的救治处理

食物中毒发生后，要在第一时间采取积极措施救治患者，停止食用可疑食品，尽量在用药前采集患者血液、尿液、呕吐物标本，以备送检。在专业医务人员到达事故现场前或到达现场后，根据患者的临床表现进行必要和可能的抢救。

3. 现场处理措施

（1）对可疑中毒食物及其有关工具、设备和现场采取临时控制措施。

（2）封存造成食物中毒或可能导致食物中毒的食品及其原料、工具、设备和现场。

（3）封存被污染的食品用工具及用具，并责令进行清洗消毒。

（4）采集剩余的可疑中毒食品，以备送检。

（5）责令食品生产经营者收回已售出的造成食物中毒的食品或者有证据证明可能导致食物中毒的食品。

4. 样品检验与结果判定

（1）采集可疑食品和患者可疑接触物、大便、呕吐物、血液等样品，送往实验室进行检验，其中微生物检验，按照 GB 4789 执行，理化检验按照 GB 5009 执行。

（2）及时出具检验报告，并结合患者的潜伏期和临床症状、流行病学和卫生学调查结果等判断食物中毒的病因。

5. 现场流行病学调查

（1）场所调查　针对食物中毒发生地点、患者治疗地点、中毒食品来源展开详细调查。

（2）患者调查　首先对中毒事件发生的经过和简要情况进行核实，针对每一名患者了解其进食时间和

主要症状，特别要注意首发位病例的症状、发病时间、可疑中毒食品的食用量、呕吐物和排泄物的形状等一级临床表现。尽可能调查每一位可疑食物进餐者在发病前48h内的进餐食谱和数量，记录进食人数和中毒人数。

（3）可疑食品调查　对可疑食品的原料来源、加工过程、储存条件等进行调查，必要时还应该追溯到食品的供应点及生产经营场所。

6. 形成报告，追究责任

对样品检验结果和现场调查分析结果进行整理、分析和总结，形成完整、科学的报告上交上级部门。向患者家属和单位说明中毒原因，对造成中毒事件的相关人员进行责任追究，提出整改意见，监督执行情况。

❓ 思考题

1. 动物性食物中毒的种类有哪些？
2. 食物中毒事件发生后的调查程序有哪些？

参考文献
REFERENCE

［1］王世杰．常见细菌性食物中毒快速检测试剂盒研制［D］．河北农业大学，2006.

［2］廖驰真，林玫．沙门菌快速检测技术研究进展［J］．综述与讲座，2017，23（2）：177-180.

［3］许敬平，靳连群，冯华，等．沙门菌食物中毒的研究进展［J］．人民军医，2018，61（3）：274-277.

［4］郭耀东，韩晓江，张英华，等．沙门氏菌检测的研究进展［J］．农产品加工，2019，479：（5），75-78.

［5］晁思琪．食品中沙门氏菌和嗜热链球菌检测方法的建立［D］．河北工程大学，2019.

［6］张阳．金黄色葡萄球菌转座子突变文库的构建与肠毒素 A 相关基因的研究［D］．西北农林科技大学，2017.

［7］孙佳怡．牛奶和肉类中金黄色葡萄球菌肠毒素的检测及 SEI 蛋白单克隆抗体的制备［D］．青岛农业大学，2016.

［8］李光辉，郭卫芸，高雪丽，等．2003—2015 年金黄色葡萄球菌食物中毒事件特征分析［J］．食品研究与开发，2018，39（6）：200-203

［9］王玉娇．糖量子点的合成及其对大肠杆菌的检测［D］．长春理工大学，2011.

［10］张蕴哲．快速检测肠出血性大肠杆菌 O157 实时荧光环介导等温扩增技术的建立［D］．河北农业大学，2016.

［11］魏大伟．中国沿海地区副溶血弧菌流行病学调查及遗传多样性分析［D］．西北农林科技大学，2018.

［12］韩灵芝．副溶血弧菌的核酸等温快速检测方法的研究［D］．青岛科技大学，2018.

［13］马晶晶．副溶血性弧菌的污染状况调查、分子溯源及耐药性研究［D］．华中农业大学，2018.

［14］陈会君．奶粉中肉毒梭菌的检测［D］．北京化工大学，2017.

［15］江扬．肉毒梭菌的筛选及菌株的鉴定［D］．南京工业大学，2003.

［16］刘凯．新疆豆制品生产环境中肉毒梭菌分离鉴定及其控制技术研究［D］．石河子大学，2012.

［17］陈俊．一株溶血性蜡状芽孢杆菌 WH2015 全基因组测序分析及其溶血基因筛选［D］．广东海洋大学，2016.

［18］王小妮. 志贺菌属产 ESBLs 基因型检测及 ERIC-PCR 分析特征［D］. 天津医科大学，2011.

［19］杨海燕. 临床分离志贺菌属细菌多重耐药机制的研究［D］. 郑州大学，2003.

［20］陈璐瑶. 花生酱中黄曲霉毒素富集规律及其削减技术研究［D］. 福建农林大学，2018.

［21］朱婷婷. 花生土壤中产黄曲霉毒素菌的分布、产毒力与毒素污染研究［D］. 中国农业科学院，2018.

［22］魏淑媛. 杂色曲霉毒素分子印迹聚合物制备及应用研究［D］. 天津科技大学，2016.

［23］杜鹃. 高效液相色谱法测定粮食中杂色曲霉毒素的研究［D］. 南京财经大学，2011.

［24］解喜艳. 杂色曲霉毒素印迹离子液体材料制备及分离性能研究［D］. 天津科技大学，2017.

［25］赵军. 赭曲霉素 A 直接竞争 ELISA 试剂盒的研制［D］. 郑州大学，2018.

［26］张梦月. 食品中赭曲霉毒素污染的免疫学快速检测方法研究［D］. 西北农林科技大学，2017.

［27］张桂兰. 基于适配体的赭曲霉素和雌激素快速检测方法研究［D］. 中国农业科学院，2018.

［28］陈扉然，李丹，郑云峰，等. 液质联用法测定黄酒中黄天精毒素［J］. 酿酒科技，2015（6）：95-98.

［29］杨立杰. 玉米赤霉烯酮对断奶仔猪免疫毒性及生殖毒性的影响［D］. 山东农业大学，2018.

［30］蔡国栋. 玉米赤霉烯酮对小鼠 T 淋巴细胞活化的影响及机制［D］. 扬州大学，2018.

［31］任慧慧. 玉米赤霉烯酮对胚胎附植期母猪免疫系统功能影响的研究［D］. 华中农业大学，2018.

［32］卢春霞. 麦角生物碱的研究进展［J］. 食品科学，2010（11）：282-288.

［33］李爽跃，杨曙明，戴守辉，等. 麦角生物碱检测方法研究进展［J］. 畜牧与兽医，2012，44（8）：95-100.

［34］何东. 常见有毒动植物中毒的种类和预防措施［J］. 广东化工，2018（13）：144-145.

［35］齐洪雨，邱念伟. 常见植物性食品毒素概述［J］. 现代农业科技，2015（7）：302-307.

［36］葛可佑. 公共营养师（基础知识）［M］. 北京：中国劳动社会保障出版社，2012.

［37］钱爱东. 食品微生物［M］. 北京：中国农业出版社，2002.

［38］史贤明. 食品安全与卫生学［M］. 北京：中国农业出版社，2003.

［39］许牡丹，毛跟年. 食品安全性与分析检测［M］. 北京：化学工业出版社，2003.

［40］陈炳卿. 营养与食品卫生学［M］. 北京：人民卫生出版社，2001.

［41］张爱珍. 临床营养学［M］. 北京：人民卫生出版社，2000.

［42］荫士安，汪之顼主译. 现代营养学［M］. 北京：化学工业出版社，2004.

［43］罗敏辉. GMDTC 静脉滴注对慢性镉中毒兔的治疗及其毒副作用研究［D］. 南方医科大学，2012.

［44］何剪太，朱轩仪，巫放明，等. 铅中毒和驱铅药物的研究进展［J］. 中国现代医学杂志，2017，27（14）：53-57.

第十四章

第十四章

CHAPTER

14

食品安全性风险分析和控制

掌握内容：食品安全性毒理学评价中对食品及食品相关产品的要求及评价程序；毒物与毒性、剂量-反应关系；营养素的不良健康反应及营养素 UL 值制定的原理和步骤；食品安全风险评估的四个步骤。

熟悉内容：食品毒理学的研究方法；营养毒理学的研究领域和研究方法；营养素与外源化学物质和药物的交互作用；食品安全风险管理、风险交流、风险评估的内容。

了解内容：食品毒理学的发展及研究意义；食品安全风险监测的定义、内容及我国食品安全风险监测的实施概况和法律法规。

第一节　食品安全性毒理学评价

一、食品安全性评价

影响食品安全性的因素有很多，包括微生物、寄生虫、生物毒素、农药残留、重金属离子、食品添加剂、包装材料释放物和放射性物质以及其他任何可能在食品中发现的可疑物质。除此以外，食品中营养素不足或数量不够导致食用者发生诸如营养不良、生育迟缓等代谢疾病，这也属于食品中的不安全因素。食品不安全性影响广大人民健康安全的同时，也会影响经济发展和社会进步，甚至为国家安全带来严重的挑战，因此食品安全性问题日益成为全球性公共卫生问题。为了研究食品中不安全物质的性质和作用，检测其在食品中的含量水平，控制食品质量，确保饮食安全和人体健康，需要对食品进行安全性评价。

食品安全性评价的主要内容包括用于食品生产、加工和保藏的化学物质和生物组织，如原料中的农药和兽药、食品添加剂、食品用微生物等；食品在生产、加工、运输、销售和保藏过程中产生和污染的有害物质，如微生物及其毒素、多环芳烃、重金属元素、包装材料中的有害物质等；新技术、新工艺和新资源及加工食品等，如转基因技术及其食品、辐照技术及其食品等。

各类危害人体健康的物质，其安全性的定性定量分析是一个复杂的过程，涉及毒理学、流行病学、临床医学、化学（分析化学、有机化学、生物化学）和生物统计学等，其中毒理学和流行病学是较为重要的部分。食品安全性评价利用毒理学资料确认摄入物质的安全剂量，阐明某种食品是否可以安全食用，进而通过风险评估进行风险控制。而当毒理试验获得的数据有限时，则要运用流行病学进行分析。

二、食品毒理学概述

（一）食品毒理学概念

毒理学是研究外源性化学物质对生物有机体的有害作用的一门应用学科，毒理学评价是食品安全性评价的基础。食品毒理学属于毒理学的分支学科，是毒理学的基础知识和研究方法在食品科学中的应用。其着重从毒理学的角度研究食品中所含内源化学物质或可能含有的外源化学物质对食用者的毒作用机制，检验和评价食品（包括食品添加剂）的安全性或安全范围，从而确保人类健康。

（二）食品毒理学的发展

1. 古代与中世纪毒理学

毒理学一词起源于希腊文字"toxikon"，5000 年前人们就开始意识到食品安全性问题。上古时代的我国，在《淮南子·修务训》一书中就有"神农尝百草，日遇七十二害"的文字记载。在古埃及、古希腊及古罗马等有关文献中都有关于有毒植物和矿物的描述。随着生产实践的进行，人类开始逐渐积累了用天然毒物治疗疾病和解救中毒患者的经验，被识别和发现的各种自然毒物也被用于狩猎、战争冲突和谋杀。

2. 启蒙时代毒理学

随着社会的进步和人类生存经验的积累，公元前82年，古罗马制定了第一部有关中毒的法律。16世纪，瑞士学者 Paracelsus 提出了"毒剂是化学物质，化学物质对人体的反应必须通过实验观察，有时治疗作用与毒副作用在剂量上难以区别"的论点，奠定了毒理学发展的基础

3. 近代毒理学的发展

近代毒理学的研究始于 16 世纪，在 19 世纪得到快速发展。西班牙学者 Orfila 将组织和体液中的毒物的化学分析进行鉴别，提出毒理学是一门独立的学科并出版了第一本毒理学专著，实验动物开始在毒理学实验中得到系统应用。而也是在这个时期水俣病、痛痛病等全球性的安全事件频繁爆发，各国开始制定相应的食品法律法规，严厉打击各种影响食品安全性的违法行为。

4. 现代毒理学的发展趋势

现代毒理学的发展至今已有 100 年的时间，随着未知不安全因素的逐渐显现和科技手段的进步，毒理学研究的范围不断扩大，研究内容也在不断深入。毒理学的发展将从集化学、生命科学和基础学科知识为一体的高度综合走向形成多个交叉分支学科的高度分化状态；从整体动物试验走向探索减少试验动物数量和痛苦的替代试验；从定性毒理学走向定量毒理学；从微观（细胞、生化、分子）走向宏观环境。

（三）食品毒理学的研究方法

食品毒理学的研究方法有很多，主要包括动物毒性试验、化学方法和群体调查。

1. 动物毒性试验

动物毒性试验分为体内试验和体外试验，多采用哺乳动物，也可利用微生物、昆虫、细胞培养或组织培养等进行试验。

体内试验也称整体动物试验，检测外源化学物的一般毒性多在整体动物进行，如急性毒性试验、亚急性毒性试验、亚慢性毒性试验和慢性毒性试验等。试验多采用哺乳动物，如大鼠、小鼠、家兔、仓鼠、狗和猴等。在特殊需要情况下，也采用鱼类或其他水生生物、鸟类、昆虫等。哺乳动物在解剖、生理和生化代谢过程中与人有很多相似之处，其结果原则上可外推到人；但体内试验影响因素较多，所以存在一定不确定性。

体外试验利用游离器官、培养的细胞或微生物进行毒理学研究，多用于外源化学物对机体毒性的筛选和机制研究。体外试验影响因素少，实验条件能严格控制，但体外试验不能全面反映体内毒性作用，尤其在危险性评价中不能作为危险性评价的最后依据。

体内试验和体外试验各有其优点和局限性，应主要根据实验研究的目的和要求采用最适当的方法，并且相互验证。

2. 化学方法

化学方法是利用分析化学、物理化学和仪器分析等方法进行提取，研究毒物的化学组成、所含物质、稳定性、溶解度、解离度以及在生物体内代谢产物的检验等，有助于毒物作用机制的研究。

3. 群体调查

群体调查可以有效结合流行病调查，对由于某种原因食用了含有毒性物质的食物或饲料引起不良反应的群体进行调查。往往需要采取逆向研究或通过中毒事件的调查，而对人群或动物群体进行普查。

也可以将动物毒性实验的结果在群体中验证，可直接观察对人体健康的影响，为制定有关卫生标准提供依据，以确定是否污染环境或确保日常生活中所接触的微量物质不呈现任何毒性反应。

（四）毒理学试验的原则

毒理学试验的进行需要遵循以下几个原则：

原则一，假设人是最敏感的动物物种，人和实验动物的生物学过程包括化学物的代谢，与体重（或体表面积）相关，化学物在实验动物产生的作用可以外推于人。

原则二，实验动物必须暴露于高剂量，这是发现对人潜在危害的必需的和可靠的方法。

原则三，以成年健康（雄性和雌性未孕）实验动物作为一般人群的代表性实验模型，而将幼年和老年动物、妊娠的雌性动物、疾病状态作为特殊情况另作研究，以减少实验误差。

三、食品毒理学的基本概念

（一）毒物与毒性

1. 毒物

一般来说，毒物是指在一定条件下，较小剂量即能对机体产生损害作用或使机体出现异常反应的外源化学物质。毒物可以是固体、液体和气体，也可以是天然的或合成的，与机体接触或进入机体后，能与机体相互作用，发生化学反应，引起机体功能或器质性损害，严重的甚至危及生命。

毒物与非毒物之间没有明显的界限，只是相对而言。16 世纪的瑞典科学家 Paracelsus 指出，"所有的物质都是毒物，没有不是毒物的物质，正确的剂量才使毒物与药物得以区分。"同一种化学物质，由于使用剂量、对象及方法的不同，可能是毒物，也可能是非毒物。如成年人对硒元素的安全摄入量为每日 $50 \sim 200 \mu g$，当摄入量低于 $50 \mu g$ 时可能会导致心肌炎、克山病、免疫力下降等疾病；但是当摄入量超过 $200 \mu g$ 时，可能会导致中毒；若每日摄入量超过 $1 mg$，则可能导致死亡。

通常我们把少量进入机体即可损伤机体的外源化学物称为真正的毒物，把那些需要较大剂量或较高浓度才能损害机体的物质称为广义上的毒物。

2. 毒性

毒性是指外源化学物与机体接触或进入体内的易感部位后，能引起损害作用的相对能力，包括损害正在发育的胎儿（致畸胎）、改变遗传密码（致突变）或引发癌症（致癌）的能力。毒性反映的是毒物的剂量与机体反应之间的关系，当剂量相同时，对机体损害能力越大的化学物质毒性越高；对于同一损害指标，剂量越小的化学物质，其毒性越大。通常根据毒性大小，将毒物分为剧毒、高毒、中毒、低毒、微毒等。

毒性的强弱并不是绝对的，往往一种化学物只对一种生物有损害，而对其他种类的生物不具有损害作用，或者只对生物体内某一组织器官产生毒性，而对其他组织器官无毒性作用，我们将这种现象称为选择毒性。造成选择毒性的原因主要在于不同的物种和细胞之间具有明显的差异性，而且不同生物或组织器官对外源性化合物或其代谢产物的蓄积能力、转化能力，以及本身对损害的修复能力是不一样的。例如，甲基汞由于具有亲脂性而易于透过血脑屏障进入脑组织，从而对神经系统产生毒性作用，它的靶器官是中枢神经系统；但是甲基汞在脑组织中的浓度远远低于肝脏和肾脏，肝脏和肾脏的损伤却比中枢神经系统要小。

3. 表示毒性的常用指标

表示毒物毒性的常用指标主要有致死剂量、最大耐受剂量、阈剂量和最大无作用剂量等。

（1）致死剂量 致死剂量是指在急性毒性试验中某种外源化学物质能引起受试实验动物死亡的剂量或浓度，通常以引起动物机体不同死亡率所需的剂量来表示。在实际应用过程中，致死剂量又分为绝对致死量、半数致死量和最小致死量。

①绝对致死量（absolute lethal dose，LD_{100}）：指能引起一群机体全部死亡的最低剂量。由于个体之间的差异性较大，绝对致死量差异性较大，一般不用 LD_{100} 而采用半数致死量（LD_{50}）。

②半数致死量（median lethal dose，LD_{50}）：指能引起一群个体 50% 死亡所需的剂量，也称为致死中量。LD_{50} 是一个经过统计学处理计算得到的数值，常用来表示急性毒性的大小，因此并不能反映化学物质对人体健康可能具有的潜在危害，需要通过进一步的长期慢性毒性试验来证实。通常情况下，LD_{50} 数值越小，表示外源化学物的毒性越强；反之 LD_{50} 数值越大，表示外源化学物的毒性越弱。

③最小致死量（minimum lethal dose，MLD 或 LD_{01}）：指在一群机体中仅引起个别发生死亡的最低剂量，低于此剂量则不会引起机体出现死亡。

（2）最大耐受剂量（maxinmal tolerance dose，MTD 或 LD_0） 最大耐受剂量是指在一群个体中不引起死亡的最高剂量。接触此剂量的生物个体可以出现严重的毒性作用，但不发生死亡。

（3）阈剂量 阈剂量也称最小有作用剂量。指在一定时间内，一种外源化学物按一定方式或途径与机体接触，并使某些灵敏的观察指标开始出现异常变化或使机体开始出现损害作用所需的最低剂量。

（4）最大无作用剂量（maxinmal no-Effect level，MNEL）　最大无作用剂量是指某种外源化学物在一定时间内按一定方式或途径与机体接触后，根据现有认识水平，用最为灵敏的试验方法和观察指标，未能观察到对机体造成任何损害作用或使机体出现异常反应的最高剂量，也称未观察到损害作用剂量。最大无作用剂量是根据亚慢性毒性试验或慢性毒性试验的结果来确定的，是评定外源化学物对机体造成损害作用的主要依据。

（二）剂量与反应

1. 剂量

剂量是指给予机体或与机体接触的毒物的数量，是决定外源化学物对机体造成损害作用的最主要因素。剂量的概念较为广泛，可指给予机体的数量、与机体接触的数量、吸收进入机体的数量或在体液或靶器官中的含量或浓度。通常剂量的单位以单位体重接触的外源化学物数量（mg/kg体重）或环境中的浓度（mg/m^3，mg/L水）来表示。

2. 反应

反应指外源化学物与机体接触后引起的生物学改变，可分为两类：一类是量反应，此类反应属于计量资料，有强度和性质的差别，可以测量数值来表示，如有机磷农药抑制血液中胆碱酯酶的活性，其程度可用酶活性单位的测定值来表示；另一类为质反应，属于计数资料，没有强度的差别，不能以具体的数值表示，只能以"阴性或阳性""有或无"来表示，如死亡或存活、患病或未患病。

3. 剂量-反应关系的种类

（1）剂量-量反应关系　表示外源化学物的剂量与个体中发生的量反应强度之间的关系。如空气中CO浓度的增加导致红细胞中碳氧血红蛋白含量随之升高。

（2）剂量-质反应关系　表示外源化学物的剂量与某一群体中质反应发生率之间的关系。如在急性毒性吸入试验中，随着苯浓度的增高，各试验组的小鼠死亡率也相应增高。

我们把剂量-量反应关系和剂量-质反应关系统称为剂量-反应关系。毒理学的研究基础是对物质的毒性进行定量，一般在一定的剂量范围内，同一种物质的反应随着剂量的变化而呈现出有规律性的变化，这就是毒物的剂量-反应关系。

4. 剂量-反应关系曲线

剂量-反应关系可用曲线表示，即以表示量反应强度的计量单位或表示质反应的百分率或比值为纵坐标，以剂量为横坐标，绘制散点图得到的曲线。由于外源化学物质不同，在不同条件下所引起的反应类型也不同，因此在绘制剂量曲线时会出现不同类型的曲线。通常情况下，剂量-反应关系曲线有以下几种类型。

（1）直线型　反应强度与剂量呈直线关系，即随着剂量的增加，反应的强度也随着增强，并成正比关系。但在生物体内，这种线型较少出现，仅在某些体外实验中，在一定剂量范围内存在，如图14-1所示。

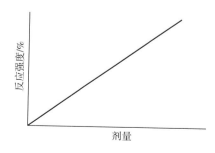

图14-1　直线型曲线

资料来源：孙震，《简明食品毒理学》，2009。

（2）抛物线型（对数型）　剂量与反应是非线性关系，即随着剂量的增加，反应的强度也增高，且最初增高急速，随后变得缓慢，以致曲线先陡峭后平缓，而成抛物线型，如图14-2所示。如果将剂量转换成对数值则成一直线。

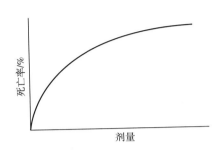

图 14-2　抛物型曲线

资料来源：孙震，《简明食品毒理学》，2009。

（3）S型　S型曲线是最为典型的剂量-反应曲线，多见于剂量-质反应关系中，分为对称S型曲线和非对称S型曲线两种形式。当群体中的全部个体对某一外源化学物的敏感性差异呈正态分布时，剂量与反应率之间的关系表现为对称S型曲线。这种线型多见于试验组数和每组动物数均足够多时。非对称S型曲线与对称S型曲线相比，曲线在靠近横坐标左侧的一端曲线由平缓转为陡峭的距离较短，而靠近右侧的一侧曲线则伸展较长，随着剂量增加，反应率的变化呈偏态分布。因毒理学试验使用的组数和动物数有限，受试群体中又存在一些高耐受性的个体，因此非对称型曲线较为常见。

不管是对称还是非对称S型曲线，在50%反应率处的斜率最大，剂量与反应率的关系相对恒定，因此常常用引起50%反应率的剂量来表示外源化学物的毒性大小，如半数致死量（LD_{50}）、半数中毒剂量（TD_{50}）等。如图14-3所示。

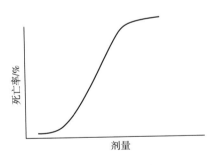

图 14-3　S 型曲线

资料来源：孙震.《简明食品毒理学》，2009。

（4）"U"型　"U"型剂量-反应曲线较为少见，主要发生于某些机体生理功能需要的外源物质，如多种维生素、微量元素（钴、硒、铬）等，接触或给予剂量与个体效应间的关系随着剂量的增加呈现先下降趋于平稳，后上升的趋势，类似于"U"型，如图14-4所示。

四、食品安全性毒理学评价程序

（一）对受试物的要求

在进行毒理学评价时首先应提供受试物的名称、批号、含量、保存条件、原料来源、生产工艺、质量规格标准、性状、人体推荐（可能）摄入量等有关资料。

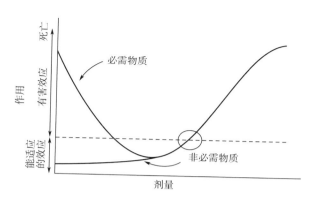

图 14-4　U 型曲线

资料来源：孙震 .《简明食品毒理学》，2009。

对于单一成分的物质，应提供受试物（必要时包括其杂质）的物理、化学性质（包括化学结构、纯度、稳定性等）。对于混合物（包括配方产品），应提供受试物的组成，必要时应提供受试物各组成成分的物理、化学性质（包括化学名称、化学结构、纯度、稳定性、溶解度等）有关资料。

若受试物是配方产品，应是规格化产品，其组成成分、比例及纯度应与实际应用的相同。若受试物是酶制剂，应该使用加入其他复配成分以前的产品作为受试物。

（二）食品安全性毒理学评价试验的内容

1. 急性经口毒性试验

急性经口毒性试验是监测和评价受试物毒性作用最基本的一项试验，即经口一次性或 24h 内多次给予受试物后，在短期内观察动物所产生的毒性反应，包括中毒体征和死亡，通常用 LD_{50} 来表示。该试验可提供在短期内经口接触受试物所产生的健康危害信息；作为急性毒性分级的依据；为进一步毒性试验提供剂量选择和观察指标的依据；初步估测毒作用的靶器官和可能的毒作用机制。

2. 遗传毒性试验

（1）遗传毒性试验内容　包括细菌回复突变试验、哺乳动物红细胞微核试验、哺乳动物骨髓细胞染色体畸变试验、小鼠精原细胞或精母细胞染色体畸变试验、体外哺乳类细胞 HGPRT 基因突变试验、体外哺乳类细胞 TK 基因突变试验、体外哺乳类细胞染色体畸变试验、啮齿类动物显性致死试验、体外哺乳类细胞 DNA 损伤修复（非程序性 DNA 合成）试验、果蝇伴性隐性致死试验。

（2）遗传毒性试验组合　一般应遵循原核细胞与真核细胞、体内试验与体外试验相结合的原则。根据受试物的特点和试验目的，推荐下列遗传毒性试验组合。

组合一：细菌回复突变试验；哺乳动物红细胞微核试验或哺乳动物骨髓细胞染色体畸变试验；小鼠精原细胞或精母细胞染色体畸变试验或啮齿类动物显性致死试验。

组合二：细菌回复突变试验；哺乳动物红细胞微核试验或哺乳动物骨髓细胞染色体畸变试验；体外哺乳类细胞染色体畸变试验或体外哺乳类细胞 TK 基因突变试验。

其他备选遗传毒性试验：果蝇伴性隐性致死试验、体外哺乳类细胞 DNA 损伤修复（非程序性 DNA 合成）试验、体外哺乳类细胞 HGPRT 基因突变试验。

3. 28d 经口毒性试验

确定在 28d 内经口连续接触受试物后引起的毒性效应，了解受试物剂量-反应关系和毒作用靶器官，确定 28d 经口最小观察到有害作用剂量（LOAEL）和未观察到有害作用剂量（NOAEL），初步评价受试物经口的安全性，并为下一步较长期毒性和慢性毒性试验剂量、观察指标、毒性终点的选择提供依据。

4. 90d 经口毒性试验

确定在 90d 内经口重复接触受试物引起的毒性效应，了解受试物剂量-反应关系、毒作用靶器官和可逆性，得出 90d 经口最小观察到有害作用剂量（LOAEL）和未观察到有害作用剂量（NOAEL），初步确定受试物的经口安全性，并为慢性毒性试验剂量、观察指标、毒性终点的选择以及获得"暂定的人体健康指导值"提供依据。

5. 致畸试验

致畸试验的原理是母体在孕期受到可通过胎盘屏障的有害物质作用，影响胚胎的器官分化与发育，导致结构异常，出现胎仔畸形。因此，在受孕动物的胚胎器官形成期给予受试物，可检出该物质对胎仔的致畸作用。目的是检测妊娠动物接触受试物后引起的致畸可能性，预测其对人体可能的致畸性。

6. 生殖毒性试验和生殖发育毒性试验

凡受试物能引起生殖功能障碍，干扰配子的形成或使生殖细胞受损，其结构除可影响受精卵及其着床而导致不孕外，还可影响胚胎的发生及发育，如胚胎死亡导致自然流产、胎仔发育迟缓以及胎仔畸形。如果对母体造成不良影响会出现妊娠、分娩和乳汁分泌的异常，也可出现胎仔出生后发育异常。

生殖发育毒性试验包括 F_0、F_1、F_2 代。F_0 和 F_1 代给予受试物，观察生殖毒性，F_2 代观察功能发育毒性。提供关于受试物对雌性和雄性动物生殖发育功能影响，如性腺功能、交配行为、受孕、分娩、哺乳以及子代的生长发育和神经行为情况等。毒性作用主要包括子代出生后死亡的增加，生长与发育的改变，子代的功能缺陷（包括神经行为、生理发育）和生殖异常等。

7. 毒物动力学试验

对一组或几组试验动物分别通过适当的途径一次或在规定的时间内多次给予受试物。然后测定体液、肝脏、组织、排泄物中受试物和（或）其代谢产物的量或浓度的经时变化，进而求出有关的毒物动力学参数，探讨其毒理学意义。

8. 慢性毒性试验

确定实验动物长期经口重复给予受试物引起的慢性毒性效应，了解受试物剂量-反应关系和毒性作用靶器官，确定未观察到有害作用剂量（NOAEL）和最小观察到有害作用剂量（LOAEL），为预测人群接触该受试物的慢性毒性作用及确定健康指导值提供依据。

9. 致癌试验

确定在实验动物的大部分生命周期间，经口重复给予受试物引起的致癌效应，了解肿瘤发生率、靶器官、肿瘤性质、肿瘤发生时间和每只动物肿瘤发生数，为预测人群接触该受试物的致癌作用以及最终评定该受试物能否应用于食品提供依据。

10. 慢性毒性和致癌合并试验

确定在实验动物的大部分生命周期间，经口重复给予受试物引起的慢性毒性和致癌效应，了解受试物慢性毒性剂量-反应关系、肿瘤发生率、靶器官、肿瘤性质、肿瘤发生时间和每只动物肿瘤发生数，确定慢性毒性的未观察到有害作用剂量（NOAEL）和最小观察到有害作用剂量（LOAEL），为预测人群接触该受试物的慢性毒性和致癌作用以及最终评定该受试物能否应用于食品提供依据。

（三）对不同受试物选择毒性试验的原则

（1）凡属我国首创的物质，特别是化学结构提示有潜在慢性毒性、遗传毒性或致癌性或该受试物产量大、使用范围广、人体摄入量大，应进行系统的毒性试验，包括急性经口毒性试验、遗传毒性试验、90d 经口毒性试验、致畸试验、生殖发育毒性试验、毒物动力学试验、慢性毒性试验和致癌试验（或慢性毒性和致癌合并试验）。

（2）凡属与已知物质（指经过安全性评价并允许使用者）的化学结构基本相同的衍生物或类似物，或在部分国家和地区有安全食用历史的物质，则可先进行急性经口毒性试验、遗传毒性试验、90d 经口毒性试验和致畸试验，根据试验结果判定是否需进行毒物动力学试验、生殖毒性试验、慢性毒性试验和致癌试验等。

（3）凡属已知的或在多个国家有食用历史的物质，同时申请单位又有资料证明申报受试物的质量规格与国外产品一致，则可先进行急性经口毒性试验、遗传毒性试验和 28d 经口毒性试验，根据试验结果判断是否进行进一步的毒性试验。

（4）食品添加剂、新食品原料、食品相关产品、农药残留和兽药残留的安全性毒理学评价试验的选择如下：

①食品添加剂　包括香料、酶制剂及其他食品添加剂。

香料：凡属世界卫生组织（WHO）已建议批准使用或已制定日容许摄入量者，以及香料生产者协会（FEMA）、欧洲理事会（COE）和国际香料工业组织（IOFI）四个国际组织中的两个或两个以上允许使用的，一般不需要进行试验。

凡属资料不全或只有一个国际组织批准的，先进行急性毒性试验和遗传毒性试验组合中的一项，经初步评价后，决定是否需进行进一步试验。

凡属尚无资料可查、国际组织未允许使用的，先进行急性毒性试验、遗传毒性试验和 28d 经口毒性试验，经初步评价后，决定是否需进行进一步试验；凡属用动物、植物可食部分提取的单一高纯度天然香料，如其化学结构及有关资料并未提示具有不安全性的，一般不要求进行毒性试验。

酶制剂：由具有长期安全食用历史的传统动物和植物可食部分生产的酶制剂，世界卫生组织已公布日容许摄入量或不需规定日容许摄入量者或多个国家批准使用的，在提供相关证明材料的基础上，一般不要求进行毒理学试验。

对于其他来源的酶制剂，凡属毒理学资料比较完整，世界卫生组织已公布日容许摄入量或不需规定日容许摄入量者或多个国家批准使用的，如果质量规格与国际质量规格标准一致，则要求进行急性经口毒性试验和遗传毒性试验；如果质量规格标准不一致，则需增加 28d 经口毒性试验，根据试验结果考虑是否进行其他相关毒理学试验。

对于其他来源的酶制剂，凡属新品种的，需要先进行急性经口毒性试验、遗传毒性试验、90d 经口毒性试验和致畸试验，经初步评价后，决定是否需进行进一步试验。凡属一个国家批准使用，世界卫生组织未公布日容许摄入量或资料不完整的，进行急性经口毒性试验、遗传毒性试验和 28d 经口毒性试验，根据试验结果判定是否需要进一步的试验。通过转基因方法生产的酶制剂按照国家对转基因管理的有关规定执行。

其他食品添加剂：凡属毒理学资料比较完整，世界卫生组织已公布日容许摄入量或不需规定日容许摄入者或多个国家批准使用，如果质量规格与国际质量规格标准一致，则要求进行急性经口毒性试验和遗传毒性试验。如果质量规格标准不一致，则需增加 28d 经口毒性试验，根据试验结果考虑是否进行其他相关毒理学试验。

凡属一个国家批准使用，世界卫生组织未公布日容许摄入量或资料不完整的，则可先进行急性经口毒性试验、遗传毒性试验、28d 经口毒性试验和致畸试验，根据试验结果判定是否需要进一步的试验。

对于由动物、植物或微生物制取的单一组分、高纯度的食品添加剂，凡属新品种的，需要先进行急性经口毒性试验、遗传毒性试验、90d 经口毒性试验和致畸试验，经初步评价后，决定是否需进行进一步试验。凡属国外有一个国际组织或国家已批准使用的，则进行急性经口毒性试验、遗传毒性试验和 28d 经口毒性试验，经初步评价后，决定是否需进行进一步试验。

②新食品原料：按照《新食品原料申报与受理规定》（国卫食品发〔2013〕23 号）进行评价。

③食品相关产品：按照《食品相关产品新品种申报与受理规定》（卫监督发〔2011〕49 号）进行评价。

④农药残留：按照 GB/T 15670—2017 进行评价。

⑤兽药残留：按照《兽药临床前毒理学评价试验指导原则》（中华人民共和国农业部公告第 1247 号）进行评价。

（四）食品安全性毒理学评价试验的结果判定

1. 急性毒性试验

如 LD_{50} 小于人的推荐（可能）摄入量的 100 倍，则一般应放弃该受试物用于食品，不再继续进行其他毒理学试验。

2. 遗传毒性试验

如遗传毒性试验组合中两项或以上试验阳性，则表示该受试物很可能具有遗传毒性和致癌作用，一般应放弃该受试物应用于食品。

如遗传毒性试验组合中一项试验为阳性，则再选两项备选试验（至少一项为体内试验）。如再选的试验均为阴性，则可继续进行下一步的毒性试验；如其中一项试验阳性，则应放弃该受试物应用于食品。

如三项试验均为阴性，则可继续进行下一步的毒性试验。

3. 28d 经口毒性试验

对只需要进行急性毒性、遗传毒性和28d经口毒性试验的受试物，若试验未发现有明显毒性作用，综合其他各项试验结果可做出初步评价；若试验中发现有明显毒性作用，尤其是有剂量–反应关系时，则考虑进行进一步的毒性试验。

4. 90d 经口毒性试验

根据试验所得的未观察到有害作用剂量进行评价，原则是：未观察到有害作用剂量小于或等于人的推荐（可能）摄入量的100倍表示毒性较强，应放弃该受试物用于食品；未观察到有害作用剂量大于100倍而小于300倍者，应进行慢性毒性试验；未观察到有害作用剂量大于或等于300倍者则不必进行慢性毒性试验，可进行安全性评价。

5. 致畸试验

根据试验结果评价受试物是不是实验动物的致畸物。若致畸试验结果阳性则不再继续进行生殖毒性试验和生殖发育毒性试验。在致畸试验中观察到的其他发育毒性，应结合28d和（或）90d经口毒性试验结果进行评价。

6. 生殖毒性试验和生殖发育毒性试验

根据试验所得的未观察到有害作用剂量进行评价，原则是：未观察到有害作用剂量小于或等于人的推荐（可能）摄入量的100倍表示毒性较强，应放弃该受试物用于食品。未观察到有害作用剂量大于100倍而小于300倍者，应进行慢性毒性试验。

未观察到有害作用剂量大于或等于300倍者则不必进行慢性毒性试验，可进行安全性评价。

7. 慢性毒性和致癌试验

（1）慢性毒性试验　根据慢性毒性试验所得的未观察到有害作用剂量进行评价的原则是：未观察到有害作用剂量小于或等于人的推荐（可能）摄入量的50倍者，表示毒性较强，应放弃该受试物用于食品。未观察到有害作用剂量大于50倍而小于100倍者，经安全性评价后，决定该受试物可否用于食品。未观察到有害作用剂量大于或等于100倍者，则可考虑允许该受试物用于食品。

（2）致癌试验　根据致癌试验所得的肿瘤发生率、潜伏期和多发性等进行致癌试验结果判定的原则是（凡符合下列情况之一，可认为致癌试验结果阳性；若存在剂量–反应关系，则判断阳性更可靠）：

①肿瘤只发生在试验组动物，对照组中无肿瘤发生。

②试验组与对照组动物均发生肿瘤，但试验组发生率高。

③试验组动物中多发性肿瘤明显，对照组中无多发性肿瘤，或只是少数动物有多发性肿瘤。

④试验组与对照组动物肿瘤发生率虽无明显差异，但试验组中发生时间较早。

8. 其他

若受试物掺入饲料的最大加入量（原则上最高不超过饲料的10%）或液体受试物经浓缩后仍达不到未观察到有害作用剂量为人的推荐（可能）摄入量的规定倍数时，综合其他的毒性试验结果和实际食用或饮用量进行安全性评价。

（五）进行食品安全性评价时需要考虑的因素

1. 试验指标的统计学意义、生物学意义和毒理学意义

对实验中某些指标的异常改变，应根据试验组与对照组指标是否有统计学差异、其有无剂量-反应关系、同类指标横向比较、两种性别的一致性及本实验室的历史性对照值范围等，综合考虑指标差异有无生物学意义，并进一步判断是否具毒理学意义。此外，如在受试物组发现某种在对照组没有发生的肿瘤，即使与对照组比较无统计学意义，仍要给予关注。

2. 人的推荐（可能）摄入量较大的受试物

应考虑给予受试物量过大时，可能影响营养素摄入量及其生物利用率，从而导致某些毒理学表现，而非受试物的毒性作用所致。

3. 时间-毒性效应关系

对由受试物引起实验动物的毒性效应进行分析评价时，要考虑在同一剂量水平下毒性效应随时间的变化情况。

4. 特殊人群和易感人群

对孕妇、乳母或儿童食用的食品，应特别注意其胚胎毒性或生殖发育毒性、神经毒性和免疫毒性等。

5. 人群资料

由于存在着动物与人之间的物种差异，在评价食品的安全性时，应尽可能收集人群接触受试物后的反应资料，如职业性接触和意外事故接触等。在确保安全的条件下，可以考虑遵照有关规定进行人体试食试验，并且志愿受试者的毒物动力学或代谢资料对于将动物试验结果推论到人具有很重要的意义。

6. 动物毒性试验和体外试验资料

本节内容所列的各项动物毒性试验和体外试验系统是目前管理（法规）毒理学评价水平下所得到的最重要的资料，也是进行安全性评价的主要依据，在试验得到阳性结果，而且结果的判定涉及受试物能否应用于食品时，需要考虑结果的重复性和剂量-反应关系。

7. 不确定系数

不确定系数即安全系数。将动物毒性试验结果外推到人时，鉴于动物与人的物种和个体之间的生物学差异，不确定系数通常为100，但可根据受试物的原料来源、理化性质、毒性大小、代谢特点、蓄积性、接触的人群范围、食品中的使用量和人的可能摄入量、使用范围及功能等因素来综合考虑其安全系数的大小。

8. 毒物动力学试验的资料

毒物动力学试验是对化学物质进行毒理学评价的一个重要方面，因为不同化学物质、剂量大小，在毒物动力学或代谢方面的差别往往对毒性作用影响很大。在毒性试验中，原则上应尽量使用与人具有相同毒物动力学或代谢模式的动物种系来进行试验。研究受试物在实验动物和人体内吸收、分布、排泄和生物转化方面的差别，对于将动物试验结果外推到人和降低不确定性具有重要意义。

9. 综合评价

在进行综合评价时，应全面考虑受试物的理化性质、结构、毒性大小、代谢特点、蓄积性、接触的人群范围、食品中的使用量与使用范围、人的推荐（可能）摄入量等因素，对于已在食品中应用了相当长时间的物质，对接触人群进行流行病学调查具有重大意义，但往往难以获得剂量-反应关系方面的可靠资料；对于新的受试物质，则只能依靠动物试验和其他试验研究资料。然而，即使有了完整和详尽的动物试验资料以及一部分人类接触的流行病学研究资料，由于人类的种族和个体差异，也很难做出能保证每个人都安全的评价，所谓绝对的食品安全实际上是不存在的。在受试物可能对人体健康造成的危害以及其可能的有益作用之间进行权衡，以食用安全为前提，安全性评价的依据不仅仅是安全性毒理学试验的结果，而且与当时的科学水平、技术条件以及社会经济、文化因素有关。因此，随着时间的推移、社会经济的发展、科学技术的进步，有必要对已通过评价的受试物进行重新评价。

第二节　营养毒理学

营养毒理学这一名称出现于 20 世纪 80 年代初期，是在现代营养学和毒理学长期发展的基础上，相互结合而产生的一个新的分支学科。长期以来，由于研究对象和目的的不同，营养学和毒理学被认为是两门互不相关的学科，营养素和毒物这两个概念之间似乎也毫无联系。随着食品毒理学的发展，在研究外源性化学物的同时，逐渐开始研究维持人类正常生理所必需的营养素过量摄入所引起的毒性作用，从而促进了营养毒理学的发展。营养毒理学是以毒理学的基本原理和方法技术研究探索营养学领域的问题，主要包括营养素过量对人体的不良作用及营养素需要量的设定，宏量营养素、常量元素、微量元素及维生素等居民膳食摄入参考量和可接受范围。

一、营养素的不良健康反应

（一）营养素的体内稳态

营养素对于机体来说具有维持物质代谢的动态平衡及内环境稳态的作用，当营养素轻度缺乏或过量时机体尚具有一定的稳态调节能力，但营养素缺乏或过量进一步发展就会超出人体内环境的调控机制，即可打破营养素稳态，产生相应的不良健康效应，机体便会出现如下变化：尚在稳态范围内且不产生不良效应的生化改变；超出稳态范围但未见其他不良效应的生化改变；超过稳态范围并引起潜在不良效应的生化改变；可观察到微小、可逆的不良效应；明显但可逆的临床表现；明显的临床表现，但器官损害可逆；不可逆的器官损害及其临床表现等。

1. 动态平衡

营养素摄入后，经过消化吸收等一系列生理过程，进入血液和组织而发生代谢变化，代谢产物经呼气、尿、粪排出。促进生长的营养素不断代谢合成新的细胞与组织，同时原有的细胞与组织不断分离，保持着动态平衡。

（1）能量平衡　正常情况下，三大营养素摄入后产生的能量与人体的基础代谢和体力活动消耗能量维持平衡，保持稳定的体重。如能量摄入大于消耗，长时间就形成肥胖；如能量消耗大于摄入，长时间就形成消瘦。

（2）营养素平衡　最常见的是氮平衡，指摄入的蛋白质与由尿、粪、汗液及皮肤的蛋白质分解后形成的氮化合物的排出之间保持平衡。摄入大于排出为正平衡，即体内蛋白质合成多，反之为负平衡，即体内蛋白质分解多。负平衡数值大而时间长则易发生蛋白质缺乏。

（3）水盐平衡　也称水与电解质的平衡，主要指通过体内缓冲系统维持体液稳定的 pH。如体内酸性代谢产物增多，由电解质组成的缓冲系统可中和这些产物，维持血液 pH 不变，否则即产生酸中毒。同样过度呼气或胃液丢失等引起碱性变化时，缓冲系统也可中和这些变化，维持血液 pH 不变，否则即产生碱中毒。

2. 内环境的稳态

营养素在体内的作用除了促进生长，保持代谢平衡之外，还有很重要的作用就是调节生理功能，维持体内环境保持稳定。

（1）神经系统调节　体内各器官的生理活动都受神经系统的调节和整合，以适应内外环境的变化。这种调节的基本形式就是各种刺激通过突触沿神经纤维传递，即神经冲动传导。与神经传导有关的化学介质就是神经递质，如乙酰胆碱、儿茶酚胺等。神经递质的释放可被细胞外液所含的钙离子加强或被镁离子抑制。

（2）酶调节　体内生化代谢都需要酶作为催化剂，而酶是由蛋白质组成的。维生素是许多辅酶的组成成分，缺乏时可以引起酶功能的丧失而导致生化代谢异常。微量元素也是酶的组成成分，如抗氧化酶就含有锌、铜、锰、硒等微量元素。

（3）激素调节　内分泌腺的特定细胞对刺激发生反应，分泌激素作用于靶器官，对异常的生理生化反应进行调节。有的激素含营养素，如胰岛素含锌；有的激素化学结构与营养素相似，如固醇类激素有脂类的甾体结构；有的营养素有激素功能，如维生素 D；许多激素的受体都是蛋白质。因此，营养素缺乏或过多均可影响激素调节而引起代谢异常。

（二）营养素健康风险的剂量-反应关系

营养素与摄入人体的任何化学物质一样存在着剂量-反应关系，即营养素的作用效果与其摄入数量有关。如果摄入过低，则人体发生营养缺乏病以至于死亡；如果摄入量过高，则可能发生副作用、产生中毒症状以至死亡。因此营养素导致的健康风险具有双重特征，在营养素缺乏和营养素过量摄入的情况下，表现为两条不同的摄入量-反应关系曲线。由于不良健康效应的逐级演变过程，通常难以获得较精确的营养素的剂量-反应关系。营养素过量的不良健康效应评价还应包括营养素对机体作用的双向性和机制的复杂性研究、营养素对个体的特异性、营养素之间的交互作用以及人群和个体的敏感性差异。

（三）常见营养素摄入失衡导致的不良健康效应

各种营养素摄入失衡导致的不良健康效应各异，如蛋白质摄入缺乏可表现为体型消瘦或浮肿，蛋白质摄入过多则会加重肾脏的负担；碳水化合物摄入不足，可导致"酮症"，表现为疲乏、恶心、呕吐等，而碳水化合物摄入过多则会刺激人体内胰岛素水平升高，促使血管紧张度增加，引发高血压等疾病。

具体各类营养素摄入失衡导致的不良健康效应请详见本书第三章相关内容。

（四）营养素毒性研究的展望

目前，营养素导致的不良健康效应越来越受到人们的关注，特别表现在对微量元素的毒性研究方面。未来关于营养素的毒性研究将从以下方面开展。

1. 进一步研究各类营养素之间的相互作用关系

由于各种营养素在体内相互作用、相互依赖、相互协调，关系十分复杂，因此过量营养素对机体的毒性作用除了独立作用外，还存在着协调或拮抗作用。目前，在营养素的联合毒作用研究方面，研究较多的是化合物，其他营养素的联合毒作用机制需要进行进一步的探讨。

2. 深入研究营养素的中毒指标与中毒机制

目前营养素的毒理学试验多以动物试验进行，为了克服动物试验的局限性，要特别加强营养素在分子生物学、细胞生物学等微观水平上对营养的作用机制和中毒机制的研究工作。

3. 深入探讨人体生理调节对营养素过量的毒性作用的影响

目前营养素毒性作用方面的研究成果大多是在离体条件下或经动物试验取得，由于人与动物之间存在代谢与敏感性差异，因此人体生理条件（包括物理、化学、微生物等因素）对营养素过量的毒性作用的影响有待进一步研究。

二、营养素的可耐受最高摄入量及其制定

（一）营养素的可耐受最高摄入量

营养素可耐受最高摄入量（Upper Level of Intake，UL）是指平均每日可以摄入营养素的最高量。此量对一般人群中的几乎所有个体都不至于造成损害。当摄入量达到 UL 水平并继续增加时，损害健康的危险性将会随之增大。当一个人群的平均摄入量达到 EAR 水平时，人群中有半数个体的需要量可以得到满足；当摄入量达到 RNI 水平时，几乎所有个体都没有发生缺乏症的危险；摄入量在 RNI 和 UL 之间是一个安全摄入范围，一般不会发生缺乏，也不会中毒；摄入量达到 UL 水平并继续增加，则产生毒副作用的可能性随之增加。

（二）营养素最高摄入量（UL）的制定

营养素 UL 的制定与其他外源物质存在着一定的区别，主要表现在营养素摄入过量或不足均可能存在风

险，而外源性物质低于界值的摄入一般不造成危害；营养素的 UL 随着年龄、生理特点和特定人群的不同而变化，对于外源化学物质一般采用比较保守的不确定系数，而营养素不确定系数的设定需要考虑多方面的因素综合决定。

营养素 UL 的制定应遵循风险评估的原则和步骤，即危害识别、危害特征描述（剂量-反应评估）、暴露评估（包括不确定性的确定）、风险特征描述。但是此方法存在一定的局限性，不适用于尚未发现有不良健康作用的营养素、尚未发现有"无风险摄入量水平"的营养素、现有资料表明导致风险的摄入量水平与生物所需或对健康有益的摄入量水平有重叠的营养素。针对此局限性，世界各国又采用了未发现不良健康效应营养素-OSL/HOI 法，即以所观察到的最高摄入量（HOI）和观察到的安全水平（OSL）作为参考值。

三、营养素/营养过程与外源化学物的相互作用

（一）营养素与外源化学物的交互作用

营养素和外源化学物之间存在着一定的交互作用。某些营养素与外源化学物产生一定的拮抗作用，影响外源化学物的毒性，破坏其毒作用机制，使其产生部分毒性或者出现解毒的效果。例如，膳食中的长链脂肪酸与有毒金属形成金属皂从而降低其吸收程度；抗坏血酸可防止胃肠中亚硝化反应；与营养素或其他化学物共用运输系统的毒物可能被取代，如钙取代铅。而外源化学物或其代谢物与重要的生物学大分子共价结合后会改变核酸、蛋白质、酶、膜脂质等的化学结构与功能，从而引起病理学改变；对其他营养素来说则会显著影响其在机体内的吸收和代谢。如外源化学物经活性代谢，攻击 DNA 亲核中心，以碱基共价结合形成加合物，导致 DNA 在复制过程中发生基因突变，引发致癌或致畸反应。

（二）营养素与药物的相互作用

营养素和药物都通过胃肠道消化吸收，通过肝肾代谢发挥其功能，因此两者之间不可避免地存在着相互作用。药物进入人体后明显影响营养素的摄入、吸收、代谢和排泄，而营养素或者营养状况也可对药物的吸收、分布、代谢和排泄产生一定的影响，使药物的药效和不良反应增强或减弱。药物与营养素在体内彼此发生药动学和药效学的变化。例如，各种药物都能影响维生素、矿物质和氨基酸的功能和需要量，尤其是口服避孕药会对维生素 B_6 和叶酸的利用产生一定的抑制作用，而膳食中的蛋白质的数量不足或质量差劣则使药物的代谢作用减小而毒性作用增大。另外营养素与药物的相互作用受机体自身因素影响较大，不同的个体受年龄、性别、生活方式、遗传等因素影响，或同一个体在不同的生理状况下，使用药物和摄入食物会产生不同的效果，因此所出现的相互作用也不尽相同。

第三节　食品安全风险监测及分析

一、食品安全风险监测

（一）概述

食品安全问题已成为当今中国发展的焦点问题，每一起食品安全事件的发生都刺激着广大消费者脆弱的神经，以至于全社会对食品安全都产生了"恐慌症"。当前我国食品安全问题主要存在于加工和储藏过程中，食品安全危害主要来自于生物、化学和物理危害影响下的偶然污染。这种食品的非蓄意污染能够根据加工的类型合理地预测出来。食品安全风险监测，就是系统和持续地收集食源性疾病、食品污染以及食品中有害因素的监测数据及相关信息，并进行综合分析和及时通报的活动。其主要目的是为了较为全面地掌握食品安全状况，以便有针对性地对食品安全问题进行监管，并将监测与风险评估的结果作为制定食品安全标准、确定检查对象和监测频率的科学依据。

风险监测的对象是食源性疾病、食品污染物和食品中的有害因素（包括物理的、化学的、生物的因素）。开展风险监测可以实现主动收集、分析食品中已知和未知污染物，以及对其他有害因素的检测、检验和流行病学进行检查。对食源性疾病有害因素做到早发现、早评估、早预防、早控制，可以减少食品污染和食源性疾病的危害。

当前食品安全风险监测的范围覆盖了所有的食品生产原材料、半成品食品、食品及食品包装材料；监测过程遵循优先选择原则，兼顾常规监测范围和年度重点，并将以下情况作为优先监测的内容：一是健康危害较大、风险程度较高以及污染水平呈上升趋势的食品；二是易于对婴幼儿、孕产妇、老年人、疾病患者造成健康影响的食品；三是流通范围广、消费量大的食品；四是以往在国内导致食品安全事故或者受到消费者关注的食品；五是已在国外导致健康危害并有证据表明可能在国内存在的食品。

（二）我国食品安全风险监测体系

保障食品安全是国际社会面临的共同挑战和责任。各国政府和相关国际组织在解决食品安全问题、减少食源性疾病、强化食品安全体系方面不断探索，积累了许多经验，食品安全管理水平不断提高，特别是在风险评估、风险管理和风险交流构成的风险分析理论与实践上得到广泛认同和应用。我国于 2009 年 6 月正式实施《中华人民共和国食品安全法》，其中对各相关部门在国家安全风险监测工作中的职责做了明确的规定。并相继成立了国家食品安全风险评估专家委员会、食品安全国家标准审评委员会，同时根据《中华人民共和国食品安全法》和《中华人民共和国食品安全法实施条例》，于 2010 年初通过了《食品安全风险监测管理规定》（试行），对食品安全风险监测进行了法律界定与约束。

为了与国际食品安全监测体系接轨，我国在 1981 年加入了 GEMS/Food 组织，成立了世界卫生组织（WHO）食品污染物监测（中国）监测中心，与世界卫生组织、联合国粮农组织等相关国际组织建立了广泛的联系。从 2000 年起，开始着手在全国建立覆盖各省、市、县并逐步延伸到农村地区的食品污染物和食源性疾病监测体系。截至目前，监测项目增加到农药残留、兽药残留、有毒有害元素污染、致病菌、真菌毒素、超量食品添加剂、非法食品添加剂等上百个指标，已经获得了上百万个监测数据，为科学评估我国的食品安全现状、掌握影响食品安全质量的潜在因素，以及各政府各监管部门科学开展食品安全管理提供了技术依据，为科学合理制定国际食品安全标准奠定了技术基础。

虽然我国食品安全监测体系取得了相当大的进步，但是依然存在监测理论不完善、项目覆盖面小、设备陈旧且技术落后、专业技术人员缺乏、数据共享和公众信息交流脱节等问题，导致与发达国家监测体系依然存在着较大的差距。

二、食品安全风险分析

食品安全风险分析由食品法典委员会（CAC）于 1955 年首次提出，并将其分为风险评估、风险管理和风险交流三个部分，其中风险评估在食品安全性评价中占有中心位置。对食品中危害成分进行风险管理需要以风险评估为依据，以风险交流为保证。在进行整体的食品安全性评价过程中，要将化学物质评价、毒理学评价、微生物学评价和营养学评价统一起来得出结论，这也是目前食品安全性评价的发展趋势。

（一）风险评估

食品安全风险评估指对食品、食品添加剂中生物性、化学性和物理性危害对人体健康可能造成的不良影响所进行的科学评估，主要包括危害识别（hazard identification）、危害特征描述（hazard characterization）、暴露评估（exposure assessment）、风险特征描述（risk chatacterization）四部分。

1. 危害识别

危害识别是指识别某种物质对人和生物（生物个体、敏感群体或生态系统）造成不利效应的方式与特征等基本属性，确定慢性或急性暴露可引起特定不良效应的概率或程度的过程。危害因素种类繁多，在启动食品安全风险评估程序前，首先要经过筛选，以确定需要评估或优先评估的危害因素。作为食品安全风险评估的第一个步骤，危害识别要确定人体摄入危害物的潜在不良作用以及这种不良作用产生的可能性。

危害识别基于对多种数据的分析，这些数据来源于人类和家畜的观察性研究、动物实验研究、实验室体外研究，以及对结构-活性关系的分析。最直接反映有害物质毒性的便是人群流行病学资料，包括从发生过的污染事件中观察到的健康损害报道或临床病例资料。但通常情况下，只有严重污染才会导致明显的健康损害，因此流行病学和临床资料相对较少，要更全面地了解有害物质的危害，就要采用动物毒性实验、体外实验、定量构效关系分析等方法。以上各种资料的重要性依次为：流行病学资料、动物毒理学资料、体外毒理学资料、定量的结构与活性关系的分析。

2. 危害特征描述

危害特征描述是将毒理学试验获得的数据外推到人，对一种因素或状况引起潜在不良作用的固有特征进行的定性和定量（可能情况下）描述。对于食品中的化学物质来说，剂量-反应关系的评估是这部分内容的核心；对于食品中的生物学因素来说，病原菌分布趋势、对人体所致不良作用强度和持续时间的定性和定量估计是这部分的主要内容。

所谓剂量-反应关系的评估就是确定化学物的摄入量与不良健康效应的强度与频率。为了与人体摄入量水平相比较，需要将动物试验数据外推到比动物试验低得多的剂量，也就是在所研究的剂量-反应关系的评估曲线之外，但是这种外推过程在质和量上皆存在不确定性。为了克服这种不确定性，我们采取了阈值法和非阈值法两种。

阈值法中，由动物毒理学试验获得的最小可见损害作用水平（LOAEL）或无可见有害作用水平（NOAEL）值除以合适的安全系数就得到安全阈值水平——每日允许摄入量（ADI），安全系数用于克服不确定性，弥补人群中的个体差异，通常对动物长期毒性试验资料的安全系数为100。当然理论上存在某些个体的敏感性程度超出安全系数的范围，因此采样安全系数并不能保证每一个个体的绝对安全。

对于遗传毒性致癌物可由少数几个分子甚至一个分子的突变就有可能诱发人体或动物的癌症，因此致癌物没有安全剂量，那么就要采取非阈值法。非阈值法对遗传毒性致癌物的管理有两种办法：一是禁止生产和使用某些化学物（如二溴乙烷农药、致癌性的食品添加剂等）；二是对化学物制定一种极低而可以忽略不计、对健康影响甚微或社会可以接受的危险性水平，从而要求对致癌物进行定量危险性评估。评估用的数据仍然来自高剂量动物试验，而高剂量时的剂量-反应关系可能与低剂量时剂量-反应关系完全不同。

3. 暴露评估

暴露评估是对食品中和其他渠道中可能摄入的生物、化学和物理因素进行定性和（或）定量评估，包括暴露的强度、频率和时间，暴露途径（如经皮、经口和呼吸道），化学物摄入和摄取速率，跨过界面的量和吸收剂量。当摄入途径为食物时，我们称为膳食暴露评估。以食品中的化学物质为例，暴露评估涉及两个重要参数，分别为食品中危害物的剂量和膳食摄入量。

（1）摄入量的评估　对于食品添加剂、农药和兽药残留以及污染物的膳食摄入量的估计，原则上以最高使用量计算摄入量。一般来说，膳食摄入量评估有 3 种方法：总膳食研究、单个食品的选择性研究和双份饭研究。

总膳食研究是将某一国家或地区的食物进行聚类，按当地菜谱进行烹调，成为能够直接入口的样品，通过化学分析获得整个人群的膳食摄入量。

单个食品的选择性研究是针对某些特殊污染物在典型地区选择指示性食品（如猪肾中的镉、玉米和花生中的黄曲霉毒素等）进行研究。

双份饭研究则对个体污染物摄入量的变异研究更加有效。中国预防医学科学院营养与食品卫生研究所作为 WHO 食品污染物监测合作中心（中国），一直承担着 GEMS/FOOD（全球环境监测规划/食品污染监测与评估计划）在中国的监测任务，进行中国总膳食研究和污染物监测，开展我国食品污染物食品安全国家标准的制订工作。

评估化学物的摄入量时，不仅要求我国居民食物消费的平均数，而且应该有不同人群的食物消费资料，特别是敏感人群的资料。如在铅的评估中，婴幼儿十分重要。1992 年的中国总膳食研究就包括了婴儿和 2~

8 岁儿童的食物消费量数据，并采用这些数据进行食品样品的制备与分析。通常，实际摄入量远远低于 ADI 数值，污染物的膳食摄入量偶尔也会比暂定允许摄入量高，如我国的总膳食研究表明 2~8 岁儿童膳食铅的摄入量超过了铅的暂定允许摄入量的 18%，这说明我国膳食铅已经可能对儿童健康造成损害。

（2）暴露的生物标志物/内剂量和生物有效剂量的评估　可以采用生物监测来评估机体中化学物的内暴露量。生物标志物不仅整合了所有来源的环境暴露的信息，也反映了诸多因素（包括环境特征、生理处置的遗传学差别、年龄、性别、种族和/或生活方式等）。因此生物标志物就成为生物监测的关键，而在暴露水平和生物标志物之间建立包括毒物代谢动力学在内的相关性，有利于生物标志物的选择。在过去十几年中，已经发展的生物标志物主要用来检测损伤 DNA 的各种化学物和致癌物的暴露，包括体液中母体化合物及其代谢产物或 DNA/蛋白质（如白蛋白和血红蛋白）加合物的接触指标，并发展了生物学效应标志物，如暴露个体的细胞遗传学改变；在膳食方面已建立生物标志物的化学物，如黄曲霉毒素、亚硝胺、多环芳烃、芳香胺和杂环胺等。

暴露评估要考虑膳食中特定危害因子的存在和浓度、消费模式、摄入含有特定危害因子的问题食品和含有高含量特定危害因子食品的可能性等。通常暴露评估提供估算的摄入/暴露范围（如平均消费量和高消费量）和特定的消费人群（如孕妇、小孩和成年人等）。

4. 风险特征描述

风险特征描述的结果是对人体摄入某一化学物对健康产生不良效应的可能性进行估计，它是风险识别、风险特征描述和摄入量评估的综合结果。在描述风险特征时，必须认识到在风险评估过程中每一步所涉及的不确定性。如将动物试验的结果外推到人时存在不确定性，如动物毒理学试验结果可能不适用于人；而人体对化学物的某些高度易感性反应在动物中可能并不出现，如人对味精（谷氨酸钠）的不适反应。因此，在实际工作中应该进行额外的人体试验研究以降低不确定性。

（二）风险管理

风险管理指权衡接受、减少或减低危险性，并选择和实施适当政策的过程。食品风险管理的目标是通过选择和实施适当的措施，尽可能地控制这些风险，从而保障公众的健康。我国已经加入世界贸易组织，并按国际规则来进行食品风险管理。国际食品法典委员会（CAC）制定的食品法典是防止人类遭受食源性危害和保护人类健康而制定的一系列食品标准和相关的规定。作为在国际食品贸易争端中食品安全的仲裁标准，食品法典是保证食品安全的最低要求。

CAC 的决策过程所需要的科学技术信息由独立的专家委员会提出，包括负责食品添加剂、化学污染物和兽药残留的 WHO/FAO 食品添加剂专家联合委员会（JECFA），针对农药残留的 WHO/FAO 农药残留联席会议（JMPR）和针对微生物危害的 WHO/FAO 微生物危险性评估专家联席会议（JEMRA）。CAC 系统的风险分析由许多部门执行，其领域如下。

1. 食品添加剂

由 JECFA 提出某一食品添加剂的 ADI 值，食品添加剂与污染物食品法典委员会（CCFAC）批准此食品添加剂在食品中的使用范围和最大使用量。目前，CCFAC 正在将食品添加剂从单个食品向覆盖各种食品的食品添加剂通用标准（GSFA）发展。在制定食品添加剂使用量的单个食品标准时，极少考虑添加剂总摄入量的可能，而 GSFA 则要考虑总摄入的评估。

2. 化学污染物

化学污染物主要包括工业和环境污染物（如重金属、不易降解的多氯联苯和二噁英等）和天然存在的毒素（如霉菌毒素）。风险分析结果以暂定每周耐受量（PTWI）或暂定每日最大耐受量（PMTDI）估计值表示，类似于 ADI 的对健康不构成危险性的每日允许摄入量。目前，CCFAC 已经按风险评估和风险管理的原则制定了污染物及其毒素通用标准（GSCTE）。

3. 农药残留

JMPR 根据农药残留毒理学评价的结果制定出 ADI 值，此外根据良好农业规范（GAP）下的农药残留水平制定某些产品中农药最大残留限量（MRL）的建议值。农药残留法典委员会（CCPR）使用各种方法计算摄入量，这是因为初始估计值大于 ADI 值并不代表一定存在问题，根据农药监测和国家食品消费数据计算的摄入量更加精确。CCPR 对 JMPR 提出的 ADI 值和 MRL 值进行审议，并对 MRL 值进行修改。

4. 兽药残留

JECFA 对兽药做出毒理学评价，如同食品添加剂一样以 NOEAL 制定 ADI 值，并通过对可食用的肉、乳等动物性食品估计兽药残留的可能摄入量，与 ADI 比较；同时提出与兽药使用良好规范（GPVD）相一致的 MRL。与食品添加剂和污染物不同，兽药残留有专门的兽药残留法典委员会（CCRVDE），其任务是正式推荐 MRL。

5. 生物因素

CAC 刚开始对生物性因素（细菌、病毒、寄生虫等）做系统的风险分析，主要由 JEMRA 采用个案研究进行，目前主要集中于沙门氏菌和单核细胞增生李斯特菌。食品卫生法典委员会（CCFH）评价了李斯特菌在食品中的检出情况。此外，肉类卫生法典委员会（CCMH）对肉类食品进行风险分析，提出卫生标准和卫生规范。有关微生物的风险管理信息，FAO/WHO 已经建立一个相应的专家委员会 JEMRA 开展定量危险性的结论。

总之，风险评估由联合专家委员会（JECFA、JMPR 和 JEMRA）负责，而风险管理由食品法典委员会负责。

（三）风险交流

风险交流是指风险评估人员、风险管理人员、生产者、消费者和其他有关的团体之间对与风险有关的信息和意见进行相互间的交流，包括对风险评估结果的解释和执行风险管理决定的依据。风险交流应当与风险管理和控制的目标一致，且贯穿于风险管理的整个过程，它不仅是信息的传播，更重要的作用是把有效进行风险管理的信息纳入政府的决策过程中，同时对公众进行宣传、引导和培训，也包括管理者之间和评估者之间的交流，是具有预见性的工作。风险交流的信息主要包括以下内容。

1. 风险的性质

风险的性质是指风险的特征和重要性，风险的大小和严重程度、情况的紧迫性、风险的变化趋势，风险暴露和可能性、暴露量的分析、能够构成显著风险的暴露量，风险人群的性质和规模、最高风险人群等。

2. 风险评估的不确定性

风险评估的不确定性是指评估风险的方法、每种不确定性的重要性、所得资料的确定或不准确度、估计所依据的假设、估计的假设变化的敏感度、有关风险管理决定估计变化的效果。

3. 风险管理的选择

风险管理的选择是指控制或管理危害的行动、可能减少个人风险的个人行动、选择一个特定风险管理选项的理由、特定选择的有效性、特定选择的利益、风险管理的费用和来源、执行风险管理选择后仍然存在的危险。

为确保风险管理政策能够将食源性危害减少到最低限度，在风险分析的全过程中，相互交流就起着十分重要的作用，许多步骤是在风险管理人员和风险评估人员之间进行的内部的反复交流。其中两个关键步骤，即危害识别和风险管理方案选择，需要在所有有关方面进行交流，以改善决策的透明度，提高对各种可能产生结果的接受能力。

在进行一个风险分析的实际项目时，并非三个部分的所有具体步骤都必须进行，但是某些步骤的省略必须建立在合理的前提之上，而且整个风险分析的总体框架结构应当是完整的。

？ 思考题

1. 食品安全性毒理学评价试验的内容是什么？
2. 外源化学物质的剂量-反应关系包括哪几类？

参考文献

REFERENCE

［1］孙长颢 . 营养与食品卫生学［M］. 北京：人民卫生出版社，2017.

［2］左锡贵，罗云，聂菱等 . 浅谈食品安全与食品安全风险检测［J］. 中国卫生检验杂志，2013，23（10）：2401-2402.

［3］王晓敏，张永成，齐尚忠 . 浅析食品风险监测体系建设［J］. 试验研究，2012（11）：65-67.

［4］宋臻鹏，付云 . 浅谈我国食品安全现状与食品安全风险监测体系［J］. 中国卫生检验杂志，2017，27（8）：1212-1216.

［5］李兴国 . 食品安全风险健康体系研究［D］. 天津大学，2012.

［6］GB 15193.3—2014 食品安全国家标准　急性经口毒性试验

［7］GB 15193.22—2014 食品安全国家标准　28 天经口毒性试验

［8］GB 15193.13—2015 食品安全国家标准　90 天经口毒性试验

［9］GB 15193.14—2015 食品安全国家标准　致畸试验

［10］GB 15193.15—2015 食品安全国家标准　生殖毒性试验

［11］GB 15193.25—2014 食品安全国家标准　生殖发育毒性试验

［12］GB 15193.16—2014 食品安全国家标准　毒物动力学试验

［13］GB 15193.27—2015 食品安全国家标准　致癌试验

［14］GB 15193.26—2015 食品安全国家标准　慢性毒性试验

［15］GB 15193.17—2015 食品安全国家标准　慢性毒性和致癌合并试验

［16］GB 15193.1—2014 食品安全国家标准　食品安全毒理学评价程序

［17］罗云等 . 风险分析与安全评价［M］. 北京：化学工业出版社，2004.

［18］赵文 . 食品安全性评价［M］. 北京：化学工业出版社，2004.

［19］葛可佑 . 公共营养师（基础知识）［M］. 北京：中国劳动社会保障出版社，2012.

［20］食品安全风险监测管理规定（试行）. 2010 年 1 月 25 日卫生部、工业和信息化部、工商总局、质检总局、食品药品监管局等 5 部门联合颁布 .

［21］孙震 . 简明食品毒理学［M］. 北京：化学工业出版社，2009.

［22］WS/T 476—2015 营养名词术语

［23］WS/T 578.1—2017 中国居民膳食营养素参考摄入量　第 1 部分：宏量营养素

［24］WS/T 578.2—2018 中国居民膳食营养素参考摄入量　第 2 部分：常量营养素

［25］WS/T 578.3—2018 中国居民膳食营养素参考摄入量　第 3 部分：微量营养素

［26］WS/T 578.4—2018 中国居民膳食营养素参考摄入量　第 4 部分：脂溶性维生素

［27］WS/T 578.5—2018 中国居民膳食营养素参考摄入量　第 5 部分：水溶性维生素

［28］汝骅. 营养素过量的毒性作用 ［J］. 苏州教育学院学报，2003，20（4）：87-91

［29］张立实. 营养素可耐受最高摄入量的制定与相关研究进展 ［J］. 中国药理学与毒理学杂志，2013，27（1）.

［30］都丽萍，梅丹. 关注药物与营养素的相互作用 ［J］. 中国临床营养杂志，2008，16（3）：178-183.

食品安全
监督管理

第十五章

CHAPTER

15

掌握内容：食品安全的概念、食品安全危害类型和来源；食品法律法规体系制定的原则、食品安全法的立法依据和主要内容、现行法律体系的层级，全食物链的概念；标准和标准化的概念、食品标准的概念和分类、强制性标准、食品安全标准的主要内容；食品安全监督的主体和客体、食品安全监督的原则和主要内容。

熟悉内容：食品质量、卫生和安全之间的关系；国际法典委员会，食品法典的主要内容和作用，农产品质量法和产品质量法；各种食品标准之间的联系，食品安全标准类别所限定的主要指标。

了解内容：欧美国家食品安全法律法规的特点。

第一节　概　　述

一、食品安全

（一）食品安全的基本概念

1. 食品安全的定义

食品安全从古至今都是极端重要的社会议题，中国人"民以食为天"的理念便是朴素的食品安全观的代表。食品安全不仅直接关系到人民群众的健康以及农业和食品生产的良性发展，更与经济社会的稳定运行息息相关。

通常所说的食品安全具有两层基本含义：一是保障食物"量"的安全，即保障社会的食品供给；二是食物"质"的安全，即消费食品应当具备一定的品质标准从而保证人的健康。伴随先进的农业生产技术和食品加工技术的应用以及食品贸易的发展，我国已经在 20 世纪基本解决了食物量的安全。因此，在当前的时代背景下，所谓的食品安全往往是指食物质的安全。近年来诸如"苏丹红事件"和"三聚氰胺事件"等食品安全问题，暴露出了食品生产中非法添加、品质控制不严、食品安全监管和立法不适应经济社会发展等突出问题，引起了公众对食品安全的担忧。

世界卫生组织（WHO）和联合国粮农组织食品法典委员会（CAC）将食品安全解释为"对食品按其原定用途进行制作和食用时不会使消费者身体受到伤害的一种担保"。根据这一定义，食品安全问题是指食品中有毒有害物质对人体健康造成损害，并由此产生的公共安全问题。我国于 2015 年新修订的《中华人民共和国食品安全法》第一百二十九条规定，"食品安全，指食品无毒、无害，符合应有的营养要求，对人体健康不造成任何急性、亚急性或者慢性危害"。在原国家食品药品监督管理总局颁布的《食品召回管理办法》中，不安全食品被明确定义为"食品安全法律法规规定禁止生产经营的食品以及其他有证据证明可能危害人体健康的食品"。

2. 食品安全涉及的主要环节

在全食物链中，主要包含四个主要环节，分别是农产品生产、食品的加工和制造、食品的运输、储存和零售链或家庭食物处理链。传统的食品安全监管体系主要关注前三个环节，即食品的供给侧。对于食品供给侧的安全问题，可以通过建立食品原料和产品安全标准，规范食品生产流通关键环节，建立食品可追溯体系和加强立法监管等措施来达成。目前，各国已经在食品供给侧的安全管理和风险控制方面建立了完整的监管和法律体系，因此，食品供给侧的安全问题处于总体可控的状态。食品消费侧存在的各种各样的食品安全风险也正日益引起人们的重视。一项针对多个国家的调查表明，各国 50% ~ 87% 的食源性疾病的发生与家庭食品安全行为直接或间接相关。在我国，2013 年发生的家庭中的食物中毒事件数、中毒人数和死亡人数占当年食物中毒总件数、总人数和总死亡人数的比例高达 53.3%、28.1% 和 87.2%。受到传统烹饪习惯的影响和食品安全知识的局限，消费者往往对家庭食物处理中存在的食品安全风险认识不足，这也是未来食品安全监管上的难点。

（二）食品安全、食品质量与食品卫生的关系

1. 食品质量与食品卫生的定义

（1）食品质量　根据 ISO9000：2000《质量管理体系——基础和术语》的定义，质量特性是一组固有特性满足要求的程度，即质量的核心是"满足要求"。因此，食品质量实质上是食品具有的多种综合属性（营养、安全、感官等特性）满足消费者需求的程度。比如，食品的成分、营养素组成、质地等特征是否符合产品的声称，其外观、形状、包装材料等是否符合消费者预期和法律规定，其销售价格和生产储运成本是否符合经济性的要求，其销售形式、保质期以及食用方法是否保证其商品属性，其按所约定的用途食用是否对人体造成短期长期危害、过敏反应等。通俗而言，我们对食品质量的核心要求可以概括为货真价实、物美价廉、营养安全。

根据对消费者满意度的影响不同，需要对质量特性进行分类管理。质量特性通常可以分为三类：

①关键质量特性：是构成产品安全性和功能性要求的核心要素，典型的食品关键性质量指标包括：巴氏灭菌乳中不得检出致病微生物，食用大豆油的黄曲霉毒素含量需不高于 $10\mu g/kg$，罐头在标识的保质期内不发生腐败变质等。

②重要质量特性：主要是指若不满足该特性值的要求，产品功能性将部分丧失，比如，在包装声称低脂的乳制品中，其脂肪含量为 1.5%~1.8%，而在脱脂乳中，其脂肪含量需不高于 0.5%。

③次要质量特性：主要是指不满足该特性值时，不会立即导致产品功能的丧失，比如，货架期内面包因为淀粉的老化作用逐渐变硬，果汁里的维生素 C 逐渐减少等。

（2）食品卫生　WHO 将食品卫生定义为"为确保食品安全性和适用性在食物链的所有阶段必须采取的一切条件和措施。通俗来说，就是要在食品生产、加工、运输、销售等各环节采取积极干预措施，以预防摄入食品对人体带来的各种危害，并保持食品应有的质量特性。比如，对食品生产涉及的管线和设备进行定期消毒，严格规定农产品中农药、兽药和抗生素残留量，严格限定某些食品添加剂的食用范围和最大使用剂量，建立某些食品的运输储藏和销售的标准操作等。

2. 食品安全、食品质量与食品卫生的关系

（1）食品质量和食品卫生是食品安全的题中之义　事实上，食品安全作为一门交叉科学，其内涵十分丰富，贯穿整个食物链的各环节。食品安全关注的核心是消费者食用食品的安全问题，涵盖了食品卫生的主要内容，更涉及食品品质、营养、感官等多方面的科学，而食品质量关注的是食品本身的使用价值和特性。因此，这三者在概念上的区分对于我们学习食品安全监督管理十分重要。

（2）食品安全是个社会概念　相较于质量学、卫生学、营养学等学科概念，食品安全治理的主要目标和要求与不同国家的具体国情和社会治理阶段有关。在发达国家，食品安全治理的核心关切在于新科学技术所带来的不确定影响和潜在安全风险，例如：转基因技术对人类健康的影响，纳米技术在食品中的潜在风险，以及组织培养肉等新型食品生产实践的监督与管理等。在欠发达国家，食品安全治理的核心关切在于经济市场发展和法律法规滞后所引发的问题，包括假冒伪劣、非法添加违禁品等。

（3）食品安全是个政治概念　无论在发达国家或是发展中国家，食品安全都是企业和政府对社会最基本的责任和必须做出的承诺。食品安全与生存权紧密联系，具有唯一性和强制性，通常属于政府保障或者政府强制的范畴。而食品质量等往往与发展权有关，具有层次性和选择性，通常属于商业选择或政府倡导的范畴。从这一角度而言，应当将食品安全的概念与食品质量或食品安全等概念明确区分开来。

（4）食品安全是个法律概念　从 20 世纪 80 年代开始，一些国家以及有关国际组织从社会系统工程建设的角度出发，逐步以食品安全的综合立法替代卫生、质量、营养等要素立法。1990 年，英国颁布了《食品安全法》，2000 年欧盟发表了具有指导意义的《食品安全白皮书》，2003 年日本制定了《食品安全基本法》，这些立法实践反映了时代发展的要求。《中华人民共和国食品安全法》由中华人民共和国第十一届全国人民代表大会常务委员会第七次会议于 2009 年 2 月 28 日通过，自 2009 年 6 月 1 日起施行，并同步废止了《中华

人民共和国食品卫生法》。现行的《中华人民共和国食品安全法》于 2018 年 12 月 29 日修正。

（三）我国食品安全现状

近年来，食品安全违法事件频繁发生，这不仅对广大人民群众的健康构成危害，阻碍了食品行业的健康高效发展，扰乱了市场经济秩序，也对政府公信力构成了挑战。了解我国食品安全现状，对于我们建立和执行行之有效的食品安全法律法规体系具有现实意义。

总体上，我国的食品安全处于"总体可控、稳定向好、形势严峻、任务艰巨、时有发生"的状态。从宏观数据来看，我国食品检验合格率已经从 21 世纪初的 50%~60% 上升到 90% 以上，部分一线城市已经高达 95%，这得益于社会总体生产制造水平的提高和食品生产消费方式的改变。根据最新数据显示，2018 年我国食品工业规模以上企业主营业务收入 8.09 万亿元，同比增长 5.3%；规模以上企业增加值增速：农副食品加工业同比增长 5.9%，食品制造业同比增长 6.7%，酒、饮料和精制茶制造业同比增长 7.3%。在现代食品加工中，农产品和食品的标准化、规模化、工业化和现代化生产为持续提升产品质量和管控食品安全风险起到了积极作用。另一方面，农产品和食品的消费方式也在悄然改变。以中央厨房为代表的现代食物供应方式正脱离传统餐饮业，越来越多地占据人们的餐桌。截至 2016 年，国内中央厨房累计投资额已经达到 4.2 万亿元，以中央厨房、现代快递物流和大数据科学为基础的食物供应链正在全国范围内形成。比较传统的以家庭食物加工处理为主的食品消费方式，中央厨房供应方式具有规模大、设备先进、便于食品安全监管等特点，因而对于进一步提升我国食品安全总体水平具有重要意义。但需要指出的是，目前中央厨房的发展不均衡度很高，面积最小的在 200m^2 以下，最大的超过 10000m^2，也已不乏数万平米的大型中央厨房；同时，还存在从业人员素质不高、专用设备和包装材料匮乏、相关立法监管滞后等问题，这些都为食品安全管理提出了新的挑战。

尽管我国的食品安全基本面向好，但"从农田到餐桌"的全食物链安全形势仍然严峻。具有代表性的食品安全问题包括：食品滥用着色剂、香精、香料等添加剂，农产品滥用农药、兽药和生长激素，违禁化学成分添加等。多年来，"毒大米"事件、猪肉"瘦肉精"事件、"阜阳劣质奶粉事件""苏丹红一号事件"等食品安全违法问题持续挑动公众的敏感神经，加上造谣传谣者的推波助澜，中国的食品安全被严重污名化，造成了与实际情况不符的社会焦虑。这些事件，一方面表明了食品安全本身的复杂性，牵一发而动全身，也反映了食品安全对维持健康的产业发展和社会信任的重要性；另一方面也暴露出当前食品安全意识不高，监管力度不够大、执法不够严，立法和标准滞后等亟待改进的问题。

总结起来，我国食品安全问题突出表现在以下方面：

（1）微生物污染造成的食源性疾病是我国食品安全风险的最主要来源。

（2）环境和食品原料污染带入食物加工链的威胁日益增加。

（3）利用新技术、新工艺、新资源带来的新的食品安全风险。

（4）食品加工环节中加工工艺不当，滥用食品添加剂和加工助剂，以及不合格仓储运输造成的危害。

（5）制假、掺假和滥用违禁品的危害。

（6）食品安全监管体系不健全，"多龙治水"现象突出。

二、食品安全危害的管理

（一）食品安全危害的类型和来源

食品安全危害是指潜在损害或危及食品安全和质量的因素，主要包括生物性、化学性和物理性危害三种类型。这三种因素可能存在于全食物链的各个阶段，一旦这些因素没有得到有效控制和消除，食品就会威胁到人体健康。通常而言，食品安全危害导致的后果是食源性疾病，这是由摄食进入人体的各种致病因子引起的、通常带有感染性或中毒性质的一类疾病。根据危害因子的类别、摄入剂量、毒力大小、人体免疫力强弱，食源性疾病通常分为三种状态，包括急性反应、亚急性反应和慢性反应。

食品安全危害因子的来源途径广泛。有些是天然存在于食物中的（如蕈类毒素、皂苷、口蹄疫病毒、过敏原等）；有些是不存在于食品中，但可以通过农业生产、食品加工和消费等环节被动带入食品（如动物抗生素、农药残留、重金属、微生物、不规范使用食品添加剂等）；有些是由于食品加工而生成的（如高温油炸导致丙烯酰胺生成等）；有些是人为掺假而引入的（如非法添加的三聚氰胺、工业用"吊白块"、工业酒精等）；还有些是因为火灾、地震、水灾、核泄漏等偶发因素导致的（如日本福岛核泄露造成当地海产品的辐射剂量超标）。针对各种来源的食品安全危害因子制定行之有效的预防和监管制度，对于食品安全治理非常重要。

（二）管控食品安全危害因子的制度保障

1. 天然存在的危害因子

食品中天然存在的危害因子主要属于化学性危害，概括起来主要有：有毒蛋白质类、有毒氨基酸类、生物碱类、蕈蘑菇毒素类、毒苷和酚类衍生物、河豚毒素、藻类毒素、过敏原等。显然，这些危害因子主要是因为误食有毒食物，或者因食品加工处理不当引起的。这类危害因子主要在家庭和餐饮业中高发，要加强科普，引导消费者远离有毒食物；当无法避免时，也可以建立特殊食品经营的许可制度以及相关的操作规范，严格执法，来降低食品安全风险。

2. 被动带入的危害因子

被动带入的危害因子类型复杂，包括生物性、化学性和物理性等。典型的被动带入的危害因子包括有害微生物及其毒素对原材料和加工环境的污染、农产品中的农兽药和激素残留、环境污染区域产出的食物原料或加工用水、原材料中含有的异物等。这些危害因子可以在食物链的各阶段被带入食品，这也是食品安全法律法规及相关食品质量标准管控的重点。对于该类型的危害因子，要系统性地限制它们以及它们的载体与食物链接触。依靠良好操作规范（GMP）、卫生标准操作程序（SSOP）和危害分析与关键控制点（HACCP）以及各类型的食品安全法律法规和质量标准体系，从源头上控制食品加工原材料中的危害因子带入，规范食品操作全过程涉及的环境、设备、程序和人员，可以很好地管控这类被动带入的危害因子，降低食品安全风险。

3. 加工中生成的危害因子

在食品的正常加工中也会新生成食品安全危害因子，主要有化学性和物理性两种。食品加工过程往往伴随着众多的物理、化学和生物过程，在特定条件下会促成新的危害因子生成。比如，粉碎和研磨操作可能造成金属碎屑进入食品造成伤害，也可能形成过细的粉末影响呼吸系统健康和消防安全；腌制、发酵和高温烹饪食品中会生成强致癌物 N-亚硝基化合物；在使用炭火烘烤熏制的食品中，可能生成致癌、致畸和致突变的多环芳烃化合物；在烘焙、油炸食品加工中，可能形成氨基酸与还原糖的复杂反应，在合适条件下形成强致癌和致突的杂环胺类化合物以及具有致癌和神经毒性的丙烯酰胺；在现代食品加工中加入的各种类型食品添加剂，很多具有与暴露剂量相关的毒性等。对于加工中生成的危害因子，主要通过建立有针对性的强制性标准和规范，强化纠错机制，从而减少普通人群的暴露剂量；加大对相关食品的监管抽查和对不合格食品企业的处罚力度，通过立法、行政许可和科技进步来综合管控食品中的这类危害因子。

4. 人为掺假引入的危害因子

对于制假售假和向食品中掺入违禁品，《中华人民共和国食品安全法》明确规定，尚不构成犯罪的，由县级以上人民政府食品安全监督管理部门没收违法所得和违法生产经营的食品，并可以没收用于违法生产经营的工具、设备、原料等物品，视货值金额大小处以罚款、吊销许可证、拘留等处罚；构成犯罪的，依法追究刑事责任。

5. 偶发因素导致的危害因子

偶发因素导致的危害因子，主要可以通过建立食品安全应急响应和预警机制，加强相关法律法规保障和食品生产企业的纠错机制来加以控制。

第二节　食品安全法律法规体系

世界各国已经围绕食品供给侧建立了完善的食品安全法律法规体系，这些法律法规涉及各类安全标准的制定、产品品质检验、质量认证和可追溯体系等，是现代社会保障食品安全和国民健康的基石。通常而言，食品安全法律法规体系的建立遵循以下几大原则。

（1）危险性分析原则　食品安全法律法规的建立应当以科学的危险性分析为基础，明确潜在食品安全危险的种类和对人类的危害程度，明确安全剂量、急慢性毒性等基本属性。

（2）全食物链原则　食品安全法律法规应该对食物链涉及的各个环节进行规范。在农产品生产环节，要对农药、化肥、饲料、抗生素等潜在安全风险进行管理，设置合理的安全标准，控制风险物质进入食品生产环节。在食品的加工和制造环节，要对食品生产过程中原料带入的安全风险、化学试剂和加工助剂的使用、合法食品添加剂的使用、微生物水平、操作人员健康和卫生要求等风险因子进行严格控制。在食品的运输、储存和零售环节，要提供真实准确的食品标签信息、致敏原信息等，建立准入、溯源和召回制度等，针对食品的特性指定相应的运输、储存和零售操作标准。在家庭食物处理环节，要加强对消费者的教育，引导消费者明确家庭食物处理中的潜在安全风险，建立有效的食源性疾病监测、预警和处置系统等。通过对各环节安全风险的控制，达到"从农田到餐桌"的全食物链安全。

（3）预防原则　在现代食品安全监管体系下，尽管食品安全风险因子得到了很好的控制，但是食品安全事件仍然会小概率发生，这是由科学的不确定性造成的。当新产品和新技术的安全性和潜在风险不明确时，食品安全法律法规应当采取预防为主的原则，谨慎对待。要对造成食品安全风险的关键环节进行有效管理，HACCP 体系是世界公认的行之有效的食品安全质量保证系统。

（4）责任主体限定原则　在建立食品安全法律法规时，应当明确农产品生产者、食品生产者和加工者等是食品安全的责任主体，政府对食品安全负有监管责任，从而最大限度地降低食品安全风险。

（5）透明性原则　在食品安全风险管理中，透明性是非常重要的。要在标准和政策制定时重视公众的知情权，要定期发布检验检测信息，公布不合格食品和召回等信息。

（6）信息可追溯性和食品召回原则　建立食品标签制度，对问题食品要明确批次、批号，做到可追溯，并依据相关法律规定，要求企业开展召回工作。

（7）灵活性原则　随着社会的发展和科技水平的进步，食品生产的形式、产品类型、加工技术等日新月异，食品安全法律法规应当与时俱进，满足新时代对食品安全的要求。

在本节中，我们将首先概述国外食品安全法律法规的情况，然后着重介绍我国的食品安全法律法规体系，特别是对《中华人民共和国食品安全法》进行详细解读。

一、国外食品安全法律法规体系

（一）国际食品法典委员会（CAC）

联合国粮农组织（FAO）和世界卫生组织（WHO）在 1962 年共同建立了国际食品法典委员会，至今已有包括中国在内的 168 个成员国参加，覆盖了全球 98% 以上的人口。其宗旨是为保障人类的健康和公平的食品贸易而制定国际食品标准和规范。CAC 确立了国际食品安全和贸易标准，在人员和贸易交流高度发达的今天，其重要性不言而喻。CAC 主要采用风险分析的方法来制定标准、准则或规范，并已经成为国际上最重要的食品标准制定组织。

CAC 国际食品法典（Codex）的主要内容有：产品（包括食品）标准、各种良好操作规范、技术法规和准则、各种限量标准、食品的抽样和分析方法以及各种咨询和程序。截至目前，CAC 已经制定了 42 个食品法典，237 个食品标准，185 种农药、1005 个食品添加剂和 54 种兽药及 25 个食品污染物的评价准则，以及 3274 个农药最高残留限量标准。表 15-1 列举了国际食品法典各卷的名录，可以大致了解食品法典的主要内容。事实上，食品法典中包含的内容非常广泛，包括：让消费者远离食源性危害的原则和规程，保护消费者权益的指导方针，一些指导生产者保障食品安全的操作规程等。

表15-1　国际食品法典各卷名录

卷	标题
第 1A 卷	一般要求（General Requirement）
第 1B 卷	一般要求（食品卫生）［General Requirement（Food Hygiene）］
第 2A 卷	食品中农药残留（Pesticides Residues in Food）
第 2B 卷	食品中农药残留-最大残留限量（Pesticides Residues in Food-Maximum Residue Limits）
第 3 卷	食品中兽药残留及最大残留限量（Veterinary Drugs Residues in Food and Maximum Residue Limits）
第 4 卷	特殊膳食食品（包括婴幼儿及儿童食品）［Foods for Special Dietary Uses（Including Foods for Infants and Children）］
第 5A 卷	加工和速冻水果与蔬菜（Processed and Quick Frozen Fruits and Vegetables）
第 5B 卷	新鲜水果和蔬菜（Fresh Fruits and Vegetables）
第 6 卷	果汁及有关产品（Fruit Juices and Related Products）
第 7 卷	谷类、豆类及其制品、植物蛋白（Cereals，Pulses，Legumes and Derived Products，Vegetable proteins）
第 8 卷	油脂及其有关产品（Fats，Oils and Related Products）
第 9 卷	鱼和鱼制品（Fish and Fishery Products）
第 10 卷	肉和肉制品（Meat and Meat Products）
第 11 卷	糖、可可制品、巧克力及其他（Sugars，Cocoa Products and Chocolate and Miscellaneous）
第 12 卷	乳与乳制品（Milk and Milk Products）
第 13 卷	采样与分析方法（Methods of Analysis and Sampling）

资料来源：中华人民共和国国家卫生健康委员会网站（http://www.nhc.gov.cn/wjw/zcjd/201304/9fbba26dc6214a85a063206dc4d929af.shtml）。

对于食品法典所提出的标准，成员国可以根据其国内销售食品的现行法令和管理程序，选择"等同采用"（Full acceptance）、"等效采用"（Acceptance with minor deviations）和"自由采用"（Free distribution）等几种方式加以采纳。必须指出的是，食品法典不能代替国内法，但它对世界食品供给、安全和贸易具有重大影响。世界贸易组织在其两项协定（SPS 协定，即卫生与植物检疫协定；TBT 协定，即贸易技术壁垒协定）中都明确了食品法典的准绳作用，成为主要工业化国家的参考依据。感兴趣的读者可以访问 CAC 官方中文网站（http://www.fao.org/fao-who-codexalimentarius/home/zh/）了解相关内容。

（二）美国

美国是目前食品安全管理法律法规体系先进、完备和透明度高的发达国家，对我国的食品安全治理具有重要的借鉴意义。美国国会颁布法令来保障食品供给侧的安全性并建立了全国性的保护机制；美国行政部门负责法令的实施，并制定规章来实施法令，同时行政机构的管理行为也受到国会法令的制约。美国食品安全的主要法令包括：《联邦食品、药物和化妆品法令》（FFDCA），《联邦肉类检验法令》（FMIA），《禽类产品检验法令》（PPIA），《蛋产品检验法令》（EPIA），《食品质量保障法令》（FQPA）和《公共健康事务法令》（PHAA）。

根据食品的类型和生产环节，不同的行政机构具有管辖权，主要包括：美国农业部（USDA）下辖的食品安全检验局（FSIS）主要负责所有国内和进口肉类、禽类和跨州流通的蛋制品的监管（除野味外）；美国卫生部（HHS）下辖的食品与药物管理局（FDA）负责跨州流通的所有国内和进口食品（除肉、禽和部分蛋制品外），以及野味、食品添加剂、动物饲料和兽药的监管；环境保护署（EPA）负责制定农药以及食品农兽药残留最大允许量，以及水和食源性有毒化学物等规定，FDA 和 USDA 负责食品供应环节相关规定的实施；此外，疾病控制与防治中心（CDC）管理食源性疾病的监测、预防和控制等。

美国的永久性法规收录在美国联邦法典（CFR）中，与食品有关的是第 7 卷（农业）、第 9 卷（动物与动物产品）、第 21 卷（食品与药品）和第 40 卷（环境保护）。这些法律法规涵盖了所有食品，为食品安全制定了非常具体的标准以及监管程序。

（三）欧盟

欧盟也建立了体系完备的食品安全法律法规，对整个食物链进行有效管理。不同于美国，基于欧盟与各成员国政府之间在立法和执法方面的具体情况，欧盟的相关法律法规和标准体系显得十分复杂繁琐。简而言之，欧盟的食品安全法规体系是以欧盟委员会 1997 年发布的《食品法律白皮书》为基础框架的；到 2000 年，欧盟又发布了《食品安全白皮书》，将食品安全作为欧盟食品法的核心，从而构成了新的食品安全体系框架。在此基础上，欧盟于 2002 年颁布了《通用食品法》（EC 178/2002 号法令），作为维护欧盟食品安全的基本法，并同时建立了欧洲食品安全管理局（EFSA）。目前，欧盟已经制定了 13 类 173 个有关食品安全的法规标准，涉及 31 项法令、128 个指令和 14 项决议。需要指出的是，欧盟成员国在欧盟食品安全法规体系下，可根据自身实际情况，在总体遵从的条件下进行具体修改。

《食品安全白皮书》包括执行摘要和九章共 116 条内容，详细阐释了食品安全问题，制定了一套连贯和透明的法规，提出了食品法要以实现"从农田到餐桌"全过程管理为目标的宗旨。因此，白皮书涉及的内容非常丰富，包括动物饲养、动物健康和保健、污染物和农药残留、新型食品、添加剂、香精、包装、辐射、饲料生产、农场主和食品生产者的责任，以及农田控制措施等。另一方面，白皮书也提出建立欧洲食品安全管理局（EPSA），负责食品风险评估和食品安全议题交流；建立食品安全程序和贯穿食物链的预防保护措施；建立针对饲料和食品的应急响应和风险预警机制。《通用食品法》利用五章共 65 条内容阐述了法令的目标和范围，界定了食品、食品法律、食品商业、饲料、风险、风险分析等 20 多个概念；规定了食品法律的一般原则、透明原则、食品贸易的一般原则、食品法律的一般要求等；并对 EFSA 的运行机制等方面做出了规定。其他重要的欧盟食品法律法规包括《食品卫生条例》（EC852/2004）、《动物源性食品特殊卫生规则》（EC 853/2004）、《人类消费用动物源性食品官方控制组织的特殊规则》（EC 854/2004）、《确保对食品饲料法以及动物卫生与动物福利法规遵循情况进行验证的官方控制》（EC 882/2004）、《关于供人类消费的动物源性产品的生产、加工、销售及引进的动物卫生法规》（2002/99/EC）和《饲料卫生要求》（EC 183/2005）等。

二、我国食品安全法律法规体系

（一）食品安全法律法规体系的概况

长期以来，我国的食品安全法律法规受到早期立法宜粗不宜细的思想影响，可操作性差，部分法条因为笼统和缺乏标准难以执行。尽管在 1995 年出台和实施《中华人民共和国食品卫生法》（以下简称《食品卫生法》）后，食品安全监管执行难的情况有所改观，但仍然存在部分条款注释不明、不与时俱进等问题。2004 年国务院《关于进一步加强食品安全工作的决定》（国发〔2004〕23 号）确定了农业、质检、工商、卫生等多部门协同管理食物链各环节食品安全的监管体系，以及食品药品监督管理部门对食品安全综合监督、组织协调和依法组织查处重大事故的监管职责。但是，我国《食品卫生法》存在的重要制度漏洞仍然没有补足，即缺乏食品安全风险评价制度、食品溯源和召回制度以及食品安全重大事故归责原则等。特别是"三聚氰胺"等重大食品安全事件接连发生后，越来越多的实践表明，亟须一部新法来作为总领我国食品安全治理的法律依据，从制度上构筑我国食品安全的堡垒，《中华人民共和国食品安全法》因此诞生。

1. 立法依据

（1）宪法是法律依据　宪法是国家根本大法，是所有法律法规的制定依据，具有最高的法律效力。食品安全方面的法律法规制定的来源和法律依据是宪法总纲中关于保护人民健康的相关内容。

（2）保护人体健康是思想依据　食品是保障人类生存和健康发展的最重要的物质基础，食品的安全、卫生和营养是食品的基本要求。因此，食品安全法律法规的主旨就是要对食品中可能含有的对健康不利的成分进行监管，对食品生产直至食用过程中可能引入并对人体健康造成影响的因素进行监管，系统性地保障人民的生命安全和健康。

（3）食品科学是科学依据　食品科学是制定食品安全法律法规的基础，立法工作要遵循食品科学的客观规律，利用食品科学的研究成果和结论，将法学和食品科学有机结合起来。

（4）社会经济条件是物质依据　社会经济条件是食品安全法律法规的物质基础，立法工作必须着眼于我国的实际发展水平和阶段，正确处理好食品安全的各项法律法规与现实条件、经济发展之间的关系，适应国家和人民的需要，满足社会主义市场经济的需要和人民群众的多层次需求，协调好健康、发展和可持续三者之间的关系。

（5）食品政策是政策依据　食品政策是党领导国家食品工作的基本方法和手段，以马克思主义的世界观、方法论为基础，正确反映食品科学的客观规律和社会经济与食品发展的客观要求，是对人民共同意志的高度概括和集中体现。食品政策是指引立法工作的精神和依据，反过来在立法工作中也要反映党的政策精神和内容。

2. 现行法律法规体系的构成

多年来，我国政府制定了一系列与食品质量与安全有关的法律法规，逐渐形成了以《中华人民共和国产品质量法》《中华人民共和国农业法》《中华人民共和国标准化法》等法律为基础，以《中华人民共和国食品安全法》《中华人民共和国农产品质量安全法》为核心，以《食品卫生许可证管理办法》《食品添加剂卫生管理办法》《流通领域食品安全管理办法》和《新食品原料安全性审查管理办法》及食品质量与安全相关的技术标准等法规为主体，以各省及地方政府关于食品质量与安全的规章为补充的食品安全法律法规体系。

从法律效力的层级上分，我国已经形成了食品卫生法律、食品卫生行政法规、食品卫生规章、食品卫生标准以及其他规范性文件有机联系构成的法律法规体系。其中，《中华人民共和国食品安全法》在我国的食品安全法律法规体系中的法律效力层级最高，是制定其他从属性食品安全法规、规章和规范性文件的依据。

3. 立法和执行机构

不同层级的食品安全法律法规的立法工作由不同的立法机构负责。食品卫生法律由全国人大常委会负责审议、表决，由国家主席以主席令形式公布。食品行政法规由国务院审议，经国务院总理签署国务院令发布并报全国人大常委会备案。地方性食品法规、食品自治条例和单行条例由地方人大、常委会议审议、表决，由有关机关依法公布并报相关机构备案。食品规章中，属于部门规章的，一般由国务院食品管理部门的部（局）常务会议审议、表决，由部门首长签署命令予以公布并报国务院备案；属于地方政府食品规章的，由地方政府常务会议或全体会议决议，由省长、自治区主席或直辖市市长签署命令予以公布并报国务院备案。

《食品安全法》第一章第五条中明确规定了对食品安全负有监督职责的机构：国务院设立食品安全委员会，其职责由国务院规定。国务院食品安全监督管理部门依照本法和国务院规定的职责，对食品生产经营活动实施监督管理。国务院卫生行政部门依照本法和国务院规定的职责，组织开展食品安全风险监测和风险评估，会同国务院食品安全监督管理部门制定并公布食品安全国家标准。国务院其他有关部门依照本法和国务院规定的职责，承担有关食品安全工作。总体而言，我国的食品安全法律法规主要依靠卫生健康委员会、国家市场监督管理总局、农业农村部等系统内的各级单位来保障执行。

（二）主要现行食品安全法律法规的解读

1.《中华人民共和国食品安全法》

《中华人民共和国食品安全法》（以下简称《食品安全法》）于 2009 年 2 月 28 日公布，自 2009 年 6 月

1 日起施行。2015 年 4 月 24 日首次修订，2018 年 12 月 29 日第二次修正。《食品安全法》的立法宗旨是为了保障食品安全，保障公众身体健康和生命安全。

（1）总体思路

①建立以食品安全风险评估为基础的科学管理制度，明确食品安全风险评估结果应当成为制定食品安全标准、确定食源性疾病控制对策的重要依据。

②坚持预防为主。遵循食品安全监管规律，有针对性地建立有关制度，建立食品安全事故的预防和处理机制，提高应急处理能力。

③强化生产经营者作为保证食品安全第一责任人的责任。

④建立以责任为基础，分工清晰、责任明确、权威高效，决策与执行适度分开、相互协调的食品安全监督体制。

⑤建立畅通、便利的消费者权益救济渠道。

（2）主要内容　最新修正的《食品安全法》共 10 章 154 条，包含如下内容。

①总则：共 13 条，规定了立法目的、适用范围、总体方针、食品生产经营者的责任、食品安全监管机制、各部门的分工协作关系、行业自律和社会监督、食品安全宣传教育和舆论监督、食品安全研究和技术应用、组织或个人的知情、监督和建议权，以及食品安全工作表彰。

②食品安全风险监测和评估：共 10 条，规定了建立食品安全风险监测制度、食品安全风险监测计划和监测方案的实施、食品安全风险信息的通报和交流、建立食品安全风险评估制度、应当进行食品安全风险评估的情形、食品安全风险评估的建议、食品安全风险监测和风险评估信息的通报、食品安全风险评估结果的使用、食品安全风险预警、食品安全风险评估和监督管理信息的公开。

③食品安全标准：共 9 条，规定了食品安全标准的制定原则和强制性食品安全标准的具体内容、设立食品安全标准涉及的有关机构、科学依据和制定程序、食品安全地方标准和企业标准的制定和备案要求、食品安全标准的公开、食品安全标准执行情况的评价。

④食品生产经营：共四节 51 条，包括食品生产的一般规定，生产经营过程的控制，食品标签、说明书和广告，以及特殊食品。其中，比较重要的内容有：明确规定了禁止经营的食品、食品添加剂和食品相关产品，建立食品生产经营的许可制度、食品安全追溯制度、食品召回制度、食品标签制度，鼓励建立良好生产规范和危害分析与关键控制点（HACCP）体系。针对当前社会发展中出现的新问题，还增加了对食品新原料、含中药材食品的安全性评估和管理以及网络食品交易等相关内容。

⑤食品检验：共 7 条，规定了检验机构的资质、食品检验的要求、监管部门的职责、争议的处理、企业自检和委托检验等。

⑥食品进出口：共 11 条，规定了进出口食品安全监督的监管单位，对进出口食品及进出口商的要求，进出口食品的风险预警、控制和通报，进出口食品的备案、标签、生产和销售管理，信息收集、汇总和风险评估等。

⑦食品安全事故处置：共 7 条，包括建立食品安全事故应急预案制度、报告和通报制度，规定了食品安全事故应急处置措施和事故责任调查。

⑧监督管理：共 13 条，主要规定了监管部门的监管内容、权利、方法，建立食品生产经营者食品安全信用档案，鼓励社会监督，执法人员的培训和资质，建立国家食品安全信息平台和统一公布制度，对食品安全违法的处罚。

⑨法律责任：共 28 条，规定了违反食品安全法行为的行政责任、民事责任和刑事责任。

⑩附则：共 5 条，规定了食品安全法术语的定义、明确了对转基因食品和食盐的食品安全管理暂不规定、特殊食品的安全管理、食品安全监督管理体制的调整和本法实施日期。

2.《中华人民共和国农产品质量安全法》

《中华人民共和国农产品质量安全法》（以下简称《农产品质量安全法》）于 2006 年 4 月 29 日通过，

2006 年 11 月 1 日开始施行，2018 年 10 月 26 日修正。本法旨在保障农产品质量安全，维护公众健康，促进农业和农村经济发展。

最新的《农产品质量安全法》共 8 章 56 条，其主要内容包括总则、农产品质量安全标准、农产品产地、农产品生产、农产品包装和标识、监督检查、法律责任、附则。感兴趣的读者可以参看全国人民代表大会网站了解详细内容。

3.《中华人民共和国产品质量法》

《中华人民共和国产品质量法》（以下简称《产品质量法》）于 1993 年 2 月 22 日颁布，2000 年 7 月 8 日修正，2009 年 8 月 27 日第二次修正，2018 年 12 月 29 日第三次修正。本法旨在加强对产品质量的监督管理，提高产品质量水平，明确产品质量责任，保护消费者合法权益，维护社会主义经济秩序。

最新的《产品质量法》共 6 章 74 条，主要内容有总则，产品质量的监督，生产者、销售者的产品质量责任和义务，损害赔偿、罚则和附则。感兴趣的读者可以参看全国人民代表大会网站了解详细内容。

第三节　食品安全标准

一、标准与标准化

（一）标准的定义

《标准化工作指南　第 1 部分：标准化和相关活动的通用术语》（GB/T 20000.1—2014）指出，标准是为了在一定范围内获得最佳秩序，经协商一致制定并由公认机构批准，为各种活动或其结果提供规则、指南或特性，供共同使用和重复使用的一种文件。标准具有如下特性：

（1）标准在本质上是一种统一的规定，是被各方共同遵守的准则和依据。

（2）标准所规定的对象具有重复性，即同一事物反复多次出现。

（3）制定标准的基础与科学研究成果、技术水平和实践经验相关，经过各方讨论协商。

（4）标准具有特定的格式和批准发布程序。

（二）标准化的定义

国家标准《标准化工作指南　第 1 部分：标准化和相关活动的通用术语》（GB/T 20000.1—2014）对"标准化"的定义是：为了在一定范围内获得最佳秩序，对现实问题或潜在问题制定共同使用和重复使用的条款的活动。该指南对标准化工作的注释是：①上述活动主要包括编制、发布和实施标准的过程；②标准化的主要作用在于为了其预期目的改造产品、过程或服务的适用性，防止贸易壁垒，并促进技术合作。

二、食品标准

食品标准是食品行业中的技术规范，涉及食品领域的各个方面，是食品质量和安全管理的重要依据，也是食品安全法律法规体系的重要组成部分。

（一）制定食品标准的目的

食品标准的构成和规定的内容非常丰富，但制定食品标准的目的大体上可以概括如下。

（1）保证食品的食用安全　食品标准可用于判断食品是否合格，通过对食品的感官品质、理化指标、微生物指标、检测方法、包装、贮存等内容进行限定，保障食品的安全性和消费者的健康。

（2）国家对食品行业进行宏观管理的依据　依据食品标准，行政执法部门可以鉴别以次充好、假冒伪劣食品，保护消费者利益和人类健康，规范市场经济秩序，创造公平的市场环境。

（3）食品企业管理的基础　食品生产各个环节的科学管理离不开食品标准，通过监控控制性指标，遵从标准规范，来判断产品是否合格。

（二）食品标准的分类

对于食品标准，存在不同的分类方法和相应内涵。

1. 按级别分类

最新修订的《中华人民共和国标准化法》（以下简称《标准化法》）于 2017 年 11 月 4 日发布，2018 年起施行。其中，第一章第二条明确规定了标准级别包括国家标准、行业标准、地方和团体标准和企业标准。

（1）国家标准　对需要在全国范围内统一的技术要求，应当制定国家标准。国务院标准化行政主管部门是国家标准的制定机构。

（2）行业标准　对于没有国家标准而需要在行业范围内统一的技术要求，可制定行业标准。行业标准的制定机构是国务院有关行政主管部门，行业标准报送国务院标准化行政主管部门备案，并在建立国家标准后即行废止。

（3）地方标准　对没有国家标准和行业标准而又需要在省、自治区、直辖市范围内统一的工业产品的安全、卫生要求，可以制定地方标准。地方标准由省、自治区、直辖市标准化行政主管部门制定，并报国务院标准化行政主管部门和国务院有关行政主管部门备案，在公布国家标准或行业标准后，该项地方标准即行废止。

（4）企业标准　企业生产的产品没有国家标准和行业标准的，应制定企业标准，作为企业组织生产和保证产品质量的依据。企业标准应在组织生产前向省、自治区、直辖市卫生行政部门备案产品企业标准。已经有国家标准或行业标准的，国家鼓励企业制定并在其内部施行严于国家标准或行业标准的企业标准。

总体上，标准的法律级别排序由高到低为国家标准、行业标准、地方标准、企业标准，但在具体技术指标上，企业标准应严于其他级别的标准。在食品行业，基础性的卫生标准和安全标准一般是国家标准，而产品标准通常是行业标准和企业标准。

2. 按性质分类

《标准化法》对各级别标准的性质有明确规定：国家标准分为强制性标准、推荐性标准，行业标准、地方标准是推荐性标准。强制性标准必须执行。国家鼓励采用推荐性标准。强制性标准文本应当免费向社会公开。国家推动免费向社会公开推荐性标准文本。推荐性国家标准、行业标准、地方标准、团体标准、企业标准的技术要求不得低于强制性国家标准的相关技术要求。

对于食品标准而言，保障人体健康，人身、财产安全的标准和法律、行政法规规定强制执行的标准是强制性标准，其他标准是推荐性标准。省、自治区、直辖市标准化行政主管部门制定的工业产品的安全、卫生要求的地方标准，在本行政区域内是强制性标准。

国家强制性标准的代号是"GB"，字母 GB 是"国标"汉语拼音的首字母的大写；国家推荐性标准的代号是"GB/T"，字母"T"表示"推荐"。其他级别标准的强制性和推荐性也以同样原则区分。

3. 按内容分类

食品标准从内容上分为食品产品标准、食品卫生标准、食品工业基础及相关指标、食品包装材料及容器标准、食品添加剂标准、食品检验方法标准、各类食品卫生管理办法等。此外，食品企业卫生规范以国家标准形式列入食品标准中，但它不同于产品的卫生标准，是企业在生产经营活动中的行为规范。食品企业卫生规范的宗旨主要围绕预防、控制和消除食品的微生物和化学污染，保证产品卫生质量。通过规范企业的工厂设计、选址和布局，厂房与设施，废水和废物处理，设备、管道和工器具卫生，卫生设施，从业人员个人卫生、原料卫生、产品的卫生和质量检验以及工厂的卫生管理，来达成其宗旨。我国食品企业卫生规范制定的基础是食品的良好生产规范（GMP）和危害分析与关键控制点（HACCP）。

（三）食品标准的主要内容

1. 食品的卫生与安全指标

食品安全卫生标准是食品质量标准必须规定的内容，主要规定了保障食品安全的理化和微生物指标。理化指标主要包括重金属离子、有害元素的限定（如砷、锡、铅、铜、汞等），食品中可能存在的农药残留、有毒物质（黄曲霉毒素等）以及放射性物质的量化指标。微生物指标通常包括菌落总数、大肠菌群和致病菌三项指标，部分标准中还规定了酵母、霉菌的限定指标。菌落总数是食品检样经过处理，在一定条件培养后，所得 1g 或 1mL 检样中所含细菌菌落的总数，是判定食品被细菌污染程度的标志。大肠菌群是指一类需氧及兼性厌氧、在 37℃ 能分解乳糖、产酸产气的革兰阴性无芽孢杆菌，主要来源于人畜粪便，是粪便污染的评价指标，是食品卫生中最重要的微生物指标。对于致病菌的要求，请感兴趣的读者参考 2013 年 12 月 26 日发布、2014 年 7 月 1 日正式实施的《食品安全国家标准　食品中致病菌限量》（GB 29921—2013），此处不再详述。

2. 食品的营养指标

食品的营养指标是必须规定的技术指标，反映了食品质量的高低和加工水平等产品品质情况，对原料选择和加工工艺提出了明确规定。

3. 食品的标志、包装、运输与贮藏指标

4. 规范性引用文件

一个标准不能孤立存在，必然引用有关技术标准，执行国家的法律法规。在标准引用中，有关食品安全卫生、国家法律法规和强制性标准必须贯彻执行有关规定，企业不得根据自身需要而定。

三、我国食品安全标准

食品安全标准的内容十分丰富，不能一一列举。截至 2018 年，仅食品安全国家标准已经制定 1224 项，其中现行标准共 1157 项，被替代和已废止（待废止）标准 67 项。现行的食品安全国家标准包括：通用标准 11 项、食品产品标准 64 项、特殊膳食食品标准 9 项、食品添加剂质量规格及相关标准 586 项、食品营养强化剂质量规格标准 29 项、食品相关产品标准 15 项、生产经营规范标准 25 项、理化检验方法标准 227 项、微生物检验方法标准 30 项、毒理学检验方法与规程标准 26 项、兽药残留检测方法标准 29 项、农药残留检测方法标准 106 项。食品安全标准属于强制执行标准。本书中仅选取其中具有代表性、典型性和重要性的食品安全国家标准进行介绍。对于未介绍的食品安全国家标准以及其他层级的食品安全标准，请感兴趣的读者自行查阅食品安全国家标准数据检索平台（http://bz.cfsa.net.cn/db）或其他文献。

（一）食品中化学因素限量标准

1. 农药残留限量标准

广义上，除化肥外，凡是可以提高农、林、牧、渔业生产及环境卫生的化学药品统称为农药，主要分为杀虫剂、杀菌剂、除草剂和植物生长调节剂。农药残留物是指任何由于使用农药而在农产品和食品中出现的特定物质，包括被认为具有毒理学意义的农药衍生物，如农药转化物、代谢物、反应产物以及杂质等。为了合理使用农药，控制污染，保障人类健康，农产品和食品中的农药残留实行最大限量标准，即最大残留量（MRLs）。最大残留量是指遵照良好农业规范使用农药后，允许农药在各种食品、农产品中及其表面残留的最大浓度，单位为 mg/kg。现行国家标准《食品安全国家标准　食品中农药最大残留量》（GB 2763—2016）对食品中 433 种农药在 13 大类农产品中 4140 个最大残留量作出了明确规定。

2. 兽药残留标准

兽药是指用于预防、治疗、诊断动物疾病或者有目的地调节动物生理功能的物质（含动物保健品和动物饲料添加剂）。兽药残留是指在动物产的任何食用部分中的原型化合物及其代谢产物，并包括与兽药有关杂质的残留。残留总量是指对食用动物用药以后，在动物源食品中某些药物残留的总和，由残存在食品中的药物母体和全部代谢产物以及来源于药物的产物组成。总残留量一般以相当于药物母体在食品中的含量表示。

兽药最大残留量（MRLVD）是指由于一种兽药而产生的该兽药残留的最高浓度，单位为 mg/kg。现行国家标准《动物性食品中兽药最高残留限量》（农业部 235 号）规定了动物性食品允许使用，但不许制定 MRLVD 的兽药 88 种；已批准 MRLVD 的兽药 94 种；允许治疗使用，但不得在动物性食品中检出的药物 9 种；禁止使用的，且不得在动物性食品种检出的药物 31 种。

3. 污染物残留标准

食品污染物是指食品生产（包括农作物种植、动物饲养和兽医用药）、加工、包装、贮存、运输、销售、食用过程或由环境污染物导致的、非有意添加入食品的物质。食品污染物是排除食品中残留的农药、兽药和真菌毒素以外的污染物。现行国家标准《食品安全国家标准　食品中污染物限量》（GB 2762—2017）规定了铅、镉、汞、砷、锡、镍、铬、亚硝酸盐和硝酸盐、苯丙（a）芘、N-二甲基二硝胺、多氯联苯、3-氯-1，3-丙二醇等 12 种污染物在谷物、蔬菜、水果、食用菌、肉及肉制品等 20 余大类食品中的限量和检验方法。

（二）食品中微生物限量标准

食品中的微生物限量标准主要包括致病菌限量标准——《食品安全国家标准　食品中致病菌限量》（GB 29921—2013）和真菌毒素限量标准——《食品安全国家标准　食品中真菌毒素限量》（GB 2761—2017）。

1. 致病菌限量标准

GB 29921—2013 属于通用标准，2014 年 7 月 1 日正式实施，适用于预包装食品，不适于罐头类食品，其目标是控制食品中的致病菌污染，防止微生物性食源性疾病的发生。该标准中规定了食品中致病菌指标、限量要求和检验方法。其他相关规定与本标准不一致的，应当按照本标准执行。其他食品标准中如有致病菌限量要求，应当引用本标准规定或者与本标准保持一致。本标准中主要对沙门氏菌、单核细胞增生李斯特菌、金黄色葡萄球菌、大肠埃希氏菌 O157：H7 在肉制品、水产制品、即食蛋制品、粮食制品、即食豆类制品、巧克力类即可可脂制品、即食果蔬制品、饮料、冷冻饮品、即食调味品和坚果籽实制品中的限量作出了规定。

2. 真菌毒素限量标准

GB 2761—2017 规定了食品中黄曲霉毒素 B_1、黄曲霉毒素 M_1、脱氧雪腐镰刀菌烯醇、展青霉素、赭曲霉毒素 A 及玉米赤霉烯酮的限量指标。真菌毒素是真菌在生长繁殖过程中产生的次生有毒代谢产物。真菌毒素的限量就是规定真菌毒素在食品原料和（或）食品成品可食部分中允许的最大含量水平。可食用部分是指食品原料经过机械手段（如谷物碾磨、水果剥皮、坚果去壳、肉去骨、鱼去刺、贝去壳等）去除非食用部分后，所得到的用于食用的部分。标准中列出了可能对公众健康构成较大风险的真菌毒素，制作限量值的食品是对消费者膳食暴露量产生较大影响的食品，并且标准中真菌毒素限量以食品通常的可食用部分计算（特殊规定的除外）。

（三）食品卫生标准

1. 食品产品卫生标准

食品产品卫生标准是对产品结构、规格、质量、检验方法等所做的技术规范，主要包括感官分析标准、理化检验标准和微生物检验标准等。食品产品的卫生标准属于强制性标准。目前，我国已经针对粮食、油料、水果、蔬菜、畜禽、水产品等 18 大类食用农产品，罐头食品、食糖、焙烤食品、糖果、调味品、乳及乳制品、食品添加剂等 19 类加工产品制定了产品卫生标准。

2. 食品生产卫生标准

《食品安全国家标准　食品生产通用卫生规范》（GB 14881—2013）规定了食品生产过程中原料采购、加工、包装、贮存和运输等环节的场所、设施、人员的基本要求和管理准则。这一标准不仅是规范企业食品生产过程管理的技术措施和要求，也是监管部门开展生产过程监管与执法的重要依据，还是鼓励社会监督食品安全的重要手段。这一标准的制定和实施，体现了食品安全监管从检验最终产品向风险管理以及关键点控制转变的趋势，与我国食品生产状况相适应，也符合国际先进的食品安全管理方式。该标准属于强制性卫生标准，适用于所有食品生产。

（四）食品添加剂标准

我国的食品添加剂标准包括食品添加剂使用标准和食品添加剂产品标准两类。

1. 食品添加剂使用标准

《食品安全国家标准 食品添加剂使用规范》（GB 2760—2014）规定了食品添加剂的使用原则：食品添加剂不能对人体构成任何健康危害；不应掩盖食品腐败变质；不应掩盖食品本身或加工过程中的质量缺陷或以掺杂、掺假、伪造为目的而使用食品添加剂；不应降低食品本身的营养价值，在达到预期目的前提下尽可能降低在食品中的使用量。同时，该标准还规定了可以使用食品添加剂的几种情况：保持或提高食品本身的营养价值；作为特殊膳食用食品的必要配料或成分；提高食品的质量和稳定性，改进其感官特性；便于食品的生产、加工包装、运输或者贮藏。

与目前社会上对于添加剂的普遍忧虑相反，食品添加剂的类别、使用范围、方式和剂量受到了相关标准的严格限制。GB 2760—2014 标准规定的食品添加剂的主要类别有酸度调节剂、抗结剂、抗氧化剂、漂白剂、膨松剂、胶基糖果中的基础物质、着色剂、护色剂、乳化剂、酶制剂、增味剂、面粉处理剂、被膜剂、水分保持剂、营养强化剂、防腐剂、稳定剂和凝固剂、甜味剂、增稠剂、食品用香料、食品工业用加工助剂、其他等。需要特别指出的是，如三聚氰胺、工业盐、工业酒精等非食品添加剂的滥用问题，并不属于食品添加剂标准规定的范围，而是属于违背《食品安全法》的违法行为。

使用食品添加剂遵循带入原则，即食品添加剂可以在符合下列条件时，通过食品配料（含食品添加剂）带入食品中：食品配料中允许使用该添加剂；食品配料中的添加剂用量不超过允许的最大使用量；应在正常工艺条件下使用这些配料，并且食品中该添加剂的含量不应超过由配料带入的水平；由配料带入食品中的该添加剂含量应明显低于直接将其添加到该食品通常所需要的水平。与食品添加剂使用相关的标准还有《食品安全国家标准 复配食品添加剂通则》（GB 26887—2011）、《食品安全国家标准 食品营养强化剂使用标准》（GB14880—2012）等。

2. 食品添加剂产品标准

食品添加剂的产品标准规定了食品添加剂的鉴别试验、纯度、杂质限量以及相应的检验方法。食品添加剂产品标准的主要内容有：化学名称、分子式、结构式、相对分子质量、性状、技术要求指标、试验方法、检验规则、标志、包装、运输和贮存要求等。

（五）食品包装容器标准

我国食品包装方面的国家标准包括：《食品安全国家标准 食品接触材料及制品通用安全要求》（GB 4806.1—2016）、《食品包装容器及材料术语》（GB/T 23508—2009）、《食品包装容器及材料分类》（GB/T 23509—2009）等。

（六）食品标签标准

食品标签是指食品包装上的文字、图形、符号及一切说明物，反映了食品的品质、营养、时效和食用指导信息，是进行食品贸易及消费者选择食品的重要依据。目前，我国规定食品标签的食品安全国家标准有《食品安全国家标准 预包装食品标签通则》（GB 7718—2011）、《食品安全国家标准 预包装特殊膳食用食品标签》（GB 13432—2013）、《食品安全国家标准 预包装食品营养标签通则》（GB 28050—2011）。上述食品标签标准都是强制性食品安全标准。预包装食品上的食品标签显示的主要信息有食品名称、配料表、生产日期、保质期、营养成分表、营养成分含量和功能声称。对于特殊膳食用食品，主要包括婴幼儿配方食品、婴幼儿辅助食品、特殊医学用途配方食品等，其标签内容还应当标示如能量和营养成分、食用方法、适宜人群等特殊要求。

第四节 食品安全监督管理的原则和内容

一、食品安全监督管理

食品安全监督管理是指食品安全监督机关对食品生产经营活动进行指导、协调、监督、管理等活动。食品安全监督管理的主体是政府食品安全管理相关部门，主要有国家市场监督管理总局，农业农村部、商务部、生态环境部等机关部门。国务院设立食品安全委员会。食品安全管理的客体是与食品有关的各个环节，包括食品生产和加工、食品流通和餐饮服务、食品添加剂的生产经营、食品生产经营者使用食品添加剂、食品相关产品、对食品、食品添加剂和食品相关产品的安全管理，从而保证实现公众生命财产安全和社会利益目标。其受益对象是全社会。

二、食品安全监督管理的原则

《食品安全法》规定，食品安全工作实行预防为主、风险管控、全程控制、社会共治的原则。

（一）预防为主

预防为主就是要在实施判定证据论证科学研究等方面尚未确定的情况下，为防止食品安全损害而采取预防性措施。比如对于潜在安全风险不明确、安全性评价不完善的食品添加剂、加工技术等采取审慎态度；对于食用安全性不明确的转基因等农业和生物新技术实行严格的审批制度，控制这些技术及其产品进入食物链。

（二）风险管理

风险管理与风险评估不同，要求利益相关方磋商之后权衡政策选择，考虑风险评估和其他法律因素，必要时选择适当的预防和控制措施。对于明确食品安全风险的食品成分、有害物等，可以结合食品安全法律法规中的有关规定和食品安全标准的最大容许量等指标，设立监督机构和风险管理机制，要求食品生产企业采取有效措施管理食物生产贮藏过程中的相关风险。对于食品加工操作中存在的安全风险，可以通过良好操作规范、食品安全风险分析和关键点控制等手段来管控风险。

（三）全程控制

全程控制原则就是对食品从"农田到餐桌"的各个食物链环节进行控制监管。对于食物链各环节，设置对应的食品安全监管部门；通过在各个环节执行相应食品安全法律和食品安全标准，来降低和有效管控整个食物链的安全风险。

（四）社会共治

社会共治原则是强调食品从生产到最终消费的整个过程中，生产经营者、流通者、消费者、政府及其监管部门、行业协会、新闻媒体、检验机构和认证机构都是维护食品安全的参与者。要明确食物链参与者的责任，按照《食品安全法》的要求食品生产经营者承担维护食品安全的主要责任；保障消费者的知情权和消费者权益；通过法律规定等形式，建立食品安全监督管理的法理依据，明确对食品安全负有监管职责的机构，不断完善法律和标准体系，努力提升对食品安全的治理能力，按照相关规定公开不符合食品安全的产品、企业和生产经营行为；行业协会和新闻媒体等社会组织应参与到食品安全治理中来，加强舆论监督和社会监督；检验和认证机构应当严格执行食品安全标准，保证检验和认证结果真实可靠。总而言之，所有食物链的参与者也是维护食品安全的参与者。

三、食品安全监督管理的内容

《食品安全法》规定了食品安全监督管理的主要内容。

（一）重点监督管理内容

县级以上人民政府食品安全监督管理部门根据食品安全风险监测、风险评估结果和食品安全状况等，确定监督管理的重点、方式和频次，实施风险分级管理。县级以上地方人民政府组织本级食品安全监督管理、农业行政等部门制定本行政区域的食品安全年度监督管理计划，向社会公布并组织实施。其中，年度计划应将以下事项作为监督管理工作的重点：

（1）婴幼儿食品和特殊人群的主食、辅食等。

（2）保健食品生产过程中的添加行为和按照注册或备案的技术要求组织生产的情况，保健食品标签、说明书和宣传材料中有关功能宣传的情况。

（3）发生食品安全风险较高的食品生产经营者。

（4）食品安全风险监测结果表明的可能存在食品安全隐患的事项。

（二）常规监督管理内容

县级以上人民政府食品安全监督管理部门履行食品安全监督管理职责，有权采取下列措施，对生产经营者遵守本法的情况进行监督检查。

（1）进入生产经营场所实施现场检查。

（2）对生产经营的食品、食品添加剂、食品相关产品进行抽样检验。

（3）查阅、复制有关合同、票据、账簿以及其他有关资料。

（4）查封、扣押有证据证明不符合食品安全标准或者有证据证明存在安全隐患以及用于违法生产经营的食品、食品添加剂、食品相关产品。

（5）查封违法从事生产经营活动的场所。

（三）生产经营许可

生产食品相关产品应当符合法律、法规和食品安全国家标准。对直接接触食品的包装材料等具有较高风险的食品相关产品，按照国家有关工业产品生产许可证管理的规定实施生产许可。食品安全监督管理部门应当加强对食品相关产品生产活动的监督管理。食品添加剂和产品生产行为等都在生产经营许可的范围内。感兴趣的读者，请参考《食品生产许可管理办法》和《食品经营许可管理办法》等。

（四）风险分级管理

根据原国家食品药品监督管理总局发布的《食品生产经营风险分级管理办法》（食药监食监一〔2016〕115号），风险分级管理是指食品药品监督管理部门以风险分析为基础，结合食品生产经营者的食品类别、经营业态及生产经营规模、食品安全管理能力和监督管理记录情况，按照风险评价指标，划分食品生产经营者风险等级，并结合当地监管资源和监管能力，对食品生产经营者实施不同程度的监督管理。

食品生产经营风险分级管理工作应当遵循风险分析、量化评价、动态管理和客观公正的原则，食品生产经营者风险等级从低到高被分为 A、B、C、D 四个等级，相对应每年至少监督检查的次数分别为 1 次、1~2 次、2~3 次和 3~4 次。

（五）食品召回

食品召回是指食品生产者按照规定程序，对由其生产原因造成的某一批次或类别的不安全食品，通过换货、退货、补充或修正消费说明等方式，及时消除或减少食品安全危害的活动。《食品召回管理办法》规定了食品召回适用的范围：在中华人民共和国境内，不安全食品的停止生产经营、召回和处置及其监督管理，适用本办法。不安全食品是指食品安全法律法规规定禁止生产经营的食品以及其他有证据证明可能危害人体健康的食品。规定了食品生产经营者应当依法承担食品安全第一责任人的义务，建立健全相关管理制度，收集、分析食品安全信息，依法履行不安全食品的停止生产经营、召回和处置义务。国家市场监督管理总局负责指导全国不安全食品停止生产经营、召回和处置的监督管理工作。县级以上地方食品药品监督管理部门负责本行政区域的不安全食品停止生产经营、召回和处置的监督管理工作。

（六）食品生产监督管理

食品生产监督管理的内容主要包括食品良好生产规范（GMP）和危害分析与关键控制点（HACCP）两部分，此处不再详述。食品生产监督管理的主要目的是保障食品安全和质量，对食品生产全过程提出系统性的措施、方法和技术要求；有效分析、预防、减轻或消除食品加工环节的食品安全危害因素。GMP 规范的内容主要涉及人员、企业的设计与设施、质量管理、成品的储存与运输、标识、卫生管理和成品售后意见的处理共七部分。HACCP 一般包含危害分析、确定关键控制点、确定关键限值、确定监控措施、建立纠偏措施、建立审核（验证）措施、建立记录保存措施等七部分。

（七）食品经营的监督管理

食品经营的监督管理主要涉及 10 部分内容，分别是采购、运输、验收、储存、销售、产品追溯和召回、卫生管理、培训、管理制度和人员、记录和文件管理等。

（八）餐饮服务的监督管理

餐饮服务指通过即时制作、商业销售和服务型劳动等，向消费者提供食品和消费场所及设施的服务活动。餐饮服务监督管理的内容，包括餐饮业食品安全管理的基本要求，各类餐饮业和餐具、饮具的食品安全管理、餐饮服务的卫生要求。

（九）食用农产品的监督管理

本章第二节和第三节中已经对食用农产品的监管依据和内容作了详细介绍，此处不再赘述。食用农产品的监管依据主要包括《食品安全法》、《农产品质量安全法》、《食用农产品市场销售质量安全监督管理办法》等。

❓ 思考题

1. 请简述制定食品标准的目的。
2. 请简述食品安全监督管理的原则。

参考文献
REFERENCE

［1］侯红漫. 食品安全学［M］. 北京：中国轻工业出版社，2014.

［2］张建新，陈宗道. 食品标准与法规［M］. 北京：中国轻工业出版社，2017.

［3］颜廷才，刁恩杰. 食品安全与质量管理学［M］. 北京：化学工业出版社，2016.

［4］纵伟. 食品安全学［M］. 北京：化学工业出版社，2016.

［5］沈立荣，孔村光. 公众食品安全知识解读［M］. 北京：中国轻工业出版社，2016.

［6］百丽，黄莲. 中国家庭环境下的食品安全风险评价及综合干预研究［M］. 北京：科学出版社，2015.

思考题答案

第一章

1. 请简述营养与健康的关系。

答：①维持人体正常发育和机体组织构成。构成机体的物质基础是营养素，机体的生长发育、正常活动、组织修复等都与营养状况密切相关。②维持机体正常生理功能。食物的摄入、消化和代谢水平受机体功能的影响，也对机体功能产生重要影响，维持机体生理功能，二者相辅相成。③维持机体心理健康。身体健康是指机体各器官保持正常的功能活动，而心理健康则指心理的各个方面及活动过程处于一种良好或正常的状态，它受配于神经系统。另一方面，机体组织由营养素构建，机体中的神经系统也由营养素组成，而各神经系统的功能性更受营养素的影响。④增强机体免疫功能，预防疾病发生。免疫能力是机体自我保护的一种反应，是维护机体生理平衡和稳定的一种功能，营养素缺乏或过多都会对机体和机体免疫能力产生影响，因此要注意营养全面均衡，预防疾病发生。

2. 请简述新营养学的定义与主要研究内容。

答：新营养学是一门研究食品体系，食品、饮品及其营养成分与其他组分，和它们在生物体内及其他所有相关生物体、社会和环境系统之间的相互作用的一门学科。其研究内容不仅包括食物与人体健康，还包括社会政治、经济、文化以及环境与生态系统的变化对食物供给、人类生存、健康的影响。它不仅关注一个地区、一个国家的营养问题，而且更加关注全球的营养问题；不仅关注现代的营养问题，而且更加关注未来营养学持续发展的问题。

第二章

1. 胃在消化过程中有哪些作用？

答：胃在消化过程中主要通过胃的机械运动和胃液的消化形成食糜。①胃的机械运动主要分为：容受性舒张、紧张性收缩和胃蠕动。a. 容受性舒张是指胃在正常状态下，可适应大量食物的暂时储存，同时保持胃内压基本不变，防止食糜过早排入小肠，有利于实现食物在胃内的充分消化。b. 紧张性收缩是胃充满食物后，开始持续较长时间的紧张性收缩，胃内产生压力，这种压力有助于胃液渗入食物中，并能协助食物向十二脂肠移动。c. 胃蠕动使食物与胃液充分混合，以利于胃液的消化作用，并将食物以最适合小肠消化吸收的速度向小肠排放。②胃液的消化主要是胃酸和消化酶的作用。胃酸使食物变性形成糜状；胃蛋白酶将蛋白质水解为多肽和氨基酸；胃脂肪酶分解消化少量脂肪；食糜由幽门部通往小肠。

2. 小肠的消化液有哪几类，各有什么作用？

答：小肠中的消化液主要包括胰液、胆汁和小肠液。①胰液由胰腺分泌，通过胆总管进入小肠，胰液中含有可消化蛋白质、淀粉和脂肪的多种酶，包括胰淀粉酶、胰脂肪酶、胰蛋白酶原、糜蛋白酶原等。②胆汁由肝脏生成，胆汁中发挥主要作用的是胆盐。它对脂肪的消化吸收具有重要的意义。③小肠液是由小肠黏膜中的小肠腺分泌而成。小肠液由黏液、免疫球蛋白、肠激酶、肠淀粉酶等组成。肠激酶激活胰蛋白酶原，使胰蛋白酶原具有活性，从而实现蛋白质的消化。肠淀粉酶分解淀粉为单糖，实现淀粉的消化。

第三章

1. 为充分发挥蛋白质互补作用，膳食搭配应遵循哪些原则？

答：蛋白质的互补作用在以下几种情况下发挥得更充分：①不同食物蛋白质在同时食用时效果最好；②食物种类相差越大越好；③食物种类越多越好。

2. 碳水化合物根据聚合度可分为哪几类？

答：碳水化合物根据聚合度可以分为糖、寡糖和多糖三大类，详细分类如下：

碳水化合物的分类

分类（糖分子聚合度）	亚组	组成
糖（1~2）	单糖	葡萄糖、果糖、半乳糖
	双糖	蔗糖、麦芽糖、乳糖
	糖醇	山梨醇、甘露糖醇、木糖醇
寡糖（3~9）	异麦芽低聚寡糖	麦芽糊精
	其他寡糖	低聚果糖、棉子糖、水苏糖
多糖（≥10）	淀粉	直链淀粉、支链淀粉、变性淀粉
	非淀粉多糖	纤维素、半纤维素、果胶

第四章

1. 请简述并区分生物可及性和生物利用率的概念。

答：（1）生物可及性是指活性物质可用于吸收的量，即在消化期间从食物基质之中释放的，可用于机体吸收的量。生物可及性不单纯反映食物中含有的生物活性物质的总量，而是反映了经过消化过程后供给机体吸收的物质总量。

（2）生物利用率是活性物质被机体消化、吸收和利用的一种度量，活性物质本身的性质和人体的生物因素都可以影响生物利用率，从而影响活性物质对机体实际产生的作用。一些食物中的活性物质并不一定能被人体直接利用，而必须经过消化、吸收和转化才能发挥作用。因此，即便是摄取相同量、相同形式的生物活性物质，不同个体对该物质的生物利用率也会发生显著差别。总而言之，生物利用率是衡量药物、营养物质、膳食补充剂或功能性成分在机体内利用程度的参数。

2. 植物甾醇的食物来源和主要生物活性有哪些？

答：（1）来源：植物甾醇主要存在于各种植物油、坚果和植物种子中，也存在于其他植物性食物如蔬菜中。

（2）生物活性

①降低胆固醇的作用：植物甾醇可以将溶解于微团中的胆固醇替换出来，使其不能被正常运送到小肠微绒毛的吸收部位，从而有效降低胆固醇的吸收。植物甾醇还可以促进胆固醇的排泄。另外，植物甾醇还能有效降低非高密度脂蛋白胆固醇、甘油三酯水平，增加高密度脂蛋白浓度。

②治疗前列腺疾病：有证据表明，植物甾醇可以很大程度地改善良性前列腺增生患者泌尿系统症状。

③抗癌作用：植物甾醇也具有降低乳腺癌、结肠癌等癌症风险的作用。这些作用可能与植物甾醇与控制

细胞生长凋亡的关键酶发生作用有关，从而达到抑制肿瘤细胞生长的目的。

④抗炎症作用：植物甾醇能抑制脂质过氧化过程，还能够调高前列腺素的释放，从而通过调节细胞内钙离子浓度来预防炎症反应。

⑤其他作用：植物甾醇还具有调节激素水平，影响糖类、脂类物质代谢，抗病毒侵染和抗原表达，调节生长和免疫力，刺激淋巴细胞增殖等作用。

第五章

1. 从哪些方面评价食物的营养价值？

答：①营养素评价；②食物营养价值的相对性；③营养素质量；④营养素的生物利用率；⑤食物的抗氧化能力；⑥酸性食物和碱性食物；⑦营养素在加工烹调过程中的损失和变化；⑧食物内天然存在的抗营养因素或毒性物质；⑨食品的安全性。

2. 请简述烹调对食物营养价值的影响。

答：（1）烹调对碳水化合物的影响：膳食中碳水化合物主要为淀粉，主要存在于谷类、薯类及豆类中，淀粉糊化后易于消化吸收，但糊化后的淀粉在室温或低于室温的环境下易发生老化变硬，使酶的水解作用受阻，从而影响吸收率。

（2）烹调对脂类的影响：烹调时，油脂会发生老化，影响油脂的口感、风味、营养价值，甚至会产生有毒物质。因此烹调工艺上，一定应将油温控制在 200℃ 以下，最好在 150℃ 左右。油温在 300℃ 以上，或长期反复加热后，会产生一些有毒物质，对食用者非常不利。

（3）烹调对蛋白质的影响：烹调过程对蛋白质的影响主要包括蛋白质变性、水解及聚集，且温度越高，会使蛋白质分子聚集越紧，消化率降低，影响其营养价值。

（4）烹调对维生素的影响：一般烹调加工中脂溶性维生素不易破坏，其中生育酚（维生素 E）对氧敏感，易于被破坏。水溶性维生素中烟酸是最稳定的，维生素 B_2 对热稳定，维生素 B_1 在酸性条件下对热稳定。维生素 C 在水溶液中极易氧化，遇空气、热、光、碱等物质，尤其是氧化酶存在的情况下，更易被氧化，导致果蔬褐变。

（5）烹调对矿物质的影响：膳食中矿物质的性质相对稳定，在烹调中一般不易流失。但不当的加工方式，如长时间浸泡、焯水、原料先切后洗、与空气接触面大等，都会造成矿物质的流失。

第六章

1. 食品营养强化的基本准则有哪些？

答：①在考虑添加某种营养素之前，必须考虑该营养素在其他膳食中的来源，既要保证该营养素的添加不会导致该营养素的摄入过量，又要保证该营养素的添加是有意义的；②一种营养强化元素的添加不得影响其他营养素的代谢，特别是对于一些矿物元素，因为该类元素一般具有拮抗作用；③强化到食品中的营养素必须保证足够的稳定性，不能在包装、运输、销售和食用环节发生分解；④确保强化到食品中的营养素对人体来说具有生物可利用性；⑤强化营养素的添加不能改变原有食品的品质特性，如色、香、味、质构、烹调性质等，也不能过分缩短原有食品的货架期；⑥强化营养素添加的工艺和设备必须经过实验验证，保证切实可行、已获得，以保证营养素能够顺利地添加到食品中；⑦不得通过相关广告或者产品标签误导和欺诈消费者，不得宣传没有科学依据的营养和保健功能，保证产品的包装绝对正确；⑧需要保证营养强化食品的价格在消费者的可接受范围之内，不可虚假提高营养强化食品的价格；⑨对强化营养素必须有一整套测定和水平监控的技术方法；⑩对食品进行营养素强化必须遵循相关的食品标准和政策法规，并需要指明所添加的营养素种类及名称，该营养素的添加量，以及摄入强化该营养素的食品后将达到怎样的预期效果。

2. 请简述保健食品安全性评价的四个阶段。

答：

（1）毒理学评价第一阶段：毒理学评价的第一阶段为急性毒性试验，目的是为了了解保健食品的毒性强度、性质和可能作用的靶向器官，为下一阶段毒性试验提供相关依据，主要包括经口急性毒性试验（LD_{50}）、联合进行毒性试验以及一次最大耐受量试验。

（2）毒理学评价第二阶段：毒理学评价的第二阶段主要包括以下三种试验：遗传毒性试验、28d 经口毒性试验和致畸试验。

遗传毒性试验主要是对食品的遗传毒性和潜在的致癌毒性进行筛选。

传统的致畸试验主要是了解受试物对胚胎是否有致畸作用。

28d 经口毒性试验是在急性毒性试验的基础上对受试物的毒性进行进一步的了解，观察其对生长发育的影响，并且可以对其最大无作用剂量进行初步估计。如果受试物需要进行第三、四阶段的毒理学评价试验，即可不进行此项试验。

（3）毒理学评价第三阶段：毒理学评价的第三阶段为亚慢性毒性试验，主要包括 90d 经口毒性试验、生殖毒性试验和生殖发育毒性试验。

（4）毒理学评价第四阶段：毒理学评价的第四阶段为慢性毒性和致癌试验。其目的主要是了解受试物长期作用于动物后的毒性作用，特别是进行性或不可逆的毒性作用，以及其致癌作用，最后确定其最大无作用剂量，为受试物是否能应用于保健食品中做最终评价。

第七章

1. 请简述孕妇营养不良会导致孕妇发生哪些后果。

答：孕妇营养不良，通常会导致妊娠反应，如恶心、呕吐、没有食欲，加之没有额外营养的及时补充，常常会导致如下情况发生。

（1）妊娠合并症：其症状有高血压综合征、妊娠期糖尿病。怀孕期间营养缺失或者过剩均有可能导致妊娠合并症的发病率增高。

（2）孕妇营养缺乏症：足够的营养补充以及储备在妊娠期间尤为重要，膳食中营养缺乏或者摄入量不够会引起的营养障碍性疾病称为孕妇营养缺乏症。孕妇营养缺乏症主要包括：由于孕期低钙或维生素 D 摄入量不足而引起的骨密度低下、骨质软化和骨质疏松；由于孕期缺铁导致的缺铁性贫血，会增加孕妇围产期死亡率，以及流产和早产的风险；由于缺乏叶酸和维生素 B_{12} 而引发的巨幼红细胞性贫血；由于维生素 B_1 和蛋白质摄入量重度匮乏而导致的孕期水肿，尤其是在妊娠中后期（答出 1~2 点即可）。

（3）妊娠反应加重：通常妊娠反应出现在妊娠初期，在第 8~12 周达到高峰。在此期间，妊娠反应会造成孕妇肠道蠕动缓慢，食欲减退，消化不良，从而导致营养缺乏。

（4）增加孕妇感染和产伤几率：长期缺乏蛋白质供给，人体血浆蛋白质水平会因此下降，影响免疫细胞和抗体的形成，从而导致孕妇免疫力下降，机体抗病能力减弱，产伤发生几率增高。

2. 请简述素食对身体健康的影响。

答：（1）心血管疾病：与非素食者相比，素食者的缺血性心脏病死亡风险仍然较低。死亡风险降低的部分原因可能是素食者血脂水平较低。素食饮食中对血脂平衡有益的成分包括植物油、可溶性纤维、坚果和大豆。水果和蔬菜、全谷物、大豆蛋白和坚果还可以通过降低血脂水平以外的因素降低心血管疾病的风险。

（2）肥胖：与素食者相比，非素食者的 BMI 值更高，无论男性或女性，随着肉类进食频率的增加，BMI 值也会增加。

（3）糖尿病：素食者发生 2 型糖尿病的比率明显低于非素食者。

（4）癌症：经常食用植物性食物，如水果和蔬菜，与降低患癌风险密切相关。与普通人群相比，素食者的癌症发病率往往更低。肥胖是导致癌症的一个重要危险因素，素食者的 BMI 较低可能解释了素食者患癌症的风险较低的原因。与非素食者相比，素食者结肠直肠癌和前列腺癌的风险明显降低。水果、蔬菜、全谷物和豆类含有抗氧化物质，其抗癌活性较强；富含膳食纤维和维生素 C 的水果和蔬菜可抗击肺癌、口腔癌、食道癌、结肠癌和胃癌以及其他一些部位的癌症。

第八章

1. 请简述以下各类膳食结构及其特点:

①欧美模式；②日本模式；③地中海膳食结构。

答：（1）以西方发达国家为代表的膳食结构中，粮食占有量高，但是粮食消耗量少，而动物性食物占比较多、消耗量大，乳制品、蛋类、食糖、谷类消耗量较大因而膳食结构上具有高热量、高脂肪、高蛋白质的"三高"特点。这种膳食结构的优点是动物性食物占比大，蛋白质摄入量大，优质蛋白质在膳食结构中占的比例高，同时，钙和 B 族维生素与脂溶性维生素含量也较高。但是此类膳食结构总体上纤维素摄入不足，且容易导致肥胖类疾病。

（2）日本模式介于欧美与发展中国家模式之间。新加坡、中国台湾、中国香港与其相似。其特点为动物性与植物性食物的比例适当。能量和脂肪摄入远低于以动物性食物为主的饮食的国家。

此类膳食能够满足能量需求，蛋白质供给充足，尤其是优质蛋白质，脂肪碳水化合物配比均衡。膳食纤维、铁、钙、维生素等各类营养素摄入量均能够满足人体需求。日本模式的膳食结构现已成为世界较为推崇的膳食模式。

（3）地中海饮食是一种基于地中海沿岸国家传统美食的饮食模式。虽然地中海饮食没有确定的定义，但它通常含有丰富的蔬菜、水果、谷物、豆类、坚果和种子以及橄榄油。地中海饮食的特点包括：①以植物为主，不以肉类为主；②每周摄入鱼、家禽、豆类和鸡蛋：海鲜、家禽和鸡蛋也是地中海饮食的核心；③健康的脂肪：健康的脂肪是地中海饮食的支柱，橄榄油是地中海饮食中脂肪的主要来源；④摄入红肉有限；⑤地中海饮食的重要元素是饮用红葡萄酒和锻炼身体。

2. 请标出强制标示内容和可选择性标示内容。

营养成分表

项目	每 100 克（g） 或 100 毫升（mL） 或每份	营养素参考值%或 NRV%
能量	千焦（kJ）	%
蛋白质	克（g）	%
脂肪	克（g）	%
——饱和脂肪	克（g）	%
胆固醇	毫克（mg）	%
碳水化合物	克（g）	%
——糖	克（g）	
膳食纤维	克（g）	%
钠	毫克（mg）	%
维生素 A	微克视黄醇当量（μg RE）	%
钙	毫克（mg）	%

答："1+4"能量+核心营养素（蛋白质、脂肪、碳水化合物、钠）是强制标示内容。钙和维生素 A 不属于强制标示内容，是可选择性标示内容。

第九章

1. 脑卒中的营养治疗原则有哪些?

答：①控制总能量摄入：能量供给量不应超过需要量，超重及肥胖者应根据患者具体情况确定能量供给量及控制体重方案；②限制脂肪及胆固醇摄入：脂肪摄入量限制在总能量20%以下，若原有高脂血症，动物油脂比例还应适当下调，胆固醇严格限制在150mg/d以下；③适当增加膳食纤维摄入：碳水化合物占总能量60%~65%，脑卒中患者膳食纤维摄入量可为25~30g/d，卧床或合并便秘患者可酌情增加；④适宜蛋白质摄入：蛋白质可占全天总能量的15%~20%，适当减少动物蛋白摄入，增加植物蛋白摄入，两者比例为1:1；⑤控制钠盐摄入量：食盐摄入量应控制在3~5g/d。伴有严重水肿的心脏病或肾病患者，必要时予以无盐膳食。

2. 慢性病毒性肝炎的营养治疗原则有哪些?

答：①充足的能量：供给量以2500~2700kcal（10~11MJ）为宜；②充足的蛋白质：慢性病毒性肝炎特别有肝硬化倾向时，应以高蛋白饮食为宜，每天摄入量为100~200g（1.5~2.0g/kg），进食一定量含有必需氨基酸的蛋白质类食物；③适宜的脂肪：适当限制脂肪尤其是动物脂肪的摄入，可以中链脂肪酸（MCT）取代部分膳食中的脂肪，供给标准宜占全日总能量的20%~25%，为每日40~50g；④充足的碳水化合物及维生素：每天供给碳水化合物350~500g和多种维生素及含锌多的瘦猪牛羊肉、鱼肉等食物；⑤适宜的矿物质、水及其他：个别慢性病毒性肝炎患者如有水肿或腹水时，饮食应低盐，每天摄入量不超过1.5g，且不宜食用海产品。

第十章

1. 低蛋白质膳食的适用对象与配膳原则是什么?

答：适用对象：急性肾炎、急/慢性肾功能不全、慢性肾功能衰竭、尿毒症、肝性脑病或肝性脑病前期患者。配膳原则：①蛋白质供给量接近机体正常生理功能需要，且尽量选择含优质蛋白质的食物；②选用碳水化合物含量高、蛋白质含量低的食物供能；③供给充足的蔬菜和水果以满足机体对矿物质及维生素的需要；④合适的烹调方法。

2. 由肠外营养过渡到肠内营养分为哪些阶段?

答：分为以下四个阶段：①肠外营养与管饲结合；②单纯管饲（完全肠内营养）；③管饲与经口摄食结合（以医院基本膳食为主）；④从医院基本膳食过渡到正常膳食或因病情需要长期使用治疗膳食。

第十一章

1. 金黄色葡萄球菌的预防控制措施主要有哪些?

答：①合理选择安全的原料，改善环境卫生和个人卫生习惯，尽量避免污染；②尽可能采取热处理确保杀灭细菌；③对已感染或携带某种病原体的食品加工人员应按照规定限制其从事直接接触食品加工的活动；④生产加工乳制品、肉类等高危食品的企业，应认真严格执行相应的国家标准；⑤加强食品安全的风险识别和风险评估研究工作，加大宣传教育，提高公众安全意识。

2. 预防和控制食品中农药和兽药残留量的主要措施有哪些?

答：①依照《农药管理条例2017版》登记注册管理农药生产企业；②农药生产企业应当按照国务院农业主管部门的规定向省、自治区、直辖市人民政府农业主管部门申请农药生产许可证；③严格执行残留限量标准《食品安全国家标准食品中农药最大残留限量》（GB 2763—2016）；④调整农药和兽药的品种结构，禁用或限用高毒、高残留的农药，促进农药产品的升级换代，完善混配制剂，发展安全、高效的新品种；⑤消除残留于食品中的农药和兽药农药，选择多种加工烹调方式破坏或除去残留农药。通过选择合适的烹调加工、冷藏等方法也可减少食品中残留的兽药；⑥尽可能减少农药和兽药的使用，通过推广生物防治、物理防治、先进施药器械等措施，逐步减少农药使用量。

第十二章

1. 禽肉的卫生问题有哪些？

答：①由于禽类饲养相对集中密集，一些养殖场存在养殖环境差、饲养密度高等问题，而禽类动物较畜类更易得病，因此一些饲养者长期过量地使用抗生素，同时无视抗生素休药期规定，从而造成禽类产品中抗生素残留超标，这样的结果直接危害消费者身体健康。抗生素含量超标是禽肉的最严重问题。②除了抗生素超标外，禽肉还容易受到微生物的污染：一类为病原微生物，如沙门氏菌、金黄色葡萄球菌和其他致病菌，此类病原菌易侵入肌肉内部，若食用前未充分加热会引起食物中毒或传染病；另一类为假单胞菌等非致病微生物，其能在低温下生长繁殖，在禽肉表面产生色斑，引起禽肉感官改变从而产生腐败变质。

2. 有机食品的判断标准有哪些？

答：①原料来自有机农业生产体系或野生天然产品；②有机食品在生产和加工过程中必须严格遵循有机食品生产、采集、加工、包装、贮藏、运输标准，禁止使用化学合成农药、化肥、激素、抗生素、食品添加剂等，禁止使用基因工程技术及该技术的产物及其衍生物；③有机食品加工过程中必须建立严格的质量管理体系、生产过程追踪体系，一般需要有 2～3 年转换期时间，才能够批准为有机食品；④有机食品须通过合法有机食品认证机构认证。

第十三章

1. 动物性食物中毒的种类有哪些？

答：动物性食物中毒的发生主要有两种，一种是将天然含有有毒成分的动物或动物的某一部分当作食品，另一种是动物性食物在一定条件下产生了大量有毒成分。天然有毒成分包括甲状腺、肾上腺等腺体和动物的脏器，腺体中毒会扰乱人体正常内分泌活动；而动物肝脏内含有的胆酸，对人体中枢神经系统产生一定的抑制作用，同时动物肝脏和脂肪中含有大量的维生素 A，食用过量后会引起中毒症状。动物性食物产生的有毒成分主要包括河豚毒素、鱼类组胺、贝类毒素和海参毒素，食用后诱发胃肠症状、麻痹症状、皮炎症状等，严重时可致人死亡。

2. 食物中毒事件发生后的调查程序有哪些？

答：①及时响应；②患者的救治处理；③现场处理措施；④样品检验与结果判定；⑤现场流行病学调查；⑥形成报告，追究责任。

第十四章

1. 食品安全性毒理学评价试验的内容是什么？

答：①急性经口毒性试验；②遗传毒性试验；③28d 经口毒性试验；④90d 经口毒性试验；⑤致畸试验；⑥生殖毒性试验和生殖发育毒性试验；⑦毒物动力学试验；⑧慢性毒性试验；⑨致癌试验；⑩慢性毒性和致癌合并试验。

2. 外源化学物质的剂量-反应关系包括哪几类?

答:剂量-反应关系包括剂量-量反应关系和剂量-质反应关系。其中,剂量-量反应关系表示外源化学物的剂量与个体中发生的量反应强度之间的关系,剂量-质反应关系表示外源化学物的剂量与某一群体中质反应发生率之间的关系。我们把剂量-量反应关系和剂量-质反应关系统称为剂量-反应关系。

第十五章

1. 请简述制定食品标准的目的。

答:食品标准的构成和规定的内容非常丰富,但制定食品标准的目的大体上可以概括如下。

(1)保证食品的食用安全:食品标准可用于判断食品是否合格,通过对食品的感官品质、理化指标、微生物指标、检测方法、包装、贮存等内容进行限定,保障食品的安全性和消费者的健康。

(2)国家对食品行业进行宏观管理的依据:依据食品标准,行政执法部门可以鉴别以次充好、假冒伪劣食品,保护消费者利益和人类健康,规范市场经济秩序,创造公平的市场环境。

(3)食品企业管理的基础:食品生产各个环节的科学管理离不开食品标准,通过监控控制性指标,遵从标准规范,来判断产品是否合格。

2. 请简述食品安全监督管理的原则。

答:《中华人民共和国食品安全法》规定,食品安全工作实行预防为主、风险管控、全程控制、社会共治的原则。

(1)预防为主:预防为主就是要在实施判定证据论证科学研究等方面尚未确定的情况下,为防止食品安全损害而采取预防性措施。

(2)风险管理:风险管理要求利益相关方磋商之后权衡政策选择,考虑风险评估和其他法律因素,必要时选择适当的预防和控制措施,包括设立最大容许量等指标、设立监督机构和风险管理机制、建立良好操作规范、建立食品安全风险分析和关键点控制等。

(3)全程控制:全程控制原则就是对食品从"农田到餐桌"的各个食物链环节进行控制监管。

(4)社会共治:社会共治原则是强调所有食物链的参与者也是维护食品安全的参与者。要明确食物链参与者的责任:食品生产经营者承担维护食品安全的主要责任;食品安全主管部门负有监管职责;行业协会和新闻媒体等社会组织是食品安全治理的参与者;检验和认证机构应遵照食品安全标准,认真执行。